实用内科疾病诊治实践

黄佳滨　主编

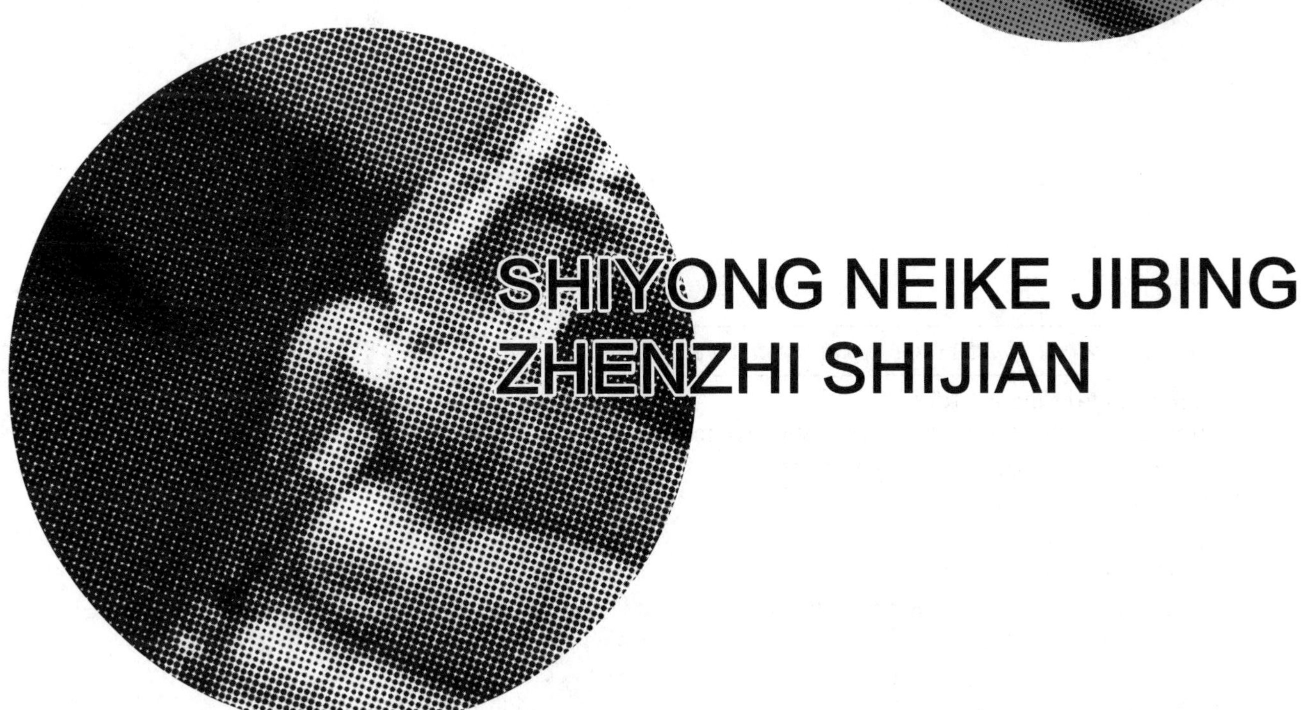

SHIYONG NEIKE JIBING ZHENZHI SHIJIAN

中国纺织出版社有限公司

图书在版编目（CIP）数据

实用内科疾病诊治实践 / 黄佳滨主编. -- 北京：中国纺织出版社有限公司, 2021.7

ISBN 978-7-5180-8610-8

Ⅰ. ①实… Ⅱ. ①黄… Ⅲ. ①内科—疾病—诊疗 Ⅳ. ①R5

中国版本图书馆CIP数据核字（2021）第108278号

责任编辑：樊雅莉　　责任校对：高　涵　　责任印制：王艳丽

中国纺织出版社有限公司出版发行
地址：北京市朝阳区百子湾东里A407号楼　邮政编码：100124
销售电话：010—67004422　传真：010—87155801
http://www.c-textilep. com
中国纺织出版社天猫旗舰店
官方微博 http://weibo.com/2119887771
唐山玺诚印务有限公司印刷　　各地新华书店经销
2021年7月第1版第1次印刷
开本：889×1194　1/16　印张：16
字数：482千字　定价：88.00元

编 委 会

主 编 黄佳滨 姜国涛 杜雯文

傅晓丹 娜 丽

副主编 黄 玮 白 爽 李 蕊

黄 静 王 扬

编 委 (按姓氏笔画排序)

王 扬 北部战区空军医院

白 爽 内蒙古医科大学附属医院

任芳兰 佳木斯大学附属第一医院

江智慧 佳木斯大学基础医学院

杜雯文 佳木斯大学附属第一医院

李 蕊 内蒙古医科大学附属医院

张小萌 佳木斯大学基础医学院

姜国涛 哈尔滨医科大学附属第二医院

娜 丽 内蒙古医科大学附属医院

黄 玮 广东省中医院

黄 静 重庆市开州区人民医院

黄佳滨 佳木斯大学附属第一医院

傅晓丹 东莞市滨海湾中心医院

前　言

内科学是临床医学的基础，内容范围涉及广泛，整体性强，主要研究人体各系统器官疾病的病因、诊断与防治，因此也是临床医学其他学科的基础，并与各临床学科之间有密切的联系。为更好地治疗内科疾病，减轻患者经济负担，提高患者生活质量，本书作者参考大量国内外文献资料，结合国内临床实际，编写了本书。

本书详细介绍了内科各系统常见疾病的诊治方法，具体包括神经系统疾病、循环系统疾病、呼吸系统疾病、消化系统疾病、内分泌与代谢系统疾病等的诊治。本书的作者均已从事本专业多年，具有丰富的临床经验和深厚的理论功底。希望本书能为医务工作者处理相关问题提供参考，也可作为医学院校学生和基层医生学习之用。

在编写过程中，由于作者较多，写作方式和文笔风格不一，再加上时间有限，难免存在疏漏和不足之处，望广大读者提出宝贵的意见和建议，谢谢。

编　者

2021 年 4 月

目 录

第一章

神经系统疾病

第一节　神经痛

一、三叉神经痛

三叉神经分布区内反复发作的阵发性短暂剧烈疼痛而不伴三叉神经功能破坏的症状，称为三叉神经痛（又称痛性抽搐）。常于40岁后发病，女性较多。

（一）病因

多数无明确病因。颅底肿瘤等损害三叉神经感觉根或周围分支，脑干梗死、多发性硬化等累及三叉神经髓内感觉传导通路可引起继发性三叉神经痛，多伴有三叉神经等损害的阳性体征。个别患者可因糖尿病性三叉神经病而引起疼痛。

（二）临床表现

为骤然发生的剧烈疼痛，严格限于三叉神经感觉支配区内。发作时患者常紧按病侧面部或用力擦面部以减轻疼痛，可致局部皮肤粗糙、眉毛脱落。有的在发作时不断做咀嚼动作，严重者可伴有同侧面部肌肉的反射性抽搐，所以又称“痛性抽搐”。每次发作仅数秒钟至1~2分钟即骤然停止。间歇期正常。发作可由一天数次至一分钟多次。发作呈周期性，持续数周，可自行缓解数月或更长。病程初期发作较少，间隔期较长。随病程进展，缓解期日益缩短。

通常自一侧的上颌支（第2支）或下颌支（第3支）开始，随病程进展而可影响其他分支。由眼支起病者极少见。个别患者可先后或同时发生两侧三叉神经痛。

患者面部某个区域可能特别敏感，稍加触碰即引起疼痛发作，如上下唇、鼻翼外侧、舌侧缘等，这些区域称为“触发点”。此外，在三叉神经的皮下分支穿出骨孔处，常有压痛点。发作期间面部的机械刺激，如说话、进食、洗脸、剃须、刷牙、打呵欠，甚至微风拂面皆可诱致疼痛发作，患者因而不敢大声说话、洗脸或进食，严重影响其生活，甚至导致营养状况不良，有的产生消极情绪。

（三）诊断

典型的原发性三叉神经痛，根据疼痛发作部位、性质、触发点的存在，检查时无阳性体征，结合起病年龄，不难作出诊断。早期易误认为牙痛，一部分患者常已多次拔牙而不能使疼痛缓解。副鼻窦炎、偏头痛、下颌关节炎、舌咽神经痛等也应与三叉神经痛相鉴别。继发性三叉神经痛发病年龄常较轻，有神经系统阳性体征，应做进一步检查以明确诊断。对部分患者，尚需做葡萄糖耐量试验以排除糖尿病性神经病变的可能。

（四）治疗

继发性三叉神经痛者应针对病因治疗。原发性三叉神经痛目前还缺乏绝对有效而又无不良反应的治疗方法，常用的有以下几种。

1. 药物治疗

（1）卡马西平：初服 100 mg，2 次/天，以后每天增加 100 mg，直到疼痛停止（最大量不应超过 1 000 mg/d）；以后再逐渐减少，确定最低有效量，作为维持剂量服用。此药孕妇忌用。

（2）苯妥英钠：开始 0.1 g，3 次/天；如无效可加大剂量，每日增加 0.1 g，（最大量不超过 0.6 g/d）。如产生中毒症状（如头晕、步态不稳、眼球震颤等）应立即减量到中毒反应消失为止。如仍有效，即以此为维持量。

（3）七叶莲（野木瓜）：一种草药，属木通科，制成针剂及片剂。针剂每次 4 mL，每日 2～3 次，肌内注射，疼痛减轻后改用口服药片，每次 3 片，每日 4 次，连续服用。有时与苯妥英钠、卡马西平合用可提高疗效。

（4）其他：卡马西平和苯妥英钠无效者可选择巴氯芬 5～10 mg，每日 3 次；阿米替林 25～50 mg，每日 2 次以提高疗效。

2. 封闭治疗

一般用于服药无效或不适宜手术治疗者。方法以无水乙醇注射于疼痛的神经支或其分支。操作简易安全，但疗效不持久。无水乙醇封闭半月，可达到较持久的效果，但可能引起角膜炎、失明等严重并发症。无水乙醇封闭前宜先用普鲁卡因封闭以观察效应。

3. 手术治疗

（1）射频电流经皮选择性热凝术，可选择性破坏三叉神经的痛觉纤维，基本不损害触觉纤维。方法简便，疗效高，适应证广，并发症少。

（2）各项治疗无效而病情严重者，可考虑三叉神经感觉根部分切断术或三叉神经脊束切断术。均有一定危险性及复发率。

（3）三叉神经显微血管减压术，为安全、有效的手术，可选择采用。

二、舌咽神经痛

舌咽神经痛是一种舌咽神经分布区的反复发作的短暂剧烈疼痛，远较三叉神经痛少见，多数于中年起病，痛始自咽、喉或耳内，可因吞咽、咀嚼、讲话、咳嗽等触发，疼痛发作时可伴发咳嗽、脉搏减慢、血压降低甚至昏厥，病程中可有自发缓解，神经系统检查无异常发现。将 10% 可卡因涂于患侧的口咽部，常可使疼痛缓解数小时。病因尚不明确，有的可能是由于舌咽及迷走神经的脱髓鞘性病变引起舌咽神经的传入冲动与迷走神经之间发生“短路”的结果，有的可能是由于局部的颅底血管压迫于舌咽神经所致。若疼痛持续，则本病需与鼻咽癌侵及颅底、耳咽管肿瘤、扁桃体肿瘤或周围脓肿相鉴别。治疗可应用原发性三叉神经痛的卡马西平或苯妥英钠等。内科治疗无效时，应作手术治疗，经颅内切断病侧舌咽神经及迷走神经最近端的几根根丝可终止疼痛发作。如在手术中发现有血管压迫舌咽神经，解除压迫亦可有效。

三、坐骨神经痛

坐骨神经痛是指从腰、臀部经大腿后、小腿外侧引至足部的疼痛。又可按病损部位而分为根性和干性坐骨神经痛。

（一）病因

根性坐骨神经痛以腰椎间盘突出最多见，最常发生在腰$_5$～骶$_1$ 和腰$_{4\sim5}$的椎间盘。其他如椎管内肿瘤、椎体转移癌、腰椎结核、腰椎管狭窄症等。干性坐骨神经痛可因骶髂关节炎、盆腔内肿瘤、妊娠子宫压迫、髋关节炎、臀肌注射位置不当以及糖尿病等引起，多数原因不明。

（二）临床表现

1. 根性坐骨神经痛

多急性或亚急性起病。开始常有下背部酸痛或腰部僵硬不适感，疼痛自腰部向一侧臀部及大腿后面、腘窝、小腿外侧和足放射，呈烧灼样或刀割样疼痛，在持续性基础上有间歇性增剧，夜间更甚。咳嗽、喷嚏、用力排便时疼痛加剧。患者常取特殊的减痛姿势，如睡时卧向健侧，患侧膝部微屈；仰卧起坐时患侧膝关节屈曲；坐下时健侧臀部先着椅；站立时身体重心移在健侧，日久造成脊柱侧弯，多弯向患侧。病变水平的腰椎棘突或横突常有压痛。仰卧位，于髋关节屈曲的情况下，伸直膝关节而牵拉坐骨神经时引起剧痛，为 Iaseque 征阳性；直腿高举也同样诱致疼痛，动作受限。小腿外侧和足部可有感觉异常，该处可有轻微的客观感觉减退。足部伸拇或屈拇肌力减弱，踝反射减弱或消失。

2. 干性坐骨神经痛

多为亚急性或慢性起病，少数为急性。疼痛部位主要沿坐骨神经通路，腰部不适不明显，但也有上述减痛姿势。沿坐骨神经行程有几个压痛点：坐骨孔点（坐骨孔的上缘）、转子点（坐骨结节和转子之间）、腘点（腘窝中央）、腓点（腓骨小头之下）、踝点（外踝之后）。可有肌肉压痛，以腓肠肌中点的压痛最显著。Laseque 征通常为阳性。小腿外侧和足背的感觉障碍比根性者略为明显。坐骨神经支配区的肌肉松弛，轻微肌萎缩，踝反射也常减低或消失。

3. 诊断

根据疼痛的部位和疼痛的放射方向、具有加剧疼痛的因素、减痛姿势、压痛点及牵引痛、跟腱反射改变等可诊断本病，不难与一般的腰背痛或引起下肢疼痛的其他疾病相区别。坐骨神经痛的诊断确定后，应明确为根性抑或干性坐骨神经痛，便于找寻病因。为了明确病因，必须系统全面地进行检查。病史中应注意感染、受寒或外伤史。体检时需注意病灶感染、脊柱、骶髂关节、髋关节及骨盆内器官等，必要时做肛门检查和妇科检查。X 线检查对查明坐骨神经痛的病因有重要意义，必要时可做腰穿、椎管造影、CT 及磁共振等检查以明确病因。

（三）治疗

首先针对病因治疗。腰椎间盘突出症患者在急性期皆应卧硬板床休息，一般需 3 ~4 周。止痛药如阿司匹林、氨基比林、保泰松、安乃近等可选择使用。坐骨神经干普鲁卡因封闭疗法及骶管内硬脊膜外封闭疗法亦可使疼痛缓解。镇静剂及维生素 B_1、维生素 B_{12} 也可辅助应用。理疗、局部热敷、针灸、推拿均有效。经一般治疗无效的腰椎间盘突出症可试行腰椎牵引。牵引无效而疼痛剧烈，严重肌力减退，压迫马尾引起括约肌功能障碍和经常复发者可考虑手术治疗。

第二节　短暂性脑缺血发作

短暂性脑缺血发作（TIAs）是指因脑血供障碍所致的短暂的局灶性脑功能障碍。症状突然发生，又很快消失，通常持续几分钟到半小时，24 小时内完全缓解，不留任何后遗症。

一、病因和发病机制

TIAs 是一种多病因的综合征，其发生机制有下列多种学说。

（一）微栓子学说

颈动脉系统和椎—基底动脉等大动脉是动脉粥样硬化的好发部位，特别是在颈内动脉从颈总动脉分叉的起始段，可有明显的动脉粥样硬化斑块。动脉粥样硬化斑块发生溃破，易导致循环血小板沉积，沉积的血小板及斑块内的胆固醇结晶可脱落随血流进入颅内，引起颅内小血管，包括眼动脉的闭塞而发病。因栓子小，容易溶解消失或进入血管的末梢，使症状缓解。在 TIAs 患者的眼底动脉中可找到含有胆固醇或血小板的微小栓子。

（二）血流动力学改变学说

椎—基底动脉粥样硬化使血管管腔狭窄。此外，因特殊的解剖部位，双侧椎动脉在颈椎横突孔内上升易受颈椎病及颈部活动的压迫及牵拉的影响。当颈部突然活动时，暂时阻断了椎—基底动脉的血供，使脑灌注压下降，造成一过性缺血。锁骨下动脉盗血症是因无名动脉或锁骨下动脉在其发出椎动脉之前管腔狭窄，当患者手部活动时，颅内血液经椎动脉倒流入同侧的锁骨下动脉，引起脑缺血症状。

（三）其他

如心功能障碍导致急性血压过低，血液成分改变如贫血、红细胞增多症，以及血高凝状态均会与TIAs发生有关。

二、临床表现

多见于中年以后，男性多于女性。因TIAs临床表现不一，通常分为颈动脉系统和椎—基底动脉系统TIAs两大类。

（一）颈动脉系统TIAs

常见症状为突然一个上肢或一个下肢的无力，单个肢体的麻木或感觉异常。主侧半球受累可产生暂时性失语。一过性单眼失明是同侧颈内动脉的分支眼动脉缺血的特征性症状。患者突然出现一个眼睛的视力模糊或完全黑蒙，几秒钟内达到高峰，几分钟后恢复正常。

（二）椎—基底动脉系统TIAs

常见症状为一过性眩晕、复视、构音困难、吞咽困难，或一个肢体的共济失调等脑干或小脑受累症状。后枕部痛，跌倒发作（四肢突然无力跌倒，但无意识丧失），症状出现在头部急剧转动或上肢运动后，提示有椎—基底动脉系统供血不足，常伴有颈动脉窦过敏、颈椎病或锁骨下动脉盗血症等情况。

三、诊断及鉴别诊断

TIAs的诊断需符合下列诊断要点：①突然发生但较短暂的局灶性神经功能缺失，在24小时内完全恢复。②反复多次发作，但每次发作的表现基本类同，即呈刻板性，但在发作间隙期一切正常。③多见于50岁以上老年人，有动脉粥样硬化症的表现。诊断时必需和局灶性癫痫、偏头痛发作、心脏病、内耳眩晕症、低血糖、贫血以及昏厥等情况相鉴别。临床上需详细询问及分析病史。当症状比较含糊时，例如出现单次眩晕、复视、头重脚轻、一过性遗忘或晕厥等症状时，不能诊断为TIAs。

诊断TIAs通常需要做头颅CT或MRI检查，也需做糖尿病、动脉粥样硬化等各种与中风相关的危险因子检查。部分患者的头颅CT或MRI检查可发现脑部有局限性梗死灶，若临床上符合上述诊断要点，仍可认为是TIAs。若发病后症状超过24小时，称为可逆性缺血性神经功能缺失（RIND）。

四、防治

TIAs在就诊时往往症状已经消失，但约1/3 TIAs会反复发病，且TIAs患者的远期脑梗死及心血管病的发生率和病死率都远高于一般人群。颈动脉系统TIAs约有1/3患者在一到数年内发生脑梗死，因而，TIAs的治疗主要是预防性治疗，特别是有多次TIAs发作且伴有多种中风危险因素者，更应进行积极治疗。

（一）抗血小板聚集药物治疗

主要用于颈动脉系统的TIAs，因微栓塞栓子的主要成分是血小板，用抗血小板聚集药物是希望能抑制血小板栓子的形成。

阿司匹林通过抑制PG环氧酶，阻止血小板花生四烯酸转化为环内过氧化物及凝血噁烷A_2，起到抑制血小板聚集的作用。用阿司匹林作预防性治疗，在临床上应用的最佳剂量各家意见不一，通常每日口服剂量为50～350 mg，目前常用肠溶片。有溃疡病者慎用，有出血倾向者禁用。噻氯匹定的作用机制可能和血小板膜的改变有关。口服剂量250 mg，每日1次或隔日1次。不良反应有出血、胃肠道症状、中性粒细胞缺乏症及变态反应等。

阿司匹林治疗可使颈动脉系统TIAs预期的每年5%～6%的血栓性中风发生率减少一半。从低剂量（每日350 mg）到大剂量（每日1 400 mg）都有效，因高剂量易导致出血，故推荐每日应用350～700 mg。噻氯匹定预防中风的效果比阿司匹林要好，尤其对女性TIAs患者，但对药物的耐受性不如后者好，推荐用于对阿司匹林无效者或椎—基底动脉系统的 TIAs。颈动脉有明显狭窄的患者，抗血小板聚集药物治疗无效。

（二）改善脑循环

椎—基底动脉系统的 TIAs 和暂时性脑灌注压降低及脑缺血有关。常用钙通道阻滞剂，尼莫地平 20 mg，每日 3 次；或氟桂利嗪（西比灵）10 mg，每晚 1 次；或桂利嗪（脑益嗪）25 ~ 50 mg，每日 3 次。伴有眩晕者可口服倍他司汀（抗眩啶）4 ~ 8 mg，每日 3 次。

（三）颈内动脉内膜剥离手术

颈动脉系统 TIAs 和颈内动脉起始段的动脉粥样硬化斑块形成的狭窄及斑块的溃疡变有密切关系，颈动脉系统 TIAs 患者，约 70% 在颈动脉分叉处有血管狭窄。欧洲及北美学者认为一侧颈动脉有高度狭窄（狭窄超过 70%），同时伴有相应的临床症状的患者，做颈动脉内膜切除手术能显著降低同侧缺血性中风的危险性。颅内外动脉架桥吻合术或血管成形术使狭窄的动脉扩张，尚未证实有肯定防治中风的疗效。

（四）抗凝治疗

目前尚未证实抗凝治疗对预防 TIAs 发作肯定有效，但在频繁发作的 TIAs 患者中，应用低分子肝素或普通肝素静脉滴注，在某些病例能获得疗效。

第三节 急性脊髓炎

急性脊髓炎是一组原因不明的非特异性的脊髓炎症，临床常表现为横贯性脊髓损害。过去脊髓炎的名称包括许多脊髓的病变，随神经病理研究的进展，目前仅将涉及炎症的病因导致的脊髓损害称为脊髓炎。通常可根据起病的情况，将脊髓炎分为急性脊髓炎（数天内临床症状发展到高峰）、亚急性（一般 2 ~ 6 周）脊髓炎和慢性脊髓炎（6 周以上）。而依据临床病变损害的形式，则有急性横贯性脊髓炎和急性上升性脊髓炎。

一、病因

许多特异性感染原因可以导致脊髓炎症性损害，包括病毒、细菌、真菌或寄生虫，当然非感染性的炎症因素也可以产生脊髓炎，如接种后或感染后。在临床中，相当多的患者无法找到病因，有许多研究提示急性脊髓炎与病毒感染有关，但是仍未在此类患者的脊髓和脑脊液中分离到病毒。目前认为脊髓炎可能是病毒感染后导致的非特异性炎症，与自身免疫异常有关，多种因素如外伤、过度疲劳等可能诱发脊髓损害。

引起脊髓炎的病因很多，若按病因分类，则可将脊髓炎分为下列诸多类型。

（一）病毒性脊髓炎

引起该病的病毒有：脊髓灰质炎病毒、Coxsackie A 和 B 病毒、Echo 病毒、带状疱疹病毒、单纯疱疹病毒、E-B 病毒、巨细胞病毒、狂犬病毒、B 病毒、HTLV-1 病毒、AIDS 病毒。

（二）细菌性脊髓炎

（1）化脓性脊髓炎、亚急性脊髓脊膜炎、急性硬膜外脓肿和肉芽肿、脊髓脓肿。

（2）结核性脊髓炎、脊柱结核病（波特病）、结核性脑脊膜脊髓炎、脊髓结核瘤。

（三）螺旋体感染性脊髓炎

（1）梅毒性脊髓炎：慢性脑脊膜神经根炎（脊髓痨）、慢性脑脊膜脊髓炎、脑膜血管梅毒、梅毒瘤样脑膜炎［包括慢性硬脑（脊）膜炎］。

（2）莱姆病。

（四）寄生虫和真菌感染

硬膜外肉芽肿，局限性脑脊髓膜或脑脊膜炎和脓肿。

（五）非特异性脊髓炎

（1）急性脊髓炎。

（2）慢性复发性脊髓炎：在上述脊髓炎类型中以非特异性脊髓炎最常见，结核性和化脓性脊髓炎较少见，其他类型罕见。

二、病理

急性脊髓炎的病理改变为受累节段脊髓肿胀，梭形膨大，严重者表面可有血管周围渗出物。断面镜检可见脊髓白质广泛或呈片状脱髓鞘性改变，侧索、后索尤为明显。部分可见脊髓前角运动神经元肿胀，但不伴运动神经元缺失。晚期者可见部分胶质细胞增生。

三、临床表现

本病可见于任何年龄，但以青壮年为常见，尤以农村青壮年为多。一年四季均可发病，但在春初和秋末季节发病稍多。两性均可罹病，男性略多。多数患者在神经症状出现之前有发热或上呼吸道感染等病史，但在神经症状出现时不伴发热。神经症状的出现较急，常在无任何症状下突然出现一个或两个下肢无力，并逐步向上发展，出现或不出现上肢的肌无力。在出现肢体肌无力的同时，相继出现排尿和排便困难，直至完全瘫痪。该病的整个发展过程因人而异，个体差异很大，从数小时至数天不等，极少数可长达数周之久。在整个神经症状的发生和衍化过程中，一般不伴神经根痛，少数患者可以诉述腰背疼痛，但是亦有少数伴有根性疼痛。急性脊髓炎以胸段为多见，约占75%；颈段次之（13%）；腰骶段最少（12%）。脊髓损害以灰质和白质为主，但也可累及邻近的骨膜和神经根，并出现相应的神经症状和体征。累及脊膜和脊髓者称为脊膜脊髓炎，累及脊膜、脊神经根和脊髓者称为脊膜脊神经根脊髓炎。然而，不管何种类型和哪个节段，均具有共同的下列神经功能障碍。

（一）运动障碍

表现为两下肢不同程度的瘫痪（截瘫），早期呈弛缓性，肌张力低下和腱反射减弱或消失。引不出病理反射，此时称为脊髓休克期。脊髓休克的机制尚不十分清楚，此期持续的时间一般为1～3周，但差异极大。如伴发肺部、尿路感染和褥疮等并发症者，则脊髓休克时间延长，可达数月。脊髓休克时间长，预示脊髓损害重，功能恢复差。随脊髓休克期的恢复，瘫痪逐步恢复，肌张力增高、腱反射增强或亢进，腹壁反射和提睾反射减弱或消失，病理反射呈阳性，肢体肌力开始逐步恢复。70%～80%的脊髓炎，3个月恢复良好。脊髓部分损伤者，休克期过后逐步出现伸性截瘫；脊髓完全损伤者，脊髓休克期后逐步出现两下肢屈曲，呈屈性截瘫。若给足底或大腿轻度刺激，即可引起两下肢的剧烈屈曲和尿失禁，这种反应称为总体反射，往往是脊髓功能恢复预后不良的指征。

（二）感觉障碍

病变以下感觉减退或消失。病变进展不快、病灶又较小者，可见感觉减退往往由上向下发展。完全性损害者，病变以下所有的感觉（痛、温、触觉）均减退，病变附近可有1～2节感觉过敏区，而病者主诉束带感。随病情好转，感觉水平可下移，但很难完全消失。个别患者感觉异常可持续存在数十年之久。

（三）自主神经功能障碍

表现为括约肌功能异常，临床早期出现大小便障碍。膀胱功能障碍是无张力性膀胱，无充盈感，逼尿肌无力，膀胱容量大，可出现充盈性尿失禁；随脊髓功能的恢复，膀胱出现反射性收缩，形成反射性神经源性膀胱。若在急性期的膀胱护理不当，有可能出现痉挛性小膀胱，呈尿频尿急、尿量少，但不易控制（急迫性尿失禁）。直肠功能障碍表现为大便潴留，也因肛门括约肌无力出现大便失禁。另外，病变节段以下可有皮肤干燥、出汗异常等皮肤植物功能障碍。一般情况下不伴严重并发症者，多数患者在发病后4周左右可拔除导尿管而恢复排尿能力；腰骶段脊髓炎者两便功能恢复较差。

根据脊髓损害的节段，运动障碍可呈不同的分布，病变累及脊髓的颈膨大时，瘫痪可为四肢瘫，且上肢表现为下运动神经元瘫痪、下肢表现为上运动神经元瘫痪；如累及上颈段（C_4 以上），可伴有呼吸障碍；病变在胸脊髓即为下肢截瘫（上运动神经元瘫痪，最多见）；如腰骶段脊髓病变，仅表现为双下肢下运动神经元瘫痪，而胸腹部正常（腹壁反射正常）；骶脊髓影响马鞍区感觉障碍和相应节段的浅反射消失，运动无影响。

实验室检查中，脑脊液中常有轻度白细胞增多，一般不超过 50×10^6/L，其中以淋巴细胞为主；蛋白质正常或轻度增高，偶可达1.0 g/L以上；糖和氯化物正常。脊柱X线检查和普通CT扫描常无异常发现。脊髓磁共振检查可见节段性脊髓增粗、水肿，脊髓内可见片状或斑片状的 T_1 时低信号，T_2 时高信号，并在增强时呈阳性。脊髓MRI的改变可为脊髓炎提供诊断、鉴别诊断和治疗随访的疗效评价。

四、诊断和鉴别诊断

根据患者的前驱感染病史、急性起病的脊髓横贯性损害的症状，并除其他原因的急性脊髓损害后，一般来说急性脊髓炎诊断不难，但临床上，应注意与以下疾病鉴别诊断。

（1）必须与周期性瘫痪、急性感染性多发性神经根神经炎以及功能性瘫痪相鉴别。周期性瘫痪者不伴传导束性感觉障碍和膀胱直肠功能障碍，但有血清钾水平降低为特征予以鉴别；急性感染性多发性神经根炎不伴持久性膀胱直肠功能障碍，没有传导束性感觉障碍，但伴有末梢型感觉障碍和在第2~3周出现的脑脊液蛋白细胞分离等特征，可予以鉴别；功能性瘫痪者体征波动、多变，无肯定感觉障碍、运动障碍及自主神经功能障碍等，可予以鉴别。

（2）根据病前有否感染，伴随症状和体征，脑脊液检查的特征以及脊髓MRI检查结果予以鉴别，除外化脓性、结核性或其他生物源性脊髓炎。

五、治疗

急性脊髓炎无特殊治疗，主要针对减轻脊髓损害，防治脊髓炎的并发症，促进功能康复。

1. 激素治疗

急性脊髓炎的发病可能与感染后的非特异炎症有关，其中涉及自身免疫机制，因此使用激素治疗，一般激素的剂量为地塞米松10~20 mg/d，静脉滴注，10~20天为1个疗程。而后引用泼尼松30~60 mg/d，维持3~4周后逐渐减量。激素治疗期间，应注意防止感染和激素不良反应。其他的免疫抑制治疗是否对急性脊髓炎有效尚无明确结论。

2. 呼吸障碍的治疗

在上升性脊髓炎和高颈段脊髓炎时易出现呼吸麻痹，应对轻度呼吸障碍患者应用去痰利湿药物和超声雾化吸入。对重度呼吸障碍，应及时清除呼吸道分泌物，保持通畅，必要时及时气管切开，进行人工呼吸机维持呼吸。

3. 防治并发症

良好的护理可以减少并发症，加强肢体功能的恢复。针对瘫痪肢体，保证其正常功能位，防止压疮、肺炎和皮肤感染。神经源性膀胱的护理应防止出现痉挛性小膀胱，预防泌尿道感染。

4. 针灸、康复治疗

应尽早应用。早期康复和针刺治疗可促使功能恢复。晚期痉挛性瘫痪者除体疗外，亦可选适当康复性手术治疗，或口服巴氯芬5~10 mg，每日3次。

六、预后

多数患者在发病后1~3个月恢复步行能力，少数长期残留后遗症。约10%患者可复发，或演化为多发性硬化或视神经脊髓炎。

第四节　脊髓压迫症

脊髓压迫症是由脊髓内、外的占位性结构压迫脊髓、脊神经根及其血供所引起的半切或横贯性脊髓病变，临床表现为病变节段以下的运动、感觉和自主神经功能障碍。按发病急慢可分为急性脊髓压迫症和慢性脊髓压迫症；按发病部位可分为椎管内脊髓外的硬膜外、硬膜下以及椎管内脊髓内压迫症。以椎管内肿瘤最为多见。

一、病因病理

脊髓压迫症的病因以椎管内的肿瘤最常见（占30%以上），其来源广泛，可以是脊髓和脊髓周围结构，如脊髓内胶质细胞、脊神经根、脊髓膜、脊髓血管和周围脂肪结缔组织的肿瘤等，但以神经鞘膜瘤最多，占47%；其次是脊膜瘤；而恶性髓内胶质瘤不到11%；其他先天性肿瘤更少。硬膜外脂肪组织丰富，则脂肪瘤发生在此部位较多。全身的恶性肿瘤也可以转移侵犯脊髓，以累及硬膜外为最多见。脊柱恶性肿瘤更沿椎管周围静脉丛侵犯脊髓，以肺、乳房、肾脏和胃肠道恶性肿瘤多见，血液系统肿瘤较少见。

脊髓的炎症性疾病可以形成脊髓压迫，多源于血行播散造成椎管内脓肿或炎性肉芽肿，大多发生在硬膜外、硬膜下，脊髓内极少见。各种原因导致的蛛网膜炎可以引起脊髓和蛛网膜粘连压迫脊髓。特异性炎症（如结核、寄生虫感染）的肉芽肿也可造成脊髓压迫。

脊髓血管性疾病，如脊髓出血和脊髓血管畸形可直接压迫外，亦可通过压迫血管导致脊髓的缺血性损害。

椎管狭窄是另一个常见的脊髓受压原因，包括椎间盘突出、骨关节融合、先天畸形等，其中以颈椎椎管狭窄症最为常见。

脊髓压迫症的产生系由占位病变通过下列途径累及脊髓：①直接压迫，椎管内脊髓外占位病变直接压迫邻近神经结构，如压迫神经根而产生根痛，压迫同侧脊髓产生同侧脊髓的长束症状和体征（肢体无力和锥体束征阳性）。②间接压迫，椎管内脊髓外占位在同侧压迫的基础上引起脊髓推移产生对侧脊髓受压，并出现对侧受压症状，这种症状常在疾病晚期；硬膜外病变压迫脊髓膜后，继而压迫脊髓而出现症状，因此硬膜外的病变往往是脊髓症状出现较晚，压迫脊髓血供引起脊髓缺血和软化。③浸润压迫，见于恶性肿瘤或炎性肉芽肿，常常占位效应并不严重，但脊髓症状相当完全，系由于肿瘤或炎性组织直接侵入脊髓并引起脊髓缺血坏死所致。

二、临床表现

急性脊髓压迫症多源于脊柱旁、椎管内硬膜外的病因，除原发性疾病的临床表现外，脊髓症状的起病疾快、进展迅速，常常在数小时到数天内脊髓功能完全丧失。

慢性脊髓压迫症大多是椎管内硬膜下、脊髓内的病因，起病缓慢，进展时间长，往往早期症状和体征不明显，易误诊而延误治疗时机。临床慢性脊髓压迫症有比较明显的三个阶段，可分为压迫早期（神经根痛期）、脊髓部分压迫期和完全压迫期。

1. 压迫早期（神经根痛期）

压迫早期症状是神经根疼痛，由病变部位的神经根受压而产生，表现为比较典型的沿神经根分布的剧痛，通常在屏气、咳嗽和打喷嚏时加剧（冲击征）。根痛发生的部位通常提示病变原发脊髓的损害部位。因与皮肤节段的解剖联系，早期神经痛有时被误诊为心绞痛或其他急腹症。此类症状以脊髓外压迫多见，脊髓内病变较少见。

2. 脊髓部分压迫期

随着压迫的发展，脊髓本身受压，影响脊髓内结构（脊髓灰质和白质传导束），表现为病损平面以下的运动、感觉和自主神经功能障碍。运动传导束和感觉传导束组织构成上的差异，使运动神经粗纤维对压迫和缺血耐受力差，故运动障碍早于感觉障碍。此时由于脊髓内感觉传导束的特征性排列方式，脊髓外压迫的病变导致感觉障碍呈向心性发展（自肢体远端向病变压迫水平发展）。神经根痛多见，但是自主神经功能障碍（括约肌功能异常）较晚。脊髓内病变则呈现离心性形式（从压迫水平向远端进行性发展），可出现感觉分离现象，并较早出现自主神经功能障碍（括约肌功能异常）。

3. 脊髓完全压迫期

此期属于疾病的晚期，脊髓功能处于损害的横断状态，脊髓受压平面以下的各种神经功能均以严重障碍表现，脊髓功能几近丧失。

脊髓压迫的临床发展过程。基本有上述三期的阶段，尤其是慢性椎管内硬膜下压迫性病变表现最典型，但是并非绝对，有相当的重叠。应根据此基本规律，分析脊髓压迫的病因，争取早日发现，及时治疗。

脊髓压迫产生的运动、感觉和括约肌功能异常同其他脊髓损害，不同水平压迫部位可以有不同的症状。

三、辅助检查

1. 脑脊液检查

细胞数大多正常，如炎症性病变则多有白细胞增多；蛋白含量有不同程度增高，阻塞节段水平低、程度重、时间长，蛋白增高显著；肿瘤性病变较非肿瘤性病变蛋白增高明显。脑脊液动力学检查可以发现椎管完全或不完全阻塞，压力低、压颈试验不通畅。临床上怀疑有脊髓压迫症，应慎重考虑腰椎穿刺，特别应注意动力学试验，因为它有可能加重脊髓损害的程度。

2. 脊柱 X 线摄片

可以发现脊柱及周围结构的异常，神经鞘瘤和神经纤维瘤者可呈现椎间孔扩大、椎弓根异常；转移性肿瘤和脊髓结核可有骨质破坏。

3. 脊髓造影

对临床诊断有较大的价值。脊髓碘油或碘水造影可以显示脊髓外硬膜下占位形成蛛网膜下隙内的充盈缺损，阻塞端出现杯口征，脊髓受压推移；脊髓外硬膜外则蛛网膜下隙遭压迫，阻塞端出现尖角征。脊髓内占位病变显示脊髓增粗，蛛网膜下隙明显狭窄，有时完全阻塞。碘水造影使用非离子型水溶性造影剂，不良反应小，安全性好。

4. 脊髓 CT

对椎间盘病变和骨结构病变的阳性率较高，可以清楚地反映肿瘤与脊柱和脊髓的关系。

5. 脊髓 MRI

由于 MRI 的不同平面和轴线的断层图像，能准确反映脊髓病变的部位、上下界的范围及性质，提供最有意义的诊断信息。

四、诊断和鉴别诊断

脊髓压迫症的诊断应明确以下问题。

1. 是否脊髓压迫

根据病史和病情发展的规律，可以初步明确脊髓压迫。但是应注意鉴别非压迫性脊髓病。急性脊髓炎因起病急、无蛛网膜下隙阻塞、脑脊液中蛋白增高不显著；脊髓空洞症易与脊髓内占位性病变混淆，但脊髓空洞症表现为特征性的节段性分离性感觉障碍，椎管无阻塞、脑脊液检查正常，脊髓 MRI 可明确诊断；脊髓蛛网膜炎极易误诊，但是其临床以斑片状感觉障碍为主，脊髓造影有典型的串珠样分散的碘油特征改变，可以与脊髓压迫症相鉴别。

2. 脊髓压迫的水平

脊髓内还是脊髓外压迫，早期出现的神经根症状和体征有助于病变节段的明确，以及感觉平面、反射改变的节段均对确定压迫水平有帮助。临床脊髓内外病变有显著的病因差异，因此通常根据起病发展过程、临床症状出现的规律和一定的辅助检查结果来鉴别脊髓内外病变（表1-1）。

表1-1　脊髓内外压迫症的鉴别要点

鉴别点	脊髓外	脊髓内
起病	缓慢、病程较长	较快、病程短
症状波动性	常有	少见
神经根症状	根痛明显、早	少、晚期可偶见
感觉障碍	向心型	离心型、可分离性
运动障碍	常见半切综合征	无
括约肌功能	较晚出现	较早
蛛网膜下隙阻塞	较早、较完全	较晚、常不完全
脑脊液检查	蛋白增高显著	蛋白增高不显著
X线摄片	晚期可有变化	无
脊髓造影	杯口状阻塞	脊髓肿大
预后	大多良好	差

3. 脊髓压迫的病因

根据上述鉴别方法，可以明确病变的部位，而脊髓压迫症的部位各自有其相对特征性的病因。

五、治疗

脊髓压迫症的治疗原则是解除病因，针对不同病因，采取不同方法。手术通常是最有效的治疗手段。预后与病因的性质、脊髓功能障碍程度和手术时机有密切关系，多数病例经早期手术，预后良好。但是炎症性压迫症、脊髓内肿瘤、晚期患者或转移性肿瘤的预后差。

第二章

循环系统疾病

第一节　急性心力衰竭

急性心力衰竭临床上以急性左心衰竭最为常见，急性右心衰竭则较少见。急性左心衰竭指急性发作或加重的左心功能异常所致的心肌收缩力降低、心脏负荷加重，造成心排血量骤降、肺循环压力突然升高、周围循环阻力增加，引起肺循环充血而出现急性肺瘀血、肺水肿并可伴组织器官灌注不足和（或）心源性休克的临床综合征。急性右心衰竭指某些原因使右心室心肌收缩力急剧下降或右心室前后负荷突然加重，从而引起右心排血量急剧减低的临床综合征。急性心力衰竭可以突然起病或在原有慢性心力衰竭基础上急性加重。

一、病因

（一）急性左心衰竭的常见病因

1. 慢性心力衰竭急性加重

见本章第二节“慢性心功能不全”中的病因。

2. 急性弥漫性心肌损害引起心肌收缩无力

如急性心肌梗死、急性重症心肌炎、药物所致的心肌损伤与坏死、围生期心肌病。

3. 急性血流动力学障碍

（1）急起的心脏容量负荷加重：如外伤、急性心肌梗死或感染性心内膜炎引起的瓣膜损害、腱索断裂，左心室乳头肌功能不全，室间隔穿孔，主动脉窦瘤破入心腔，人工瓣膜急性损害以及过快或过多静脉输血或输入含钠液体。

（2）急性起病或加重的机械性阻塞引起心脏排血受阻，如重度主动脉瓣或二尖瓣狭窄；心室流出道梗阻、心房内血栓或黏液瘤嵌顿。

（3）高血压危象。

（4）主动脉夹层。

（5）急性起病的心室舒张受限制，如急性大量心包积液或积血、心脏压塞，快速的异位心律等。

（6）严重的心律失常，如心室颤动（简称室颤）和其他严重的室性心律失常、显著的心动过缓等，使心脏暂停排血或排血量显著减少。

（二）急性右心衰竭的病因

急性右心衰竭多见于右心室梗死、急性大块肺栓塞和右侧心瓣膜病。

二、临床表现

急性心力衰竭表现为迅速发生或在慢性心力衰竭基础上急性加重的心力衰竭症状和体征。病情严重程度可不同，从劳累性呼吸困难逐渐加重到急性肺水肿和心源性休克。

（一）急性肺水肿

急性肺水肿为急性左心衰竭最常见的表现。典型发作为突然、严重气急；每分钟呼吸可达30～40次，端坐呼吸，阵阵咳嗽，面色灰白，口唇青紫，大汗，常咳出泡沫样痰，严重者可从口腔和鼻腔内涌出大量粉红色泡沫液。发作时心率、脉搏增快，血压可升高，正常或低于正常。两肺可闻及广泛的水泡音和（或）哮鸣音。心尖部可听到奔马律，但常被肺部水泡音掩盖。X线片可见典型蝴蝶形大片阴影由肺门向周围扩展。

急性肺水肿早期肺间质水肿阶段时可无上述典型的临床和X线表现，而仅表现为气促、阵阵咳嗽、心率增快、心尖部奔马律和肺部哮鸣音，X线片显示上肺静脉充盈、肺门血管模糊不清、肺纹理增粗和肺小叶间隔增厚。间质肺水肿如不能及时诊断并采取治疗措施，可以发展成肺泡性肺水肿。

（二）休克

由心排血量突然且显著减少引起的休克，称为心源性休克。临床上除休克外，多伴有心功能不全。

（三）晕厥

心排血量明显减少引起脑部缺血而发生的意识丧失，称为心源性晕厥。如晕厥不及时恢复可出现四肢抽搐、呼吸暂停、发绀等表现，称为阿一斯综合征。主要见于急性心脏排血受阻或严重心律失常。

三、诊断和鉴别诊断

根据患者病史、症状和体征、相关检查结果（包括心电图、胸部X线检查，有条件可做心脏超声检查）可做出初步诊断。B型利钠肽（BNP）和（或）N末端BNP原（NT-proBNP）测定可进一步确定诊断。如BNP＜100 ng/L或NT-proBNP＜300 ng/L，心力衰竭可能性很小，其阴性预测值为90%；如BNP＞400 ng/L或NT-proBNP＞1 500 ng/L，心力衰竭可能性很大，其阳性预测值为90%。

急性左心衰竭应与可引起明显呼吸困难的疾病，如支气管哮喘和哮喘持续状态、急性大块肺栓塞、肺炎、严重的慢性阻塞性肺疾病（COPD）尤其伴感染等相鉴别，还应与其他原因所致的非心源性肺水肿（如急性呼吸窘迫综合征）以及非心源性休克等疾病相鉴别。

四、治疗

（一）心源性晕厥发作的治疗

彻底治疗在于去除病因，如手术解除流出道梗阻、切除血栓或肿瘤、控制心律失常发作等。

（二）心源性休克的治疗

当患者出现心源性休克，立即让患者取坐位或半坐位、两腿下垂放低、尽快吸氧、建立静脉通道、行心电图检查、测血压。药物治疗包括硫酸吗啡。皮下和肌内注射硫酸吗啡5～10 mg，能够扩张静脉和动脉，从而减轻心脏前后负荷，改善肺水肿。

（三）急性肺水肿的治疗

1. 一般治疗

置患者坐位或半卧位，两腿下垂，减少下肢静脉回流。

2. 给氧

指端血氧饱和度＜90%者需给氧。面罩给氧较鼻导管给氧效果好。临床症状严重并且氧分压显著降低者应给予双相间歇气道正压通气（BiPAP）或持续气道正压呼吸（CPAP）。

3. 出入水量管理

肺瘀血、体循环瘀血及水肿明显者应严格限制饮水量和静脉输液速度，对无明显低血容量患者的每天摄入液体量一般宜在1 500 mL以内。保持每天水出入量负平衡约500 mL，以减少水钠潴留，缓解症状。3～5天后，如瘀血、水肿明显消退，应减少水负平衡，逐渐过渡到出入水量平衡。在水负平衡下应注意预防低血容量、低钾血症和低钠血症等。

4. 镇静

用于急性肺水肿，吗啡 3～5 mg，静脉注射，也可皮下或肌内注射，可迅速扩张体静脉，减少静脉回心血量，降低周围动脉阻力、减轻左心室后负荷，增加心排血量，还能减轻烦躁不安和呼吸困难。慎用大剂量，因可促使内源性组胺释放，使外周血管扩张导致血压下降。伴 CO_2 潴留者则不宜应用，可产生呼吸抑制而加重 CO_2 潴留。伴明显和持续低血压、休克、意识障碍、COPD 等患者禁忌使用。老年患者慎用或减量。也可应用哌替啶 50～100 mg 肌内注射。

5. 支气管解痉剂

一般应用氨茶碱 0.125～0.25 g 以葡萄糖水稀释后静脉推注（10 分钟），4～6 小时后可重复一次；或以 0.25～0.5 mg/（kg・h）静脉滴注。亦可应用二羟丙茶碱 0.25～0.5 g 静脉滴注，速度为 25～50 mg/h。此类药物不宜用于冠心病如急性心肌梗死或不稳定型心绞痛或伴心动过速的患者。

6. 血管扩张药物

扩血管药物可减轻心脏负荷但是否应用取决于收缩压水平。收缩压 >110 mmHg 的急性心力衰竭患者通常可以安全使用；收缩压在 90～110 mmHg 的患者应谨慎使用；而收缩压 <90 mmHg 的患者则禁忌使用。临床常用硝酸酯类、硝普钠、重组人 BNP（rhBNP）、乌拉地尔、酚妥拉明等。用药期间应密切监测血压，及时调整剂量。有显著二尖瓣或主动脉瓣狭窄者慎用血管扩张药物。

（1）硝酸酯类药物：特别适用于伴有急性冠状动脉综合征的患者。硝酸甘油静脉滴注起始剂量 5～10 μg/min，每 5～10 分钟递增 5～10 μg/min，最大剂量 100～200 μg/min；也可每 10～15 分钟喷雾一次（400 μg），或舌下含服每次 0.3～0.6 mg。硝酸异山梨酯静脉滴注剂量 5～10 mg/h，亦可舌下含服每次 2.5 mg。

（2）硝普钠：主要适用于严重高血压伴重度肺瘀血、急性二尖瓣反流伴急性心力衰竭者。急性心肌缺血的患者不宜使用，因其可增加冠脉窃血。静脉滴注宜从小剂量（10 μg/min）开始，可逐渐增加至 50～250 μg/min，疗程不要超过 72 小时，长期用药可引起氰化物和硫氰酸盐中毒。停药应逐渐减量，以避免血压反跳。

（3）重组人脑利钠肽（rhBNP）：结构与人体内产生的 BNP 完全相同，是一种兼具多重作用的治疗药物。主要药理作用是扩张静脉和动脉（包括冠状动脉），从而降低前、后负荷，故将其归类为血管扩张剂。该药促进钠排泄，有一定的利尿作用；抑制 RAAS 和交感神经系统，阻滞急性心力衰竭演变中的恶性循环。应用时先给予负荷剂量 1.5 μg/kg，静脉缓慢推注，继以 0.0075～0.015 μg/（kg・min）静脉滴注；也可不用负荷剂量而直接静脉滴注。疗程一般 3 天，不超过 7 天。

（4）乌拉地尔：具有外周和中枢双重扩血管作用，可有效降低血管阻力，降低后负荷，增加心排血量，但不影响心率，从而减少心肌耗氧量。伴严重高血压者可缓慢静脉注射 12.5～25.0 mg，通常静脉滴注 100～400 μg/min，可逐渐加量，并根据血压和临床状况予以调整。

（5）酚妥拉明：酚妥拉明静脉滴注 0.1～1 mg/min，能迅速降压和减轻后负荷，但可致心动过速，且降低前负荷的作用较弱。

7. 静脉注射利尿药

首选呋塞米，先静脉注射 20～40 mg，继以静脉滴注 5～40 mg/h，其总剂量在起初 6 小时不超过 100 mg，起初 24 小时不超过 240 mg。也可应用托拉塞米 20 mg 静脉注射。袢利尿药效果不佳，加大剂量仍未见良好反应的急性心力衰竭患者，可加用噻嗪类和（或）醛固酮受体阻断药。应用时需注意以下问题：①对血压偏低的患者（收缩压 <90 mmHg），尤其是急性心肌梗死或主动脉瓣狭窄引起的肺水肿应慎用，以免引起低血压或休克。②严重低钾血症或酸中毒患者不宜应用，且对利尿药反应甚差。③大剂量和较长时间的应用可发生低血容量和低钾血症、低钠血症。④应用过程中应监测尿量，并根据尿量和症状的改善状况调整剂量。

8. 正性肌力药物

适用于低心排血量综合征，如伴症状性低血压或心排量（CO）降低伴有循环瘀血的患者，可保证重要脏器的血流供应，缓解组织低灌注所致的症状。血压较低伴心排血量降低或低灌注时应尽早使用，对血管扩张药物及利尿药不耐受或反应不佳的患者尤其有效，血压正常又无器官和组织灌注不足的急性心力衰竭患者不宜使用。当器官灌注恢复和（或）循环瘀血减轻时则应尽快停用。

（1）洋地黄类：一般应用毛花苷 C 0.2～0.4 mg，经稀释后缓慢静脉注射，2～4 小时后可再用 0.2 mg，伴快速心室率的房颤患者酌情适当增加剂量。

（2）多巴胺：250～500 μg/min 静脉滴注。该药应用个体差异大，一般从小剂量开始，逐渐增加剂量，短期应用。

（3）多巴酚丁胺：100～250 μg/min 静脉滴注，需监测血压。常见不良反应有心律失常，心动过速，偶尔因加重心肌缺血而出现胸痛。正在应用 β 受体阻断药的患者不推荐应用多巴酚丁胺和多巴胺。

（4）磷酸二酯酶抑制剂：米力农，首剂 25～50 μg/kg 静脉注射（大于 10 分钟），继以 0.25～0.50 μg/（kg·min）静脉滴注。氨力农首剂 0.5～0.75 mg/kg 静脉注射（大于 10 分钟），继以 5～10 μg/（kg·min）静脉滴注。常见不良反应有低血压和心律失常。

（5）左西孟旦：是一种钙增敏剂，通过结合于心肌细胞上的肌钙蛋白 C 促进心肌收缩，还通过介导 ATP 敏感的钾通道而发挥血管舒张作用和轻度抑制磷酸二酯酶的效应。其正性肌力作用独立于 β 肾上腺素能刺激，可用于正接受 β 受体阻断药治疗的患者，不会增加冠心病患者病死率。用法：首剂 12～24 μg/kg 静脉注射（大于 10 分钟），继以 0.1 μg/（kg·min）静脉滴注，可酌情减半或加倍。对于收缩压＜100 mmHg 的患者，不需要负荷剂量，可直接用维持剂量，以防止发生低血压。

正性肌力药物虽可较快改善急性心力衰竭患者的血流动力学和临床状态，但也有可能诱发一些不良的病理生理反应，甚至导致心肌损伤和靶器官损害，应用时需全面权衡。

（四）急性右心衰竭的治疗

1. 右心室梗死伴急性右心衰竭

（1）扩容治疗：如存在心源性休克，在监测肺毛细血管楔压的基础上予以大量补液，可应用羟乙基淀粉、低分子右旋糖酐或生理盐水 20 mL/min 静脉滴注，直至肺毛细血管楔压（PCWP）上升至 15～18 mmHg，血压回升和低灌注症状改善。24 小时的输液量在 3 500～5 000 mL。对充分扩容而血压仍低者，可给予多巴酚丁胺或多巴胺。如在补液过程中出现左心衰竭，应立即停止补液。若此时动脉血压不低，可小心给予血管扩张药。

（2）禁用利尿药、吗啡和血管扩张剂，以避免进一步降低右心室充盈压。

（3）如右心室梗死同时合并大面积左心室梗死，则不宜盲目扩容，以免诱发急性肺水肿。如存在严重左心室功能障碍和 PCWP 升高，不宜使用硝普钠，考虑主动脉内球囊反搏（IABP）治疗。

2. 右侧心瓣膜病所致急性右心衰竭

右心衰竭的治疗主要应用利尿药，以减轻水肿；但要防止过度利尿造成心排血量减少。

（五）急性心力衰竭的其他治疗

药物治疗后病情仍不能控制时酌情考虑采用下述治疗。

1. 主动脉内球囊反搏术（IABP）

是一种有效改善心肌灌注同时又降低心肌耗氧量和增加 CO 的治疗手段。适用于：①急性心肌梗死或严重心肌缺血并发心源性休克，且不能由药物治疗纠正。②伴血流动力学障碍的严重冠心病（如急性心肌梗死伴机械并发症）。③心肌缺血伴顽固性肺水肿。禁忌证包括：严重的外周血管疾病、主动脉瘤、主动脉瓣关闭不全、活动性出血或其他抗凝禁忌证及严重血小板缺乏。

2. 气管插管和人工机械通气

应用指征为心肺复苏时、严重呼吸衰竭经常规治疗不能改善者，尤其是出现明显呼吸性和代谢性酸中毒并影响到意识状态的患者。

3. 血液净化治疗

包括血液滤过（超滤）、血液透析、连续血液净化和血液灌流等。对急性心力衰竭有益，但并非常规应用手段。出现下列情况之一可考虑采用：①高容量负荷如肺水肿或严重的外周组织水肿，且对袢利尿药和噻嗪类利尿药抵抗。②低钠血症（血钠 < 110 mmol/L）且有相应的临床症状如神志障碍、肌张力减退、腱反射减弱或消失、呕吐以及肺水肿等；上述两种情况应用单纯血液滤过即可。③肾功能进行性减退，血肌酐 > 500 μmol/L 或符合急性血液透析指征的其他情况。

4. 心室机械辅助装置

此类装置有体外模式人工肺氧合器（ECMO）、心室辅助泵（如可植入式电动左心辅助泵、全人工心脏）。在积极纠治基础心脏病的前提下，短期辅助心脏功能，可作为心脏移植或心肺移植的过渡。

5. 外科手术

冠心病心肌梗死并发心源性休克，经冠状动脉造影证实为严重左主干或多支血管病变，并在确认冠状动脉支架术和溶栓治疗无效的情况下，经积极的抗急性心力衰竭药物治疗，并在机械通气、IABP 等辅助下，甚至在体外循环支持下给予急诊手术。急诊手术对心肌梗死后大的室间隔穿孔合并心源性休克的患者，是使之存活的唯一方法。急性主动脉夹层患者（尤其Ⅰ型）因高血压危象和主动脉瓣反流可出现急性心力衰竭。超声心动图一旦明确严重主动脉瓣反流，应立即手术。其他疾病如主动脉窦瘤破裂、心脏内肿瘤（如左心房黏液瘤）以及心脏内巨大血栓形成（在左心房或肺动脉）等均会造成瓣膜反流或流出道梗阻，可引起急性心力衰竭，需要立即手术。

（六）急性心力衰竭并发症的处理

1. 肾衰竭

检测肾功能损伤标志物可早期识别急性心力衰竭患者合并的肾衰竭。

（1）血清肌酐（Scr）：最为常用，男性 115 ~ 133 μmol/L、女性 107 ~ 124 μmol/L 即为轻度升高，中、重度肾衰竭患者为 190 ~ 226 μmol/L。

（2）肾小球滤过率（eGFR）：较 Scr 更敏感，在肾功能减退早期（代偿期）eGFR 下降而 Scr 正常；当 eGFR 降至正常的 50% 以下时，Scr 才开始增高。因此，Scr 明显高于正常时往往肾功能已严重损害。目前国内外均建议采用 eGFR 评价肾功能，适合中国人群的改良计算公式为：eGFR［mL/（min · 1.73 m^2）］ = 175 × Scr（mg/dL） − 1.154 × 年龄 − 0.203 ×（0.79 女性）。

中至重度肾衰竭患者对利尿药反应降低，在加大剂量并加用多巴胺仍不能有效消除水肿时，宜作血液滤过。

严重的肾衰竭应作血液透析，尤其对伴低钠血症、酸中毒和难治性水肿者。

2. 肺部疾病

合并存在的各种肺部疾病均可加重急性心力衰竭或使之难治。如为 COPD 伴呼吸功能不全，在急性加重期首选无创机械通气，安全有效；对急性心源性肺水肿也很有效。

3. 心律失常

常见快速性心律失常有房颤（新发房颤伴快速心室率或慢性房颤的急性心率加快）、单纯窦性心动过速、频发室性期前收缩、持续和非持续性室速。无论是原发心律失常诱发急性心力衰竭，还是急性心力衰竭引起快速性心律失常，其后果都是加重血流动力学障碍和恶化心律失常。

窦性心动过速、非阵发性交界性心动过速的处理以减慢心室率为主，重在基础疾病和心力衰竭的治疗。新发的快速房颤可加重血流动力学障碍，一旦出现低血压、肺水肿、心肌缺血，应立即电复律；如病情尚可或无电复律条件或电复律后房颤复发，则选用胺碘酮静脉复律或维持窦性心律；慢性房颤治疗以控制室率为主，首选地高辛或毛花苷 C 静脉注射，如洋地黄控制心率不满意，也可静脉缓慢注射（10 ~ 20 分钟）胺碘酮 150 ~ 300 mg，其目的是减慢心率，而不是复律。急性心力衰竭中房颤一般不选用 β 受体阻断药减慢心率，但对二尖瓣狭窄所致的快速房颤，其他药物无效时可考虑应用。

急性心力衰竭患者频发或连发室性期前收缩很常见，一般不选用抗心律失常药物，如有低钾血症，应补钾、补镁，应及时纠正。如并发持续性室速，无论单形或多形性，血流动力学大多不稳定，并易恶化成室颤，首选电复律纠正，但电复律后室速易复发，可加用胺碘酮静脉注射负荷量 150 mg（10 分钟）后静脉滴注 1 mg/min × 6 小时，继以 0.5 mg/min × 18 小时。室颤者电除颤后需应用胺碘酮预防复发。利多卡因在心力衰竭中可以应用，但静脉剂量不宜过大，75 ~ 150 mg（3 ~ 5 分钟）静脉注射，继以静脉滴注 2～4 mg/min，一般维持 24～30 小时。心力衰竭中的室速不能应用普罗帕酮。

伴缓慢性心律失常患者，如血流动力学状态不受影响则不需要特殊处理，造成血流动力学障碍加重或恶化时，如三度房室传导阻滞、二度Ⅱ型房室传导阻滞以及心室率<50 次/分的窦性心动过缓且药物治疗无效时，建议植入临时心脏起搏器。

（七）病情稳定后的后续处理

急性心力衰竭经治疗稳定后的 1～3 个月仍存在较高的心力衰竭再次恶化和死亡的风险，称为心力衰竭的易损期，宜 1～2 周密切随访。BNP/NT-proBNP 测定可用于评估病情的变化，与基础水平相比，出院时水平未下降或降幅低于 30%，即便症状有所缓解，仍可能提示预后不良，需继续积极治疗。

第二节　慢性心功能不全

慢性心功能不全出现症状时称慢性心力衰竭，是多种病因所致心脏疾病的终末阶段，是心脏结构或功能疾病损伤心室充盈和（或）射血能力而造成组织瘀血和（或）缺血的一种复杂的临床综合征。

一、病因

成人慢性心力衰竭的病因主要是冠心病、高血压、瓣膜病和扩张型心肌病。其他较常见的病因有心肌炎和先天性心脏病。较少见的病因有心包疾病、甲状腺功能亢进与减退、贫血、维生素 B_1 缺乏、动静脉瘘、心房黏液瘤和其他心脏肿瘤、结缔组织疾病、高原病及少见的内分泌病等。

上述病因，可通过下列机制损害心脏功能，引起心力衰竭。

（一）原发性心肌收缩力受损

如心肌缺血和梗死、心肌炎症、变性或坏死（如风湿性或病毒性心肌炎、白喉性心肌坏死）、心肌病等，可使心肌收缩力减弱而导致心力衰竭。

（二）压力负荷（后负荷）过重

体循环及肺高压，左、右心室流出道狭窄，主动脉或肺动脉瓣狭窄等，均能使心室收缩时阻力增高、后负荷加重，引起继发性心肌舒缩功能减弱而导致心力衰竭。

（三）容量负荷（前负荷）过重

瓣膜关闭不全、心内或大血管间左至右分流等，使心室舒张期容量增加，前负荷加重，也可引起继发性心肌收缩力减弱和心力衰竭。

（四）高动力性循环状态

主要发生于贫血、体循环动静脉瘘、甲状腺功能亢进、脚气性心脏病等。由于周围血管阻力降低，心排血量增多，也能引起心室容量负荷加重，导致心力衰竭。

（五）心室前负荷不足

二尖瓣狭窄，心脏压塞和限制型心肌病等，引起心室充盈受限，体、肺循环瘀血。

二、诱因

心力衰竭加重或急性发作常有以下诱发因素：

（1）感染：最常见为呼吸道感染，其他有风湿热、泌尿道感染、感染性心内膜炎等。

（2）过度体力活动和情绪激动。

（3）钠盐摄入过多。

（4）心律失常：特别是快速性心律失常，如伴有快速心室率的房颤、房扑。

（5）妊娠和分娩。

（6）输液：特别是含钠盐的液体、输血过快和（或）过多。

（7）药物作用：①抑制心肌收缩力的药物，如β受体阻断药应用不当，某些抗心律失常药物（如奎尼丁、普鲁卡因胺、维拉帕米等），抗肿瘤药物等。②引起水钠潴留，如肾上腺皮质激素等。

（8）其他：出血和贫血、肺栓塞、室壁瘤等。

三、病理

慢性心力衰竭的病理解剖学改变包括：心脏本身的代偿性病理改变，如心肌肥厚和心腔扩大等；长期静脉压增高引起的器官瘀血性病理改变；心房、心室附壁血栓、静脉血栓形成。心腔内附壁血栓常见于左、右心耳和左心室心尖部。左侧心脏附壁血栓脱落，可引起体循环动脉栓塞，如脑、肾、四肢、脾和肠系膜的梗死。右侧心腔附壁血栓脱落引起肺栓塞的较少见。静脉血栓多见于下肢静脉，可引起肺栓塞和不同程度的肺梗死。

四、病理生理

（一）代偿机制

在心力衰竭的发生和发展过程中，可出现一系列代偿过程，其中以神经体液调节最为显著，早期可能改善心力衰竭的血流动力学，但长期过度代偿反而有害。

1. Frank-Starling 机制

心功能不全时心脏的前负荷增加，心室舒张末期容积增加。心腔扩大拉长了心肌纤维，在一定的范围内可使心肌收缩加强，增加心搏量，起到代偿作用。临床上常用心室舒张末期压（即充盈压）来表示心室前负荷，用心室功能曲线（图 2-1）来表示前负荷与心搏量的关系。对左心室而言，舒张末期压在 15～18 mmHg 时，心搏量达峰值。前负荷不足或过度，均可导致心搏量减少。心功能不全时，心功能曲线向右下移位，心搏量随前负荷的增加明显减小。

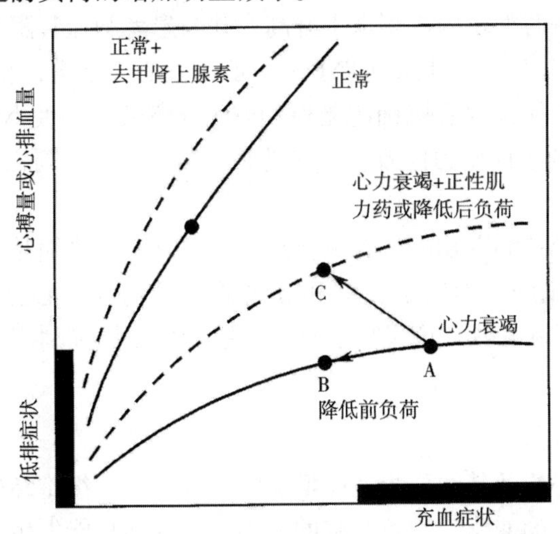

图 2-1 左心室收缩功能曲线（左心室舒张末压或容量）

2. 心肌肥厚

当心脏后负荷增高时，心肌肥厚是主要代偿机制。心肌肥厚时心肌细胞数并不增加，以心肌纤维增多为主。细胞核及作为供给能源的线粒体也增大和增多，但程度和速度均逊于心肌纤维的增多，心肌整体能源不足，继续发展终至心肌细胞坏死。

3. 神经激素系统激活

（1）交感神经—肾上腺系统激活：心搏量的降低或低血压通过动脉压力感受器引起的减压反射激活交感神经—肾上腺系统，使儿茶酚胺分泌增多，产生下列改变：①心肌 β_1 受体兴奋，心率增快，心肌收缩力增强，在一定限度内可使心搏出量增加。②α_1 受体兴奋，外周血管收缩，静脉收缩使回心血量增多，选择性小动脉收缩则起到维持血压并保证重要脏器血供的作用。③肾交感神经活性增高导致肾灌注压下降，刺激肾素释放，激活肾素—血管紧张素—醛固酮系统（RAAS）。血浆去甲肾上腺素（NE）水平增高程度反映交感神经—肾上腺素系统激活程度。这些改变短期内可部分代偿心力衰竭血流动力学异常，但长期持续的增高可加重心肌缺血，引起心律失常，也可引起β受体功能及密度的改变。人类心脏含β_1、β_2和β_3受体。正常时，以β_1作用为主（正常心室肌β_1与β_2受体分布比例为77%：23%），但心力衰竭后可引起选择性β_1受体的下调而相对保留β_2受体，β_3受体的基因表达和蛋白水平也上调。β_3受体介导的负性肌力作用可能是对交感神经系统自身引起的正性肌力作用的负反馈。心力衰竭早期β_3受体代偿性增加可能避免进一步细胞损害，但当心力衰竭发展到一定阶段，这种代偿性变化可能就变得不再适宜，持久的负性肌力作用加剧了心力衰竭的发展。

（2）RAAS激活：心力衰竭时肾血流灌注降低及肾小球旁器中β_1交感受体的刺激是RAAS激活的主要机制。RAAS被激活后，血管紧张素转化酶（ACE）活性增强，致血管紧张素Ⅰ转变为血管紧张素Ⅱ（ATⅡ）增多，导致循环阻力增加，并激活醛固酮系统，引起水钠潴留，使左心室充盈压增高，加重心力衰竭。ATⅡ和醛固酮促使心肌增厚、血管平滑肌增生、血管内皮细胞凋亡等发生一系列变化。

（3）其他体液因子和细胞因子的改变。

1）血管升压素：由下丘脑分泌，心搏量下降或低血压严重影响组织灌注时，通过神经反射作用，血管升压素分泌增多。发挥缩血管、抗利尿、增加血容量的作用。但过强的作用可导致稀释性低钠血症。

2）利钠肽类：主要包括心房利钠肽（ANP）、脑利钠肽（BNP）和C型利钠肽（CNP）。压力负荷增加和机械牵拉机制激活分泌，生理作用是扩张血管，增加利钠，对抗AngⅡ、内皮素等引起的水钠潴留，对心功能不全起到一定的代偿。

3）内皮素：有内皮素-1（ET-1）、ET-2和ET-3三种，是强烈的血管收缩剂，并参与心肌细胞的病理肥大、纤维化。心力衰竭时循环内皮素水平升高，并与患者肺血管阻力、肺动脉压和预后相关。

4）炎性细胞因子：如肿瘤坏死因子α（TNF-α）能诱发心力衰竭，在体外能减少细胞内Ca^{2+}。炎性细胞因子——白细胞介素1能诱导心肌细胞肥厚和NO合酶表达，使NO水平升高，NO能减弱心肌细胞对β肾上腺素能激动剂的正性变力性效应，促进心肌细胞肥大与凋亡。

4. 心肌能量代谢变化

正常的心脏能量代谢对维持心脏功能具有重要意义。尤其心肌收缩是主动耗能的过程，但心肌不能储存大量脂肪、糖原和磷酸肌酸，为满足收缩和舒张的能量需要，心脏必须不断地生成三磷酸腺苷（ATP）。肥厚衰竭心肌的能量和底物代谢发生变化，心肌能量生成和利用障碍，促使左心室收缩功能进行性恶化。

（二）心脏重构

心脏重构指心力衰竭时心肌及其间质为适应增加的心脏负荷，细胞结构、功能、数量以及遗传表型等方面发生了适应性、增生性的变化，导致心脏的大小、形状和功能发生改变。心脏重构是引起心力衰竭进行性进展的病理生理基础，主要包括结构重构和电重构。结构重构表现为心肌细胞肥大，胶原沉积和由于组织坏死和（或）凋亡而发生的心肌细胞减少，常表现为心肌肥厚、心室腔增大和心室形态的变化。电重构表现为离子通道的改变、缝隙连接分布的改变和连接蛋白分布的不均一性等，导致静息膜电位和动作电位时程改变，引起心肌电活动的不均一性，致心律失常。

（三）舒张功能改变

心室充盈量减少、弹性回缩力降低和心室僵硬度增加都可以引起心室舒张功能降低。心脏舒张功能不全可分为两大类，一种是主动舒张功能障碍，当能量供应不足时，主动舒张功能即受影响，如冠心病有明显心肌缺血时，在出现收缩功能障碍前即可出现舒张功能障碍。另一种舒张功能不全是由于心室肌的顺应性减退及充盈障碍，主要见于心室肥厚时，当左心室舒张末压过高时，肺循环出现高压和瘀血，即舒张性心功能不全，此时心肌收缩功能尚可，心排血量无明显降低。

五、临床表现

通常将左心射血分数（LVEF）＜40%的心力衰竭定义为收缩性心力衰竭（HFrEF），LVEF在40%～49%的为中间型心力衰竭（HFmrEF），LVEF≥50%为射血分数保留的心力衰竭（HFpEF）。

各类心力衰竭的临床表现类同，但有心力衰竭临床表现的并非仅左心室功能的异常。临床上习惯于按心力衰竭开始发生于哪一侧心脏和充血主要表现的部位，将其分为左侧心力衰竭、右侧心力衰竭和全心衰竭。心力衰竭开始或主要发生在左侧心脏并以肺充血为主要表现的称为左侧心力衰竭；开始或主要发生在右侧心脏并以肝、肾等器官和周围静脉淤血为主要表现的，称为右侧心力衰竭。两者同时并存的称全心衰竭。

（一）左侧心力衰竭

左心室衰竭多见于高血压性心脏病、冠心病、主动脉瓣病变和二尖瓣关闭不全。急性肾小球肾炎和风湿性心肌炎是儿童和少年患者左心室衰竭的常见病因。二尖瓣狭窄时，左心房压力明显增高，也有肺充血表现，但非左心室衰竭引起，因而称为左心房衰竭。

1. 症状

（1）呼吸困难：是左侧心力衰竭最主要的症状。肺充血时肺组织水肿，气道阻力增加，肺泡弹性降低，吸入少量气体就使肺泡壁张力增高到引起反射性启动呼气的水平，这就造成呼吸困难，特点是浅而快。根据肺充血的程度不同，呼吸困难有下列不同表现形式。

1）劳力性呼吸困难：肺轻微充血时仅在剧烈活动或体力劳动后出现呼吸急促，如登楼、上坡或平地快走等活动时出现。随肺充血程度加重，逐渐发展到更轻的活动或体力劳动后，甚至休息时，也发生呼吸困难。

2）端坐呼吸：一种由于平卧时出现呼吸困难而必须采取的高枕、半卧甚至坐位以解除或减轻呼吸困难的状态；最严重的即使端坐床边，两腿下垂，上身向前，双手紧握床边，仍不能缓解。

3）阵发性夜间呼吸困难：是左心室衰竭早期的典型表现。呼吸困难可连续数夜，每夜发作或间断发作，多在夜间熟睡1～2小时后，患者因气闷、气急而惊醒，被迫坐起，可伴阵咳、哮鸣性呼吸音或泡沫样痰。发作较轻者采取坐位后十余分钟至一小时内呼吸困难自动消退，患者又能平卧入睡，次日白天可无异常感觉。严重者可持续发作，阵阵咳嗽，咳粉红色泡沫样痰，甚至发展成为急性肺水肿。

（2）倦怠、乏力、运动耐量下降：为心排血量低下、骨骼肌血供不足的表现。

（3）陈—施呼吸：见于严重心力衰竭。呼吸有节律地由暂停逐渐增快、加深，再逐渐减慢、变浅，直到再停，约半至一分钟后呼吸再起，如此周而复始。发生机制是心力衰竭时脑部缺血和缺氧，呼吸中枢敏感性降低所致。脑缺氧严重的患者还可伴有嗜睡、烦躁、神志错乱等精神症状。陈—施呼吸提示预后不良。

2. 体征

（1）原有心脏病的体征。

（2）左心室增大：心尖冲动向左下移位，心率增快，心尖区有舒张期奔马律，肺动脉瓣区第二心音亢进，其中舒张期奔马律最有诊断价值，在患者心率增快或左侧卧位并作深呼气时更易听到。左心室扩大还可致相对性二尖瓣关闭不全，产生心尖区收缩期杂音。

（3）交替脉：脉搏强弱交替。轻度交替脉仅能在测血压时发现。

（4）肺部啰音：两侧肺底细湿啰音是左侧心力衰竭的重要体征之一。阵发性呼吸困难或急性肺水肿时可有粗大湿啰音，满布两肺，并可伴有哮鸣音。

（5）胸腔积液：左侧心力衰竭患者中约25%有胸腔积液。胸腔积液可局限于肺叶间，或呈单侧或双侧胸腔积液。

（二）右侧心力衰竭

从临床和病理生理角度大致分为三类：①右心室压力负荷和（或）容量负荷过度，如肺动脉高压、三尖瓣反流、复杂先天性心脏病等。②右心室心肌病变，如右心室心肌梗死、右心室心肌病等。③心包疾病和体循环回流受阻，如缩窄性心包炎、三尖瓣狭窄等。

1. 症状

主要由慢性持续瘀血引起各脏器功能改变所致，如长期消化道瘀血引起食欲缺乏、恶心、呕吐等；肾脏瘀血引起尿量减少、夜尿多；肝瘀血引起上腹饱胀，甚至剧烈腹痛，长期肝瘀血可引起黄疸。

2. 体征

（1）原有心脏病的体征。

（2）心脏增大：以右心室增大为主者可伴有心前区抬举性搏动。心率增快，部分患者可在胸骨左缘相当于右心室表面处听到舒张早期奔马律。右心室明显扩大可致功能性三尖瓣关闭不全，产生三尖瓣区收缩期杂音，吸气时杂音增强。

（3）静脉充盈：颈外静脉充盈为右侧心力衰竭的早期表现。半卧位或坐位时在锁骨上方见到颈外静脉充盈，或颈外静脉充盈最高点距离胸骨角水平 10 cm 以上，都表示静脉压增高，常在右侧较明显。严重右侧心力衰竭静脉压显著升高时，手背静脉和其他表浅静脉也充盈，合并三尖瓣关闭不全时，并可见静脉搏动。

（4）肝肿大和压痛：出现较早，大多发生于皮下水肿之前。肝肿大剑突下较肋缘下明显，质地较软，具有充实饱满感，边缘有时扪不清，叩诊剑突下有浊音区，且有压痛。压迫肝脏（或剑突下浊音区）时可见颈静脉充盈加剧（肝颈静脉反流现象）。随心力衰竭的好转或恶化，肝肿大的程度可在短时期内变化。右心衰竭突然加重时，肝脏急性瘀血，引起肝脏急剧增大，肝小叶中央细胞坏死，可伴有右上腹与剑突下剧痛和明显压痛、黄疸。长期慢性右侧心力衰竭引起心源性肝硬化时，肝扪诊质地较硬，压痛可不明显，常伴黄疸、腹水。

（5）下垂性水肿：早期水肿常不明显，多在颈静脉充盈和肝肿大较明显后才出现。先有皮下组织水分积聚，体重增加，到一定程度后才引起凹陷性水肿。水肿最早出现在身体的下垂部位，起床活动者以脚、踝内侧和胫前较明显，仰卧者骶部水肿；侧卧者卧侧肢体水肿显著。病情严重者可发展到全身水肿。

（6）胸腔积液和腹水：胸膜静脉回流至上腔静脉、支气管静脉和肺静脉，右侧心力衰竭时静脉压增高，可有双侧或单侧胸腔积液。双侧胸腔积液时，右侧量常较多，单侧胸腔积液也以右侧为多见，其原因不明。胸腔积液含蛋白量较高（为 2 ~ 3 g/100 mL），细胞数正常。大量腹水多见于三尖瓣关闭不全、三尖瓣下移和缩窄性心包炎，亦可见于晚期心力衰竭。

（7）心包积液：右侧心力衰竭或全心衰竭时可有心包积液，一般不引起心脏压塞。

（8）发绀：长期右侧心力衰竭患者大多有发绀，可表现为面部毛细血管扩张、青紫和色素沉着。发绀是血供不足时组织摄取血氧相对增多，静脉血氧低下所致。

（9）晚期患者可有明显营养不良、消瘦甚至恶病质。

六、辅助检查

（一）心电图检查

心力衰竭并无特异性的心电图表现，但常见心室肥大、心肌劳损、心室内传导阻滞、期前收缩等。

（二）X 线检查

左侧心力衰竭肺静脉充盈期在 X 线检查时仅见肺上叶静脉扩张、下叶静脉较细，肺门血管阴影清晰。在肺间质水肿期可见肺门血管影增粗、模糊不清，肺血管分支扩张增粗或肺叶间淋巴管扩张。在肺泡水肿阶段，开始可见密度增高的粟粒状阴影，继而发展为云雾状阴影。急性肺水肿时可见自肺门伸向肺野中部及周围的扇形云雾状阴影。此外，左侧心力衰竭有时还可见到局限性肺叶间、单侧或双侧胸腔积液；慢性左侧心力衰竭患者还可有叶间胸膜增厚，心影可增大。

（三）超声心动图检查

可测量心腔大小和心脏功能及心脏瓣膜的结构和功能以及心包的情况。正常 LVEF > 50%。左心室收缩功能不全时，LVEF 下降，左心室舒张功能不全时，E 峰下降，A 峰升高，E/A 比值下降、E/A <1.2。

（四）静脉压测定

肘静脉压超过 14 cmH_2O 或压迫肝脏 0.5 ~1 分钟后上升 1 ~2 cmH_2O 以上的，提示有右侧心力衰竭（我国 1 425 例正常成年人测定正常范围 3 ~14 cmH_2O，平均 9.9 cmH_2O）。

（五）化验检查

（1）右心衰竭患者血清胆红素和丙氨酸氨基转移酶（ALT）可增高，少数人甚至高达 1 000 U 以上。一旦心力衰竭改善，肝肿大和黄疸消退，血清转氨酶也在 1 ~2 周恢复正常。

（2）血肌酐和尿素氮也可增高，可有轻度氮质血症。

（3）可有轻度蛋白尿、尿中有少量透明或颗粒管型和少量红细胞。

七、心功能的判定和分级

（一）NYHA 心功能分级

NYHA 是临床判断心功能的重要指标。需要注意的是心力衰竭患者的 LVEF 与心功能分级症状并非完全一致。

（二）6 分钟步行试验

在平坦的地面划出一段长 30 m（100 英尺）的直线距离，患者在其间往返走动，步履缓急由患者根据自己的体力决定，患者可根据体力暂时休息或终止试验，6 分钟后试验结束。活动距离 <150 m 为重度心力衰竭，150 ~450 m 为中重度心力衰竭，>450 m 为轻度心力衰竭。该活动距离与预后相关，6 分钟步行距离 <300 m，提示预后不良。虽然患者在 6 分钟内步行的距离可能受到医师诱导或主观能动性的影响，影响预后判定的因素也需要进一步明确，但此方法简便、易行，可为临床提供参考，有助于对心功能的估计和利尿剂的应用。

（三）液体潴留及其严重程度判断

短时间内体重增加是液体潴留的可靠指标，故体重测量是有效的判断方法。

八、诊断和鉴别诊断

（一）诊断

心力衰竭的诊断包括心力衰竭的症状，心力衰竭的体征和心脏结构与功能异常的客观证据。左侧心力衰竭的诊断依据为原有心脏病的证据和肺循环充血的表现。右侧心力衰竭的诊断依据为原有心脏病的证据和体循环瘀血的表现，且患者大多有左侧心力衰竭的病史。血浆生物学标记物 BNP/NT-proBNP 的测定有重要作用。

（二）鉴别诊断

1. 左心衰竭的鉴别诊断

呼吸困难是左侧心力衰竭的早期症状，应与呼吸系统疾病，如阻塞性肺气肿、肺功能不全、肥胖或身体虚弱等鉴别。肺底湿啰音应与慢性支气管炎、支气管扩张或肺炎鉴别。

2. 右心衰竭的鉴别诊断

下肢水肿应与静脉曲张、静脉炎、肾脏疾病或肝脏疾病、淋巴水肿和药物所致等鉴别，这些疾病通常不伴颈静脉充盈。下肢水肿还可发生在久坐或月经前后、妊娠后期；妇女原因不明性下肢水肿亦不少见。另外，肝肿大应与血吸虫病、肝炎等鉴别。少数情况下，颈静脉充盈可由肺气肿或纵隔肿瘤压迫上腔静脉引起。胸腔积液可由胸膜结核、肿瘤和肺梗死引起；腹水也可由肝硬化、低蛋白血症、腹膜结核、肿瘤引起。

3. HFpEF 的诊断和鉴别诊断

HFpEF 的症状和体征等和 HFrEF 相比没有差异，而心脏结构和功能则存在差异。这些差异主要表现在超声心动图上左心室收缩功能正常或轻度异常（LVEF > 50%），通常不伴有左心室腔的明显增大（左心室舒张末期容积指数 < 97 mL/m^2）。HFpEF 的诊断需排除心脏瓣膜病、缩窄性心包炎和其他非心脏疾病，如甲状腺功能亢进性心脏病等。

九、并发症

血流迟缓和长期卧床可导致下肢静脉血栓形成，继而发生肺栓塞和肺梗死，此时可有胸痛、咯血、黄疸、心力衰竭加重甚至休克等表现。左、右心腔内附壁血栓可分别引起体和肺动脉栓塞；体动脉栓塞可致脑、肾、脾、肠系膜梗死及上、下肢坏死。有卵圆孔未闭者，体循环静脉血栓脱落形成的栓子可能在到达右心房后穿过未闭的卵圆孔到达左心房，再经左心室进入体循环，形成所谓反常栓塞。长期卧床患者特别是有肺水肿者极易并发呼吸道感染，特别是支气管肺炎。

十、防治

目前慢性心力衰竭的治疗是以拮抗神经内分泌系统过度激活为主的综合性治疗策略，治疗目标不仅要改善症状、提高生活质量，更要针对心肌重构的机制，延缓心肌重构的进展，从而降低心力衰竭的病死率和住院率。

（一）心力衰竭的一般治疗

1. 去除或缓解基本病因

所有患者都应对心力衰竭的基本病因和危险因素进行评价并积极治疗。原发性瓣膜病伴 NYHA Ⅱ级及以上心力衰竭，主动脉疾病伴晕厥、心绞痛的患者均应予以手术修补或瓣膜置换。缺血性心肌病心力衰竭伴心绞痛，但证实有存活心肌的患者，冠状动脉血管重建术有望改善心功能。其他包括有效控制高血压、甲状腺功能亢进的治疗、室壁瘤的手术矫正等。

2. 消除心力衰竭的诱因

如控制感染、治疗心律失常特别是心房颤动伴快速心室率；纠正贫血、电解质紊乱、注意是否并发肺梗死等。

3. 改善生活方式

降低新的心脏损害危险性，如戒烟、戒酒，肥胖患者应减轻体重。低盐、低脂饮食，重度心力衰竭患者应限制入水量并每日称体重以早期发现液体潴留。

4. 吸氧和运动指导

无必要经常吸氧，适当运动训练提高运动耐力。

5. 密切观察病情演变及定期随访

6. 避免应用某些药物

如非甾体抗炎药物吲哚美辛、Ⅰ类抗心律失常药及大多数的钙拮抗药。

（二）收缩性心力衰竭的药物治疗

1. 利尿药

（1）利尿药种类：利尿药减轻水肿改善症状的疗效肯定，但对心力衰竭远期转归的影响（如生存率等）不明。

1）袢利尿药：作用于髓袢升支粗段，抑制该处 Cl^- 和 Na^+ 的重吸收，利尿作用强，其中以呋塞米最常用，其次为托拉塞米。袢利尿药的利尿效应与单剂剂量密切相关，在未达到其最高极限前，剂量越增大，利尿作用越强。肾小球滤过率很低时，给予大剂量（如呋塞米 500 ~ 1 000 mg）仍有促进利尿的效果。静脉注射的效果优于口服。

2）噻嗪类利尿药：常用制剂氢氯噻嗪 12.5 ~ 50 mg/d，作用时间 1 ~ 12 小时。

作用于远曲小管近端和髓袢升支远端，抑制该处 Na^+ 重吸收。利尿作用强度中等。肾小球滤过率低于 30 mL/min 时，利尿作用明显受限，因而不适合治疗严重心力衰竭（肾血流量明显减少）或伴慢性肾功能不全的患者。其中美托拉宗与氢氯噻嗪等制剂不同，利尿作用在肾功能减退时也不减弱，利尿期长，一次剂量可维持利尿作用 12～24 小时，与呋塞米联用，利尿效果佳，对伴肾功能不全的患者有效。

3）保钾利尿药：作用于远曲小管远端 Na^+-K^+ 交换段，对抗醛固酮促进 Na^+-K^+ 交换的作用，或直接抑制 Na^+-K^+ 交换，利尿作用弱，大多与上述两类利尿药联合应用，以加强利尿效果并预防低钾血症。不宜与氯化钾联用，肾功能不全者慎用。在与 ACEI 或 ARB 合用时应随访血钾，以免引起高钾血症。

4）加压素 V_2 受体拮抗剂：作用于肾脏集合管，抑制自由水的重吸收，从而排出过多的水。托伐普坦是目前常用药物，可选择性、竞争性阻断精氨酸加压素 V_2 受体，适用于利尿剂抵抗，尤其是伴低钠血症的心力衰竭患者。通常 7.5～15 mg/d，口服，一般应用少于 30 天。

（2）合理应用利尿药。

1）适应证：有液体潴留证据或原先有过液体潴留者均应给予利尿药。合理使用利尿药可有效改善心力衰竭症状，但即使患者应用利尿药后心力衰竭症状得到控制，也应当尽早与 ACEI 和 β 受体阻断药联合并维持应用。

2）剂量和维持：通常从小剂量开始，如呋塞米 20 mg/d，氢氯噻嗪 25 mg/d，逐渐增加剂量直至尿量增加，体重每日减轻 0.5～1.0 kg。一旦病情控制（肺部啰音消失、水肿消退、体重稳定），即可以最小有效量长期维持。在长期维持期间，仍应根据液体潴留情况调整剂量。

3）制剂的选择：仅有轻度液体潴留而肾功能正常的患者，可选用噻嗪类，尤其适用于伴有高血压的患者。氢氯噻嗪 100 mg/d 已达最大效应（剂量-效应曲线已达平台期），再增量亦无效。有明显液体潴留者，特别当合并肾功能受损时宜选用袢利尿药，如呋塞米。呋塞米的剂量与效应呈线性关系，增加剂量的范围较大。

4）利尿药抵抗及处理：随着心力衰竭的进展，肾脏灌注压下降，eGFR 下降，而中心静脉压增高使肾静脉压也随之升高，肾脏灌注压差降低，尿量进行性减少，加之肠管水肿或小肠低灌注，药物吸收延迟，因而当心力衰竭进展恶化时，常需加大利尿药剂量，大剂量也无反应时即出现利尿药抵抗。此时可用下法：①静脉给予利尿药如呋塞米持续静滴（1～5 mg/h）。②2 种或 2 种以上利尿药联合应用。③应用增加肾血流的药物，如短期应用小剂量的多巴胺或多巴酚丁胺［2～5 μg/（kg · min）］。

（3）利尿药治疗的不良反应。

1）电解质丢失：利尿药可引起低钾、低镁血症而诱发心律失常。合并使用 ACEI，并给予保钾利尿药特别是醛固酮受体阻断药螺内酯常能预防钾、镁的丢失，较补充钾盐、镁盐更为有效，且易耐受。

出现低钠血症时应注意区别缺钠性低钠血症和稀释性低钠血症，因两者治疗原则不同。部分心力衰竭患者食欲较差，钠摄入减少，长期限盐及使用大剂量利尿药，导致血钠水平真正降低，即缺钠性低钠血症。此种患者的尿钠浓度常小于 25 mmol/L，尿渗透压小于 100 mOsm/kg，患者通常伴有恶心和嗜睡，明确诊断后，应给予高渗盐水静脉输注，根据血钠水平决定补钠浓度和剂量。稀释性低钠血症又称难治性水肿，见于心力衰竭进行性恶化的患者，此时钠、水都潴留，但水潴留多于钠潴留，故属高容量性低钠血症。尿少而比重偏低，治疗应严格限制入水量，并按利尿药抵抗处理，V_2 受体拮抗剂常有好的效果。

2）神经内分泌激活：使用利尿药可激活内源性内分泌系统，特别是 RAS 系统。因而，利尿药应与 ACEI 以及 β 受体阻断药联合应用。

3）低血压和氮质血症：大量利尿可引起低血压和损害肾功能，但低血压和氮质血症也可能是心力衰竭恶化的表现。心力衰竭患者如无液体潴留、低血压和氮质血症可能与容量减少有关，如血压和肾功能变化显著或产生症状，则应减少利尿药用量。如果患者有持续性液体潴留，低血压和氮质血症则有可能是心力衰竭恶化和外周有效灌注量降低的反映，应继续维持所用的利尿药，并短期使用能增加器官灌注的药物如多巴胺或多巴酚丁胺。

4）其他不良反应：长期服用噻嗪类利尿药可并发高尿酸血症、高脂血症和糖耐量降低。大剂量袢利尿药可引起耳聋，大多可逆，少数不能恢复。螺内酯长期服用可致男子女性型乳房、阳痿、性欲减退和女子月经失调。

2. 正性肌力药物

（1）洋地黄类：洋地黄作为传统的正性肌力药，应用于心力衰竭的治疗已有200余年。其中，地高辛是唯一经过安慰剂对照临床试验（DIG）评估，也是唯一被美国食品药品监督管理局（FDA）确认能有效治疗慢性心力衰竭的洋地黄制剂。虽然长期应用不能提高心力衰竭患者的生存率，但可改善症状，增加活动能力。

1）作用机制：洋地黄制剂可抑制心肌细胞膜 Na^+/K^+ - ATP 酶，促使 Ca^{2+} 与 Na^+ 交换，增强心肌收缩力。治疗剂量的洋地黄还可降低交感张力、减慢心率并抑制心脏传导系统（尤其是房室交界区），减慢房颤的心室率。

2）合理应用：洋地黄的适应证是伴有室上性快速心律失常（尤其是心房颤动）的中、重度收缩性心力衰竭，包括扩张型心肌病、二尖瓣病变、主动脉瓣病变、陈旧性心肌梗死以及高血压性心脏病所致慢性心力衰竭。在利尿药与ACEI联合治疗的基础上加用地高辛可进一步降低心力衰竭恶化率。不推荐地高辛用于无症状的左心室收缩功能障碍（NYHA 心功能Ⅰ级）的治疗，在右心衰竭（慢性肺源性心脏病）或急性心肌梗死所致的心力衰竭中效果有限，可能增加死亡。

地高辛禁用于窦房传导阻滞、二度或高度房室传导阻滞无永久起搏器保护的患者。与能抑制窦房结或房室结功能的药物（如胺碘酮、β受体阻断药）合用时须谨慎。

3）给药方法：地高辛剂量个体差异大。目前多采用自开始即用固定的维持量给药法，地高辛0.125～0.25 mg/d；对于70岁以上、低体重或肾功能受损者，尤其是女性，地高辛宜用小剂量（0.125 mg）每日1次或隔日1次，因为地高辛只有在低水平时（血清浓度0.5～1.0 ng/mL）对心力衰竭患者有治疗作用，血清浓度>1.0 ng/mL时非心力衰竭的病死率随浓度增加而升高（DIG研究）。维持量的应用及维持时间长短，须结合心功能改善表现、药物血清浓度和有无洋地黄中毒反应来调整。

临床上，静息时心室率60～70次/分，日常活动后不超过90次/分常表示维持量适当。心房颤动或心房扑动伴心室率超过100次/分时，大多表示洋地黄量不足。

许多因素影响洋地黄的疗效。早产儿、新生儿和老年人对洋地黄的耐受性差，重度或弥漫性心肌病患者，黏液性水肿患者的耐受量亦低，给药时剂量宜偏小。低钾血症、低镁血症、高钙血症易致洋地黄中毒，洋地黄治疗的同时不给予钙盐。肾功能受损可影响地高辛清除，直流电复律可诱发洋地黄毒性反应而引起严重室性心律失常，治疗时均应注意。甲状腺功能亢进时洋地黄的代谢和清除均加速。奎尼丁、胺碘酮、钙通道阻断药等可增高血清洋地黄浓度，用药时均应加以考虑。

4）洋地黄毒性反应：常见的洋地黄中毒表现有：①胃肠道反应，如食欲缺乏、恶心、呕吐等。②心律失常，在服用洋地黄过程中心律突然转变，是诊断洋地黄中毒的重要依据，如心率突然显著减慢或加速，由不规律转为规律等。对洋地黄中毒具有诊断价值的特征性心律失常有：多形室性期前收缩呈二联律，尤其是发生在心房颤动基础上；心房颤动伴完全性房室传导阻滞；心房颤动频发房室交接处逸搏或短阵交接处性心律；非阵发性交界性心动过速；房性心动过速伴房室传导阻滞。③中枢神经及视觉症状，如视力模糊、黄视或绿视、头痛、失眠、忧郁、眩晕等十分少见。

一般认为，血清地高辛浓度>2.5 ng/mL提示地高辛中毒。

5）洋地黄中毒处理：一旦诊断，应立即停药。轻度毒性反应如胃肠道、神经系统和视觉症状，一度房室传导阻滞、窦性心动过缓和偶发室性期前收缩等心律失常表现，停药后均可自行缓解。地高辛中毒症状大多在24小时内消失。应仔细寻找并去除诱因，如低钾血症等。对快速性心律失常者，如血钾浓度低则可用静脉补钾，如血钾正常可使用苯妥英钠或利多卡因。电复律一般禁用，因易致心室颤动。阿托品静脉注射常用于治疗洋地黄中毒引起的二度或二度以上的窦房或房室阻滞，如心室率慢则宜给予临时心室起搏。洋地黄特异性抗体地高辛Fab抗体片段对洋地黄中毒所致各种心律失常有特效，作用迅速可靠，偶有加重心力衰竭的不良反应。

（2）其他正性肌力药：包括多巴胺、多巴酚丁胺、米力农和左西孟旦，对慢性心力衰竭患者均不宜长期应用（见第一节“急性心力衰竭”）

3. 血管紧张素转换酶抑制剂（ACEI）

ACEI 通过抑制 ACE 的活性而减少 ATⅡ的生成，减少缓激肽、Ang 1～7、Ang 1～9 的降解。ACEI 还有增强 ACEⅡ活性的作用，促进 AngⅠ转化为 Ang 1～9、AngⅡ转化为 Ang 1～7。Ang 1～7 通过 Mas 受体有降低血压、保护内皮、抗心肌缺血、抗心肌肥厚、抑制心肌纤维化、改善心肌重构的作用，Ang 1～9 作用于 ATⅡ受体具有抑制心肌纤维化、改善心肌重构的作用。

（1）临床应用。

1）适应证：①所有左心室收缩功能不全所致的心力衰竭（LVEF＜40%），除非有禁忌证或不能耐受治疗。无症状性心功能不全（NYHA 心功能Ⅰ级）亦应使用，可预防和延缓发生心力衰竭。②适用于慢性心力衰竭（轻、中、重度）的长期治疗，不能用于抢救急性心力衰竭或难治性心力衰竭正在静脉用药者，只有长期治疗才有可能降低病死率。需注意疗效常在数周或数月后才出现，即使症状未改善，仍可降低疾病进展的危险性。

2）禁忌证或须慎用 ACEI 的情况：以往使用曾出现过威胁生命的不良反应（例如血管性水肿或无尿性肾衰竭）。妊娠哺乳患者禁用 ACEI。如果血压较低（收缩压低于 80 mmHg）、血清肌酐升高（高于 3 mg/dL，双侧肾动脉狭窄或血钾升高（大于 5.5 mmol/L）时应当谨慎使用 ACEI。

3）应用方法：治疗前应注意利尿药已维持在最合适剂量。因液体潴留可减弱 ACEI 的疗效；而容量不足又可加重药物的不良反应。ACEI 应用的基本原则是从小剂量开始，如能耐受则逐渐增加剂量，直达最大耐受量或靶剂量并长期维持应用。一般每隔 3～7 天剂量倍增 1 次。剂量调整的快慢取决于患者的临床状况。有低血压史、低钠血症、糖尿病、氮质血症及服用保钾利尿药者，递增速度宜慢。开始治疗后 1～2 周内应监测肾功能和血钾，以后定期复查。

（2）不良反应：ACEI 的不良反应有两方面。与血管紧张素抑制有关的不良反应，包括：低血压、肾功能恶化、钾潴留；与激肽激活有关的不良反应：如咳嗽和血管神经水肿。其他不良反应如皮疹、味觉异常等亦可发生。

1）低血压：较常见，通常于用药数天或加量时出现，常无症状或仅出现头晕。伴 RAS 高度激活的心力衰竭患者容易出现低血压，临床上可从显著的低钠血症（＜130 mmol/L）来确定这类患者。一旦出现低血压，首先停用其他扩血管剂。如无明显液体潴留，可减少利尿药或增加食盐摄入。

2）肾功能恶化：在肾灌流降低的情况下，肾小球滤过率的维持主要依赖于血管紧张素介导的出球小动脉的收缩，使用 ACEI 扩张出球小动脉可导致肾小球滤过率降低，需要 RAAS 系统支持的患者（如 NYHAⅣ级或低钠血症患者）易发生氮质血症。重度心力衰竭患者使用 ACEI 后 15%～30% 出现肌酐显著升高＞0.5 mg/dL；而轻、中度心力衰竭患者的发生率为 5%～15%。

3）钾潴留：心力衰竭患者使用 ACEI 可能出现高钾血症，严重时可以引起心脏传导障碍。高钾血症一般见于肾功能恶化的患者或同时口服钾盐或保钾利尿药者，特别是糖尿病患者。

4）咳嗽：ACEI 引起咳嗽的发生率为 5%～15%，亚洲人的发生率较高，这也是 ACEI 停药最常见的原因。其特点是无痰，伴有喉部发痒的感觉，通常见于治疗的第一个月，停药后 1～2 周消失，再次用药则数日内即复发。咳嗽不严重一般可继续应用，如咳嗽持续且患者不能耐受应换用 ARB。

5）血管神经性水肿：使用 ACEI 发生血管神经性水肿的概率不到 1%，黑人发生率较高。由于可能是致命性的，一旦临床上疑为血管神经性水肿，患者应终生避免应用所有的 ACEI。

4. 血管紧张素受体阻断药（ARB）（表 2-1）

与 ACEI 不同，ARB 可阻断 ATⅡ和 ATⅠ受体结合，发挥有利的效应。ARB 对缓激肽的代谢无影响，因此不能通过提高血清缓激肽浓度发挥可能对心力衰竭有利的作用，但也不会产生可能与之有关的咳嗽不良反应。

表 2-1　目前可提供的 ARB 参考剂量

药物	日剂量（mg）
证明对死亡率/发病率有效	
坎地沙坦	4～32
缬沙坦	40～320
奥美沙坦	10～40
氯沙坦	25～100
厄贝沙坦	150～300
替米沙坦	40～80

注：参考我国《慢性心力衰竭诊断治疗指南》(2007)。

因为 ACEI 改善心力衰竭患者预后证据充分，对以往没有使用过 ACEI 的患者，不宜首先使用 ARB 治疗，耐受 ACEI 的患者不宜换用 ARB 代替。但因其他原因已使用 ARB 且心力衰竭控制良好者不必改用 ACEI。ARB 适用于因为血管性水肿或顽固性咳嗽而不能耐受 ACEI 的患者。与 ACEI 一样，ARB 也可以引起低血压、肾功能恶化和高钾血症。不推荐联合应用 ARB 和 ACEI 治疗心力衰竭。

5. β 受体阻断药

β 受体阻断药对心力衰竭治疗有效，包括选择性 β 受体阻断药（例如，美托洛尔和比索洛尔）和全面阻滞肾上腺素能 α_1、β_1 和 β_2 受体的 β 受体阻断药（例如，卡维地洛）。

（1）适应证：所有慢性收缩性心力衰竭，NYHA 心功能Ⅱ、Ⅲ级患者，LVEF＜40%且病情稳定者均可使用，除非有禁忌证或不能耐受。应尽早开始并在利尿药的基础上加用，尽可能合用 ACEI 或 ARB。NYHA 心功能Ⅳ级患者，如病情稳定，无体液潴留，体重恒定，且不需要静脉用药者，可考虑在严密监护下，由专科医师指导使用。

β 受体阻断药有强大的负性肌力作用，治疗初期对心功能有抑制作用，但长期治疗（≥3 个月）则改善心功能，使 LVEF 增加。因此不能应用于急性失代偿性心力衰竭、难治性心力衰竭需静脉使用正性肌力药和因大量液体潴留需强力利尿者。

（2）禁忌证：支气管痉挛性疾病、血压过低、症状性心动过缓（心率＜60 次/分）、二度及以上房室传导阻滞（除非已安装起搏器）。

（3）临床应用注意点。

1）β 受体阻断药应用须从小剂量开始，如琥珀酸美托洛尔缓释片 12.5 mg 每天 1 次，比索洛尔 1.25 mg 每天 1 次，第三代 β 受体阻断药卡维地洛 3.125 mg 开始，每天 2 次。如果患者能耐受，可每隔 2～4 周增加剂量，达到最大耐受量或目标剂量后继续治疗。

2）在剂量递增期间应当注意患者重要生命体征和症状的变化。应测量体重并及时调整利尿药剂量。如患者出现体液潴留而症状很轻或无症状，可增加利尿药剂量并继续使用 β 受体阻断药。出现低灌注或是需要静脉使用正性肌力药物，应尽量维持使用 β 受体阻断药并密切观察病情变化，不得已情况下才考虑减量或停药。正性肌力药应使用不依赖于 β 受体的正性肌力药物（例如，磷酸二酯酶抑制剂、左西孟旦），一旦病情稳定，应尽早恢复使用 β 受体阻断药。

3）可根据患者的耐受性、用药后心率下降的情况并参考临床试验所用的目标剂量确定患者的剂量。一旦达到了合适剂量，应当长期使用。由于 β 受体阻断药个体差异很大，治疗应个体化。

4）开始使用 β 受体阻断药时可能出现以下不良反应：①体液潴留和心力衰竭恶化，心力衰竭患者在开始使用前应确保患者没有体液超负荷，体液潴留和心力衰竭恶化一般不需要停止治疗，通过强化常规治疗就可以取得较好效果。②乏力，大多不需要治疗，必要时可采取减少 β 受体阻断药或伴随的利尿药剂量，但如伴有外周低灌注，则应当停药。③心动过缓和传导阻滞，低剂量时不易发生，但在增量过程中，危险性亦逐渐增加，如心率＜55 次/分或出现二度及以上房室传导阻滞应减量或停用。④低血压，β 受体阻断药，特别是同时阻滞 α 受体的药物，如卡维地洛，可引起低血压，通常无症状，有时出现眩晕、头晕目眩或视力模糊。卡维地洛扩血管作用常常出现在首次使用或增加剂量的24~48小时，而重复使用该剂量时，该不良反应逐渐减退。有容量不足的患者可以减少利尿药剂量而缓解低血压症状。

6. 醛固酮拮抗药

心力衰竭时，心室醛固酮（ALD）生成及活化增加，且与心力衰竭的严重程度成正比。醛固酮除引起低镁、低钾外，还可致自主神经功能失调，即交感神经激活而副交感神经活性降低，更重要的是促进心室重构，特别是心肌纤维化，从而促进心力衰竭的发展。醛固酮拮抗药有阻断醛固酮的效应。

心力衰竭患者短期应用ACEI时，可降低血醛固酮水平，但长期应用，血醛固酮水平却不能保持稳定、持续地降低，即所谓“醛固酮逃逸现象”（ALD escape）。因此如能在ACEI基础上加用醛固酮拮抗药，能进一步抑制醛固酮的有害作用，可望有更大的益处。

近期或当前在休息状态下仍有心力衰竭症状的患者（NYHA心功能Ⅱ~Ⅳ级），使用地高辛、利尿药、ACEI和β受体阻断药后不能缓解，可加用小剂量的螺内酯。治疗前，患者血钾应小于5.0 mmol/L，血清肌酐小于2.5 mg/dL，并在治疗期间密切监测这两项指标，减少或停止使用补钾药物。如血钾水平超过5.4 mmol/L，应当降低螺内酯用量。如果出现严重高钾血症或疼痛性乳腺增生症，应停药。新型的醛固酮拮抗药依普利酮可减少男性乳腺增生的不良反应，能减少收缩性心力衰竭患者和NYHA Ⅱ级患者的死亡风险和住院风险，对轻度心力衰竭也能获益。

7. 窦房结If通道抑制剂

伊伐布雷定为选择性窦房结If通道抑制剂，可以减慢窦性节律，在已优化ACEI和β受体阻断药治疗基础上，对窦性心率大于70次/分的收缩性心力衰竭患者有益，能使心血管死亡或心力衰竭住院数量显著减少，改善心力衰竭患者的预后。

8. LC2696

LC2696是一个由沙库巴曲和缬沙坦两种成分构成、具有脑啡肽酶抑制和AT Ⅰ受体阻断作用的药物。脑啡肽酶负责利钠肽类物质（ANP、BNP、CNP）、胰高血糖素、脑啡肽和缓激肽等物质的降解。LC2696应用后，BNP降解减少，血浆中BNP水平升高，从而发挥一系列扩张血管、利尿和抗纤维化等作用。在慢性收缩性心力衰竭，能较ACEI（依那普利）更好改善心力衰竭预后。

（三）HFpEF的治疗

1. 寻找和治疗基本病因

治疗冠心病、高血压和主动脉狭窄，如有效控制血压，减轻心肌肥厚、主动脉瓣换瓣术治疗、冠状动脉血管重建术、冠脉搭桥术改善心肌缺血等。

2. 降低肺静脉压

限制钠摄入量、使用利尿药和硝酸盐以减少静脉回流，但需从小剂量开始避免左心室充盈量和心排血量的明显降低。

3. β受体阻断药

可通过减慢心率、延长舒张期改善舒张功能。它可降低高血压、减轻心肌肥厚的作用也对舒张功能的改善有重要作用，特别适用于高血压、冠心病合并房性或室性心律失常时。

4. 钙通道阻断药

可降低血压，改善左心室舒张早期充盈，减轻心肌肥厚，尽管有一定程度的负性肌力作用，维拉帕米和地尔硫䓬可通过减慢心率而改善心肌的舒张功能。

5. RAAS拮抗药

包括ACEI、ARB和醛固酮拮抗药。RAAS拮抗药不但可降低血压，且对心肌局部的RAAS也有直接作用，但缺少改善预后的证据。

6. 洋地黄

洋地黄可增加细胞内钙负荷，对左心室舒张功能有弊无利，除心房颤动的患者外，一般不用于HF-pEF的治疗。如患者并发心房颤动，应尽可能在短期内转复窦性节律，必要时可使用直流电复律。

7. 抗心律失常药

心律失常，尤其是快速性心律失常对舒张性心力衰竭患者的血流动力学常产生很大影响，故预防心律失常的发生对舒张性心力衰竭的患者有重要意义。临床常用的药物以Ⅱ类、Ⅲ类和Ⅳ类最为常用，可根据不同患者特点选用。

（四）慢性收缩性心力衰竭合并室性心律失常的治疗

心力衰竭患者可伴有频发、复杂性心律失常并可能与猝死危险有关，但几乎所有抗心律失常药物的临床试验都显示，虽然药物可有效减少室性异位心律但并不降低猝死危险。相反，由于这类药物的负性肌力及致心律失常作用可能使死亡率增高。除β受体阻断药，迄今尚未证实抗心律失常药物治疗可显著降低病死率、改善心力衰竭预后。因此对无症状、非持续性室性心律失常不主张积极抗心律失常治疗。对有记录证实为持续性室性心动过速、心室颤动、曾经猝死复苏的患者，以及伴明显血流动力障碍的短阵室性心动过速患者，Ⅲ类抗心律失常药物胺碘酮可抑制心律失常且不增加心力衰竭患者的死亡危险性，通常剂量为0.2 g每日3次，口服5~7天；然后0.2 g每日2次，口服5~7天；随后用0.2 g每日1次维持。如治疗有效可试用0.2 g每日1次，每周5天，直至减量为0.2 g隔日1次。但胺碘酮对预防心力衰竭猝死或延长生存方面尚无确切的证据。应注意寻找和去除各种可能引起心律失常的原因，如心力衰竭未控制、心肌缺血、低钾、低镁血症；药物的致心律失常作用，特别是各种正性肌力药物。

（五）难治性心力衰竭的治疗

症状持续且对各种治疗反应差的充血性心力衰竭称为难治性或顽固性心力衰竭。其治疗包括既往诊断和治疗的重新评估，使用静脉药物治疗及非药物治疗。

1. 既往诊断和治疗的重新估价

包括心力衰竭的病因和诱因，尤其是可治疗的病因和使心力衰竭持续的心外因素，如冠心病、心瓣膜病、感染性心内膜炎以及甲状腺功能亢进或减退、各类贫血等。

2. 静脉血管扩张剂和正性肌力药物

顽固性心力衰竭患者一般需静脉使用正性肌力药物（多巴胺、多巴酚丁胺、米力农或左西孟旦）和血管扩张剂（硝酸甘油或硝普钠）以改善心脏功能、利尿并稳定临床状况。一旦病情稳定，应当采用口服药物改善症状。只有在多次治疗病情仍然不稳定的情况下才考虑连续静脉治疗。需要强调的是，即使是严重心力衰竭的患者，也不主张长期静脉用药。

3. 明显水钠潴留者利尿药效果差

应及早血液净化治疗。

4. 心脏移植

是目前治疗顽固性心力衰竭唯一成熟的外科方法。心脏移植适应证主要是心脏功能严重受损的患者，最大运动氧耗量小于15 mL/min（或小于预计正常值的50%）或长期依赖于静脉正性肌力药物的患者。目前存在的主要问题是移植心脏的来源，排斥反应，需长期服用免疫抑制剂与巨大的经济负担。

5. 体外循环支持装置

可用于严重心脏事件后患者（例如，心脏部分切除术后休克、心肌缺血）或准备进行心脏移植的患者。左心室辅助设备提供了血流动力学支持，可以植入体内使患者可以走动并出院。

6. 干细胞移植

干细胞作为细胞治疗或组织器官替代治疗的种子细胞被寄予厚望，但真正用于临床，尚有许多科学问题亟待解决。

第三节 窦性心律失常

窦性心律是指激动起源于窦房结，并控制整个心脏电活动的主导节律，可分为正常窦性心律和窦性心律失常两大类。正常窦性心律的频率在青少年和成年人为60~100次/分，婴幼儿和儿童的频率比成年人快。窦性心律受多种因素影响，如迷走与交感神经、体位、情绪、体力活动、体温、代谢与药物等，心外疾病以及心脏病变均可影响窦性心律的频率。由窦房结冲动形成过快、过慢或不规则，或窦房结冲动传导障碍所致心律失常称为窦性心律失常。

一、分类

（一）窦性心动过速

窦性心动过速指窦性心律的频率在成人超过100次/分。包括不适宜性窦性心动过速和窦房结折返性心动过速。慢性不适宜的窦性心动过速或慢性非阵发窦性心动过速可见于极少数没有器质性心脏病者，可能由于窦房结自律性调节失控所致，也可能是由于窦房结邻近存在自律性的心房起搏点。不适宜的窦性心动过速亦可见于房室结心动过速和心房颤动射频消融术后，在该情况下多可逐渐恢复。

（二）窦性心动过缓

窦性心动过缓指窦性心律的频率低于60次/分。常见于年轻人、运动员和睡眠状态，由迷走神经张力增高引起，属生理情况。也可见于10%~15%的急性心肌梗死患者，主要为下壁心肌梗死的早期，常常是暂时的。

（三）窦性心律不齐

窦性心律不齐指窦性心律快慢显著不等，相邻心动周期的差值≥120 ms。可分以下3类：①呼吸性窦性心律不齐，心率吸气时快而呼气时慢，暂停呼吸时心律不齐消失，多见于儿童。②非呼吸性窦性心律不齐，心率快慢改变与呼吸无关，较常见于心脏病患者或与服用洋地黄类药物有关。③心室时相性窦性心律不齐，主要见于高度或完全性房室传导阻滞时，夹有心室搏动的PP间距均较无心室搏动的PP间距为短。

（四）窦性静止或窦性停搏

窦性静止是指窦房结不能产生冲动，为病态窦房结综合征的主要表现之一。窦性静止发作时心电图表现为较长时间内无P波发生，PP间期显著延长，长的PP间距与基本的窦性PP间距之间无倍数关系，长PP间距中可出现一个或多个房室交界处或室性逸搏心律控制心室。窦性静止可由迷走神经张力过高或洋地黄、胺碘酮和β受体阻断药等药物，或高钾血症、心肌炎、心肌病、冠心病等引起，也可见于30%的睡眠呼吸暂停综合征。

（五）窦房传导阻滞

见本章第七节“心脏传导异常”部分。

（六）病态窦房结综合征（SSS）

病态窦房结综合征简称病窦综合征，是指窦房结及其周围组织的病变所引起的起搏和（或）激动传出障碍，常累及心房、交界区和心室内传导系统。大多于40岁以上出现症状，60岁以上患者多见。

窦房结功能障碍与心房颤动两种疾病常常并存，两者间的关系还不是很清楚。最近的研究表明，这些患者的心房颤动可能由反复发作的局灶性异位激动所诱发，异位激动灶多数起源于肺静脉，导管消融肺静脉电隔离在这些患者可以有效预防心房颤动的发生。房性心动过速、心房扑动和心房颤动等快速性心律失常可以影响窦房结的功能，频繁、长期的快速心房电活动对窦房结功能的抑制可能是导致这些患者窦房结功能障碍的主要原因，这种“病态窦房结综合征”可称之为继发性或外源性病态窦房结综合征，窦房结本身无病理性改变，在影响窦房结功能的快速性心律失常得到有效控制后，窦房结功能会逐渐恢复。

二、病因

多种病变过程可损害窦房结，如淀粉样变性、结缔组织病、甲状腺功能减退、纤维化与脂肪浸润、硬化与退行性变以及某些感染等，非特异性退行性变可能在病窦综合征的发生中起重要作用。各种病变均可损伤窦房结，使窦房结内纤维组织增多，P 细胞数量减少，导致窦房结起搏和（或）窦房传导功能障碍。合并房室交界处起搏或传导功能不全的，又称双结病变；同时累及左、右束支的称为全传导系统病变。病窦综合征病程大多缓慢，少数急性起病，见于急性心肌梗死和急性心肌炎。

三、临床表现

（一）窦性心动过速

临床上一般无症状，如果心率 >120 次/分，患者多感到心悸，有时可有胸闷等。按压颈动脉窦可以使患者心率逐渐变慢，停止按压后其心率又逐渐加快。

（二）窦性心动过缓

轻度窦性心动过缓临床上一般无症状，但如果患者心率 <50 次/分或伴有严重的器质性心脏病时可以出现头晕、眼黑、乏力、胸闷、心悸，心率太慢影响到冠脉供血时可以导致心绞痛，严重者可以发生晕厥、低血压等血流动力学障碍的表现，但这种情况比较少见。

（三）窦性心律不齐

常无临床症状，经常是在患者自己测脉搏时发现心律不齐，有时可有心悸的感觉。

（四）窦性静止

心脏电活动依靠下级起搏点发出，过长时间的窦性静止如无房室交界处或心室逸搏发生则患者可出现头晕、黑蒙或晕厥，严重者可发生阿—斯综合征。

（五）病态窦房结综合征

表现为头晕、晕厥、胸痛、心力衰竭、阿—斯综合征，甚至发生猝死的一组综合征。部分患者心动过缓与房性快速性心律失常交替出现，后者包括心房扑动、心房颤动或房性心动过速，称为心动过缓—心动过速综合征，简称缓—速综合征。还有部分患者，以房性快速性心律失常为首发表现，于数年或更长时间后，才发生心动过缓或两者并存。

四、诊断

（一）心电图

1. 窦性心动过速

心电图特征：①P 波为窦性。②成人窦性 P 波的频率一般在 100～150 次/分，很少超过 160 次/分。

2. 窦性心动过缓

心电图特征：①P 波为窦性。②成人窦性 P 波的频率一般 <60 次/分。

3. 窦性心律不齐

心电图特征：①P 波为窦性。②在同一心电图导联上 PP 间期不等，相差 >0. 12 秒。

4. 窦房结内游走节律

心电图特征：①P 波为窦性，但在同一导联上窦性 P 波可有轻度异常。②多有窦性心律不齐，PP 间期相差 >0. 12 秒。

5. 窦性停搏

心电图特征：①长的 PP 间期内无 P-QRS-T 波。②长的 PP 间期与短 PP 间期不成整倍数关系。

6. 病态窦房结综合征

心电图特征：①自发的持续性窦性心动过缓，除外药物影响。②窦性停搏和窦房传导阻滞。③窦房传导阻滞合并房室阻滞。④规则或不规则的阵发性房性心动过速（心房扑动和心房颤动）与缓慢的心房和心室率相交替（缓—速综合征）。

（二）电生理检查

1. 固有心律（IHR）

指在没有自主神经影响下窦房结的自身节律，静脉给予普萘洛尔 0.2 mg/kg，注射速度为 1 mg/min，10 分钟后静注阿托品 0.04 mg/kg，2 分钟内静注完，30 分钟内的最高窦性心率为 IHR。预期 IHR 的计算方法为 118.1 –（0.57 × 年龄）。对于小于 45 岁的患者，预期 IHR 95% 的可信限为 ±14%，大于 45 岁的患者为 ±18%。病窦综合征患者的 IHR 低于预期值，该指标特异性好但敏感性差。

2. 窦房结恢复时间（SNRT）

检查前停服一切抗心律失常药物 5 个半衰期以上，当日在空腹情况下进行检查。置入心内或食管电极导管，用快于自身心率 10 次/分的频率进行心房递增起搏，每次持续 30 ~ 60 秒，每次频率递增 10 ~ 20 次/分，每次起搏后休息 60 秒，直至起搏频率达 170 次/分。从最后一个心房刺激信号测量到第一个恢复窦性 P 波的起始点，是为窦房结恢复时间，以测得的最长窦房结恢复时间为准，参考值：SNRT ≤ 1 400 ms。从 SNRT 中减去起搏前窦性周期时限为校正窦房结恢复时间（GSNRT），参考值：CSNRT < 550 ms。

3. 窦房传导时间（SACT）

窦房结的兴奋传导到心房的时间，可通过对心房程序期前刺激拟具有不完全代偿的期前收缩进行测定和计算，参考值：SACT < 150 ms。

对上述电生理指标评估窦房结功能的评价不一，一般认为测定结果在正常范围不能否定诊断，结果显著超过正常高限（如 SNRT > 2 000 ms）者有参考价值。

五、治疗

由生理或心外因素所致者，大多不需特殊治疗。无症状者可定期随访，暂时不需治疗。由心脏病或药物引起，主要治疗病因。

（一）窦性心动过速

治疗时应以去除病因为主，如控制心力衰竭，补充血容量，控制甲状腺功能亢进，治疗发热性疾病等，必要时可给予镇静剂或 β 受体阻断药。慢性不适宜的窦性心动过速可用 β 受体阻断药或钙通道阻断药（非二氢吡啶类），单用或联合应用，对于药物治疗无效且症状明显者或药物治疗有不能耐受的不良反应时，可考虑应用导管消融技术行窦房结改良术。

（二）窦性心动过缓

对单纯窦性心动过缓患者无症状或症状较轻可以不用处理，有症状时可给予对症治疗，常用药物有阿托品 0.3 ~ 0.6 mg，每日 3 次，或沙丁胺醇 2.4 mg，每日 3 次日服。心率缓慢显著伴相关症状者，应接受起搏器治疗。应尽量选择生理性起搏器，如 AAI 或 DDD，并通过程控减少心室起搏的比例，从而减少发生心房颤动的血栓栓塞的危险性。

（三）病态窦房结综合征

病因治疗：针对不同的病因采取改善心肌供血、增加心肌营养、纠正电解质平衡及药物过量的治疗等。对症治疗：对缓慢心律失常造成的血流动力学障碍可以用山莨菪碱、阿托品、麻黄碱及异丙肾上腺素纠正，对快速心律失常一般不作处理，尽量避免使用有减慢心率及传导作用的药物。安装起搏器是解决该病的最佳方法。病窦综合征患者有心房颤动或心房扑动发作时，不宜进行电复律，除非已植入起搏器。

对于伴有与心动过缓相关症状的缓速综合征患者，传统的治疗是植入起搏器后服用抗心律失常药物，但在大多数患者仍不能满意控制心房颤动等快速性心律失常的发作，对这些患者应选择个体化的治疗方案。即如果严重窦性心动过缓和窦性停搏只出现在心房颤动、心房扑动或房性心动过速终止后，可首先行导管消融治疗心房颤动及其他快速性心律失常，然后根据随访中心动过缓的情况评价心脏起搏治疗的必要性。绝大多数患者随着房性快速性心律失常的消失，窦性停搏和窦性心动过缓也好转，不再需要起搏治疗。已行起搏器治疗的患者，如果药物不能满意控制心房颤动的发作，也可考虑进行导管消融治疗。

第四节　逸搏和逸搏心律

逸搏是基本心搏延迟或阻滞，下级潜在起搏点被动地发出冲动产生的心搏。临床上最常见到的是房室交接处逸搏，其次为室性逸搏，房性逸搏少见。连续发生 3 次或以上的逸搏称为逸搏心律。逸搏和逸搏心律是具有保护作用的生理现象。

一、房室交接处、室性和房性逸搏

房室交接处逸搏的心电图表现为长间歇后出现 QRS 波群，形态与窦性 QRS 波相同或稍不同（图 2-2）。逸搏周期固定，多在 1.2～1.5 秒。QRS 波前或后可有倒置 P 波，也可有窦性 P 波与逸搏呈干扰分离。室性逸搏的心电图表现为长间歇后出现宽大畸形的 QRS 波，QRS 时限一般 >0.12 秒，少数发生于束支近端的室性逸搏，其 QRS 波畸形可不明显。逸搏周期多在 1.5 秒以上，很少有逆传 P′波。房性逸搏少见，可发生于右心房、左心房或呈多源性，心电图表现为延迟出现的个别或多个、一种或多种畸形 P′波，PR 间期 >0.12 秒，逸搏周期固定于 1.2 秒左右（多源性时周期不等），QRS 波与基本心律相同。

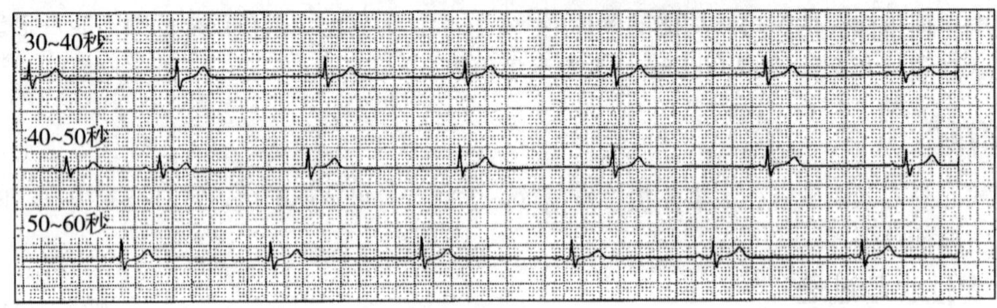

图 2-2　窦性心动过缓伴房室交接处逸搏，不完全性房室分离

二、房室交接处逸搏心律

3 次或以上连续出现的房室交接处逸搏称为房室交接处逸搏心律。常见于窦房结自律性降低或二度以上窦房或房室传导阻滞时。亦见于迷走神经张力增高、病窦综合征、麻醉、洋地黄、奎尼丁等药物中毒，以及冠心病、心肌炎、心肌病等。

心电图示慢而规则的 QRS 波群，心率 40～60 次/分，有时亦可有逸搏节律逐渐加快的所谓节律加热现象。房室交接处冲动控制心房和心室活动时，P 波不见或呈房室交接处型，即 P 波在Ⅱ、Ⅲ、aVF 导联上倒置，aVR 上直立。QRS 波群形态与窦性心律时相同。P 波与 QRS 波群的关系主要取决于前向与逆向传导的相对时间关系，P 波可能在 QRS 波群之前、中或后。

房室交接处冲动控制心室活动，而窦房结或心房异位起搏点控制心房活动时，心室被房室交接冲动激动，处于不应期，对下传的窦房结冲动不能应激；同样，逆传的房室交接处冲动，也不能使处于不应期的心房应激，房室各自独立活动，相互干扰冲动的传导，形成了房室分离的现象，称为干扰性房室分离。有时个别窦房结冲动可在心室脱离不应期时下传激动心室，形成心室夺获；同样，个别房室交接处冲动逆传使脱离不应期的心房激动时可形成心房夺获。当一次逸搏和一次夺获交替出现时，称为逸搏夺获二联律。干扰性房室分离大多短暂，本身无重要临床意义，但常使心电图复杂化。干扰性房室分离在一段较长时期内有或无夺获的分别称为不全性和完全性干扰性房室分离。

冠状窦心律和左心房心律曾被认为是分别起源于冠状窦和左心房的房室交接处逸搏心律的特殊类型。其共同心电图特征为P波呈逆传型（P波在Ⅱ、Ⅲ、aVF导联倒置），PR间期>0.12秒，心率40~50次/分。左心房心律时，P波在Ⅰ、V_6和（或）其他心前区导联也倒置，而在V_1则呈钝圆尖角型双峰。目前统称为房室交接处心律。临床意义同房室交接处心律。

逸搏和房室交接处心律的临床意义决定于其病因和基本心律。由迷走神经张力增高、窦性心动过缓所致的短暂发作，大多无重要性，不需要特殊处理；持久发作则提示有器质性心脏病，药物引起窦房结功能低下或房室传导障碍，治疗应首先针对病因，对心率过缓或伴心室停搏等逸搏功能障碍的患者，应考虑植入人工心脏起搏器。

三、游走心律

心脏的起搏点在窦房结、心房及房室交接处游走的心律，称为窦房结与房室交接处游走心律。基本心律大多为窦性心动过缓或不齐，多与迷走神经张力改变有关，也可见于病窦综合征（SSS）。心电图表现为P波形态变化于窦性心律与房室交接处心律之间，P波形态可直立、倒置或缺如，或呈心房融合波。PR间期亦多有相应变化。

四、心室自主心律

逸搏心律起源于希氏束分支以下潜在起搏点者称为心室自主心律或心室逸搏心律。心室率30~40次/分，起搏点接近束支远端时，心率可在30次/分以下。多见于上级起搏点如窦房结和房室交接处起搏功能障碍或上级起搏点冲动下传受阻时，也见于高钾血症、奎尼丁等药物中毒及临终前。心电图示QRS波群宽而畸形（起源于束支近端者畸形可不明显），心室率缓慢，心律规则或不规则。高钾血症或临终前的心室自主心律，QRS可呈多种形态，其时限可达0.16秒以上，心室率极慢而不规则，心排血量因而显著下降，可致低血压、休克或阿一斯综合征。发生在希氏束分支以下阻滞所致三度房室传导阻滞的心室逸搏心律，频率较慢，且不稳定，容易突然发生心室停搏。

第五节　期前收缩

期前收缩亦称过早搏动，简称早搏，是一种提早的异位心搏。按起源部位可分为房性期前收缩、房室交接性期前收缩和室性期前收缩三种。期前收缩是最常见的异位心律，可发生在窦性或异位心律的基础上。可偶发或频发，可以不规则或规则地在每一个或每数个正常搏动后发生，形成二联律或联律性期前收缩。

一、病因

期前收缩可发生于正常人，但心脏神经症与器质性心脏病患者更易发生。情绪激动，精神紧张、疲劳、消化不良、过度吸烟、饮酒或喝浓茶等均可引起发作，也可无明显诱因。洋地黄、锑剂、奎尼丁、拟交感神经类药物、氯仿、环丙烷麻醉药等毒性作用，缺钾以及心脏手术或心导管检查都可引起。冠心病、晚期二尖瓣病变、心肌病、心肌炎、甲状腺功能亢进性心脏病、二尖瓣脱垂、心力衰竭等常易发生期前收缩。

二、发病机制

（一）异常自律性

（1）在某些条件下，如窦性冲动到达异位起搏点处时由于韦金斯基现象，使该处阈电位降低及舒张期除极坡度改变而引起期前收缩。

（2）病变心房、心室或浦肯野纤维细胞膜对不同离子通透性的改变，使快反应纤维转变为慢反应纤维，舒张期自动除极加速，自律性增强，从而产生期前收缩。

（二）折返现象

环形折返激动是心动过速中最常见的发生机制，如果在一次折返激动后，折返环路各部分的电生理特性（如不应期和传导速度）不匹配，则环形折返激动不能持续，只引起一次期前收缩。如折返途径相同则期前收缩形态一致，如折返激动的传导速度一致，则期前收缩与前一搏动的配对时间固定。

（三）机械反馈学说

认为心肌细胞存在牵张激活通道，增加左心室容量可激活更多的牵张通道，因此心脏扩大者易发生室性心律失常。室性期前收缩后的代偿间歇使舒张期延长可导致成对室性期前收缩，心肌梗死后的瘢痕组织在收缩期向外凸出所形成的牵张是引起室性心律失常的原因。

三、临床表现

期前收缩患者可无临床症状，但可有心悸或心搏暂停感。频发的期前收缩可致乏力、头晕等症状（因心排血量减少引起），原有心脏病患者可因此而诱发或加重心绞痛或心力衰竭。部分患者因频繁发作的期前收缩导致严重焦虑、失眠等不适，从而形成恶性循环使室性期前收缩更为频繁，从而导致患者的生活质量下降。

听诊可发现心律不规则，期前收缩后有较长的代偿间歇。期前收缩的患者第一心音多增强，第二心音多减弱或消失。期前收缩呈二联或三联律时，可听到每两或三次心搏后有长间歇。期前收缩插入两次正常心搏间，可表现为三次心搏连续。脉搏触诊可发现间歇脉搏缺如。

四、心电图表现

期前收缩的共同心电图特征为较基本心律提早的一次或多次 P-QRS 波群。

（一）房性期前收缩

P′波提早出现，形态与窦性 P 波不同，PR 间期 >0.12 秒。QRS 波大多与窦性心律的 QRS 波相同。有时稍增宽或畸形，伴 ST 及 T 波相应改变者则称之为心室内差异性传导，需与室性期前收缩鉴别，房性期前收缩伴心室内差异传导时畸形 QRS 波群前可见提早畸形的 P′波。提早畸形 P′波之后也可无相应的 QRS 波，称为阻滞性房性期前收缩，需与窦性心律不齐或窦性静止鉴别。房性期前收缩冲动常侵入窦房结，使后者提前除极，窦房结自发除极再按原周期重新开始，形成不完全性代偿间歇，偶见房性期前收缩后有完全性代偿间歇。

（二）房室交接处性期前收缩

除提早出现外，其心电图特征与房室交接处性逸搏相似，提早出现的异位 P′波在Ⅱ、Ⅲ、aVF 导联倒置，提示其起源于房室交界区（图 2-3）。期前收缩冲动侵入窦房结形成不完全性代偿间歇，不干扰窦房结自发除极的则形成完全性代偿间歇。

（三）室性期前收缩（PVC）

QRS 波群提早出现，其形态异常，时限大多 >0.12 秒，T 波与 QRS 波主波方向相反，ST 随 T 波移位，其前无 P 波。发生于束支近端处的室性期前收缩，其 QRS 波群可不增宽。室性期前收缩后大多有完全代偿间歇。基本心率较慢时，室性期前收缩可插入于两次窦性心搏之间，形成插入型室性期前收缩。偶见室性期前收缩逆传至心房的逆行 P′波，常出现于室性期前收缩的 ST 段上。

房性及室性期前收缩，按其与基本心律的关系有两种类型，以室性期前收缩为例。

1. 配对型

所有期前收缩和其前一个 QRS 波有固定距离，此型多见。

2. 平行收缩型

期前收缩与前面的 QRS 波群无固定间期，但期前收缩之间有固定规律，最长的期前收缩间距与最短期前收缩间距之间呈整倍数关系，且常出现室性融合波。

研究发现，上述规律可由于窦性或异位冲动，在保护性传入阻滞区缓慢递减传导，而在阻滞远端产生阈值下电位，影响平行心律异常冲动形成的自发除极，使之提早、延迟或完全被抑制，而有所改变，称为电张电流调变的平行心律。

房性或室性期前收缩有时由两个以上异位起搏点产生，心电图表现为两种或两种以上不同形态、配对间期不等的期前收缩，称为多源性期前收缩。连续两次或三次和以上的期前收缩分别称为连发和短阵心动过速。

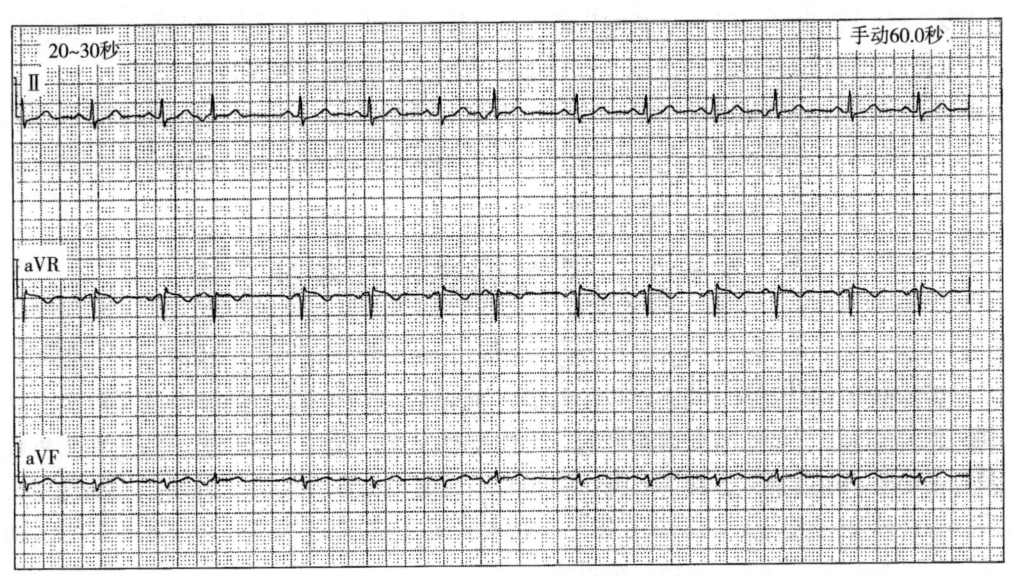

图 2-3　房室交接处性期前收缩

五、临床意义

正常人和无器质性心脏病患者的各类期前收缩大多无临床意义。虽然既往把频发和复杂性室性期前收缩（室性期前收缩连发、多源性室性期前收缩、R 在 T 上的室性期前收缩）与演变为致命性室性快速心律失常预测相关联，但后者的发生主要取决于有无器质性心脏病和心脏病类型及其程度。发生在下列背景下的室性期前收缩，演变为室性心动过速或心室颤动的可能性大，如急性心肌梗死、冠心病心肌缺血时、心肌病、低钾血症、洋地黄中毒、抗心律失常药物的毒性作用以及特发或继发性长 QT 间期综合征（LQTS）等。长期频发的室性期前收缩可致心腔扩大引起心肌病，其心脏征象和临床表现与扩张型心肌病一致，称为心动过速性心肌病（TCM），对于每天 PVC≥总心率 5% 的人，即使没有任何症状，需要跟踪随访，以防 PVC 诱发 TCM；如果左心室功能已经降低，而且找不到其他导致心力衰竭的病因，应考虑 PVC 诱发的 TCM。

频发房性期前收缩多见于二尖瓣病变和甲状腺功能亢进的患者，多源性房性期前收缩常为心房颤动的前奏。

六、治疗

应根据有无器质性心脏病，是否影响心排血量以及发展成为严重心律失常的可能性而决定治疗原则。无器质性心脏病的期前收缩，大多不需特殊治疗。有症状者宜解除顾虑，由紧张过度、情绪激动或运动诱发的期前收缩可试用镇静剂和 β 受体阻断药。对于频繁发作，症状明显或伴有器质性心脏病的患者，宜尽快找出期前收缩发作的病因和诱因，给予相应治疗，同时正确识别其潜在致命可能。

对于可诱发诸如室上速、房颤的房性期前收缩应积极治疗。

不伴有器质性心脏病的室性期前收缩，其治疗终点是缓解症状。伴有器质性心脏病的室性期前收缩，根据病史、室性期前收缩的复杂程度、左心室射血分数，参考信号平均心电图和心律变异性分析进行危险分层。高危患者加强治疗。

除病因治疗外，可选用抗心律失常药物治疗，房性和房室交接处期前收缩大多选择作用于心房和房室交接处的Ⅰa、Ⅰc、Ⅱ、Ⅳ类药物，而室性期前收缩则多选用作用于心室的Ⅰ类和Ⅲ类药物。对于期前收缩患者，应综合考虑患者长期应用抗心律失常药物治疗的风险和收益，伴有心力衰竭和心肌梗死的患者禁用Ⅰ类抗心律失常药物。有潜在致命危险的室性期前收缩常需紧急静脉给药。急性心肌梗死初期可选静脉内使用胺碘酮或利多卡因。心肌梗死后若无禁忌，则常用β受体阻断药或胺碘酮治疗。长QT间期综合征患者禁用Ⅰ类药物，原发性长QT间期综合征患者可选用β受体阻断药、苯妥英钠或卡马西平，继发性者在病因治疗的基础上，宜用异丙肾上腺素或心房、心室起搏治疗。

射频消融术是除抗心律失常药物外另一种有效治疗室性期前收缩的方法。目前认为可对频发室性期前收缩并伴有临床症状、多次室速、室颤均由相似的单形性室性期前收缩诱发以及因频发室性期前收缩出现心动过速性心肌病患者行射频消融治疗。

第六节　异位快速心律失常

异位快速心律失常是指窦房结以外部位起源的快速心律失常，如心房、房室结、希氏束一浦肯野纤维系统或心室的心动过速、扑动、颤动以及加速的自主节律。其中的心动过速是指短阵或持续发作的快速而基本规则的异位心律，持续时间可长可短，可以反复发作，发作间隙长短不一。临床表现为突发突止者，称之为阵发性心动过速；表现为非突发突止者，称之为非阵发性心动过速；心动过速持续时间小于30秒的为非持续性心动过速；心动过速持续时间大于30秒的为持续性心动过速；如果心动过速连发偶有少许窦性心律者则称之为无休止性心动过速。

一、室性心动过速

（一）概念和分类

室性心动过速（VT），简称室速，是指起源于心室、自发、连续3个或3个以上、频率大于100次/分的期前搏动组成的心律。如果是心脏电生理检查程序刺激所诱发的，则必须持续6个或以上连续的心室搏动。室速多见于有器质性心脏病患者，发作时间稍长，经常伴有血流动力学的改变，因此，临床上情况都表现较为紧急，是心血管病常见的急症之一。

室速的分类有多种方法，一般根据发病机制可分为自律性、折返性和触发性室性心动过速。其他分类方法有：

1. 根据室速持续时间分类

（1）持续性室速：指室速的持续时间达到或超过30秒，或虽未到30秒但出现严重的血流动力学改变。事实上，室速发作持续15秒的，一般都将持续30秒或30秒以上。

（2）非持续性室速：室速的持续时间未达到30秒，在30秒内能自行终止者。

2. 根据室速的发作形态分类

（1）单形性室速：指室速发作时，其QRS波形态稳定而单一，大部分室速为此类。根据QRS形态又可分为右束支阻滞（RBBB）型室速和左束支阻滞（LBBB）型室速，RBBB型室速病灶位于左心室，LBBB型室速病灶多数位于右心室，少数位于左心室间隔附近。

（2）多形性室速：指室速发作时，其QRS波形态不同。一般认为，连续5个以上QRS波形态不稳定且无明确的等电位线和在多个同时记录的导联上QRS波不同步，称为多形性室速。其中包括尖端扭转型室速。

3. 根据室速病因分类

冠心病性室速、药物性室速、再灌注性室速、心肌病室速、致心律失常型右心室心肌病的室速等。

4. 根据室速是否合并有器质性心脏病分类

临床上又可分为病理性室速和特发性室速。

5. 其他分类

临床上还有一些特殊类型的室速。例如具有遗传背景特征的室速（长 QT 综合征、短 QT 综合征及 Brugada 综合征等）；具有特殊临床特征和心电图及心电生理的室速（如儿茶酚胺敏感性室速、分支型室速和尖端扭转型室速等）。

（二）病因和发病机制

室速大多数见于各种类型的器质性心脏病，尤其是心肌病变广泛而严重的患者，如冠心病伴心肌梗死后心功能不全或合并室壁瘤者，心肌梗死后产生心电活动的异常、室壁运动异常、束支传导异常及心力衰竭等为室速的发生提供了病理基础，尤其是心肌梗死区域内或周边残存的心肌组织具有缓慢传导功能，梗死区域自身或与周边心肌组织可以形成各种折返导致室速的发生（图 2-4）。流行病学资料表明 90% 以上的扩张型心肌病存在有持续性室速，尸检发现 1/3 的室速患者有心内膜广泛的瘢痕形成，50% 以上患者有心肌组织被纤维组织取代。右心室心肌发育不良、肥厚型心肌病及严重心肌炎等都是由于心肌本身的病变导致心肌细胞的排列紊乱，心肌缺血，心肌功能下降等为室速的发生形成病理基础。这些器质性心脏病心室肌内瘢痕形成，心肌细胞变性，从而为折返的形成提供了解剖学上的基础。少数先天性心脏病如法洛四联症等纠正术后，在没有传导功能的解剖区域如瓣环、室缺补片和外科切口瘢痕之间可形成折返环导致室速的发生。

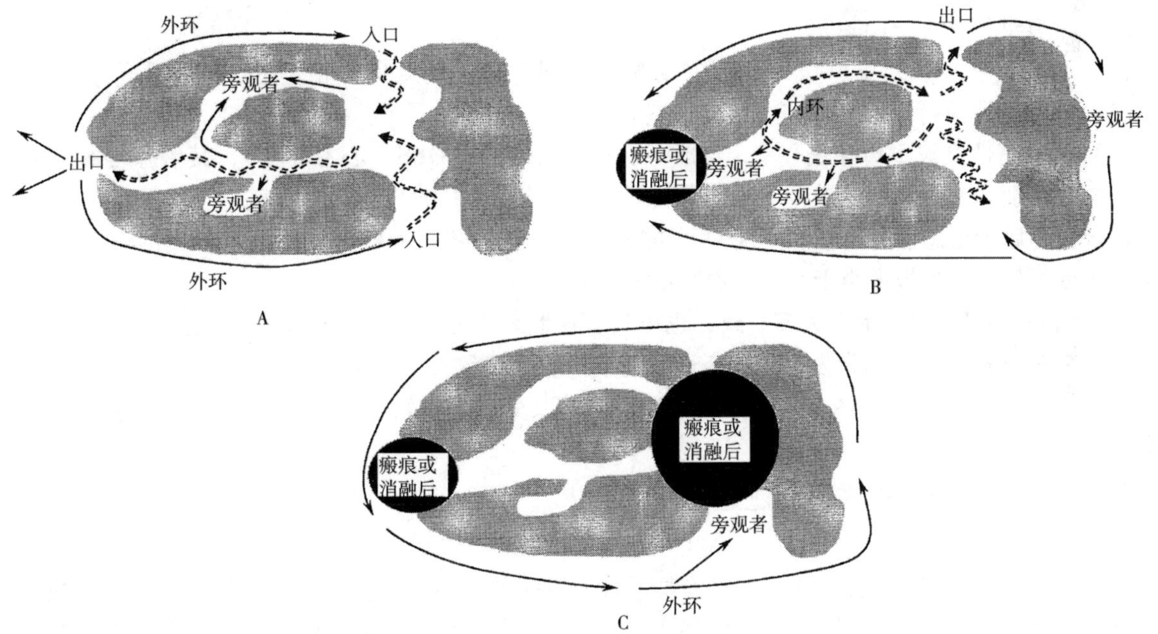

图 2-4 心肌梗死后瘢痕相关室速示意

图中灰色区域为心肌梗死后产生的瘢痕，为无电活动功能的纤维组织构成，瘢痕区之间的白色区域为梗死后残存的缓慢电传导心肌组织，瘢痕外白色区域为正常功能的心肌组织，黑色区域代表纤维瘢痕组织或经消融后的无电活动区域。A. 折返环由瘢痕区外的两个外环和一个瘢痕区内的中央共同慢传导通道组成，形成一个“8”字折返；B. 折返环（内环）位于瘢痕区域内，经出口传出激动心室；C. 折返环由瘢痕区外的一个外环组成，不经过瘢痕区域内，消融方法是将该瘢痕区与邻近的无电活动组织（如另一个瘢痕组织或瓣环）连接形成一个大的无电活动区。

入口：缓慢电传导的开始；出口：缓慢电传导的结束和正常心肌激动的开始，相当于室速 QRS 波的起始部分，有时折返可以存在多个出口，从多个部位激动邻近的正常心肌，出现多形性室速；旁观者：不参与折返环的心肌组织，可以是正常心肌，也可以是缓慢电传导心肌；虚线代表缓慢电传导。

少数室速见于无明确器质性心肌病变的正常人，如原发性 QT 间期延长综合征、二尖瓣脱垂等。洋地黄毒性反应、拟交感神经药物过量以及抗心律失常药物、三环类抗抑郁药导致的继发性 QT 间期延长、锑剂和氯喹以及低钾血症或低镁血症所致 QT 间期延长等。

此外，低温麻醉、心肺手术或心导管的机械性刺激也可导致各种室速。室速的电生理机制大多为折返，其折返环大多位于心室，少部分室速有左、右束支参与折返。少数属异常自律性或后除极继发激动，这类室速通常不能为电生理的程序刺激所终止。

（三）临床表现

室速的诱因常为心肌缺血或心功能不全或电解质紊乱等，亦可无明显诱因。发作时症状与心动过速所致血流动力功能障碍程度密切相关，而后者又受患者年龄、有无器质性心脏病基础、基础心功能状态、心动过速频率以及重要器官基础血供状态等因素影响。室速发作时，血流动力功能障碍程度多较严重，心脑器官供血不足表现常较明显。

临床症状可有心悸、胸闷、气促、胸痛、头晕、黑蒙；严重者可有晕厥、休克、阿一斯综合征发作，甚至猝死。体格检查可发现患者精神紧张，神情淡漠，甚至昏迷；有的患者脉搏不易扪及，有的出现脉搏短绌、交替脉，有的出现血压下降或测不出；如有房室分离，颈静脉搏动可见大炮 A 波、第一心音强弱不等、偶及大炮音；心律一般较齐，但也有心律不齐，心率一般在 130～200 次/分，有时肺部可闻及哮鸣音、湿啰音等。

兴奋迷走神经的措施大多不能终止室性心动过速发作。

（四）心电图表现

（1）QRS 波呈室性波形，增宽而变形，QRS 时限＞0. 12 秒；少数起源于希氏束-浦肯野纤维系统的室速可不超过 0. 12 秒。

（2）常有继发性 ST-T 改变。

（3）心室频率为 140～200 次/分，规则或略不规则，偶见 R-R 间距相差达 0. 33 秒。

（4）窦性心律可持续单独存在，形成房室分离。

（5）偶尔窦性 P 波下传夺获心室，形成一次提早出现的窄 QRS（心室夺获），其形态与窦律时 QRS 相同或略有差别（合并频率依赖性室内差异传导）；有时窦性 P 波夺获部分心室，与室性异位搏动形成心室融合波，后者形态兼有窦性和室性 QRS 的特征。心室的夺获和融合波是诊断室速的有力证据，但临床发生率很低，文献报道小于 5% 的患者可见该现象。

（6）室速发作时 QRS 形态大多一致，也可具多种形态，分别称为单形和多形室速。

（7）室速常被期前收缩诱发，其形态通常与期前收缩一致，也有不一致的。

（8）室速可自行终止，终止前常有频率和节律的改变；也可转变为室扑、室颤，转变前多有心室率的加速。

（五）特殊类型的室性心动过速

1. 特发性室速

指发生在目前临床诊断技术未能明确有器质性心脏病的、不存在代谢紊乱的以及除外长、短 QT 间期综合征或 Brugada 综合征等的室速，发生率约占全部室速的 10% 。特发性室速多为阵发性发作，也可呈无休止发作，多数为单形性。特发性室速分类多根据室速的起源部位分类，如常见的心室流出道来源（包括主动脉瓣或肺动脉瓣上心外膜起源）或左心室间隔面来源（即分支型室速）等。也有学者根据室速对药物的反应将其分为维拉帕米敏感型室速或腺苷敏感型室速。随着现代临床电生理学的进展，发现特发性室速可以发生于心室多个部位，除上述常见的心室流出道和左心室间隔面外，少数还可起源于心室流入道（三尖瓣或二尖瓣）旁、左右心室的希氏束旁、左右心室的乳头肌、心大静脉或前室间静脉旁心外膜等部位。

（1）流出道室速：多为右心室流出道起源，左心室流出道及主动脉瓣上心外膜起源也不少见，肺动脉瓣上心外膜起源较少见。发病机制多认为与儿茶酚胺介导的延迟后除极和触发活动有关。β 受体阻断药或腺苷可能终止心动过速。临床上也称为腺苷敏感型室速或儿茶酚胺敏感型室速。电生理检查时不易被期前刺激诱发，但可以被心房或心室分级递增起搏所诱发，静脉应用异丙肾上腺素更易诱发。室速多表现为单型性反复发作，中青年多见，运动时易诱发，持续发作严重者可导致晕厥及猝死。除上述室速心电图表现外，QRS 波在下壁Ⅱ、Ⅲ和 aVF 导联上表现为高大 R 波，aVR 和 aVL 导联多呈 QS 形态。V_1 导联呈 LBBB 型的多数为右心室流出道起源；V_1 导联呈 RBBB 型或主波向上的，呈 LBBB 型但 r 波振幅较大（r/S 比值大于 30%）或 r 波时限较长（r 时限/最宽 QRS 波时限大于 50%）的提示左心室流出道或主动脉瓣上心外膜起源（图 2-5）。经导管消融治疗流出道室速的成功率可达 90% 以上，对于有症状的持续性或非持续性流出道室速推荐导管消融。

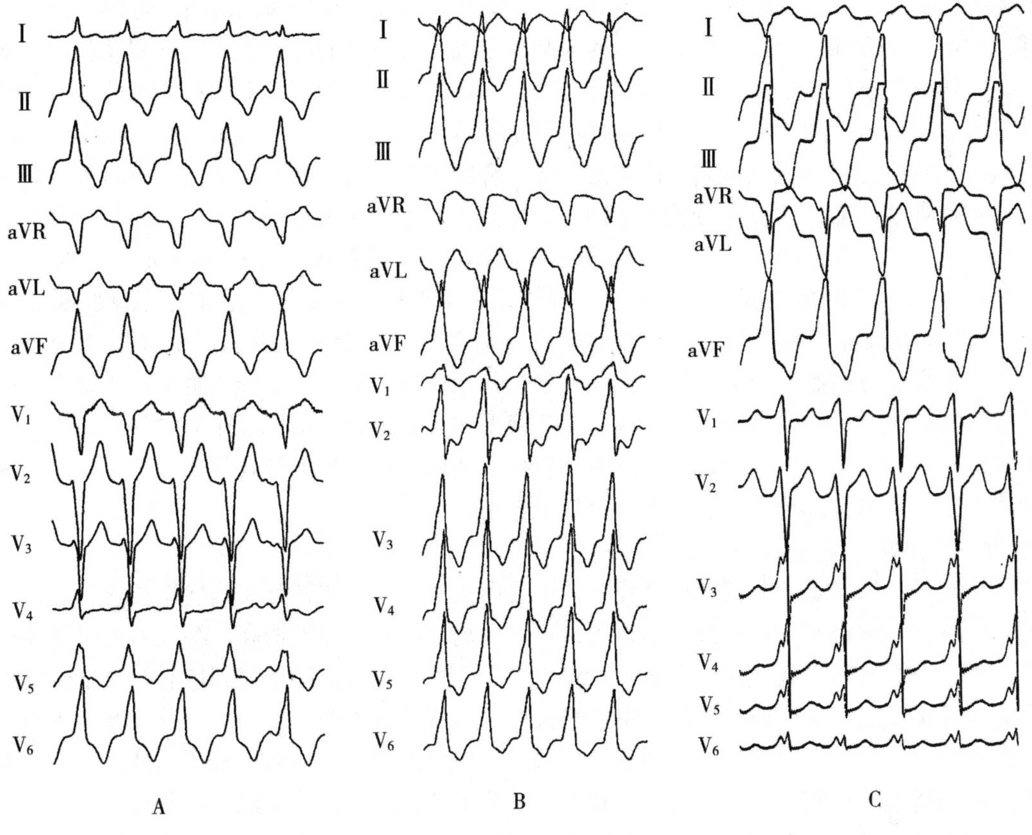

图 2-5　流出道室速

Ⅱ、Ⅲ和 aVF 导联 QRS 波高大 R 波，aVR 和 aVL 导联 QRS 波 QS 形。A. 右心室流出道来源；B. 左心室流出道来源；C. 主动脉瓣上心外膜起源。

（2）左心室间隔面起源室速：起源于左心室间隔面左束支的分支浦肯野纤维网处，故也称为分支型室速，室速时 QRS 波时限较短，多 0.12～0.14 秒。发生机制多认为是折返机制，由部分浦肯野纤维网与周边局部心肌发生折返所致。电生理检查可被期前刺激或分级递增起搏所诱发和终止。维拉帕米可终止其发作，故临床上也称为维拉帕米敏感性室速。室速多数起源于左心室中后间隔的左后分支处，心电图表现为 RBBB 伴额面电轴向上（电轴左偏或极度右偏），下壁导联 QRS 波主波朝下；少数起源于左前分支处，心电图表现为 RBBB 伴额面电轴向下（电轴右偏），下壁导联 QRS 波主波朝上；极少数可起源于左心室高位前间隔的分支，邻近希氏束，QRS 波较窄，有的可小于 0.12 秒，电轴正常或右偏，下壁导联 QRS 波形态与室速的出口有关，此类室速临床上有时难以与室上性心动过速鉴别，需做电生理检查明确。左心室间隔面起源室速多发于中青年，男性多见，多数表现为持续单形性发作；极少数可呈无休止发作，药物或电击复律也无法维持窦性心律；偶见 QRS 波呈多形性，时而呈右束支阻滞 + 左前分支阻滞型，时而呈右束支阻滞 + 左后分支阻滞型，可能的机制是折返环靠近左前分支和左后分支交界处，折返环有时出口于左后分支，有时出口于左前分支。分支型室速预后大多良好，发生晕厥猝死风险低。经导管射频消融术可根治该类型室速，成功率可达 95%。

器质性心脏病患者因心肌病变累及流出道或左心室间隔面，有时发作的室速 QRS 波形态类似于特发性室速的心电图表现，如致心律失常型右心室心肌病的病变可累及右心室流出道，或法洛四联症外科术后患者右心室流出道瘢痕折返等，都可以导致右心室流出道来源的室速；部分冠心病心肌梗死患者由于左心室间隔面心内膜缺血，导致部分浦肯野纤维网及周边组织变性，可以发出 QRS 波，呈右束支阻滞 + 左前（或左后）分支阻滞的室速。故临床上在诊断特发性室速前需确认无其他可能病因存在。

2. 致心律失常型右心室心肌病伴发的室速

致心律失常型右心室心肌病（ARVC）的病理基础是右心室心肌先天性发育不全，部分心肌被纤维—脂肪组织替代、右心室扩大、室壁变薄、单个或多个室壁瘤形成。随着病程进展，可导致整个右心室广泛累及并因左心室受累而出现双心室心力衰竭。超声心动图上可见右心室壁局限性变薄膨出及活动减弱或反常活动。发病与遗传因素相关，可能与部分染色体缺陷有关。ARVC 伴发的室速是目前我国较常见的器质性心脏病室速，多发于中青年，运动可触发，临床上常以室速为首发症状。早期通常没有症状，但有猝死风险。发作多为折返性机制，以非流出道来源的多形性右心室室速多见，有时可伴有右心室流出道室速或室性期前收缩，严重者可发生室颤。心电图窦性心律时可表现为完全性或不完全性右束支传导阻滞，V_1 ~ V_3 导联 QRS 波时限 >110 ms，V_1、V_2 导联 QRS 波终末可见 epsilon 波（出现于约 30% 的患者，为紧跟 QRS 波群的低幅棘波或振荡波，可持续几十毫秒，是部分右心室心肌细胞除极较晚而形成），右心导联 T 波倒置。室速发作时 QRS 大多呈 LBBB 型，下壁Ⅱ、Ⅲ和 aVF 导联为 QS、rS 或 RS 型。抗心律失常药物可控制发作但常不能预防复发，猝死率高，临床上多选用Ⅲ类抗心律失常药物，也可选用其他抗心律失常药物及射频消融。因心外膜瘢痕多于心内膜，室性心律失常常起源于心外膜，有时需行心外膜标测和消融。但由于此病为进展性疾病，消融后疾病进展导致新的病灶形成而出现室速复发。故常规建议植入 ICD，导管消融不能作为第一选择。

3. 心肌梗死伴发的室速

心肌梗死伴发的室速是心肌梗死患者猝死的主要因素。急性心肌梗死尤其前壁梗死患者，由于心肌缺血坏死、交感神经兴奋和缺血再灌注损伤等，可导致局部心肌自律性增高、触发活动出现及折返形成导致室速发作，并极易转变成室扑、室颤导致猝死。存活患者经过血运重建和抗心律失常药物等积极治疗后大多病情逐渐稳定。而心肌梗死后的室速绝大多数为折返性机制。由于梗死部分及周边心肌组织内交错存在缺血变性、坏死和存活的心肌细胞，导致缓慢传导的形成，从而出现折返性室速。心肌梗死后室速也可以由非折返性机制引起，表现为反复发作的非持续性的单形性室速。心肌梗死后室速是西方国家最常见的器质性心脏病室速。随着我国人民生活水平的提高，急性心肌梗死救治成功率的提高，今后心肌梗死后室速的发病率会逐渐提高。心肌梗死后室速的抗心律失常药物一般选择 β 受体阻断药和Ⅲ类抗心律失常药物（胺碘酮、索他洛尔等）预防和治疗。出现持续性室速的患者一般建议 ICD 植入，对于反复发作的药物控制不佳的室速可以考虑导管消融以减少发作。

4. 束支折返性室速

束支折返性室速是目前唯一明确了折返环路的室速，其折返环由希氏束远段、左右束支、浦肯野纤维系统和部分心室肌构成。希氏束—浦肯野纤维系统的传导异常是导致室速的关键因素。室速常见于扩张性心肌病和缺血性心肌病，患者多伴有左心功能障碍和充血性心力衰竭。正常情况下希氏束—浦肯野纤维系统电生理特性为传导速度快，不应期长，很难维持持续的室速折返环。但在心肌疾病患者中，希氏束—浦肯野纤维系统存在器质性或功能性的传导延缓和（或）单向阻滞，构成了持续性室速的基础：当心室期前收缩在右束支的不应期出现，导致激动经左束支缓慢逆传到希氏束，再从已经在不应期中恢复的右束支下传激动心室，即逆传由左束支参与，前传由右束支参与，加上希氏束远段和部分心室肌构成了稳定折返，导致室速持续发作。束支折返性室速约占扩张性心肌病单形性室速的 30% ~50%，但仅占缺血性心肌病单形性室速的 5% ~6%，因为缺血性心肌病的单形性室速多为瘢痕折返性导致（同心肌梗死后的室速）。束支折返性室速发作时心率可超过 200 次/分，由于常伴有严重器质性心脏病，容易引起晕厥和猝死，获得每位患者室速发作的心电图较为困难。窦性心律时的心电图常可见到一度房室传导阻滞，QRS 波明显增宽，多伴有束支传导阻滞或室内传导阻滞。束支传导阻滞并不意味着真正的完全阻滞，而是功能性的传导延缓或单向传导阻滞。室速发作时心电图的 QRS 波以 LBBB 型最常见（右束支前传伴左束支逆传），RBBB 型少见［左束支前传伴右束支逆传、左前分支前传伴左后分支逆传或左后分支前传伴左前分支逆传，后二者室速发作时右束支为旁观者，不参与折返，又称作分支折返性室速。(图2-6)]。心电生理检查时可见窦性心律下HV时间明显延长，多大于60 ms；室速诱发后每个心室激动前均有稳定的希氏束电位或束支电位，且HV间期多较窦性心律时明显延长。抗心律失常药物治疗束支折返性室速的效果差，常需频繁的电复律治疗，但导管射频消融（根据折返环选择性消融某一束支，多消融右束支，少数患者消融左前分支或左后分支）能根治此类室速。消融后远期可能发生完全性房室传导阻滞，或发作其他瘢痕相关的室速和心力衰竭而导致死亡，故绝大多数患者需要植入ICD或带有除颤功能的心脏再同步治疗。

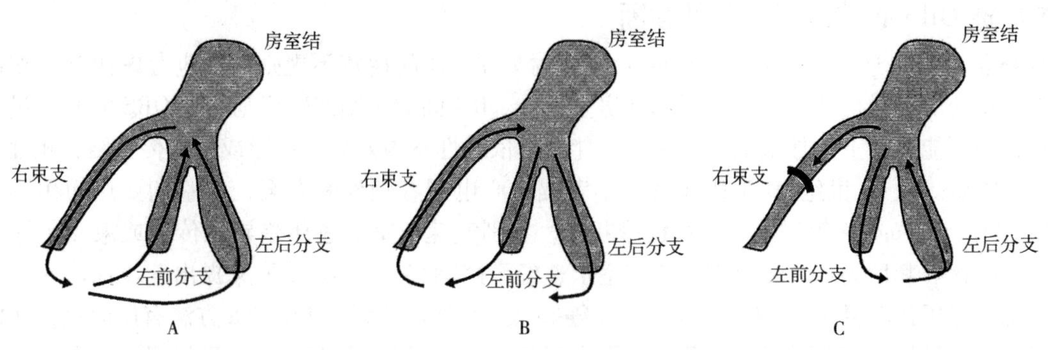

图2-6　束支折返性室速示意图

A. 激动以左束支作为逆传支，右束支作为前传支，折返环为希氏束—右束支—室间隔心肌—左束支—希氏束，出口在右心室，QRS波呈LBBB型；B. 激动顺序与A相反，折返环为希氏束—左束支—室间隔心肌—右束支—希氏束，出口在左心室，QRS波呈RBBB型；C. 分支折返性室速，激动以左束支的一分支作为逆传支，以另一分支作为前传支，折返环为左前（后）分支—左束支—左后（前）分支—左心室心肌—左前分支，出口在左心室，QRS波呈RBBB型。

5. 儿茶酚胺敏感性多形性室速

是一种少见的原发性、遗传性、家族性的心律失常，由染色体上基因突变引起，多见于无器质性心脏病的儿童或青少年，30%有家族性猝死特征。临床表现为反复发作的交感神经兴奋（运动或情绪紧张）诱发的双向性、多形性室速、晕厥和猝死。患者的心脏结构正常，QT时限多在正常范围，部分病例可伴发房性心律失常。多在儿童早期出现，表现为不明原因的晕厥或猝死，以晕厥为就诊症状的患者常因其不发作的心电图多正常而易误诊为血管迷走性晕厥或癫痫。运动负荷试验或异丙肾上腺素滴注可诱发室速，故对不明原因晕厥患者，尤其存在明显的肾上腺素促发因素的，应该常规行运动负荷试验。动态心电图和植入型循环记录器也有助于诊断，可以发现与运动和情绪刺激相关的室速等。诊断上除上述临床表现外，其他引起室性心律失常的因素，可以考虑诊断儿茶酚胺敏感性多形性室速。对有不明原因的家族猝死史的患者，应进行运动负荷试验和基因筛查。治疗上患者应谨慎地避免所有形式的剧烈运动和情绪激动。药物首选β受体阻断药。应用β受体阻断药的患者若仍有持续性室速、室颤等发生，应植入ICD治疗。部分患者联合应用β受体阻断药和维拉帕米可能有效。左侧交感心脏神经节去除术是通过非开胸手术，切除支配心脏的一些交感神经分支，以减少肾上腺素的释放。临床研究发现，术后仍有近一半患者复发应激诱发的心律失常，但对服用β受体阻断药后仍症状严重的或ICD植入后电击治疗频繁的患者，左侧交感心脏神经节去除术仍是一个很重要的治疗手段。

6. 尖端扭转型室速

是较为严重的一种室性心律失常。常见于原发性或继发性QT间期延长，前者如长QT综合征，后者发生于低钾血症、低镁血症、抗心律失常药物（如奎尼丁、胺碘酮）或其他药物如氯喹、三环类抗抑郁等药作用时，也可见于严重心动过缓时。发作时呈室性心动过速特征，一般发作时间不长，非持续性，常在十几秒内自行停止，但较易复发，也可演变为室颤。发作频率为200～250次/分，QRS波呈多形性，增宽变形的QRS波群围绕基线不断扭转其主波的正负方向，主波方向时而向上，时而向下，每连续出现3～10个同类的波之后就会发生扭转，翻向对侧。临床上常表现为反复发作心源性晕厥或阿—

斯综合征（图2-7）。

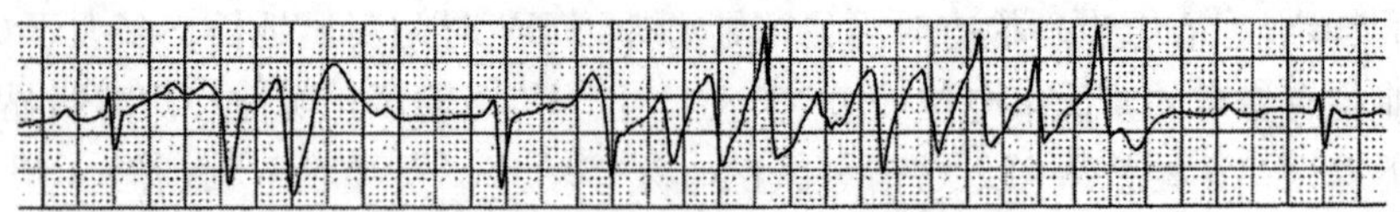

图2-7　尖端扭转型室性心动过速

（六）宽QRS心动过速的鉴别诊断

宽QRS波心动过速（QRS波>120 ms）发作时如果RR间期较不规则，则应考虑伴有束支传导阻滞或前传旁路的房颤或房扑、房速伴不规则房室下传。RR间期规则或较规则的宽QRS波心动过速，除了室速外，还可能是室上速伴束支传导阻滞、伴频率依赖性室内差异性传导或伴前传旁路，相互间的鉴别常有一定困难。从20世纪80年代起就有学者提出心电图鉴别诊断方案，但鉴别要点均相对复杂烦琐。直到1991年Brugada等提出4步鉴别诊断法，鉴别室速与室上速伴差异性传导或束支传导阻滞的方法才有所简化。其后为进一步鉴别室速与室上速经旁路前传，Brugada等又提出三步法。这些鉴别方法虽已简化，但仍比较复杂。2007年Vereckei等提出四步法新流程将Brugada方法有所简化，在此基础上，又于2008年提出了更为简便的aVR单导联诊断新流程。根据新旧流程分别做出心电图诊断，再经心电生理检查验证，发现aVR单导联诊断新流程的准确率明显高于Brugada方法（图2-8）。aVR单导联诊断新流程中省略了房室分离及特殊QRS波图形标准，因为Vereckei等发现省去房室分离等标准并不影响新流程的敏感性和准确性。临床实践及文献报道证实，aVR单导联诊断新流程更为简单实用，易学且准确性高。

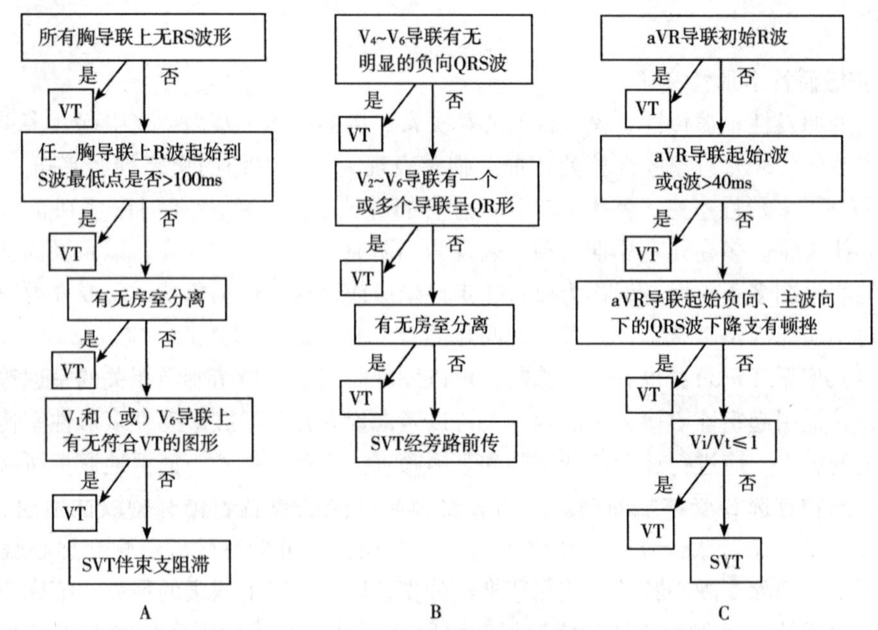

图2-8　宽QRS波心动过速的鉴别诊断流程

A. Brugada四步流程图；B. Brugada三步流程图；C. Vereckei的aVR单导联新流程。符合VT的图形：发作时QRS波呈RBBB型，而V_1呈R、qR、Rs，V_6呈QS或R/S<1；发作时QRS波呈LBBB型，而V_1或V_2的R波宽>30 ms，或RS间期>60 ms，V_6呈QR或QS，诊断室速Vi/Vt：QRS波初始40 ms的激动速率（Vi值）/QRS波终末40 ms的除极速率（Vt）；VT：室速；SVT：室上速。

（七）治疗

室速的治疗应该采用个体化方案，综合考虑多种因素，包括心律失常的种类、基础疾病和诱因等，同时要根据病情考虑抗心律失常治疗可能带来的获益与风险。根据不同的患者，不同的类型，是否合并有器质性心脏病以及发作时血流动力学的状态来评估和选择治疗方案。

1. 急性发作期的处理

（1）临床血流动力学不稳定者应立即行电转复，能量开始选用150～200 J，效果不佳时能量应及时加大，情况紧急时可直接选用300～360 J。

（2）如果临床血流动力学尚稳定者，可先选用抗心律失常药物治疗，无效时再选择电复律，也可直接选择电复律。一般首选利多卡因，其有效率在40%～50%。也可首选胺碘酮，其有效率文献报道可达70%，尤其是对冠心病所致室速。索他洛尔静脉注射的转复率也可达65%左右。对特发性室速（分支型室速）应用维拉帕米静脉注射终止室速效果可达90%以上。

（3）积极处理病因，控制诱因，防止再次发作，如急性冠脉综合征引起的室速应尽快且完全地行血运重建术，由低钾或低镁血症诱发室速的患者及时纠正电解质紊乱，药物导致的室速患者可以考虑使用药物的拮抗剂或加快药物从体内排出，严重心动过缓伴发尖端扭转型室速患者可以考虑应用加快心率的药物或安装心脏起搏器。

2. 慢性期的处理

该期主要为预防室速的发作，并预防由此而引起的猝死并发症。治疗原则包括基础疾病的治疗、抗心律失常药物的治疗、导管消融治疗、外科手术治疗及ICD植入治疗等。

（1）抗心律失常药物的选用：此为目前最为广泛和有效的治疗方法之一。常用利多卡因、普罗帕酮、美西律、胺碘酮、索他洛尔、硫酸镁及β受体阻断药和维拉帕米等。对于无器质性心脏病患者偶发的非持续性室速原则上不用抗心律失常药物；症状明显的无器质性心脏病室速患者的口服药物，大多数可首选β受体阻断药、普罗帕酮、美西律等。对于器质性心脏病室速患者，CAST研究发现Ⅰ类药物虽然能有效地抑制心律失常的发生，但增加了心律失常的相关性死亡和总体死亡率，故推荐使用Ⅲ类抗心律失常药物，尤其是冠心病患者更是首选胺碘酮或索他洛尔。尽管β受体阻断药抗心律失常作用效果较差，但大量的临床试验结果证实其可以改善心脏病患者的预后，可以作为联合用药的理想药物。有时患者植入ICD后并发电风暴，可以联合使用Ⅲ类药物和Ⅰ类药物（如胺碘酮联合普罗帕酮、美西律联合索他洛尔）、β受体阻断药联合胺碘酮等，以减低电风暴的发生。联合应用时需密切监测心电图和心脏功能，许多患者常因联合使用药物导致不良反应的增加而不得不停止使用。

（2）导管消融治疗：导管消融术对合并有器质性心脏病患者的室速效果较差，但对无休止室速或ICD植入术后频发持续性室速及电风暴患者，如果其他方法无效，导管消融可以一试，特别是对瘢痕折返性室速，导管消融能减少或终止持续性室速的反复发作，显著减少ICD的电击治疗。对无器质性心脏病的特发性室速，导管消融成功率高，并发症低，可以作为首选方法之一。

（3）外科手术治疗：对于心肌梗死后形成较大室壁瘤或ARVC存在右心室较大室壁瘤病灶的患者，需要行室壁瘤切除时，如果伴有室速，可以在术中直视下对室速进行标测，切除室速相关病灶，或直视下消融。对无器质性病变的心脏可行心内膜或心外膜标测对相应病灶进行切割和消融。有报道进行颈胸交感神经节切除对长QT间期综合征有效。还有文献报道对肥厚型心肌病的肥厚的室间隔进行切除可预防其猝死。左侧交感心脏神经节去除术是儿茶酚胺敏感性多形性室速治疗的一种选择。

（4）ICD植入治疗：该装置为各大指南推荐的治疗有危及生命的室性心律失常的首选方法。对持续性和反复发生的室速效果较好，但必须注意的是该方法仅仅是治疗室速而对病因无效，且价格昂贵。ICD植入后还应同时进行药物治疗以预防和减少室速发作。如果ICD植入加药物治疗患者仍频发持续性室速，可以考虑进行导管消融治疗以减少室速发作和ICD的电击治疗。

二、加速的异位自主节律

为潜在起搏点自律性的加速，亦称非阵发性心动过速。心率常在70～130次/分，偶有慢至60次/分或快达140次/分者。由于频率与窦性心率接近，发作的开始和终止常不易被察觉，因而有“非阵发性”之称。按冲动发生部位可分为房室交接处、心室性和心房性三类，心房性罕见。

（一）病因和机制

加速的异位自主心律主要见于急性心肌炎、急性心肌梗死、洋地黄毒性反应、心脏手术及麻醉过程中。发生机制为自发或触发的自律性增高。

（二）临床表现和心电图表现

加速的异位自主心律本身并无特殊临床表现，发生于心房颤动时，可使心室律由不规则转为规则。心电图表现除心率较快外，与交接处心律或室性心律相同。常与窦性心律呈不全性或完全性干扰性房室分离，窦性心率超过异位心律的频率时，异位心律被抑制。

（三）诊断和鉴别诊断

诊断主要依据心电图表现，并以此与下列情况相鉴别：窦性心动过速，心率相似但起搏点不同；阵发性异位心动过速，起搏点相似，心率明显快于非阵发性者；高度房室传导阻滞，有房室分离表现，但心房率大多超过心室率，而加速的异位自主心律心室率则大多超过心房率。

（四）治疗

主要针对病因进行治疗。对心功能良好的患者，心动过速本身多不影响血流动力状态，极少发展为严重心律失常。发生在器质性心脏病心功能不全的患者时，应积极治疗病因，防止导致心力衰竭等严重后果。

三、心房扑动

心房扑动（AFL），简称房扑，是一种起源于心房的异位性心动过速，是心房快速而规律的电活动，频率在250～350次/分，至少在一个体表心电图导联上心房波间无明确的等电位线。它导致快而协调的心房收缩，心室律多数呈规则（房室传导比例多为2：1～4：1），少数呈不规则比例传导（房室传导比例不均），心室率常在140～160次/分，房扑分为阵发性和持久性两种类型，其临床发生率较房颤少。房扑的发生常提示合并有器质性心脏病。

（一）病因

1. 器质性心脏病

房扑几乎总是见于器质性心脏病患者，很少见于正常人。最常见于风湿性心脏病，以二尖瓣狭窄者最为多见，其次是冠心病，也可见于心肌病、心肌炎、高血压心脏病、慢性肺源性心脏病、病态窦房结综合征、某些先天性心脏病（尤其是房间隔缺损）、肺栓塞、慢性缩窄性心包炎、急性心包炎等。

2. 心外疾病

最常见的为甲状腺功能亢进症，其他原因还有心胸外科手术后、心导管检查、糖尿病性酸中毒、低钾血症、低温、缺氧、急性胆囊炎、胆石症、烧伤、全身感染、蛛网膜下隙出血，尤其是原有器质性心脏病患者更易发生。精神过度紧张、激动、过度疲劳等均可诱发心房扑动。

3. 药物

药物引起者较少见，但可见于洋地黄中毒。

4. 正常人

偶见于无器质性心脏病的正常人。

（二）发病机制

目前认为系心房内环形折返机制所致心房扑动，此外局灶性异位起搏点自律性增高所致也可能是因素之一。

根据房扑大折返环路的缓慢传导区是否位于三尖瓣环与下腔静脉交接的峡部，将心房扑动分为：①典型房扑，又称峡部依赖性心房扑动，即Ⅱ、Ⅲ、aVF导联F波向下的Ⅰ型心房扑动。②非典型房扑，又称非峡部依赖性心房扑动，即Ⅱ、Ⅲ、aVF导联F波向上的Ⅱ型心房扑动。

（三）临床症状

心房扑动大多数为阵发性，常突然发作、突然终止，每次发作可持续数秒、数小时、数天。若持续时间超过 2 周即为持续性发作，又称慢性心房扑动。个别病例有达数年者。心房扑动也可由心房颤动转变而来。心房扑动如为持续性者，则大多变为慢性（永久性）心房颤动。阵发性心房扑动也有部分可转为慢性心房颤动。

临床上有无症状取决于是否存在基础心脏病和心室率的变化。当房室传导比例为 3 ∶ 1 与 4 ∶ 1 时，其房扑的心室率接近正常值，故而对血流动力学影响较小，症状可无或轻，或仅有轻微的心悸、胸闷等；当房室传导为 2 ∶ 1 甚至达 1 ∶ 1 时，心室率可超过 150～300 次/分，血流动力学可明显受累，患者可出现心悸、胸闷、头晕、精神不安、恐惧、呼吸困难等，甚至可诱发心绞痛，特别是老年患者或原有心脏病较严重者，心室率显著的增快可诱发或加重心力衰竭的发生。

体检可发现：①如患者房室呈规律传导（2 ∶ 1 或 3 ∶ 1），此时表现为心律整齐；当呈 2 ∶ 1～4 ∶ 1甚或 4 ∶ 1～6 ∶ 1 不同比例交替下传时，则表现为心律不齐。此时听诊第一心音强弱不等、间隔不一，应与心房颤动鉴别。②运动可加速心房扑动的房室传导比例，如由 4 ∶ 1 变为 2 ∶ 1 传导，心室率可增快并可成倍增加；当停止运动后，心室率又可逐渐恢复到原来的心率值。③压迫颈动脉窦可抑制心房扑动的房室传导比例，使 2 ∶ 1 变为 3 ∶ 1 或 4 ∶ 1 等，心室率变慢。当出现房室传导不同比例时，心律可不齐。停止压迫颈动脉窦后即可恢复原来的心率。

（四）心电图特点

（1）窦性 P 波消失，代之以连续（无等电位线）形态、振幅相同、间距相等，频率为 250～350 次/分呈锯齿状或波浪状（F 波）。

（2）QRS 波群形态与窦性相同，有时因 F 波的影响，QRS 波群形态可稍有差异。

（3）常见房室传导比例为 2 ∶ 1，也可呈 3 ∶ 1、4 ∶ 1，房室传导比例不固定者心室律可不规则。

（4）有时 F 波频率和形态不是绝对规则，称不纯性心房扑动或心房扑动一颤动。

（五）鉴别诊断

1. 当房扑呈规律房室传导时应与其他规则的心动过速进行鉴别

心室率 150 次/分左右的房扑需与窦性心动过速和室上性心动过速鉴别。仔细寻找心房活动的波形，及其与 QRS 波群的关系，辅以减慢房室传导以暴露扑动波的措施，不难作出鉴别。房扑与心房率在 250 次/分左右且伴有 2 ∶ 1 房室传导阻滞的房速有时难以鉴别。

2. 当房扑呈不规则的房室传导时应与房颤及频发期前收缩或室上性心动过速等心律失常进行鉴别

心电图检查可以作出诊断。

（六）治疗

心房扑动的治疗主要分为两方面：

1. 病因治疗

由于心房扑动大多系器质性心脏病所致。因此，治疗原发病很重要。有时当原发病未能纠正，心房扑动虽用药物控制但很易反复发作。

2. 对症治疗

心房扑动时心室率常明显增快，故原则上除了对极短阵发作的心房扑动且无器质性心脏病依据的患者可以观察外，对其他患者均应及时纠正，使心房扑动转为窦性心律，至少也应将其心室率控制在正常范围内。

有关抗凝治疗仍有争议，以往的观点认为虽然有报道心房扑动患者左心耳血栓的发生率较高，但尚未证实在电复律后血栓栓塞事件发生率增高。近年来的文献报道认为，只要不是窦性心律的情况下均可发生栓塞事件，也应该进行正规的抗凝治疗。发生持续性房扑（超过 72 小时）后如需要转律，更应该进行正规的抗凝治疗后再行转复（药物或电转复）。

（1）终止发作。

1）直流电复律术：心房扑动电复律是最有效的方法，成功率可高达94%～100%。最适用于持续性心房扑动而药物治疗无效者。对于预激综合征合并心房扑动，或伴有明显血流动力学障碍需要紧急复律的心房扑动，宜首选电复律治疗。急性心肌梗死伴心房扑动者由于心室率过快也应用电复律。通常应用25～50 J即可成功转复心房扑动。

电复律的缺点：复发率高，约有20%的患者在复律后数天内又复发。文献报道转复后又复发者，在3个月内者约有20%，在3个月后约有50%，在1年后者为66%。复发率与心房扑动持续时间的长短有关，持续时间长的复发率高。故在复律后应服用抗心律失常药物进行预防。

2）药物转复：药物对心房扑动转律效果欠佳，目前尚无特别有效的药物。伊布利特和维纳卡兰等对房扑的转复带来希望，文献报道有效率可高达50%～70%。但在国内尚无产品。目前国内主要应用的药物如下。①胺碘酮：建议按5 mg/kg剂量将胺碘酮加入5%葡萄糖注射液20 mL中缓慢静脉推注。注射时间不得短于5分钟。15分钟后如无效可再给予上述剂量1次。如有效可改用维持量10～20 mg/kg，加入250～500 mL 5%葡萄糖注射液中静脉滴注24小时。从静脉注射的第1天起同时口服胺碘酮，200 mg/次，3次/日，服7天，然后200 mg/次，2次/日，服7天，最后200 mg/次，1次/日维持。②普罗帕酮：常规首剂70 mg，稀释于5%葡萄糖注射液20 mL中缓慢静脉推注，10分钟后如不复律可重复1次，静注总量不超过210 mg。③索他洛尔：按1.5 mg/kg剂量将索他洛尔稀释于生理盐水20 mL中。缓慢静脉推注10分钟。观察30分钟，若未转复可重复该剂量一次。转复率在40%左右。口服转复法：每次40～80 mg，2次/日，通常日总量超过320 mg/d可产生严重不良反应，该药半衰期长，且随剂量增加发生尖端扭转型室速的发生率增加。低钾、低镁加重索他洛尔毒性作用。用药期间应监测心电图变化，当QTc≥0.55秒时，应考虑减量或暂时停药。窦性心动过缓、心力衰竭者不宜应用。④伊布利特：转复成功率为53%。剂量成人体重≥60 kg者用1 mg溶于5%葡萄糖注射液50 mL内静脉缓慢推注（10分钟），若心律失常仍未终止，10分钟后可重复1次。成人体重<60 kg患者推荐剂量为开始0.01 mg/kg，按上法应用。如心律失常终止或出现非持续（持续）室性心动过速或明显QT延长均需立即停药。在应用该药后至少要留院监测4小时以上，有文献报道应用该药4小时内仍可发生恶性室性心律失常事件。静注至少4小时以后才能应用Ⅰa和Ⅲ类抗心律失常药。肝肾功能不全者不需要调整剂量。⑤洋地黄：转复成功率为40%～60%。有报道第一次发生的心房扑动用洋地黄转复成功率为90%。是既往常用的首选药。尤其适合伴发于心力衰竭时的心房扑动。不足之处为起效慢，对体力活动等交感神经兴奋时的心室率控制不满意。用毛花苷C 0.4 mg加入5%葡萄糖注射液20 mL中缓慢静脉推注至少10分钟，如无效可以再追加0.2～0.4 mg，但24小时内不应大于1.2 mg。

（2）预防发作在应用上述5种药物转复有效后可以继续口服此类药物维持窦律。如不能转复为窦性心律，但有一定的降心室率作用，可改为口服。此外，如上述药物无效不能转复，则以控制心室率为主。可以选择的药物有地尔硫䓬和维拉帕米，β受体阻断药与地高辛合用对维持窦律和控制心室率均有较好的效果。

（3）根治疗法。

1）外科手术：手术分隔病灶心房，维持窦性心律下传心室，或造成完全性房室传导阻滞之后安装心脏起搏器，以达到控制心室率的目的，此方法已极少用于临床。

2）经导管射频消融术：典型心房扑动（Ⅰ型心房扑动、峡部依赖性心房扑动）消融成功率>90%，复发率为10%左右。消融靶点在下腔静脉开口和三尖瓣环之间的峡部，即是心房扑动折返环的解剖关键部位，行线性消融。实现峡部双向性传导阻滞。非典型心房扑动（Ⅱ型心房扑动、非峡部依赖性心房扑动）消融成功率低，常需要三维标测技术和普通电生理检查方法相结合并根据折返环的路径、主要峡部和屏障选择合理的消融路径。

四、心房颤动

（一）心房颤动的定义和分类

心房颤动（AF）简称房颤，是临床上最常见的心律失常之一，是指规则有序的心房电活动丧失，由心房主导折返环引起许多小折返环导致的房律紊乱，是最严重的心房电活动紊乱。心房无序的颤动失去了有效的收缩与舒张，心房泵血功能恶化或丧失。由于可引起严重的并发症，如心力衰竭和动脉栓塞，因此严重威胁人类健康。

尽管2016欧洲心脏病学会上公布了新的房颤管理指南，但目前仍将其分为五类：初发房颤、阵发性房颤、持续性房颤、长程持续性房颤和永久性房颤。该指南指出，在永久性房颤患者当中如果患者改变原来的想法尝试转复为窦律的房颤患者应当归于长程持续性房颤。

1. 首次诊断的房颤

第一次心电图发现为房颤，无论持续时间或房颤相关临床状况的严重程度如何。

2. 阵发性房颤

房颤持续短于48小时，可自行终止。虽然房颤发作可能持续到7天，但48小时是个关键的时间点，有重要的临床意义。超过48小时，房颤自行终止的可能性会降低，需考虑抗凝治疗。

3. 持续性房颤

房颤持续超过7天，一般不能自行转复为窦律，药物复律成功率低常需要直接电转复。

4. 长程持续性房颤

房颤持续时间超过1年，采用节律控制策略等可以维持窦性心律者。

5. 永久性房颤

是指房颤经过药物或电治疗后不能转为窦性心律或24小时内又复发为房颤或没有转复愿望的持续永久存在的房颤者。常需要控制心室率和抗凝治疗。

6. 孤立性房颤（或无症状性房颤）

是分类外较为特殊的一种情况，患者可能以偶尔体检或缺血性卒中或心动过速心肌病为首发症状，可以是上述五种类型中的任何一种。

（二）心房颤动的流行病学

尽管房颤是很常见的心律失常，但在健康人群中的发生率并不高。而随着年龄的增长，房颤发生率呈急剧性的增加。合并房颤后心脏死亡率增加2倍，如无适当抗凝，脑卒中发生率增高5倍。孤立性房颤缺血性脑卒中的危险增加仅发生在60岁以上的患者。房颤是目前因心律失常而住院的最常见原因，仅在美国大约有150多万慢性房颤患者。

中国男性房颤总发生率约为0.9%，略高于女性的0.7%。房颤发生率按病因分类结果显示，在所有房颤患者中，瓣膜性、非瓣膜性和孤立性房颤所占比例分别为12.9%、65.2%和21.9%。非瓣膜性房颤发生率明显高于瓣膜性房颤和孤立性房颤，其中1/3为阵发性房颤，2/3为持续或永久性房颤。

（三）病因

房颤无论性别、年龄、有无器质性疾病均可发生。但老年人居多。引起房颤的病因很多，主要为心脏本身的疾病。发达国家以冠心病、心肌疾病为主，发展中国家则以风湿性心脏瓣膜病为最多。少数房颤找不到明确病因被称为孤立性房颤或特发性房颤。常见病因如下。

1. 高血压

高血压在房颤原因中的比率为9.3%～22.6%，房颤的发生与高血压所致肥厚心肌的心电生理异常、肥厚心肌缺血及肥厚心肌纤维化有关。由于心肌肥厚及纤维化，心室顺应性减退，心房压升高及左心房增大，加上心肌缺血，从而诱发房性电生理紊乱而导致房颤。

2. 冠心病

在冠状动脉造影中显示有明显冠状动脉狭窄者中发生房颤者占0.6%～0.8%，急性心肌梗死者房颤的发生率占 10% ~15%。

3. 风湿性心脏瓣膜病

风湿性心脏瓣膜病仍是房颤的常见原因，尤其多见于二尖瓣狭窄合并关闭不全。其中二尖瓣狭窄患者中 41% 合并有房颤，而主动脉瓣病变发生房颤的机会较小。患者发生房颤的平均年龄大约为 37 岁，以女性居多。

4. 肺源性心脏病

肺源性心脏病发生房颤的报道为 4% ~5%。常呈阵发性，其原因与肺内反复感染、长期缺氧、酸中毒及电解质紊乱有关。

5. 先天性心脏病

在先天性心脏病中房颤主要见于房间隔缺损。

6. 心肌病

各种类型的心肌病均可以发生房颤，发生率在 10% ~50%，成人多见，儿童也可发生。以原发性充血性心肌病为主，约占 20%。

7. 甲状腺功能亢进（简称甲亢）

房颤是甲亢的主要症状之一，甲亢患者中房颤的发生率在 15% ~20%，老年人甲亢者可能存在心肌的器质性损害，易发生慢性房颤。房颤可能成为有些患者的首发表现。

8. 预激综合征

需要提及的是虽然预激综合征的主要表现是阵发性房室折返性心动过速，但其合并房颤的机会很高。文献报道预激综合征同时发生房颤的机会占 12% ~18%。一般认为心室预激的房颤发生率与年龄有关，在儿童患者很少发生，而高龄患者则合并房颤发生率较高。

（四）发病机制

目前的研究发现，房颤的发生机制主要涉及两个基本方面。一是房颤的触发因素。包括交感和副交感神经刺激、心动过缓、房性期前收缩或心动过速、房室旁路和急性心房牵拉等。二是房颤发生和维持的基质。心房具有发生房颤的基质是房颤发作和维持的必要条件，以心房有效不应期的缩短和心房扩张为特征的电重构和解剖重构是房颤持续的基质，重构变化可能有利于形成多发折返子波。此外，还与心房某些电生理特性变化有关，包括有效不应期离散度增加、局部阻滞、传导减慢和心肌束的分隔等。目前认为房颤是多种机制共同作用的结果。

（五）临床症状

房颤的临床表现为多样性，既可有症状，也可无症状，即使对于同一患者亦是如此。房颤的症状取决于发作时的心室率、心功能、伴随的疾病、房颤持续时间以及患者感知症状的敏感性等多种因素。大多数患者感觉有心悸、呼吸困难、胸痛、疲乏、头晕和黑蒙等症状，部分患者还有多尿表现。部分房颤患者无任何症状，仅仅是在体检或偶然的机会出现房颤的严重并发症，如卒中、栓塞或心力衰竭时才被发现。有些患者有左心室功能不全的症状，可能继发于房颤时持续的快速心室率。晕厥并不常见，但却是一种严重的并发症，常提示存在窦房结障碍及房室传导功能异常或存在房颤转律过程中血栓形成后脱落所致。

（六）心电图表现

房颤的心电图表现为：①P 波消失代之以大小、形态及时限均不规则的颤动波（f 波）；频率在 350 ~600 次/分，f 波可以相当明显类似不纯房扑；也可以纤细而难以辨认。②R-R 间距绝对不规则。

房颤时的心室率取决于房室结的电生理特性、迷走神经和交感神经的张力水平，以及药物的影响等。如果房室传导正常，则伴有不规则的快速心室反应；如果合并房室阻滞，由于房室传导系统发生不同程度的传导障碍，可以出现长 RR 间期。但是，房颤时由于房室传导组织生理不应期的干扰、连续的隐匿性传导、睡眠时迷走神经张力增高以及影响心脏自主神经张力的因素亦可造成室上性激动延迟或不能下传引起长 RR 间期。房颤患者发生长间歇较为常见，所以普通心电图上出现长 RR 间期，不能轻易地诊断为房颤合并高度房室传导阻滞。患者在清醒状态下频发 RR 间期≥3.0 秒，同时伴有与长 RR 间期相关症状者，作为房颤治疗时减药、停药或植入心脏起搏器的指征可能更有价值。房颤时如果出现规则的 RR 间期，常提示房室阻滞、室性或交界性心律。如出现 RR 间期不规则的宽 QRS 波群，常提示存在房室旁路前传或束支阻滞。

（七）鉴别诊断

1. 心房颤动伴室内差异性传导与室性期前收缩的鉴别

室性期前收缩的特点为：①V_1 导联 QRS 波呈单向或双向型，V_6 导联呈 QS 或 rS 型。②以左束支阻滞多见。③有固定的联律间期，后有完全性代偿间歇。④畸形 QRS 波的起始向量与正常下传者不同。

2. 心房颤动伴室内差异性传导与室性心动过速的鉴别

①前者的节律大多绝对不规则：心率极快时才基本规则，而后者基本规则（R-R 间期相差仅在 0.02～0.04 秒）或绝对规则。②前者 QRS 时限多为 0.12～0.14 秒，易变性大；而后者 QRS 时限可大于 0.14 秒，如>0.16 秒则肯定为室性心动过速，此外，易变性小。③前者无联律间期也无代偿间歇，后者有联律间期并固定，发作终止后有代偿间歇。④前者无室性融合波而后者有。⑤V_1～V_6 导联 QRS 波方向一致，都向上或都向下，高度提示室性心动过速。⑥如出现连续畸形 QRS 波时，如电轴发生方向性改变者。多为室性心动过速（扭转型室性心动过速）。

3. 预激综合征合并心房颤动与室性心动过速的鉴别

室性心动过速的特点是：①心室率在 140～200 次/分，大于 180 次/分者少见。②心室节律可稍有不齐或完全整齐，R-R 间期相差仅 0.02～0.04 秒。③QRS 波很少呈右束支阻滞图形，无预激波。④可见到心室夺获，有室性融合波。⑤室性心动过速发作前后的心电图可呈现同一形态的室性期前收缩。

预激综合征伴心房颤动的特点是：①心室率多在 180～240 次/分。②心室节律绝不规则，R-R 间期相差可大于 0.03～0.10 秒。③QRS 波宽大畸形，但起始部可见到预激波。④无心室夺获故无室性融合波。⑤发作前后，心电图可见到预激综合征的图形。

4. 心房颤动与房室交接区性心律的鉴别

在某些情况下，心房颤动的 f 波非常细小，以致常规心电图上不能明显地显示出来，此时容易误诊为房室交接区性心动过速。但心房颤动时心室律是绝对不规则的（伴三度房室传导阻滞除外）；而房室交接区性心律是绝对匀齐的。此外，如能加大增益，f 波可能会出现。如能在特殊导联（如食管导联）描记到 f 波，即可确诊为心房颤动。

（八）心房颤动的治疗

治疗的主要原则有：①尽量寻找引起房颤的基本病因并加以治疗，如纠正心脏瓣膜病变，纠正低血压，改善心脏功能、缓解心肌缺血，控制甲状腺功能亢进等。②消除易患因素，转复和维持窦性心律。③预防复发。④控制心室率。⑤预防栓塞并发症，减少病残率，提高患者生活质量，延长生命。

1. 病因治疗

房颤的病因治疗至关重要，积极治疗原发性心脏病才容易使房颤转复为窦性心律，并使之转复后长期维持。即使不能治愈病因，能解除血流动力学异常也很重要。在冠心病、高血压、心肌病等情况下，如心肌缺血改善、心力衰竭纠正、血压控制良好，房颤转复的机会增大并能长时间维持窦性心律。风湿性心脏病二尖瓣狭窄并房颤患者，实施手术去除病因后许多患者能在复律后长期维持窦性心律。

2. 药物治疗

心房颤动的药物治疗包括药物复律、控制心室率及抗凝。

（1）药物复律：目前国内临床上常用于复律的药物有胺碘酮、普罗帕酮、多非利特、伊布利特等。

1）药物复律的适应证：①持续性房颤小于半年，或经超声检查证实心房内无血栓。②对于阵发性房颤患者，在房颤发作或发作间歇期均可以治疗。③电复律后用药物维持窦性心律。

2）药物的选择：在心房颤动进行药物复律时应该遵守的临床选药原则如下。①无器质性心脏病的阵发性心房颤动及有器质性心脏病（但非冠心病亦不伴左心室肥厚）的阵发性心房颤动者，可首选Ⅰc

类药如普罗帕酮，次选索他洛尔、伊布利特。若仍无效，可选用胺碘酮，但也可作为首选。②有器质性心脏病或心力衰竭者：胺碘酮为首选药。③冠心病（包括急性心肌梗死）合并心房颤动者：应首选胺碘酮，次选索他洛尔。④迷走神经介导性心房颤动：选用胺碘酮，或胺碘酮与氟卡尼联合应用，也可用丙吡胺。

应该注意的是对器质性心脏病合并心房颤动患者，尤其是冠心病和心力衰竭患者，应尽量选用胺碘酮、索他洛尔，避免使用Ⅰa类（奎尼丁）和Ⅰc类（普罗帕酮）药物。

胺碘酮静脉注射转复房颤的成功率为34%～69%，口服转复成功率在15%～40%，但由于其严重不良反应临床应用受到限制。

普罗帕酮静脉注射可以转复房颤，对近期发生者效果较好，其特点是不良反应较少，对合并器质性心脏病者应慎用。

伊布利特静脉注射后1小时左右起效，其转复房扑效果较房颤好。对长程房颤效果差，文献报道大约有4%患者注射后发生扭转型室速，且在女性更易发生，因此，应用时应在监护下进行，用药后监护时间不少于5小时。

目前很少应用奎尼丁和普鲁卡因胺进行转复，主要是考虑其严重的不良反应，丙吡胺和索他洛尔转复房颤效果不确定。

近年来，新药在房颤转复中逐渐占有一定地位，如决奈达隆和维纳卡兰等对房颤的转复有较好的疗效。

决奈达隆：是一种新型Ⅲ类抗心律失常药物，其结构与胺碘酮结构相似，但不含碘，心外不良反应少，常用剂量为400 mg每日两次，临床试验其能降低房颤患者心血管病的住院率和心律失常的病死率，但维持窦律的有效性不及胺碘酮，指南推荐为轻或无器质性心脏病非永久性房颤的一线用药，但禁用于心功能NYHA Ⅲ～Ⅳ级心力衰竭和新近（4周内）仍有失代偿的心力衰竭患者。

维纳卡兰：维纳卡兰是目前市场上第一个心房选择性的房颤治疗药物，其同时作用于钠离子和钾离子通道。该药经过肝脏色素P_{450} 2D6同工酶代谢，半衰期在4～8小时，均不受年龄、肾功能及其他药物等影响。该药引起室性心律失常的不良反应发生率低。目前维纳卡兰被欧盟批准用于新近发生房颤（非外科手术患者发作时间≤7天，手术后患者发作时间≤3天）的成年患者的复律治疗。

（2）控制心室率：对于已不适合药物转复或药物及电复律转复失败的老年患者，治疗目的则是控制心室率。目前常用药物有：

1）洋地黄：对于有明显症状或伴有血流动力学变化的快速房颤，应及时控制心室率，洋地黄是最常用于减慢心率的药物。①毛花苷C：用于急性房颤的常用方法为0.2～0.4 mg溶于5%葡萄糖20 mL中缓慢静注至心室率满意程度，半小时后酌情重复上述剂量。需要注意的是毛花苷C有加速旁道传导功能的作用，对于预激综合征伴房颤要慎用。②地高辛：该药是目前控制心室率最常用的药物，适用于慢性房颤控制心室率用法一般为0.125～0.25 mg/d一次口服。地高辛的作用机制：通过迷走神经作用于房室结，从而减慢房室传导降低心室率。

2）β受体阻断药：此药也常用于减慢房颤患者的心室率，主要用于增强运动时房颤心室率的控制，对静息时的心室率也有控制作用并可使心室律相对规则，可与地高辛合用，其作用机制为直接抑制房室传导。常用药为美托洛尔、阿替洛尔、比索洛尔等。

3）钙通道阻断药：主要指非二氢吡啶类钙通道阻断药，如维拉帕米、地尔硫䓬（硫氮唑酮）可延长房室结不应期，减慢房室结传导速度，可减慢安静及运动时房颤的心室率，特别是当患者合并有支气管炎支气管哮喘时，宜首先采用维拉帕米静脉用药5～10 mg缓慢静脉注射，亦可口服120 mg/d，地尔硫䓬主要为口服用药30～60 mg，3次/日。

4）胺碘酮：因其具有预防猝死的作用，可以作为控制心室率药物之一。临床上应用，疗效较佳。

5）非药物治疗：当药物控制不满意时，可采用经导管消融房室结，并植入永久性心脏起搏器来达到控制心室率的目的。

（3）预防房颤的复发：即复律后窦性心律的维持。无论是药物复律还是电转复窦性心律后，都需要药物来维持窦性心律，如不维持1年内房颤的复发率可达70%～75%。一般来说所有用于复律的药物均可用作预防房颤的复发。在选用抗心律失常药物预防房颤复发时，除了应注意患者的年龄（>60岁）、基础心脏病类型、病变程度、房颤持续的时间（3～6个月）、心功能（Ⅲ级以上）之外，还要评估药物的有效性、安全性及耐受性。现有的抗心律失常药物在维持窦性心律中，虽可改善患者的症状，但有效性差，不良反应较多，且不降低总死亡风险。选择药物应在考虑其疗效的同时注意以下问题：①脏器的毒性反应。普罗帕酮、氟卡尼、索他洛尔、多菲利特、丙吡胺对脏器的毒性反应较低。②致心律失常作用。一般说来，在结构正常的心脏，Ⅰc类药物很少诱发室性心律失常。在有器质性心脏病的患者中，致心律失常作用的发生率较高，其发生率及类型与所用药物和本身心脏病的类型有关，Ⅰ类药物一般应当避免在心肌缺血、心力衰竭和显著心室肥厚情况下使用。

因此，具体用药原则的共同特点如下：①若无器质性心脏病，首选Ⅰc类药物；索他洛尔、多菲利特、丙吡胺可作为第二选择。②若伴高血压，药物的选择与①相同，若有左心室肥厚存在，有可能引起尖端扭转型室性心动过速，故胺碘酮可作为第二选择；但对有显著心室肥厚（室间隔厚度≥14 mm）的患者，Ⅰ类抗心律失常药不适宜。③若伴心肌缺血，避免使用Ⅰ类药物，可选择胺碘酮、索他洛尔，也可选择多菲利特与β受体阻断药合用。④若伴心力衰竭，应慎用抗心律失常药物，必要时可考虑应用胺碘酮，或多菲利特加一个适当的β受体阻断药。⑤若合并预激综合征，应首选对房室旁路行射频消融治疗。⑥对迷走神经性房颤，丙吡胺具有抗胆碱能活性，疗效肯定；不宜使用胺碘酮，因该药具有一定的β受体阻断作用，可加重该类房颤的发作；对交感神经性房颤，β受体阻断药可作为一线治疗药物，此外还可选用索他洛尔和胺碘酮。⑦对孤立性房颤可先试用β受体阻断药；普罗帕酮、索他洛尔和氟卡尼的疗效肯定；胺碘酮和多菲利特仅作替代治疗。

此外，近年来流行的房颤的“上游治疗”对预防复发有一定作用。即通过预防高血压、心功能不全、炎症或外科术后房颤的心肌重构，进一步阻止房颤发生或减少房颤的发作频次及延缓发展为持续性房颤的进程等。主要方法有血管紧张素转换酶抑制剂（ACEI）、血管紧张素受体阻断药（ARB）、醛固酮拮抗药、他汀类和多聚不饱和脂肪酸等。文献证据显示，这些非抗心律失常药物对房颤的一级和二级预防有一定作用。

（4）抗凝治疗：心房颤动最大的并发症就是血栓栓塞，无论是在房颤时，在药物或电复律前均需要进行抗凝治疗。老年房颤患者并发血栓栓塞的年发病率达5%，为非房颤患者的6倍。房颤时心房失去有效的收缩，血液在心房内淤滞，有利于血栓的形成。血栓脱落后随血流移动导致全身不同部位的栓塞。因此，大多数学者主张积极予以抗凝治疗。

目前预防房颤血栓形成的药物有抗凝药物和抗血小板类药物，抗凝药物有华法林；抗血小板药物有阿司匹林和氯吡格雷。普通肝素或低分子肝素为静脉和皮下用药，一般用作华法林的短期替代治疗或华法林开始前的抗凝治疗。

关于抗凝药物的选用，临床上公认华法林疗效确切，但需要定期监测国际标准化比值（INR）。使用华法林时，严重出血并发症发生率为1.3%。不建议阿司匹林与华法林联合应用，因其抗凝作用并不优于单独应用华法林，而出血的危险却明显增加。氯吡格雷也可用于预防血栓形成的治疗，临床多用75 mg每日1次，顿服，其优点是不需要监测INR，出血危险性低，但预防脑卒中的效益远不如华法林，即使氯吡格雷与阿司匹林合用，其预防脑卒中的作用也不如华法林。

3. 非药物治疗

（1）同步直流电复律：通过电除颤复律器，使房颤转复为窦性心律。其原理是瞬间内给予心脏以强大电能使心房肌细胞在短时间内同时除极，消除颤动波，从而重建窦性心律。采用同步电复律装置以R波触发复律器，放电分为体外及体内复律。优点：安全、迅速成功率高。电复律成功后血流动力学明显改善，心脏射血分数明显增加，患者症状减轻，生活质量改善。

择期电复律的适应证：①房颤病史，短半年内效果好，最多不超过1年。②应用抗心律失常药但室率控制不佳者。③左心房内径≤45 mm，心胸比例<0.55。④风湿性二尖瓣狭窄的房颤，矫正术后，仍有房颤者。⑤甲亢症状已控制的房颤。⑥冠心病、高血压引起的房颤。

电转复前需常规使用抗心律失常药物，使体内维持一定的血药浓度预防复律后房颤的复发，同时提高转复的成功率。复律前对患者进行麻醉使患者安静，以减少患者不适感。复律过程中，应给予心电、血压及呼吸监护并准备好抢救设备及药品，除颤能量一般为100～150 J，个别达200～300 J。并发症少见，偶有栓塞的报道，发生率为1%～2%。故而有些学者认为转复前宜抗凝治疗。体内电复律临床应用较少，是指将电极置于心房内或者食管内进行电复律，有效率为73%～100%。

（2）射频消融治疗：射频消融主要应用于抗心律失常药物无效，或有明显症状的阵发性房颤患者及心室率不易控制的持续房颤患者。早期采用的术式是房室结消融术，即造成永久性完全性房室传导阻滞，然后配合起搏治疗，改善患者症状和血流动力学效应。近年来开展改良术即为选择性消融房室结慢路径改良房室结的传导，减慢房颤的心室率，多数患者术后可不需永久起搏治疗。

对于经过合理药物治疗仍有明显症状的房颤患者，建议行导管消融。对具体患者而言，是否行导管消融还应考虑：房颤类型、左心房大小、房颤病史；合并的心血管疾病严重程度；替代治疗（AAD，心率控制）以及患者的意愿。对于无症状房颤导管消融是否亦能获益目前还缺乏相关资料。对于消融术前或术中记录到的典型房扑，建议行房扑消融；药物治疗无效、有明显症状的阵发性房颤建议行导管消融；药物治疗无效、有明显症状的持续性房颤，可考虑行导管消融；对于合并心力衰竭的房颤患者，包括胺碘酮在内的药物不能控制症状时考虑导管消融；对于无严重潜在心脏疾病的阵发性房颤，若心率控制无效可在AAD治疗之前直接行导管消融；有症状的长程持续性房颤，若AAD治疗无效，也可考虑导管消融。

房颤导管消融高度依赖于术者的经验，目前房颤导管消融的相关研究无一例外地出自经验丰富的术者和先进电生理中心，所以大范围推广还需谨慎。导管消融在房颤治疗中的地位有所提高，但由于治疗成功率较低的缺陷，仍未能获得一线治疗的地位。

从2010年以来，多个知名中心报道阵发性房颤经过数次消融，5年的随访发现其真正的成功率低于50%。对于持续性房颤经多次消融5年的成功率小于30%。在逐渐回归理性的治疗理念的同时，对患者进行消融治疗时需个体化。

目前消融的术式有多种，方法较多：目前比较有效的方法是左心房线性消融术、肺静脉电隔离术、心腔内超声指导下节段性消融肺静脉电隔离术的方法、肺静脉口周围环形消融术以及神经节消融和CAFE的消融等，其即刻和长期随访的有效率均相似。相反也提示心房颤动的发生机制可能是多源性，不同的个体其发生机制也不同。

一般认为具备以下适应证时可以进行消融治疗：

1）不伴有器质性心脏病的阵发性心房颤动，症状明显且抗心律失常药物治疗效果不佳或出现严重的药物不良反应者。

2）器质性心脏病已经得到良好的控制，但心房颤动仍然频发的阵发性心房颤动。

3）持续性心房颤动复律后，在抗心律失常药物治疗下不能维持稳定的窦性心律，动态心电图检查发现有频发的房性期前收缩、短阵房性心动过速、心房扑动及其触发的心房颤动。

4）永久性心房颤动是否适合消融治疗尚无共识。但一些有限的报道展示了希望。目前不建议对较大年龄（75岁以上）、左心房明显增大（>55 mm）、左心房血栓、未加控制的心力衰竭、合并严重心脏病等患者进行心房颤动射频消融治疗。

与普通消融治疗一样也会出现心脏压塞、血栓栓塞、肺静脉狭窄等并发症，其发生率分别为1%、0.5%和1%。尽管发生率很低，但偶尔也会出现心房—食管瘘或死亡的严重并发症。

（3）冷冻消融治疗：这是近年来兴起的新能源消融治疗的方法之一，临床研究报道，在阵发性房颤的治疗成功率基本上与射频消融相近。由于其操作方法简单，手术时间明显缩短，且学习曲线短，故已成为许多术者的首选。但其对持续性房颤的治疗仍在探索中。随着病例数的增加，同样的不可避免地出现各种并发症，主要有肺静脉狭窄、心脏压塞及膈神经的损伤等，近来也有报道出现心房食管瘘的严重并发症。

（4）左心耳结扎、封堵或切除：其实在房颤的治疗中左心耳的封堵、结扎及切除仅仅是在其他治疗方法不能进行时的选择。2016年欧洲房颤管理指南明确地指出左心耳封堵仅仅是对于不能耐受抗凝药物治疗的补充，而不是替代抗凝药物的首选治疗。

（5）外科治疗：主要术式为“迷宫术”。其主要是通过一系列切口打断常见的折返环，建立一条特殊的传导通路使心房电活动同步，以消除房颤，该手术既保留了窦房结至房室结的“走廊”，又使窦房结的冲动能传导到各心房肌组织使心房肌能收缩一致。

迷宫术对恢复窦性心律是非常有效的，临床报道有效率可达90%以上，但其缺点是需开胸及心肺体外循环，切开/缝合方法复杂、手术时间长、并发症较多。

此外，近年来，不同能量（如冷冻、射频和微波等）的应用，使得经心外膜进行线性消融成为可能；经胸腔镜微创手术进行心耳摘除术和心外膜线性消融以及心外膜肺静脉隔离术也取得较好的疗效。大幅地缩短了手术时间，显著减少并发症。目前，该方法的适应证主要为有需要进行外科手术同时合并有房颤者，需要与其他心外科手术（如瓣膜置换、冠状动脉搭桥）一起实施。

（6）起搏治疗：临床上对于一些合并有快速室性心律失常的慢性房颤患者，如植入心脏起搏器（VVI或VVIR型），有助于改善心脏功能并为使用抗心律失常药物提供条件。最近也有学者对快速心室率（药物不宜控制）合并有心功能不全的患者通过消融房室结植入起搏器治疗也取得较好的效果。

近年来，心脏起搏技术的发展，使起搏治疗预防房颤成为可能，预防房颤起搏模式和（或）心房多部位起搏结合可以减少房颤发生的负荷。目前起搏治疗预防房颤的适应证是有心动过缓植入起搏器指征的房颤患者。

五、心室扑动和心室颤动

心室扑动，简称室扑，心室颤动，简称室颤，均属致命性心律失常，如不治疗3~5分钟可致命。发作时心室激动程序打乱，心室肌快而微弱地规则或不规则活动，严重影响心室的排血功能，其结果是心室无排血，心音和脉搏消失，血压测不出，心脑等器官和外周组织血液灌注停止，阿一斯综合征发作和猝死。室扑是室颤的前奏，而室颤则是导致心源性猝死的常见心律失常，也是临终前循环衰竭的心律改变。

（一）病因和发病机制

目前多数学者认为心室扑动是心室肌产生环形激动的结果。其发生一般具有两个条件：一是心肌明显受损，缺氧或代谢失常；二是异位激动落在易颤期。由于心室扑动的心脏失去排血功能，因此，常不能持久，不是很快恢复，便会转为室颤而死亡。

突然意外地发生于无循环衰竭基础的原发性室颤多见于有结构性心脏病的患者，尤多见于冠心病。亦见于无结构性心脏病者，可短阵或持久发作，复苏和治疗及时又恰当的，存活的可能性大。临终前室颤一般难以逆转。

室颤的电生理机制大多为多个微折返环，主导环折返和中心漂移的螺旋波折返可能起重要作用。有利于折返的病变心肌和临时发生的触发因素可能是原发性室颤的发生机制。细胞内钙离子聚集、自主神经张力波动、代谢改变、自由基作用都可能对心肌缺血时发生的室颤有重要影响。

原发性室颤的病因：①冠心病，尤其是急性冠脉综合征（如不稳定型心绞痛、急性心肌梗死）、梗死后心功能不全、室壁瘤等。②心肌病，尤其是右心室心肌病，亦见于缺血性或非缺血性扩张型心肌病、肥厚型心肌病；Brugada综合征，其他离子通道病等。③瓣膜病，尤其是主动脉瓣狭窄或关闭不全并发心绞痛或心功能不全的患者。④严重心动过缓，可由病窦综合征或完全性房室传导阻滞引起。⑤并发心房颤动或心房扑动的预激综合征。⑥洋地黄或肾上腺素类药物过量。⑦电击或雷击。⑧低温。⑨原因不明，所谓特发性室颤。

（二）心电图表现

1. 心室扑动

（1）无正常的QRS-T波群，代之以连续快速而相对规则的大正弦波。

（2）扑动波频率达150~300次/分，大多200次/分。快速室速与室扑的鉴别有时困难。

2. 心室颤动

（1）QRS-T 波群完全消失，出现不规则、形态振幅不等的低小波（<0.2 mV）。

（2）频率达 200～500 次/分。

有时室颤波细，多见于室颤持续较长后，复苏成功率低。

原发性室颤不仅可发生在有结构性心脏病患者并发持续单形室速或短阵多形室速的基础上，还常见于无结构性心脏病者短阵多形性室速发作后，如先天性和继发性 QT 时限延长综合征、短 QT 综合征、短联律间距多形性室速以及 Brugada 综合征等。

短联律间距多形性室速的病因不明，室速多为短阵发作，可自动终止或演变为室颤。室速均由短联律间距（0.28 秒左右）的室性期前收缩诱发，发作时心电图也呈尖端扭转型，室率极快。但发作间歇期除可见联律间距短的多形性室性期前收缩外，心电图基本正常，无 QT 延长，亦无异常 T 波或 U 波。终止发作可选用维拉帕米、胺碘酮或利多卡因等。预防发作推荐 ICD 植入。

（三）治疗

1. 急性发作

一旦室扑和室颤发生后应立即进行抢救，因为此刻的循环是无效的，应该力争在数分钟内建立有效的呼吸和循环，否则将发生脑细胞的不可逆性损伤，最终导致死亡。有条件时应立即施行电复律术。由于室颤和室扑的发作是无先兆的，任何地方任何条件下均可发生，故很可能在无任何医疗条件的情况下进行抢救，则应遵循心肺复苏的原则进行。具体步骤为（见心肺复苏章节）A（Airway）：保持呼吸道通畅，清除呼吸道异物；B（Breathing）建立有效的呼吸包括进行人工呼吸等；C（Circulation）：建立有效的循环，人工心脏按压和心前区叩击等；D（Drug）：药物治疗，以肾上腺素为主要的复苏药物应用（其他药物见心搏骤停与心肺复苏）；E（Electrocardiogram）：进行心电监护；F（Fibrillation）：进行非同步电除颤复律术；G（Gauge）：对病情进行一次全面的评估；H（Hypothermia）：低温疗法；I（Intensive Care）：进行重症监护和相应治疗。

2. 预防

在成功抢救后，应该寻找发生的病因，针对病因进行治疗（如电解质的紊乱、药物中毒、其他外界因素及急性心肌梗死等），纠正电解质紊乱、解毒及重新建立心脏血液循环（冠脉内支架术或冠脉搭桥术等）。

如果病因为非一过性或不可逆性疾病所致的室扑和室颤，则应该在抢救成功后及时植入心脏复律除颤器（ICD）。

最近的报道，对原发心脏电生理异常者，可选择进行射频消融治疗，部分患者应用 β 受体阻断药或胸部交感神经节切断术进行预防，有一定效果。

在心脏无法修复并有条件时可适当时机进行心脏移植术。

第七节　心脏传导异常

心脏传导异常是由解剖或功能失常造成持久或暂时性冲动传导异常，其主要表现为传导阻滞。传导阻滞表现为传导时间延长，部分或全部传导中断。

传导阻滞分生理性和病理性。由于冲动到达过早引起的传导阻滞，如阻滞性房性期前收缩、干扰性房室分离等属生理性阻滞。病理性传导阻滞则是由传导系统的器质性或功能性改变所引起的。传导阻滞按发生的部位可分为窦房传导阻滞，房内传导阻滞，房室传导阻滞和室内传导阻滞。房室传导阻滞中，阻滞可发生于房室结、希氏束或左右束支。

传导阻滞按阻滞程度可分为三度。一度传导阻滞表现为传导时间延长，但无传导中断；二度传导阻滞有莫氏Ⅰ型和莫氏Ⅱ型两种形式：莫氏Ⅰ型的特征为传导时间逐次延长直至一次传导中断；莫氏Ⅱ型的特征为在传导中断前后无传导时间的改变。二度传导阻滞中，阻滞程度达到 3 ∶ 1 或以上，则称为高度传导阻滞；三度传导阻滞指所有冲动都不能被传导，又称完全性传导阻滞。

一、窦房传导阻滞

窦房结产生的冲动不能使心房除极或使心房除极延迟，称为窦房传导阻滞。

（一）心电图表现

主要表现为窦性 P 波及相继的 QRS 波缺如。二度Ⅰ型窦房传导阻滞表现为 PP 间期和相应的 RR 间期逐次缩短直至 P-QRS 波缺如出现长间期。二度Ⅱ型窦房传导阻滞表现为显著延长的 PP 间期，其长度是窦性心律 PP 间期的两倍或数倍。二度窦房传导阻滞 2 ∶ 1 传导则在心电图上不能与窦性心动过缓相鉴别。一度窦房传导阻滞在心电图上不能诊断。三度窦房传导阻滞时 P 波完全消失，出现逸搏心律，心电图上亦难以诊断。

（二）病因和治疗

急性窦房传导阻滞的病因有急性心肌梗死、急性心肌炎、洋地黄或奎尼丁类药物作用和迷走神经张力过高。慢性窦房传导阻滞常见于冠心病、心肌病、迷走神经张力过高或原因不明的病态窦房结综合征。窦房传导阻滞的治疗与病态窦房结综合征相仿。对于无症状患者，往往不需要治疗。有症状的患者，如去除可逆因素无效，则需行起搏器植入治疗。对于因颈动脉窦过敏或血管神经反射介导所致窦房传导阻滞并引起血流动力学异常的患者，起搏治疗通常是有效的。

二、心房内传导阻滞

心房内阻滞是以 P 波增宽为心电图表现，P 波时限超过 0. 12 秒，波峰有切迹，电压可增高或不增高。见于各种病因引起的心房扩大和心房肌梗死。

三、房室传导阻滞

心房激动向心室传导延迟或完全不能传至心室称为房室传导阻滞。房室传导过程中（心房内、房室结、房室束及束支—浦肯野纤维系统）任何部位的传导障碍都能引起房室传导阻滞。

（一）病因和病理

1. 局灶性或弥漫性急性心肌炎性变

如急性风湿性、细菌性和病毒性心肌炎。

2. 急性心肌缺血或坏死性变

如急性心肌梗死。

3. 传导系统或心肌退行性变

如原因不明的传导系统纤维化，冠心病、心肌病、急性炎症或损伤性病变引起的心肌纤维变性，二尖瓣或主动脉瓣钙化以及肿瘤压迫引起的退行性变。

4. 损伤性病变

大多为心脏手术引起的传导系统损伤或周围组织水肿，如二尖瓣或主动脉瓣换瓣手术、心内膜垫缺损或巨大室间隔缺损修补术、法洛四联症根治术等。

5. 先天性心脏传导系统缺损

可单独存在或合并其他先天性心脏病，如大血管错位、室间隔或心内膜垫缺损等。

6. 传导系统功能性病变

如迷走神经功能亢进、缺氧、电解质紊乱（如高钾血症）、药物作用（如洋地黄）和甲状腺功能亢进等不同原因引起的传导功能改变。儿童及青少年房室传导阻滞的主要病因多见于急性心肌炎症和炎症所致的纤维性变，少数属先天性。老年人持续房室传导阻滞的病因以原因不明的传导系统退行性变为多见。如果病理改变为可逆的，则阻滞常在短期内恢复，否则呈持续性。

（二）心电图表现

1. 一度房室传导阻滞

指每个心房冲动都可激动心室，但 PR 间期延长（在成人超过 0.20 秒，儿童超过 0.18 秒）（图 2-9）。PR 间期延长可源于房室结、希氏束—浦肯野纤维或上述两个部位。如体表心电图中 QRS 波形态和时间正常，则房室传导延迟一般源于房室结内。如 QRS 波呈束支阻滞型，则传导阻滞可发生于房室结和（或）希氏束—浦肯野纤维。

2. 二度房室传导阻滞

指间歇出现 P 波后无 QRS 波群，P 波与 QRS 波之间可呈规则或不规则比例，QRS 波群形态正常，或呈束支阻滞型。二度房室传导阻滞分为两型。莫氏Ⅰ型的特征为 PR 间期逐次延长直至 P 波不能下传，RR 间期逐次缩短直至心室脱漏，P 波与 QRS 波群的比例大多不规则；莫氏Ⅱ型的特征为心室脱漏前 PR 间期固定。文氏阻滞是指Ⅰ型阻滞。持续 2 ：1 房室传导阻滞时较难区别Ⅰ型或Ⅱ型（图 2-10）。

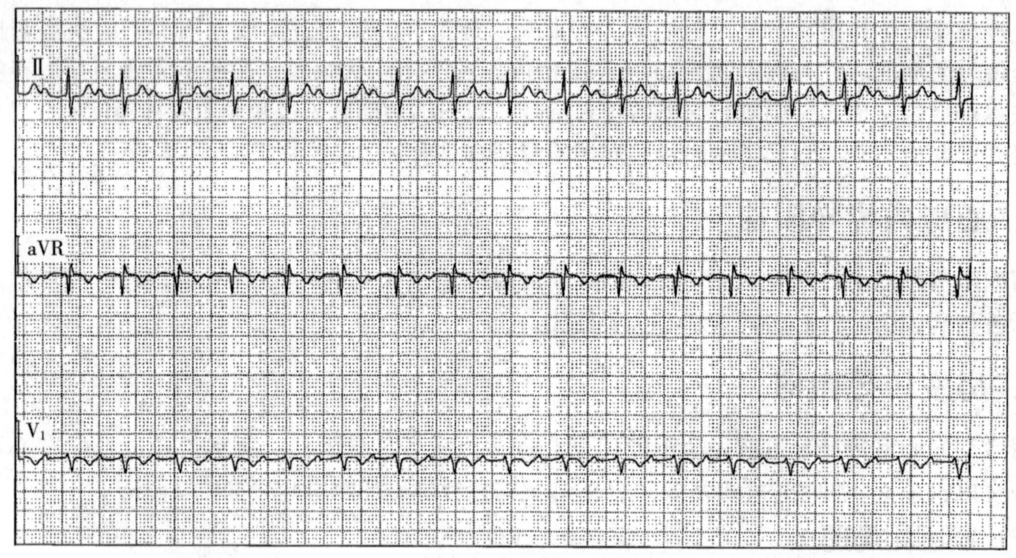

图 2-9　一度房室传导阻滞

图示 PR 间期延长。

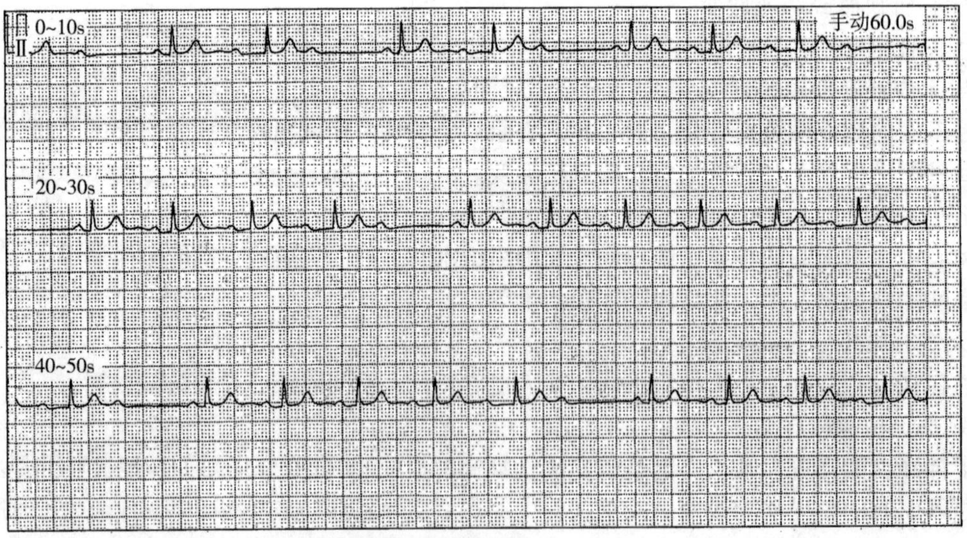

图 2-10　二度Ⅰ型房室传导阻滞

图示不典型文氏周期，心室脱漏前一个心搏 PR 间期延长显著，使 RR 相应延长，因而不见典型文氏周期 RR 逐次缩短的特征。

3. 高度房室传导阻滞

二度Ⅱ型房室传导阻滞呈3 ∶ 1或3 ∶ 1以上比例，称为高度房室传导阻滞。

4. 三度或完全性房室传导阻滞

所有P波不能下传至心室，心房和心室各自由独立的起搏点控制，房室分离，P波与QRS波群无固定关系。PP和RR间期则基本规则，PP间期短于RR间期，如两者差异不大，可通过上肢运动，站立或行走来增快P波频率以鉴别。心室由交界处或心室自主心律控制，前者频率35～50次/分，后者小于35次/分左右（图2-11）。QRS波群形态与心室起搏点部位有关。在左束支的，QRS波群呈右束支阻滞型；在右束支的，QRS波群呈左束支阻滞型。心室起搏点自律功能暂停则引起心室停搏，心电图上表现为一系列P波。完全性房室传导阻滞时偶有短暂超常传导表现。心电图表现为一次交界处或心室逸搏后出现一次或数次P波下传至心室的现象，称为韦金斯基现象。其发生机制为逸搏作为对房室传导阻滞部位的刺激，可使该处心肌细胞阈值电位降低，应激性增高，传导功能短暂改善。

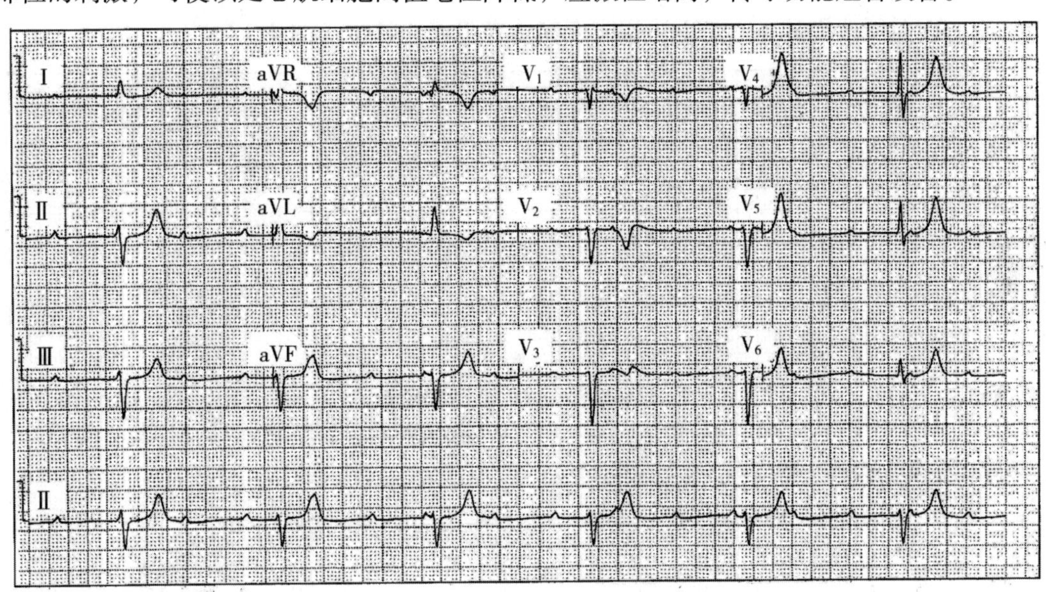

图2-11　三度房室传导阻滞

图示PP间距和RR间距比较固定，但P波和QRS波互不相关，P波频率较QRS波频率快，QRS波较宽，说明为心室起搏点所控制。

四、心室内传导阻滞

心室内阻滞，指房室束分支以下的传导障碍。正常冲动经房室束及三分支系统几乎同时到达心室肌，室内传导时间0.08秒左右，不超过0.10秒。

（一）病因和临床意义

左束支阻滞常提示心肌弥漫性病变，如冠心病、心肌病或主动脉瓣狭窄。右束支传导阻滞不一定有广泛心肌损害，如不伴其他器质性心脏病，常无重要意义，常见病因为风湿性心脏病和先天性心房间隔缺损，也见于慢性肺心病、冠心病、心肌炎、心肌病和急性肺动脉栓塞。不全性右束支传导阻滞可见于无心脏病证据的健康人。双侧束支阻滞和三分支阻滞的主要病因是原因不明的传导系统退行性变。

（二）心电图表现

1. 完全性右束支阻滞

①QRS时限0.12秒或以上。②Ⅰ导联有明显增宽的S波。③V_1、V_9导联有小r波、大R波或R波双峰。④V_5、V_6导联R波窄而高，S波宽。⑤T波与QRS波群主波方向相反。

2. 完全性左束支阻滞

①QRS时限0.12秒或以上。②Ⅰ导联R波宽大，或有切迹，S波常不存在。③V_5、V_6导联R波

宽，有切凹或呈双重 R 波，无 Q 波。④V_1、V_2 导联 r 波极小，S 波宽大。⑤T 波与 QRS 波群主波方向相反。

3. 不全性左或右束支阻滞

同完全性左、右束支阻滞，但 QRS 时限 0.10 ~0.11 秒。

4. 左束支前分支阻滞

①QRS 时限不超过 0.11 秒，大多正常。②额面 QRS 平均电轴超过 -45°，可达 -60°或以上。③Ⅰ导联 R 波为主，S 波小或无；Ⅱ、Ⅲ、aVF 导联 r 波小，S 波深。

5. 左束支后分支阻滞

①QRS 时限 0.11 秒以下。②额面 QRS 平均电轴右偏达 +120°或以上。③Ⅰ导联有明显的 S 波，Ⅱ、Ⅲ、aVF 导联 QRS 波群为 qR 型，V_1 QS 波型，V_2 rS 波型。

6. 右束支阻滞合并左束支前分支或左束支后分支阻滞

心电图与心向量图改变基本上是上述相应束支传导阻滞的联合（图 2-12）。

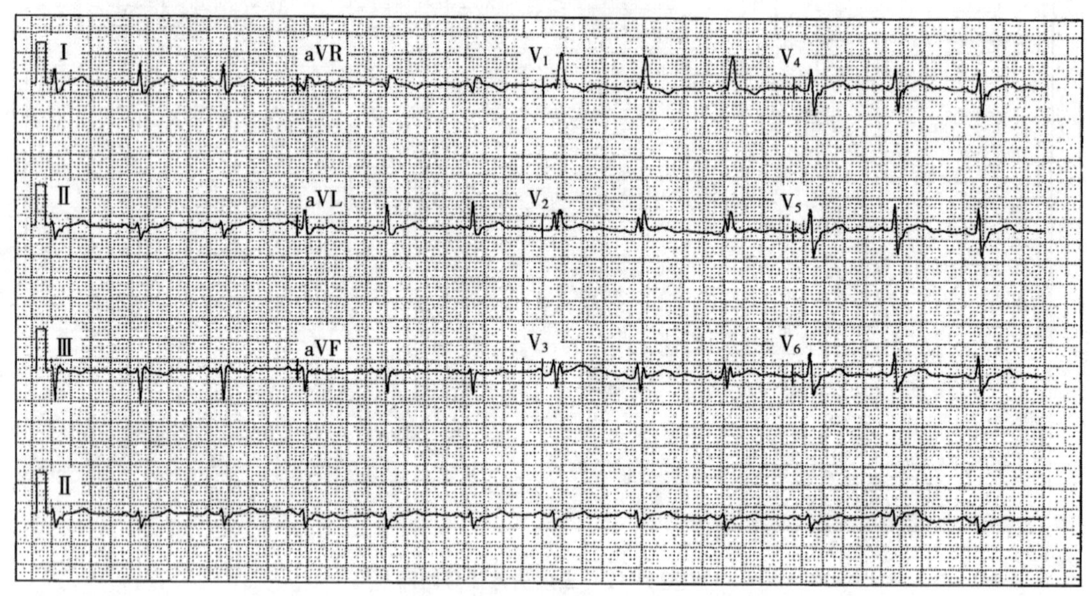

图 2-12　右束支传导阻滞合并左束支前分支传导阻滞

7. 三支阻滞

见上文“房室传导阻滞”部分。

8. 心室内阻滞

QRS 时限 0.10 ~0.11 秒或以上，但无左或右束支阻滞的典型改变。

（三）临床表现

一度房室传导阻滞很少有症状，听诊时第一心音可略减弱。二度房室传导阻滞则可有心脏停顿或心悸感，听诊可发现心音脱漏，脉搏也相应脱漏。心室率缓慢时可有头晕、乏力，易疲倦、活动后气促，甚至短暂晕厥。三度房室传导阻滞时，除上述症状外，还可能进一步出现心、脑血供不足的表现，如智力减退、心力衰竭等。听诊时心率慢而规则，35 ~50 次/分，第一心音强弱不等，强的心音又称“大炮音”。此外尚可有收缩压增高、脉压增宽、颈静脉搏动、心音不一致，以及心脏增大。

心室率过慢、心室起搏点不稳定或心室停搏时，可有短暂的意识丧失，甚至出现晕厥、抽搐和青紫，即所谓阿—斯综合征发作。迅速恢复心室自主心律的，发作可立即终止，神志也立即恢复，否则可导致死亡。

房室束分支以上阻滞，大多表现为一度或二度Ⅰ型房室传导阻滞，病程一般短暂，少数持续。阻滞的发展与恢复有逐步演变过程，突然转变的少见。发展成三度时，心室起搏点多在房室束分支以上

（QRS 形态不变），这些起搏点频率较高，35～50 次/分（先天性房室传导阻滞时可达 60 次/分），且较稳定可靠，因而患者症状较轻，阿一斯综合征发作少见，预后良好。

房室束分支以下阻滞（三分支阻滞），大多先表现为单支或二束支传导阻滞，而房室传导正常。发展为不全性三分支阻滞时，少数人仅有交替出现的左或右束支传导阻滞而仍然保持正常房室传导，多数有一度、二度Ⅱ型、高度或三度房室传导阻滞，下传的心搏仍保持束支传导阻滞的特征。早期房室传导阻滞可间断发生，但阻滞程度的改变大多突然。转为三度房室传导阻滞时，心室起搏点在阻滞部位以下（QRS 波群畸形），频率慢 28～40 次/分，且不稳定，容易发生心室停搏，多见有乏力、气短等临床症状，阿一斯综合征发作常见。

（四）诊断

根据典型心电图改变并结合临床表现，不难作出诊断。为估计预后并确定治疗，尚需区分生理性与病理性房室传导阻滞、房室束分支以上阻滞和三分支阻滞，以及阻滞的程度。

心脏传导异常常是间歇性发作，而且持续短暂，所以常规心电图检查有时不易发现诊断。24 小时心电图监测，植入式心脏监测器和心脏电生理检查等可以对疑有心脏传导异常的患者进行进一步的检查。

（五）治疗

房室束分支以上阻滞形成的一至二度房室传导阻滞，并不影响血流动力状态者，主要针对病因治疗和随访。房室束分支以下阻滞者，不论是否引起房室传导阻滞，均必须结合临床表现，基础病因和阻滞的发展情况，考虑是否有起搏治疗的适应证。

1. 病因治疗

如解除迷走神经过高张力、停用有关药物、纠正电解质失调等。各种急性心肌炎、心脏直视手术损伤引起的房室传导阻滞，往往与急性炎性水肿有关，可试用肾上腺皮质激素治疗纠正。急性下壁心肌梗死所致房室传导阻滞往往是可逆的，数小时至数日即可恢复，心肌再灌注后预后良好，可用阿托品治疗或需临时起搏治疗，多不需永久起搏治疗。因睡眠呼吸暂停而出现房室传导阻滞的患者，则应针对睡眠呼吸暂停进行治疗后随访。

2. 增快心率和促进传导

（1）药物治疗：常常用于因可逆性或急性原因所致心脏传导异常的临时处理。

1）拟交感神经药物：常用沙丁胺醇每次 2～4 mg，3～4 次/日。预防或治疗房室传导阻滞引起的阿一斯综合征发作，宜用 0.5 mg% 异丙肾上腺素溶液连续静脉滴注，控制滴速使心室率维持在 60～70 次/分。但需注意的是过量不仅可明显增快房率而使房室阻滞加重，而且还能导致严重室性异位心律。在急性缺血性心脏病发生时应避免使用该类药物，而应实施临时起搏治疗。

2）阿托品：0.5～1.0 mg 肌内注射或静脉注射。

3）碱性药物：碳酸氢钠或乳酸钠有改善心肌细胞应激性、促进传导系统心肌细胞对拟交感神经药物反应的作用，一般用摩尔溶液静脉滴注或推注，尤其适用于高钾血症或伴酸中毒时。

（2）人工心脏起搏器治疗：心室率缓慢并影响血流动力学状态（如黑蒙、晕厥和心力衰竭）的二至三度房室传导阻滞，尤其是阻滞部位在房室束分支以下，如发生在急性心肌炎、急性心肌梗死或心脏手术损伤时，均有用临时起搏器治疗的指征。急性发病或高度至三度房室传导阻滞患者需施行麻醉或外科手术时，临时起搏器的植入可保证麻醉或手术诱发心室停搏时患者的安全，并可预防心室颤动的发生。持续高度或三度房室传导阻滞伴有心、脑供血不足症状、活动量受限，心功能异常或有过阿一斯综合征发作者，均应考虑采用埋藏式起搏器植入治疗。

束支阻滞不影响房室传导功能时，本身不需要特殊治疗。三支阻滞导致房室阻滞时的治疗如上述。二支阻滞（右束支合并左束支前或后分支阻滞）的治疗尚有争论，目前倾向于对伴晕厥或近乎晕厥者，或 H-V 间期延长达 100 ms 以上者采用起搏器治疗。

第三章

呼吸系统疾病

第一节　普通感冒

普通感冒是最常见的上呼吸道病毒感染，主要病原体是病毒，临床表现为急性鼻炎和上呼吸道卡他症状。

一、病因

根据抗原分型感冒病毒有上百种，主要病原体为鼻病毒，其他为流感病毒、副流感病毒（1，3型）、呼吸道合胞病毒、腺病毒、冠状病毒和肠道病毒中的柯萨奇病毒 A_7 和 A_{21} 型、埃可病毒（Ⅴ型），此外，尚有5～10种是由肺炎霉浆菌引起。

二、流行病学

主要是通过飞沫传播，也可由手接触病毒而传染。1/3的鼻病毒和2/3冠状病毒的感染者无临床症状。鼻病毒感染后病毒复制48小时达到高峰浓度，传播期则持续3周。个体易感性与营养健康状况和上呼吸道异常（如扁桃体肿大）及吸烟等因素有关，发病以冬季多见，与气候变化、空气湿度和污染及年龄、环境有关。但寒冷本身并不会引起感冒，而寒冷季节多见的部分原因与病毒类型有关，也可能因寒冷导致室内家庭成员或人群聚集增加及拥挤有关。感染症状受宿主生理状况影响，过劳、抑郁、鼻咽过敏性疾病、月经期等均可加重症状。

三、发病机制

（一）基本发病机制

普通感冒的病原体主要是鼻病毒，以鼻病毒为例，鼻腔或眼部是其进入机体的门户，鼻咽部是最先感染的部位。腺体淋巴上皮区域的M细胞含有鼻病毒细胞间黏附分子1（ICAM-1）受体，病毒首先在此黏附，并借鼻腔的黏液纤毛活动到达后鼻咽部。此时病毒迅速复制，并向前扩散到鼻道。鼻腔上皮细胞活检及鼻腔分泌物的研究表明，炎症介质（缓激肽、前列腺素）、白介素-1和白介素-8等分泌增加，可能与感冒的部分临床症状有关。组胺的作用尚不清楚，尽管组胺鼻内滴入可引起感冒症状，但抗组胺药治疗感冒的效果并不肯定。副交感神经阻滞药对解除感冒症状有效，表明神经反射机制在感冒发病机制中可能也存在着一定的作用。免疫反应（IgA、干扰素产生）通常是短暂的，加上病毒抗原的多样性及漂移，所以一生中可反复多次感冒。

（二）非典型发病机制

感冒病毒侵入鼻旁窦、中耳、支气管、消化道可引起相应部位的炎症反应，而出现非典型的感冒症状。

四、病理和病理生理

细胞的病理变化与病毒的毒力及鼻腔的感染范围有关。呼吸道黏膜水肿、充血，出现大量的漏出液和渗出液，但细胞群并未发生任何重要变化，修复较为迅速，并不造成组织损伤。不同病毒可引起不同程度的细胞增殖及变性，鼻病毒及肠道病毒较黏液性病毒更为严重。当感染严重时，连接呼吸道的鼻旁窦、中耳管道可能被阻塞，发生继发感染。

机体的抵抗力，生理状态如疲乏，全身状况，血管舒张神经的反应性，有否鼻炎等都影响机体的免疫力。鼻分泌液是第一道保护屏障，黏液的流动对呼吸道上皮有一定的保护作用，同时鼻分泌液含有IgG、IgA，IgA是主要的局部免疫球蛋白。受呼吸道病毒感染后，细胞能产生干扰素，从而抑制病毒的繁殖。

五、临床表现

（一）症状

1. 常见症状

起病急骤，潜伏期短，临床表现个体差异很大。早期有咽部干燥、喷嚏，继以畏寒、流涕、鼻塞、低热。咳嗽、鼻分泌物是普通感冒的特征性症状，开始为清水样，以后变厚，黄脓样，黏稠。鼻塞4～5天。如病变向下发展，侵入喉部、气管、支气管，则可出现声音嘶哑、咳嗽加剧或有小量黏液痰，1～2周消失。全身症状短暂，可出现全身酸痛、头痛、乏力、食欲不振、腹胀、便秘或腹泻等，部分患者可伴发单纯性疱疹。

2. 非典型症状

从病原分型发现感冒病毒有上百种，不同病毒感染，必然引起不同的临床表现，包括病程长短及程度轻重，但从临床上很难区分，加之个体的易感性不同，使得这些不同的微生物不可能引起固有的或特异的临床表现。因此在诊断方面应对非典型的临床表现加以重视，以防漏诊或误诊。以下列举几种类型的不典型表现。

（1）流行性胸痛：潜伏期为2～5天，主要表现为发热和阵发性胸痛，本病有自限性。

（2）急性阻塞性喉—气管—支气管炎：儿童多见，可出现痉挛性咳嗽，有大量分泌物，以致造成不同程度的呼吸道阻塞、哮喘和呼吸困难。呼吸道合胞病毒感染在幼儿中常表现为发热、咳嗽、气促、发绀和呼吸困难，需及时进行抢救，病死率为1%～5%。

（二）常见体征

体检鼻和咽部的黏膜充血水肿。

（三）并发症

1. 鼻窦炎及中耳炎

在鼻旁窦及中耳液中可发现鼻病毒，但在治疗中应注意合并细菌感染所起的作用。

2. 急性心肌炎

流感病毒、柯萨奇病毒和埃可病毒的感染可损伤心肌，或进入人体繁殖而间接作用于心肌，引起心肌局限性或弥漫性炎症。一般在感冒1～4周出现心悸、气急、呼吸困难、心前区闷痛、心律失常，于活动时加剧。

六、辅助检查

白细胞计数正常或稍增，淋巴细胞稍升高。必要时进行病毒分离。

鼻旁窦及中耳、胸部X线摄片可协助诊断。心电图检查可出现心动过速、期前收缩、房室传导阻滞等。

七、诊断

根据病史及临床症状，并排除其他疾病如过敏性鼻炎、癌性感染、急性传染病前驱期的上呼吸道炎症症状，如脑炎、流行性脑膜炎、伤寒、斑疹伤寒等，进行密切观察辅以必要的化验，诊断并不困难。病原的确定需进行病毒分离，由于病毒培养和免疫血清学诊断需要一定的设备，费时耗材，因此在临床工作当中，分离出特异性病毒并不实际，只有在确定流行病因和鉴别继发性细菌感染和真菌感染，才做病毒分离。

八、鉴别诊断

（一）常见表现鉴别诊断

1. 流行性感冒

急性起病，前驱期有乏力症状，很快出现高热（体温可达 39～40 ℃）、畏寒、寒战、头痛、全身肌肉关节酸痛等全身中毒症状，可伴或不伴鼻塞、流鼻涕、咽喉痛、干咳、胸骨后不适、颜面潮红、眼结膜充血等局部症状。流感病程通常为 4～7 天，少数患者咳嗽可能持续数周之久。儿童发热程度通常高于成人，患乙型流感时恶心、呕吐、腹泻等消化道症状较成人多见。新生儿可表现为嗜睡、拒奶、呼吸暂停等。

2. 鼻炎

（1）过敏性鼻炎：临床很像伤风，所不同的是起病急骤，持续时间短，常突然痊愈。主要表现为喷嚏频作，鼻涕多，呈清水样，鼻腔水肿，苍白，分泌物中有较多嗜酸性粒细胞，经常发作，常伴有其他过敏性疾病如荨麻疹等。

（2）血管舒缩性鼻炎：无过敏史，以鼻黏膜间歇性血管充盈、打喷嚏和流清涕为特点，干燥空气能使症状加重。根据病史及无脓涕和痂皮等可与病毒性或细菌性相鉴别。

（3）萎缩性鼻炎：鼻腔异常通畅，黏膜固有层变薄且血管减少，嗅觉减退并有痂皮形成及臭味，容易鉴别。

（4）鼻中隔偏曲、鼻息肉：鼻镜检查可明确诊断。

3. 急性传染病前驱期

麻疹、脊髓灰质炎、流行性脑膜炎、伤寒、斑疹伤寒、人类免疫缺陷病毒（HIV）等在患病初期常有上呼吸道炎症症状。在这些病的流行区及流行季节应密切观察，并进行必要的化验检查以资鉴别。

（二）非典型表现的鉴别诊断

1. 白喉

起病较缓，咽部有灰白色伪膜，不易拭去，剥离后易出血，但局部疼痛不剧烈。咽拭纸培养与锡克试验、亚碲酸钾快速诊断结合流行季节病学资料等可协助诊断。

2. 樊尚咽峡炎（奋森咽峡炎）

咽部有污灰色坏死组织形成的假膜，剥离后可见出血和溃疡。全身症状一般不重，可有中度发热，但局部疼痛较重。伪膜涂片检查可见梭形杆菌与樊尚螺旋体。

3. 支气管哮喘

急性喉—气管—支气管炎主要表现为吸气性呼吸困难和特征性哮吼声。支气管哮喘患儿可有家族过敏史，主要表现为发作性呼气性呼吸困难，典型体征为呼气哮鸣音，与呼吸困难同时出现与消失。β_2 受体激动药和氨茶碱治疗后可迅速缓解，借此得以鉴别。

4. 其他

在感冒期间出现急性心肌炎并发症时，应除外甲状腺功能亢进症、二尖瓣脱垂综合征及影响心肌的其他疾病如风湿性心肌炎、中毒性心肌炎、冠心病、结缔组织病、代谢性疾病以及克山病（克山病地区）等。如有条件必须进行上述任何一项病原学检查。

九、治疗

（一）常用对症治疗药物

1. 抗感冒药

各种抗感冒药大多含有下述几种成分，但不同品种所含成分或剂量有差别，应根据临床症状特点选用相应品种。

（1）伪麻黄碱：作用于呼吸道黏膜α-肾上腺素能受体，缓解鼻黏膜充血，对心脏和其他外周血管α受体作用甚微。可减轻鼻塞，改善睡眠。

（2）抗组胺药：第一代抗组胺药物如马来酸氯苯那敏（扑尔敏）对减少打喷嚏和鼻溢有效，非镇静作用的抗组胺药缺少抗胆碱能作用，效果不肯定。

（3）解热镇痛药：在发热和肌肉酸痛、头痛患者可选用。阿司匹林反复运用增加病毒排出量，而改善症状轻微，不予推荐。

（4）镇咳药：为保护咳嗽反射一般不主张应用，但剧咳影响休息时可酌情应用，以右美沙芬应用较多。

2. 治疗矛盾

运用感冒药对症治疗旨在控制症状，防止疾病进一步的发展。但抗感冒药中所含成分的不良反应对各种不同人群有着不同的影响，如伪麻黄碱在收缩鼻黏膜血管、减轻鼻塞的同时有可能出现较轻的兴奋、失眠、头痛。抗组胺药如氯苯那敏在减轻打喷嚏及鼻溢的同时有引起嗜睡的作用，最近研究还发现有影响血液系统的改变如血小板减少性紫癜等。解热镇痛药如对乙酰氨基酚（扑热息痛），长期使用或超量使用存在肾功能损害及慢性肾衰竭的风险。镇咳药如右美沙芬在止咳的同时也使痰不易咳出。有吸烟、支气管哮喘、慢性阻塞性肺疾病等基础疾病者往往痰多黏稠，使用含有右美沙芬成分的感冒药，有可能引起痰液阻塞。

3. 对策

选用感冒药应因人因症而异，即根据感冒的症状、抗感冒药的组成、感冒患者的年龄、生理特征、职业、并发症、基础病、伴随用药等多方面因素综合考虑。凡驾驶机动车船或其他机械操作、高空作业者在工作期间均应禁用含氯苯那敏的抗感冒药，以免引起嗜睡、头昏而肇事。小儿、老年人、有出血疾病的人，应慎用感冒通。高血压、心脏病、甲状腺功能亢进、青光眼、糖尿病、前列腺肥大患者，慎用含有伪麻黄碱成分的酚麻美敏（泰诺）、白加黑等感冒药。哺乳期妇女慎用速效伤风胶囊，以免引起闭乳，孕期前3个月禁用抗感冒药，全程避免使用速效伤风胶囊。有溃疡病的患者不宜选用含有阿司匹林、双氯芬酸等成分的药物，以免引起或加重溃疡出血。痰多不易咳出者可采取多饮水，使呼吸道炎性分泌物黏稠度降低，易于痰液的咳出，并注意室内温度和湿度；也可蒸汽吸入或超声雾化吸入，湿化痰液，有利于排痰；使用祛痰药，如氨溴索（沐舒坦）等稀释痰液。

（二）抗病毒治疗

1. 利巴韦林（病毒唑）

其对流感和副流感病毒、呼吸道合胞病毒有一定的抑制作用，临床应用仅限于儿童下呼吸道感染呼吸道合胞病毒时。对鼻病毒和其他呼吸道病毒目前尚无有效的抗病毒药物。

2. 治疗矛盾

利巴韦林最主要的毒性是溶血性贫血，在口服治疗后最初1～2周出现血红蛋白下降，其中约10%的患者可能伴随心肺方面不良反应。已经有报道伴随有贫血的患者服用利巴韦林可引起致命或非致命的心肌损害，并对肝、肾功能有影响，对胎儿有致畸作用。药物少量经乳汁排泄，对乳儿有潜在的危险。

3. 对策

定期进行血常规（血红蛋白水平、白细胞计数、血小板计数）、血液生化（肝功能、甲状腺雌激素）检查，尤其血红蛋白检查（包括在开始前、治疗第2周、第4周）。对可能怀孕的妇女每月进行怀孕测试。不推荐哺乳期妇女服用利巴韦林。

严重贫血患者慎用，有珠蛋白生成障碍性贫血（地中海贫血）、镰刀细胞性贫血患者不推荐使用利巴韦林。有胰腺炎症状或明确有胰腺炎患者不可使用利巴韦林。具有心脏病史或明显心脏病症状患者不可使用利巴韦林。如使用利巴韦林出现任何心脏病恶化症状，应立即停药给予相应治疗。

肝肾功能异常者慎用。肌酐清除率 <50 mL/min 的患者，不推荐使用利巴韦林。老年人肾功能多有下降，容易导致蓄积，应慎用。

利巴韦林对诊断有一定的干扰，可引起血胆红素增高（可高达 25%），大剂量可引起血红蛋白降低。

（三）抗细菌治疗

1. 抗生素的应用

一般不应该用、也不需要用抗生素，但婴幼儿患者、年老伴有慢性疾病患者或有继发细菌感染时，则可考虑选用适当的抗菌药物治疗。一项安慰剂对照的研究表明，鼻喉冲洗物培养有肺炎链球菌、流感嗜血杆菌或卡他莫拉菌生长。因此在有细菌定植、呼吸道分泌物中粒细胞增加、出现鼻窦炎、中耳炎等并发症，慢性阻塞性肺疾病（COPD）基础疾病和病程超 1 周者可适当选用针对肺炎链球菌、流感嗜血杆菌、卡他莫拉菌的药物治疗。

2. 治疗矛盾

强调积极用药的必要性的同时带来不少不良用药甚至抗生素滥用之间的矛盾。造成抗生素滥用的原因在于对病原学的研究重视不够，盲目的经验性用药或对抗生素的应用缺乏必要的知识和训练。呼吸道吸入抗生素治疗虽可提高局部药物浓度，克服血液支气管肺屏障造成的呼吸道药物浓度不足，但局部应用易诱导耐药。

3. 对策

使用抗生素应参考流行病学和临床资料，推测可能的病原体，有针对性地选择抗生素，不主张不加区别地普遍采取联合用药和无选择地应用“高级别”的抗生素。联合用药旨在通过药物的协同或相加作用，增强抗菌能力。根据药代学及药动学（PK/PD）的原理制订治疗方案。不推荐呼吸道局部吸入抗生素。

第二节　流行性感冒

一、概述

流行性感冒（简称流感）是由流感病毒引起的急性呼吸道传染病，病原体为甲、乙、丙三型流行性感冒病毒，通过飞沫传播，临床上有急起高热，乏力、全身肌肉酸痛和轻度呼吸道症状，病程短，有自限性，老年人和伴有慢性呼吸道疾病或心脏病患者易并发肺炎。流感病毒，尤以甲型极易变异，往往造成暴发、流行或大流行。自 20 世纪以来已有五次世界性大流行记载，分别发生于 1900 年、1918 年、1957 年、1968 年和 1977 年，其中以 1918 年的一次流行最为严重，死亡人数达 2 000 万人之多。

二、病因

流感病毒属正黏病毒科，系 RNA 病毒，病毒颗粒呈球形或细长形，直径为 80 ~ 120 nm，有一层脂质囊膜，膜上有糖蛋白纤突，是由血凝素（H）、神经氨酸酶（N）所构成，均具有抗原性。血凝素促使病毒吸附到细胞上，故其抗体能中和病毒，在免疫学上起主要作用；神经氨酸酶作用点在于细胞释放病毒，故其抗体不能中和病毒，但能限制病毒释放，缩短感染过程。

流感病毒的核酸是 8 个片段的单股 RNA，核蛋白质具有特异性，可用补体结合试验将其区分为甲、乙、丙三型。抗核蛋白质的抗体对病毒感染无保护作用。除核蛋白质外，核心内还有三个多聚酶蛋白

（P_1、P_2、P_3），其性质不明。核心外有膜蛋白（M_1、M_2）和脂质囊膜包围。

甲型流感病毒变异是常见的自然现象，主要是血凝素（H）和神经氨酸酶（N）的变异。血凝素有 H_1、H_2、H_3，而神经氨酸酶仅有 N_1、N_2，有时只有一种抗原发生变异，有时两种抗原同时发生变异，例如1946—1957年甲型流行株为（H_1N_1），1957—1968年的流行株为（H_2N_2）。1968年7月发生的一次流感流行是由甲型（H_3N_2）毒株引起，自1972年以来历次流感流行均由甲型（H_3N_2）所致，与以往的流行株相比，抗原特性仅有细微变化，但均属（H_3N_2）株。自1976年以来旧株（H_1N_1）又起，称为"俄国株"（H_1N_1），在年轻人中（尤其是学生）引起流行。甲型流感病毒的变异，系由于两株不同毒株同时感染单个细胞，造成病毒基因重新组合，使血凝素或与神经氨酸酶同时发生变化，导致新型的出现，称为抗原性转变，例如在人群中流行株的血凝素基因与鸟型流感病毒基因重新组合；另一种称为抗原性漂移，在免疫系统压力下流感病毒通过变异与选择而成的流行株，主要的改变在血凝素上氨基酸的替代，1968年以来的 H_3N_2 各流行株都是如此。近年来又出现甲型流感病毒 H_1N_1 株、H_3N_2 亚型的O相变异，即病毒株只能在麦丁达比犬肾（MDCK）细胞中复制，而难以在鸡胚中复制。由于MDCK的传代细胞有致癌性，这给疫苗的产生带来了困难。

三、发病机制

（一）流行病学

1. 流行特点

发病率高，起病急且迅速蔓延，流行过程短但可反复多次。

2. 流行环节

（1）传染源：患者是主要传染源，自潜伏期末即可传染，病初2～3天传染性最强，体温正常后很少带毒，排毒时间可至病后7天。病毒可存在于患者的鼻涕、口涎及痰液中，并随咳嗽、喷嚏排出体外。由于部分免疫，感染后可不发病，成为隐性感染。带毒时间虽短，但在人群中易引起传播，迄今尚未证实有长期带毒。

（2）传播途径：主要通过空气飞沫传播，病毒存在于患者或隐性感染者的呼吸道分泌物中，通过说话、咳嗽、喷嚏等方式散播至空气中，并可保持30分钟，易感者吸入后即能感染。其传播速度取决于人群的密度，通过污染食具或玩具的接触也可引起传播。

（3）易感人群：人群对流感病毒普遍易感，与年龄、性别、职业等均无关。抗体于感染后1周出现，2～3周达高峰，1～2个月后开始下降，1年左右降到最低水平，抗体存在于血液和鼻分泌物中，但分泌物中的抗体仅为血液中的5%左右。流感病毒三个型别之间无交叉免疫，感染后免疫维持时间不长，据临床观察，感染5个月后虽然血中有抗体存在，但仍能再次感染同一病毒。呼吸道所产生的分泌型抗体，能阻止病毒的侵入，但当局部黏膜上皮细胞脱落后，即失去其保护作用，故局部抗体比血液中的抗体更为重要。

（二）基本发病机制

带有流感病毒颗粒的飞沫（直径一般小于10 μm）吸入呼吸道后，病毒的神经氨酸酶破坏神经氨酸，使黏蛋白水解，糖蛋白受体暴露，糖蛋白受体与血凝素（含糖蛋白成分）结合，这是一种专一性吸附。具有特异性，它能被血凝素抗体所抑制。在人的呼吸道分泌物中有一种可溶性黏液蛋白，具有流感病毒受体且能与血凝素结合，从而抑制病毒侵入细胞，但只有在流感症状出现后，呼吸道黏液分泌增多时，才有一定的防护作用。病毒穿入细胞时，其包膜丢失在细胞外。在感染早期，流感病毒RNA被转运到细胞核内，在病毒转录酶和细胞RNA多聚酶Ⅱ的参与下，病毒RNA被转录完成后，形成互补RNA及病毒RNA合成的换板。互补RNA迅速与核蛋白体结合，构成信息RNA，在复制酶的参与下，复制出病毒RNA，再移行到细胞质中参加装配。核蛋白在细胞壁内合成后，很快转移到细胞核，与病毒RNA结合成核衣壳，然后再移行到细胞膜部位进行装配。病毒成熟前，各种病毒成分已结合在细胞表面，最后的装配称为芽生，局部的细胞膜向外隆起，包围住结合在细胞膜上的核衣壳，成为新合成的有感染性的病毒体。此时神经氨酸酶可水解细胞表面的糖蛋白，释放 N-乙酰神经氨酸，促使复制病毒由细胞释放出。一个复制过程的周期为 4 ~6 小时，排出的病毒扩散感染到附近细胞，并使大量呼吸道纤毛上皮细胞受染、变性、坏死和脱落，产生炎症反应。

（三）非典型表现发病机制

流感病毒感染是通过患者污染的呼吸道分泌物传染给易感者而获得。小颗粒气溶胶（直径小于 10 μm）在这种人与人传播的过程中十分重要。一旦病毒停留在呼吸道上皮，除非有特异性分泌抗体，非特异性黏液蛋白或黏液纤毛层机械运动保护，否则病毒将黏附其上通过胞饮作用穿透柱状上皮细胞，导致疾病的主要机制是病毒复制引起细胞死亡。病毒感染后血清和气管分泌物中特异性 IgG 和 IgE 上升，并出现气道反应性增高。

四、病理和病理生理

（一）典型表现病理和病理生理

单纯性流感的病理变化主要是流感病毒入侵呼吸道黏膜上皮细胞，在上皮细胞内繁殖，损害柱状上皮细胞、杯状细胞和分泌腺体，纤毛上皮细胞变性、坏死和脱落，黏膜局部充血、水肿和表浅溃疡等卡他性病变。起病 4 ~5 天后，基底细胞层开始增生，形成未分化的上皮细胞，2 周后纤毛上皮细胞重新出现和修复。

（二）非典型表现病理和病理生理

流感病毒性肺炎型则有肺脏充血和水肿，切面呈暗红色，气管和支气管内有血性分泌物，黏膜下层有灶性出血、水肿和细胞浸润，肺泡腔内含有纤维蛋白和渗出液，呈现浆液性出血性支气管肺炎，应用荧光抗体技术可检出流感病毒。若合并金黄色葡萄球菌感染，则肺炎呈片状实变或有脓肿形成，易发生脓胸、气胸。如并发肺炎球菌感染，可呈大叶或小叶实变，继发链球菌、肺炎杆菌感染时，则多表现为间质性肺炎。当合并中毒性休克时，肺部可出现肺水肿、肺不张、微血管阻塞，从而导致肺顺应性下降、生理分流及生理无效腔增加。如并发 Reye 综合征，可出现脑水肿和缺氧性神经细胞退行性变，肝细胞脂肪浸润。严重细菌感染的漫延可引起严重的后遗症如骨髓炎，海锦体血栓性静脉炎，硬脑膜外或硬脑膜下脓肿，脑膜炎或脑脓肿，但这种并发症极其少见。

五、临床表现

（一）症状

1. 常见症状

本病的潜伏期一般为 1 ~3 天（数小时至 4 天），临床上可出现发热、肌肉痛和白细胞减低等全身毒血症样表现但不发生病毒血症。也可有急起高热，全身症状较重而呼吸道症状并不严重，表现为畏寒、发热、头痛、乏力、全身酸痛等，体温可达 39 ~40 ℃，一般持续 2 ~3 天后渐退。全身症状逐渐好转，但鼻塞、流涕、咽痛、干咳等上呼吸道症状较显著，少数患者可有鼻衄、食欲不振、恶心、便秘或腹泻等轻度胃肠道症状。

2. 非典型症状

（1）肺部症状：可有以下 3 种类型。

1）原发性病毒性肺炎：本病较少见，是 1918—1919 年大流行时死亡的主要原因。多见于原有心肺疾病患者（特别是风湿性心脏病、二尖瓣狭窄）或孕妇。肺部疾病以浆液性出血性支气管肺炎为主，有红细胞外渗、纤维渗出物和透明膜形成。临床上有高热持续不退、气急、发绀、阵咳、咯血等症状。

2）继发性细菌性肺炎：以单纯型流感起病，2 ~4 天后病情加重，热度增高并有寒战，全身中毒症状明显，咳嗽增剧，咳脓痰，伴有胸痛。

3）病毒与细菌混合性肺炎：流感病毒与细菌性肺炎同时并存，起病急，高热持续不退，病情较重，可呈支气管肺炎或大叶性肺炎，除流感抗体上升外，也可找到病原菌。

（2）肺外症状。

1）Reye 综合征：系甲型和乙型流感的肝脏、神经系统并发症，也可见于带状疱疹病毒感染。本病限于2～6岁的儿童，因与流感有关，可呈暴发流行。临床上在急性呼吸道感染热退数日后出现恶心、呕吐，继而嗜睡、昏迷、惊厥等神经系统症状，但脑脊液检查正常。

2）中毒性休克综合征：多在流感后出现，伴有呼吸衰竭。

3）横纹肌溶解：系局部或全身骨骼肌坏死，表现为肌痛和肌弱。

（二）体征

1. 常见体征

发热是最常见的体征，患者呈急病容，面颊潮红，眼结膜轻度充血和眼球压痛，咽部充血，口腔黏膜可有疱疹，肺部听诊仅有粗糙呼吸，偶闻胸膜摩擦音。症状消失后，仍感软弱无力，精神较差，体力恢复缓慢。

2. 非典型体征

发生病毒性肺炎时，体检双肺呼吸音低，满布哮鸣音，但无实变体征。病程可长达3～4周，患者可因心力衰竭或周围循环衰竭而死亡。抗菌药物治疗无效，病死率较高。继发细菌性肺炎时，体检可见患者呼吸困难、发绀、肺部满布啰音，有实变或局灶性肺炎征。

发生 Reye 综合征时，有肝肿大，但无黄疸、无脑炎征，病理变化脑部仅有脑水肿和缺氧性神经细胞退行性变，肝细胞有脂肪浸润。病因不明，近年来认为与服用阿司匹林有关。

六、辅助检查

1. 血常规

白细胞总数减少，淋巴细胞百分比相对增加，嗜酸性粒细胞消失。合并细菌感染时，白细胞总数和中性粒细胞增多。

2. 免疫荧光或免疫酶染法检测抗原

取患者鼻洗液中黏膜上皮细胞的涂片标本，用荧光或酶标记的流感病毒免疫血染色检出抗原，出结果快、灵敏度高，有助于早期诊断，如应用单克隆抗体检测抗原则能鉴定甲、乙、丙型流感。

3. 聚合酶链反应（PCR）测定流感病毒 RNA

它可直接从患者分泌物中检测病毒 RNA，是个快速、直接、敏感的方法。目前改进应用 PCR-细胞免疫（PCR-EIA）直接检测流感病毒 RNA，比病毒培养敏感得多，且测定快速、直接。

4. 病毒分离

将急性期患者的含漱液接种于鸡胚羊膜囊或尿囊液中，进行病毒分离。

5. 血清学检查

应用血凝抑制试验、补体结合试验等测定急性期和恢复期血清中的抗体，如有4倍以上增长，则为阳性。应用中和免疫酶学试验测定中和滴度，可检测中和抗体，这些都有助于回顾性诊断和流行病学调查。

6. 血清肌酸磷酸酶升高和电解质紊乱

可有急性肾衰竭，表现为血肌酐、尿素氮升高。血液中可有流感抗体上升，气管分泌物可找到病菌，以金黄色葡萄球菌为多见。中毒性休克综合征患者血气分析可出现Ⅰ型呼吸衰竭。

7. 影像学检查

单纯型流行性感冒胸部摄片无异常发现。流感肺炎型患者，X 线检查双侧肺部呈散在性絮状阴影。中毒性休克综合征患者胸片可显示急性呼吸窘迫综合征，但肺炎病变不明显。Reye 综合征者，腹部 B 超检查可见肝脏肿大，并有脂肪浸润。

七、诊断

当流感流行时诊断较易，可根据：①接触史和集体发病史。②典型的症状和体征。散发病例则不易诊断，如单位在短期内出现较多的上呼吸道感染患者，则应考虑流感的可能，应做进一步检查，予以确定。

八、鉴别诊断

（一）常见表现鉴别诊断

1. 呼吸道感染

起病较缓慢，症状较轻，无明显中毒症状，因而局部症状较全身症状明显，血清学和免疫荧光学等检查可明确诊断。

2. 流行性脑脊膜炎（流脑）

流脑早期症状往往类似流感，但流感有明确的季节性，儿童多见。早期有剧烈的头痛、脑膜刺激征、瘀点、口唇疱疹等均可与流感相鉴别。脑脊液检查可明确诊断。

（二）非典型表现鉴别诊断

1. 军团菌肺炎

本病多见于夏秋季，临床上表现为重症肺炎，白细胞总数增高，并有肝肾并发症，但轻型病例类似流感。红霉素、利福平等抗生素对本病有效，确诊有助于病原学检查。

2. 支原体肺炎

支原体肺炎与原发性病毒性肺炎的 X 线表现相似，但前者的病情较轻，冷凝集试验和 MG 链球菌凝集试验可呈阳性。

3. 其他

在诊断 Reye 综合征时，必须排除其他原因引起的急性脑病及肝功能不全，如病毒性肝炎、肝性昏迷及其他遗传代谢性疾病如先天性高氨血症等。可根据其显著的肝功能异常，脑脊液无明显变化等，与化脓性、结核性或病毒性脑膜炎、脑炎区别；又根据本病肝功能虽异常但无黄疸，与重症肝炎、肝性脑病鉴别。某些遗传代谢病如尿素循环酶缺陷，有机酸尿症可酷似 Reye 综合征表现，可通过详细病史，针对代谢病的尿液筛查以及遗传学诊断进行鉴别。

九 、治疗

（一）基本原则

1. 尽早应用抗流感病毒药物治疗

现有流感药物有两类，即金刚烷胺及其衍生物金刚乙胺和神经氨酸抑制剂类。前者阻止病毒进入宿主细胞内，后者抑制流感病毒表面的神经氨酸酶，从而防止新的病毒颗粒自感染细胞释放，限制感染扩散。因此抗病毒药物治疗只有早期（起病 1 ~2 天）使用，才能取得疗效。

2. 加强支持治疗和预防并发症

休息，多饮水，注意营养，饮食要易于消化，特别在儿童和老年患者应予充分强调。密切观察和监测并发症，抗生素仅在明确或有充分证据提示继发细菌感染时才有应用指征。

3. 谨慎和合理应用对症治疗药物

早期应用抗流感病毒药物大多能改善症状。必要时联合应用缓解鼻黏膜充血药物（喷雾剂、滴剂或口服剂型，前两者使用不应超过 3 天）、止咳祛痰药物。儿童和少年（ <20 岁）忌用阿司匹林药物以及其他水杨酸制剂，因为该类药物与流感的肝脏和神经系统并发症即 Reye 综合征存在相关，偶可致死。

（二）抗流感病毒药物治疗

1. 金刚烷胺和金刚乙胺

（1）用药方法：金刚烷胺特异性地抑制甲型流感病毒，阻止病毒进入细胞内，抑制病毒脱壳和释放其核酸，并能改变血凝素构型而抑制病毒装配。盐酸金刚烷胺对于成年人的推荐剂量为 100 mg（1 片），每日 2 次。对于严重肝功能不全、肾衰竭（Clcr≤10 mL/min）和老年人家庭护理患者，推荐剂量为每日 100 mg（1 片）。金刚乙胺的用药剂量与金刚烷胺相同，但其活性比金刚烷胺强 4～10 倍，且毒性低。早期应用此类药物半数以上患者能使症状减轻，症状持续时间缩短 1～2 天，并减少排毒量。在高危患者能否减少流感相关并发症尚无定论。在出现 A 型流行性感冒的症状和体征时，服用本品越早越好，在 48 小时内服用本品治疗效果更好，从症状开始连续治疗约 7 天。

（2）治疗矛盾：在应用金刚烷胺和金刚乙胺治疗的同时可发生不良反应，如消化系统：腹泻、消化不良等；神经系统：注意力下降、运动失调、嗜睡、急躁不安、抑郁等；有的还会出现如步态反常、精神愉快、运动过度、震颤、幻觉、意识模糊、惊厥等；心血管系统：心悸、高血压、脑血管功能紊乱、心力衰竭、下肢水肿、心脏神经传导阻滞、心动过速、晕厥等；以及呼吸困难、非产后泌乳、皮疹、耳鸣等。目前还没有多剂量的数据可以证实对于肾或肝损伤的受试者是安全的。因为在多剂量期，金刚乙胺的代谢物有可能会积累。据报道，有癫痫病史的患者服用盐酸金刚烷胺后，癫痫发作的发病率增加。

（3）对策：虽然一般而论金刚烷胺的不良反应为轻度和一过性的，但在应用时必须根据患者年龄、体重、肾功能和基础疾病等情况，慎重用药和密切观察。对任何肾功能不全患者应监视其不良反应，必要时调整剂量。如有脑血管病或病史者、有反复发作的湿疹样皮疹病史、末梢性水肿、充血性心力衰竭、精神病或严重神经官能症、有癫痫病史者可增加发作。尤其对有癫痫发作史的患者，发现癫痫样发作仍有活动以及出现中枢神经系统功能失常应立即停药。由于有轻度嗜睡，故高空作业、驾车、机械操作者工作时不宜使用。

2. 神经氨酸酶抑制药

（1）用药方法：神经氨酸酶抑制药目前有两个品种即扎那韦尔和奥司托维尔（商品名为达菲）被批准临床使用，目前在中国仅有奥司托维尔。神经氨酸酶抑制剂仅用于流感病毒，而对宿主、其他病毒和细菌的神经氨酸酶很少或者无作用。口服奥司托维尔 100 mg，3.7 小时后血清峰浓度达 250 μg/L，12 小时后为峰浓度的 35%。与金刚烷胺相比，奥司托维尔发生耐药甚少，而且耐药速度产生缓慢，耐药突变株毒力显著降低。推荐剂量和疗程：成人奥司托维尔（胶囊）75 mg，2 次/天，应用 5 天，儿童参照表 3-1。

表 3-1　奥司托维尔用于儿童的推荐剂量

体重/kg	年龄/岁	剂量/mg	体重/kg	年龄/岁	剂量/mg
≤15	1～3	30（混悬剂）	24～40	8～12	60（混悬剂）
16～23	4～7	45（混悬剂）	>40	>13	75（胶囊）

（2）治疗矛盾：奥司托维尔在治疗的同时可出现恶心、呕吐等消化道反应。腹痛、头痛、头晕、失眠、咳嗽、乏力等服药后症状在试验组与安慰剂组的发生率无差异。

（3）对策：对奥司托维尔或药物的任何成分过敏者禁用。对肌酐清除率小于 30 mL/min 的患者建议做剂量调整。目前尚缺乏足够数据评价怀孕妇女服用奥司托维尔后导致胎儿畸形或药物有胎儿毒性的潜在可能性。同时，也尚不知奥司托维尔及其代谢产物两者会不会从人乳中排出。因此肾功能不全患者及孕妇、哺乳期妇女用药应慎重。

3. 利巴韦林

利巴韦林在组织培养中显示对甲型、乙型流感病毒有抑制作用，但临床不能肯定其治疗作用。

十、预防

1. 早期发现和迅速诊断流感

及时报告、隔离和治疗患者，凡遇到以下情况，应疑有本病流行，及时上报疫情：①门诊上呼吸道患者连续 3 天持续增加，并有直线上升趋势。②连续出现临床典型病例。③有发热感冒患者 2 例以上的家庭连续增多。遇上述情况，应采取措施，早期就地隔离，采集急性期患者标本进行病毒分离和抗原检测，以早期确诊和早期治疗，减少传播，降低发病率，控制流行期间应减少大型集会和集体活动，接触者应戴口罩。

2. 药物预防

金刚脘胺与金刚乙胺预防甲型流感有一定效果，乙型流感则无效，因此，在流行早期必须及时确定流行株的型别，对无保护的人群和养老院人员进行药物预防。也可试用中草药预防。

3. 疫苗预防

流感疫苗可分为减毒活疫苗和灭活疫苗两种，接种后在血清和分泌物中出现抗血凝素抗体和抗神经氨酸抗体或T细胞毒反应，前两者能阻止病毒入侵，后者可降低疾病的严重度和加速复原。减毒活疫苗经鼻喷入可在局部产生抗体，阻止病毒吸附，接种后半年至1年后可预防同型流感病毒作用，发病率可降低50%~70%。灭活疫苗采用三价疫苗皮下注射法，在中、小流行中对重点人群使用。

由于流感病毒经常变异，疫苗使用中的主要问题是毒种的选择，制造疫苗的毒株力求接近流行株。根据美国CDC实施免疫专家委员会的推荐，1994—1995年度的三价流感疫苗包括A/德克斯/36/1（H_1N_1）、A/山东/9/93（H_2N_2）和B巴拿马/45/90（乙型）三种毒株为宜。老年人除应用流感疫苗外，还应接种肺炎球菌疫苗，以防止下呼吸道并发症。Mader R等曾报道有3例接种流感疫苗后发生系统性脉管炎，虽属少见，但大范围接种应注意。

第三节　急性气管—支气管炎

急性气管—支气管炎是由生物、物理、化学刺激或过敏等因素引起的气管—支气管黏膜的急性炎症。临床主要症状有咳嗽和咳痰。常见于寒冷季节或气候突变时，也可由急性上呼吸道感染蔓延而来。

一、病因

1. 微生物

可由病毒、细菌感染致病。常见病毒为腺病毒、流感病毒（甲、乙）、冠状病毒、鼻病毒、单纯疱疹病毒、呼吸道合胞病毒和副流感病毒。常见细菌为流感嗜血杆菌、肺炎链球菌、卡他莫拉菌等，衣原体和支原体感染有所增加。也可在病毒感染的基础上继发细菌感染。

2. 物理、化学因素

过冷空气、粉尘、刺激性气体或烟雾（如二氧化硫、二氧化氮、氨气、氯气等）的吸入，对气管—支气管黏膜引起急性刺激和损伤。

3. 变态反应

常见的吸入致敏原包括花粉、有机粉尘、真菌孢子等；或对细菌蛋白质的过敏，引起气管—支气管炎症反应。

二、发病机制

气管、支气管的黏膜有纤毛并分泌黏液，具有清除异物的功能。气道分泌物中尚有非特异性的酶，如干扰素，能抑制病毒的复制。乳铁蛋白有抑菌作用。气管黏膜的浆细胞和淋巴细胞还能分泌IgA，在补体和溶酶体存在下，有灭菌和中和病毒的作用。

当人体遇寒、受凉和过度疲劳时，可削弱呼吸道的生理性防御功能和机体的免疫功能而发病。

近年来有学者注意到急性支气管炎与气道高反应性之间的关系。在复发性急性支气管炎的患者其哮喘轻度发作较正常人群为多。反之，急性支气管炎患者既往亦多有支气管哮喘或特异质病史，提示支气管痉挛可能是急性支气管炎患者咳嗽迁延不愈的原因。

三、病理

气管、支气管黏膜发生急性炎症，黏膜充血、水肿、黏液腺体肥大，分泌物增加并有淋巴细胞、中性粒细胞浸润，纤毛上皮细胞损伤、脱落，炎症消退后，气管、支气管黏膜的结构和功能可恢复正常。

四、临床表现

1. 常见表现

起病较急，常先有急性上呼吸道感染症状。

（1）症状：全身症状一般较轻，可有发热，38 ℃左右，多于3～5天降至正常。咳嗽、咳痰，先为干咳或少量黏液性痰，随后可转为黏液脓性或脓性，痰量增多，咳嗽加剧。咳嗽、咳痰可延续2～3周才消失，如迁延不愈，可演变成慢性支气管炎。

（2）体征：体征不多，呼吸音常正常，可以在两肺听到散在干、湿性啰音。啰音部位不固定，咳嗽后可减少或消失。

2. 非典型表现

（1）咯血：少部分患者可以出现痰中带血。

（2）如支气管发生痉挛，可出现程度不等的气促，伴胸骨后发紧感，肺部可闻及哮鸣音。

五、辅助检查

周围血中白细胞计数和分类多无明显改变。细菌感染较重时，白细胞总数和中性粒细胞增高，痰培养可发现致病菌。X线胸片检查，大多数表现正常或仅有肺纹理增粗。

六、诊断与鉴别诊断

根据病史、咳嗽和咳痰等呼吸道症状以及两肺散在干、湿性啰音等体征，结合血常规和X线胸片检查，可做出临床诊断；进行病毒和细菌检查，可确定病因诊断。本病需与流行性感冒、其他急性上呼吸道感染、支气管肺炎、肺结核、肺癌、肺脓肿、麻疹、百日咳等多种疾病鉴别。

1. 流行性感冒

起病急，有流行病史，除呼吸道症状外，全身症状如发热、头痛明显，病毒分离和补体结合试验阳性可鉴别。

2. 上呼吸道感染

鼻塞、流涕、咽痛等症状明显，无咳嗽、咳痰，肺部无异常体征。

3. 支气管哮喘

急性支气管炎患者如伴有支气管痉挛时，可出现喘息，应与支气管哮喘相鉴别，后者有发作性呼吸困难、呼气费力、喘鸣及满肺哮鸣音及端坐呼吸等症状和体征。

七、治疗

1. 一般治疗

休息、保暖、多饮水、补充足够的热量。

（1）注意保证充足的睡眠和适当的休息，发病时应增加日间卧床休息时间，调整好饮食，保证足够的能量摄入。

（2）注意大量的饮水，水是痰液最好的生理稀释剂，每日最少饮水2.0 L。如有发热，在此基础上还需增加。

（3）保持居室的温、湿度适宜，空气新鲜，避免呼吸道的理化性刺激（如冷空气、灰尘、刺激性气味等）。

2. 抗生素治疗

无明确细菌感染证据，不应用抗生素。明确存在细菌感染者，根据感染的病原体及药物敏感试验选择抗菌药物治疗。一般未能得到病原菌阳性结果前，可选用大环内酯类、青霉素类、头孢菌素类和喹诺酮类等。

第四节　葡萄球菌肺炎

一、概述

葡萄球菌肺炎是由葡萄球菌引起的急性化脓性炎症，近年来有增多的趋势。金黄色葡萄球菌占社区获得性肺炎的比例为0～5%，重症肺炎中最高报道为11.1%。也是医院获得性肺炎的主要病原菌之一，许多研究估计占所有医院获得性肺炎的15%～35%。与甲氧西林敏感的金黄色葡萄球菌（MSSA）相比，耐甲氧西林的金黄色葡萄球菌（MRSA）所致的社区和医院获得性感染的病死率明显增高，故更加引起了医学界的广泛关注。

二、病因和发病机制

葡萄球菌属含32种细菌，仅有一些对人体致病。为革兰阳性球菌，可分为凝固酶阳性的葡萄球菌（主要为金黄色葡萄球菌）及凝固酶阴性的葡萄球菌（如表皮葡萄球菌和腐生葡萄球菌）。葡萄球菌的致病物质主要是毒素与酶，如溶血毒素、杀白细胞素、肠毒素等，具有溶血、坏死、杀白细胞及血管痉挛等作用。凝固酶阳性的葡萄球菌致病力较强，随着医院感染的增多，由凝固酶阴性葡萄球菌引起的肺炎也不断增多。

金黄色葡萄球菌是毒力最强的葡萄球菌，广泛存在于自然界及人体，对外界有较强的适应能力，干燥环境下可存活几个月，常定植在健康人鼻前庭，带菌可达15%～50%，细菌胞壁上的部分胞壁酸有助于细菌在鼻前庭的细胞附着。除气管切开或烧伤患者外，虽然人群间的传播是否是通过直接接触和空气传播尚不清楚，但金黄色葡萄球菌很容易通过直接接触和空气产生播散。动物可以通过直接接触、环境污染或食物的作用，在人类MRSA感染中起到重要作用。

三、病理和生理

经呼吸道吸入途径所致肺炎呈大叶性或呈广泛的、融合性的支气管肺炎。支气管及肺泡破溃可使气体进入肺间质，并与支气管相通。当坏死组织或脓液阻塞细支气管，形成单向活瓣作用，产生张力性肺气囊肿。浅表的肺气囊若张力过高，可破溃形成气胸或脓气胸，并可形成支气管胸膜瘘。血源性金黄色葡萄球菌肺炎多发生于葡萄球菌菌血症患者。细菌栓子引起肺部多发的化脓性炎症病灶，进而发展成多发性肺脓肿，可侵及胸腔、心包，也可伴其他葡萄球菌引起的炎症，如脑膜炎、关节炎等。

四、临床表现及辅助检查

金黄色葡萄球菌的临床表现随患者感染途径而异，经呼吸道吸入感染者较少见，大多发生于流感后。血源性途径感染者常以原发病灶表现和毒血症状为主。院内获得性肺炎多发于体质严重虚弱、气管切开、气管插管、使用免疫抑制药或近期做过手术的患者。

（一）典型表现

（1）急骤发病，全身中毒症状严重，寒战、高热、咳嗽、脓痰、脓血痰、呼吸困难、发绀等。

（2）病情发展迅速，神志改变、谵妄、昏迷甚至休克，多见于由肺外感染至血行播散者。

（3）院内感染出现在手术后监护病房及长期住院者，起病隐匿。呼吸道症状较轻、低热、咳嗽少量脓痰。病情变化快。

（4）血源性葡萄球菌肺炎继发于肺外感染的血行播散，全身中毒症状重，可找到原发病灶和其他部位感染的症状和体征。累及胸膜则发生脓胸。

（5）体征：早期局部呼吸音减低，可闻及干湿性啰音。并发脓胸则有叩诊浊音，呼吸音减弱或消失。有气胸则叩诊鼓音，呼吸音减弱或消失。

(6) 实验室检查：外周血白细胞在 20×10^9/L 左右，有些病例可高达 50×10^9/L，中性粒细胞明显升高，有中毒颗粒、核左移现象。重症病例由于细菌分泌杀白细胞数导致白细胞计数减少。痰涂片革兰染色可见大量成堆葡萄球菌与脓细胞、白细胞发现球菌有诊断价值。痰、血及胸液培养葡萄球菌生长。血清胞壁酸抗体测定对早期诊断有帮助，血清抗体≥1 ∶ 4 为阳性，特异性较高。

(7) X 线表现：肺浸润、肺脓肿、肺气囊肿和脓胸、脓气胸为金黄色葡萄球菌肺炎的四大 X 线征象，在不同类型和不同病期以不同的组合表现。多发性小脓肿、肺气囊肿和脓胸、脓气胸为婴幼儿金黄色葡萄球菌肺炎的特征，且早期临床表现常与胸部 X 线表现不一致，即临床症状很重，而胸片表现不明显。但病变发展快，可于数小时发展成为多发性肺脓肿、肺气囊肿、脓胸，并可产生张力性气胸、纵隔气肿。

原发性感染者早期胸部 X 线表现为大片絮状、密度不均的阴影。可成节段或大叶分布，亦有成小叶样浸润，病变短期内变化大，可出现空洞或蜂窝状透亮区，或在阴影周围出现大小不等的气肿性大泡。栓塞性葡萄球菌肺炎的特征是在不相邻的部位有多发性浸润，浸润易形成空洞，这些现象表示感染源来源于血管内（如右侧心内膜炎或脓毒性血栓性静脉炎）。通常，血源性感染者胸部 X 线表现呈两肺多发斑片状或团块状阴影或多发性小液平空洞。血源性葡萄球菌肺炎早期在两肺的周边部出现大小不等的斑片状或团块状阴影，边缘清楚，有时类似转移癌，但随病情发展，病灶周边出现肺气囊肿，并迅速发展成肺脓肿。

（二）非典型表现

(1) 一些经血行感染者找不到原发病灶。

(2) 部分患者亚急性起病，肺炎症状不典型。

(3) 老年患者及有慢性基础疾病患者及某些不典型病例，呈亚急性经过，起病较缓慢，症状较轻，低热，咳少量脓性痰，有时甚至无临床症状，仅在摄胸片时发现肺部点状或边缘模糊的片状阴影。有时虽无呼吸系统症状及高热，而患者已发生中毒性休克，出现少尿、血压下降。

(4) 有些金黄色葡萄球菌肺炎还可出现类似吉兰—巴雷综合征和多发性肌炎的肺外并发症表现。少数病例因出现腹痛被误诊为阑尾炎。

(5) 影像学上有些肺上叶的病变易误诊为结核。

五、诊断和鉴别诊断

根据典型临床表现、X 线征象、呼吸道分泌物涂片及培养，加上患者有金黄色葡萄球菌肺炎的易感因素，可做出诊断。但本病早期临床表现与 X 线改变不符合，病原学检查虽是确诊的依据，但需要一定的时间，也存在着敏感性和特异性的问题，早期诊断常有困难。X 线检查随访追踪肺部病变动态变化对诊断有帮助。临床上应与其他疾病相鉴别。

1. 其他细菌性肺炎

如流感杆菌、肺炎克雷伯杆菌、肺炎链球菌引起的肺炎。根据病史、症状、体征、胸部 X 线等检查可做出初步判断，但最终鉴别需病原学检查。

2. 肺结核

上叶金黄色葡萄球菌易与肺结核混淆，尤其是干酪性肺炎，二者症状、体征及影像学检查均相似。此外，发生于下叶的不典型肺结核也易误诊为金黄色葡萄球菌肺炎。应通过仔细询问病史、相关实验室检查以及对治疗的反应进行鉴别。

3. 真菌性肺炎

医院内获得性真菌性肺炎与金黄色葡萄球菌肺炎患者有相似的易感因素，症状体征及影像学改变区别不大，临床上判别有困难。确诊依赖于病原学诊断。

4. 其他非感染性疾病

发生于肺的其他非感染性疾病如肺肿瘤、肺栓塞、肺血管炎等疾病也可出现发热、外周血白细胞升高、胸部 X 线见肺浸润影，需通过病史及相关辅助检查进行鉴别。

六、治疗

（一）抗生素治疗

应根据痰培养及药物敏感试验结果选用抗生素。

1. MSSA 治疗

可选用耐青霉素酶的半合成青霉素或头孢菌素，如苯唑西林、氯唑西林、头孢唑啉、头孢呋辛，也可选用克林霉素、复方磺胺甲噁唑（SMZco），联合使用阿米卡星、磷霉素、夫西地酸钠、利福平、氟喹诺酮类等药物。由于医院获得性感染多为耐多药菌株，治疗时不宜选用β-内酰胺类、林可霉素类、氟喹诺酮类及 SMZco。

2. MRSA 的治疗

（1）糖肽类药物：可选用万古霉素，成人剂量为 1.0 g/次，1 次/12 小时缓慢静脉滴注。也可选去甲万古霉素，成人 0.8～1.6 g/d，分 2～3 次缓慢静脉滴注。或替考拉宁 0.4 g/次，首 3 次剂量每 12 小时静脉给药 1 次，以后则 0.4 g/d。两种药物的作用机制相似，在体外替考拉宁较万古霉素容易产生诱导耐药。常用剂量下替考拉宁的肾毒性低于万古霉素，其半衰期为 40～70 小时，每天一次给药方案为门诊治疗提供了方便。

（2）噁唑烷酮类：利奈唑胺，成人 0.6 g/次，1 次/12 小时，静脉或口服。最常见的不良反应为腹泻、头痛、恶心。

（3）甘氨酰四环素类：替加环素，起始剂量为 0.1 g，以后 50 mg，1 次/12 小时。

（二）体位引流

脓气胸应尽早胸腔置管引流。肺脓肿应嘱患者按病变部位和全身情况做适当体位引流。

（三）其他

营养支持等均十分重要。伴随葡萄球菌心内膜炎患者在抗菌治疗症状改善后应尽早进行心脏赘生物的手术治疗。

1. 治疗矛盾

（1）临床上有 50% 以上的肺炎患者找不到病原体，许多葡萄球菌肺炎患者早期临床表现并无特异性，因此在病原学诊断前或药敏结果未获得前决定是否要选用针对葡萄球菌的经验性抗菌治疗有一定困难，尤其是否选用针对 MRSA 的治疗药物更难下决心。不选怕耽误治疗，影响疾病预后；轻易用药又造成抗生素滥用，且增加了医疗费用。

（2）对于 MRSA 肺炎尤其是伴有心内膜炎的重症患者，宜选用杀菌剂如万古霉素治疗。但如这些患者同时伴有肾功能不全时，则使用这种药物有风险。

2. 对策

（1）MRSA 不是社区获得性肺炎（CAP）的常见病原体，对 CAP 的患者应采用常规的方案进行治疗。只有对于那些有葡萄球菌感染的高危因素、治疗反应差或从血液、痰或胸腔积液中培养出 MRSA 的患者才改用万古霉素进行治疗。同时应该记住，痰培养出的 MRSA，可能是定植菌而非致病菌。

（2）对于肾功能不全的患者，使用万古霉素、替考拉宁均需调整剂量，或改用其他对肾损害小的药物如利奈唑胺等。

（3）万古霉素 MIC 在敏感范围上界（1～2 μg/mL），如果仍选用万古霉素，可考虑联合应用利福平、夫西地酸或磷霉素等，也可改用其他种类的药物。还应掌握万古霉素应用的指征，积极预防耐药性的产生。美国疾病预防控制中心建议万古霉素应用的指征为：

1）耐β-内酰胺类革兰阳性菌引起的严重感染。

2）革兰阳性菌感染，但对β-内酰胺类抗生素严重过敏者。

3）甲硝唑治疗失败或严重的抗生素相关性结肠炎。

4）美国心脏协会推荐在某些特定的阶段，用于心脏病的预防。

5）假体材料或装置的植入手术中，MRSA 或 MRSE（耐甲氧西林表皮葡萄球菌）感染的发生率较高，在操作过程中的预防用药。

七、预后

葡萄球菌肺炎的预后通常与感染菌株的致病力、患者的基础状态、肺部病变范围、诊断和治疗是否及时和正确，以及有无并发症如菌血症、心内膜炎、脑膜炎等均有密切关系。其病死率为 10% ~30%，年龄大于 70 岁的患者病死率为 75%。痊愈患者中少数可遗留支气管扩张等。

第五节　军团菌肺炎

一、概述

军团菌肺炎是指由军团杆菌引起的细菌性肺炎。军团菌属由 40 多种组成，但只有不到一半可引起人类疾病，最常见的致病菌是嗜肺军团菌。我国自 1982 年在南京发现首例患者以来，发病例数日益增多，已受到普遍关注。军团菌肺炎在非典型肺炎中是病情最重的一种，未经有效治疗者的病死率可高达 45%。军团菌致病几乎遍及全球，夏末秋初为高发季节，男性多于女性，任何年龄人群均可发病。孕妇、老年人、器官移植、免疫抑制药治疗、长期住院，以及免疫功能低下的慢性阻塞性肺疾病患者为好发人群。军团菌为水源中常见的微生物，并可以气溶胶的方式传播和感染人群。超声雾化设备、空调系统、冷却和暖水管道是该菌极易繁殖的场所。因此，暴发流行多见于医院和旅馆等公共场所。

二、病因

军团菌属水生菌群，存在于天然淡水、人工管道水及泥浆水中，在蒸馏水、河水、自来水中的存活时间分别是 3 ~12 个月、3 个月、1 年。军团菌至今已分离出 40 多种，其中至少 19 种可致肺炎，并有 60 余种血清型，但可引起人类肺炎的军团菌最多见的为嗜肺军团菌、米克戴德军团菌和博杰曼军团菌，其中嗜肺军团菌有 15 个型，以 1、6、4、12 等血清型致病最多见。吸烟、原有慢性肺部疾病和免疫功能低下者（尤其是使用糖皮质激素）是产生军团菌肺炎的三大危险因素。

三、发病机制

（一）基本发病机制

军团杆菌在分类学上是一种独特的需氧革兰染色阴性杆菌，无荚膜，在普通培养基上不生长，属于细胞内寄生菌。当人吸入污染有嗜肺军团菌的气溶胶后，细菌可直接穿入呼吸系统细支气管和肺泡，先附着于吞噬细胞或中性粒细胞，然后进入细胞内形成吞噬小体，进行繁衍，直到细胞破裂，产生一些淋巴与细胞毒性因子，引起肺损害。另外，军团菌还可直接产生和释放各种毒素和酶，引起肺的持续性损害。如外毒素可溶解细胞；内毒素如脂多糖能阻止吞噬体与溶酶体的融合；毒素类物质可损害单核—巨噬细胞的杀菌功能；磷脂酶可影响细胞内第二信使的形成，从而抑制吞噬细胞的活化；蛋白激酶能影响吞噬细胞的活化和杀菌功能；蛋白酶能灭活白细胞介素-2 和裂解人 T 细胞表面 CD_4，从而干扰 T 细胞活化和功能的发挥。本病的病变分布范围、破坏程度取决于宿主的抵抗力、病原菌的毒力及感染的剂量，可表现为支气管肺炎，大叶性肺炎，空洞形成。军团菌感染也可表现为无肺炎特征的急性自限性流感样疾病——庞蒂亚克热。

（二）非典型表现发病机制

由嗜肺军团菌引起的肺炎，以肺部感染为主，还可合并肺外多系统受损。军团菌进入肺终末细支气管和肺泡后产生炎症反应，细菌可逆行至较大的细支气管及大气道，也可扩展至肺间质、胸膜、淋巴管，还可能随淋巴管进入循环而形成全身感染。经菌血症播散军团菌可侵入肝、脑、甲状腺、胰、周围肌肉、睾丸、前列腺与心脏。多表现在胃肠道、肾脏、神经系统，少数病例可发生肝脏损害、心包炎、局灶性心肌炎、肛周脓肿、皮肤黏膜改变等。

四、病理

（一）肺内病理改变

急性期为纤维素性化脓性肺炎，急性后期表现为机化性肺炎。肺急性期病变主要分为两型，Ⅰ型为急性纤维素性化脓性肺炎（95%），以大量纤维素渗出、嗜中性白细胞崩解、细胞碎片及巨噬细胞为主；Ⅱ型为急性弥漫性肺泡损伤，病变中可见肺泡上皮增生、脱屑及透明膜形成。与一般大叶性肺炎不同的是，同时出现的纤维素性化脓性支气管炎以及炎性渗出物中单核细胞及巨噬细胞明显。病变分布常为大叶和小叶病变混合存在。肺后期病变表现为，渗出物和透明膜机化及间质纤维化严重者可导致蜂窝肺。肺血管病变主要侵犯肺肌性动脉，病变呈灶状分布，为浆细胞、淋巴细胞和组织细胞浸润的非坏死性血管炎，可有内膜纤维化，也可形成动脉瘤。

（二）肺外病理改变

肺外病理改变分为炎症性病变、感染中毒性病变及继发性病变。包括多脏器脓肿形成、间质性肾炎、肾小球肾炎、肌溶解、肌炎以及化脓性纤维素性心包炎等。但军团菌肺炎病理组织学改变没有绝对特异性，因此必须结合病原学检查或其他有肯定意义的检测，才能做出正确诊断。

五、临床表现

（一）症状

1. 常见症状

军团菌感染系全身性疾病，临床表现多样，轻者仅有流感样症状，重者则表现为以肺部感染为主的全身多脏器损害。军团菌肺炎的潜伏期为2～10天，有前驱症状，如乏力、嗜睡、发热，1～2天后症状加重，出现高热、寒战、头痛、胸痛、咳嗽（干咳为主），可伴少量血性痰，重者可有呼吸困难。

2. 非典型症状

非典型症状主要是累及肺外器官所造成的肺外表现，如累及消化道可出现腹泻，呈水样便，无血及黏液，偶有剧烈腹泻伴腹痛、恶心、呕吐，重症者出现胃肠功能衰竭，甚至胃穿孔，偶有肝肿大、腹膜炎、肛周脓肿及阑尾脓肿。如累及神经系统可出现精神错乱、谵妄、幻觉、定向力障碍、震颤及昏迷，头痛多较重，常见于前额，罕有癫痫发作。此外，部分患者出现血尿、急性肾衰竭、关节痛、感染性心内膜炎、心包炎、血小板减少性紫癜，偶有溶血性贫血，皮肤损害表现为多形性红斑、弥漫性丘疹、皮下组织感染等。

（二）体征

1. 常见体征

急性面容，高热，相对缓脉，早期患者胸部体征有湿啰音，部分病例可闻及哮鸣音，而仅有部分患者叩诊出现异常浊音界，但实变体征少见。呼吸频率增快，严重者可出现呼吸困难和发绀。

2. 非典型体征

有肺外损害的患者可出现相应受损脏器的体征：有胃肠道损害者可有腹部压痛甚至反跳痛，出现胃肠道穿孔者可有板状腹，腹部压痛反跳痛明显等；有肝损伤者可发现肝肿大甚至皮肤黏膜黄染，出现血尿或急性肾衰竭者可出现肾区叩压痛；神经系统受损者可有生理反射异常，并出现阳性的病理反射等。

六、辅助检查

（1）外周血白细胞明显升高，血沉增快，低钠血症常见。

（2）临床标本中分离培养出军团杆菌可获得可靠的诊断，目前标准培养基为活性炭酵母浸膏琼脂培养基（BCYE）；但由于军团菌生长条件要求严格，目前培养的阳性率较低。

（3）细菌抗原及 DNA 检测，对早期快速诊断有重要意义，如应用直接荧光抗体对痰、胸腔积液、气管抽吸物等临床标本直接进行染色，具有高度特异性，但阳性率不高；尿抗原测定是最重要的早期诊断方法之一，国外报告发病 3 天后 80% 的军团菌肺炎患者可以用放射免疫法或酶联免疫法检测出尿军团菌抗原，特异性 100%，取浓缩尿可提高敏感性。应用 PCR 技术检测军团菌 DNA，其敏感性和特异性均很高，但应注意假阳性问题，目前主要用于流行病学研究。

（4）血清特异性抗体检测，为目前应用最广的诊断方法，IgM 抗体通常在感染后 1 周左右出现，而 IgG 抗体在发病 2 周后开始上升，1 个月左右达到高峰。诊断标准为双份血清抗体滴度呈 4 倍或以上增高，或间接荧光抗体（IFA）≥1 ∶ 128，或试管凝集试验（TAT）抗体≥1 ∶ 160，或微量凝集试验（MAA）抗体≥1 ∶ 64。

（5）部分严重患者可出现肝肾功能损害的实验室异常改变，如蛋白尿、转氨酶升高等，少数病例有黄疸。

（6）影像学检查：X 线胸片改变缺乏特异性，主要为肺实质性浸润阴影，少数病例在早期呈间质性浸润阴影。通常为弥漫性斑片状阴影，亦可为结节状、索条状或网状阴影，见于单侧肺段或肺叶，重症可出现多叶受累，少数有空洞形成。部分患者（约 1/3）有胸液，单侧多见。个别病例伴少量心包积液。

X 线异常改变迟于临床症状表现，且肺部病灶吸收较一般肺炎缓慢，达 1 ~ 2 个月，其特征之一为临床治疗有效时 X 线病变常继续进展。少数病例有肺纤维化的表现。

七、诊断

军团菌肺炎临床表现复杂多样，缺乏特异性，而一般细菌培养基中军团菌又不生长，因此应结合患者的综合情况进行诊断。特异性实验室检查是诊断军团菌肺炎的重要依据，但如遇到以下肺炎情况时应考虑由军团菌引起的可能：①用青霉素、头孢菌素、氨基糖苷类抗生素治疗无效时。②痰革兰涂片仅见大量白细胞，罕见细菌时。③腹泻与精神神经症状一并出现时。④低钠血症（排除其他原因）。⑤在肺部阴影多变情况下伴有少量胸腔积液者。

1992 年 4 月，中华医学会呼吸病分会制定了军团菌肺炎的试行诊断标准。

军团菌肺炎是一种革兰阴性杆菌——军团杆菌引起的肺部炎症。诊断军团菌肺炎的主要依据如下。

（1）临床表现：发热、寒战、咳嗽、胸痛等呼吸道症状。

（2）X 线胸片具有炎症性阴影。

（3）呼吸道分泌物、痰、血或胸腔积液在活性酵母浸膏琼脂培养基（BCYE）或其他特殊培养基培养，军团菌生长。

（4）呼吸道分泌物直接免疫荧光法检查阳性。

（5）血间接荧光法（IFA）检查前后两次抗体滴度呈 4 倍或以上增高，达 1 ∶ 128 或以上；血试管凝集试验（TAT）检测前后两次抗体滴度呈 4 倍或以上增高，达 1 ∶ 160 或以上；血微量凝集试验检测前后两次抗体滴度呈 4 倍或以上增高，达 1 ∶ 64 或以上。

凡具有 1、2，同时又具有 3、4、5 项中任何一项者诊断为军团菌肺炎。

对于间接荧光抗体试验或试管凝集试验效价仅一次增高（IFA＞1 ∶ 256，TAT＞1 ∶ 320），同时有临床及 X 线胸片炎症表现的病例可考虑为可疑军团菌肺炎。

八、鉴别诊断

（一）常见表现鉴别诊断

应排除其他原因的肺炎，如其他细菌引起的肺炎、支原体肺炎、鹦鹉热、肺炎衣原体肺炎、Q 热、流行性感冒、病毒性肺炎、肺结核、结核性胸膜炎等。

（二）非典型表现鉴别诊断

有明显神经精神症状和严重呕吐、腹泻者，应与中枢神经系统感染及急性胃肠炎相鉴别。

九、治疗

（一）药物治疗

军团菌肺炎为胞内感染，因此，治疗以红霉素为首选，疗效可靠，视病情0.5～1.0 g/次，1次/6～8小时，总剂量2～4 g/d（儿童每日50 mg/kg）。其他可供替换的药物有四环素（每次500 mg，1次/6小时）、米诺环素或多西环素（每次100 mg，1次/12小时）；利福平可作为重症肺炎的联合治疗药物（每次600 mg，1次/12小时），此药因易产生耐药性而不应单独使用。近年来，国外应用氟喹诺酮类抗菌药物治疗军团菌肺炎获得良好疗效，如环丙沙星（每次400 mg，1次/8小时）、氧氟沙星（每次400 mg，1次/12小时）、培氟沙星、左氧氟沙星（500 mg/d）等。新型大环内酯类抗生素有更强的抗菌活性和更好的药代动力学特性，今后有望替代红霉素，如克拉霉素（每次500 mg，1次/12小时）、阿奇霉素（每次500 mg，1次/24小时）和罗红霉素（每次300 mg，1次/12小时）。也有学者应用亚胺培南（每日1～2 g）、复方新诺明（每日2～3 g）和克林霉素治疗成功的报道。抗生素治疗在开始5～7天宜静脉给药（红霉素易引起静脉炎，静脉给药时为每日1.0～1.5 g），以后改为口服，疗程10～14天，对免疫功能低下者不少于3周，有肺脓肿或空洞者需3～4周或更长。

（二）其他治疗

诸如降低体温、止咳、化痰，以及加强呼吸道引流等措施。

（三）少见症状的治疗

由于部分军团菌病患者病程中可出现神经、精神症状，腹泻、低钠血症等症状，因此针对这些临床症状应积极给予恰当治疗，如纠正低氧血症、纠正低钠血症等电解质和酸碱平衡紊乱，积极抢救休克、呼吸衰竭、DIC等；胸腔积液量多时，可穿刺或插管引流。急性肾衰竭时，应做血液透析治疗。一般不提倡使用肾上腺皮质激素。

十、预后

免疫功能正常者病死率为5%～30%，免疫功能低下者达80%，多死于呼吸衰竭、多器官功能衰竭。早期诊断和治疗者病死率可下降3～4倍，因此早期诊断和治疗十分重要。早期正确治疗者肺功能可完全恢复正常，少数遗留肺纤维化。

第六节　克雷伯杆菌肺炎

一、概述

克雷伯杆菌肺炎是肺炎克雷伯杆菌引起的急性肺部炎症，亦称肺炎杆菌肺炎或Friedlander肺炎。

肺炎克雷伯杆菌呈全球性分布，是革兰染色阴性杆菌肺炎的最重要致病菌。其占革兰染色阴性杆菌感染的比例，在社区获得性肺炎中为18%～64%，医院内感染为30%。

大多数克雷伯杆菌所致的下呼吸道感染发生年龄在40岁以上（平均年龄在52岁），其中男性占90%，与种族、地理位置或季节变换无关。社区获得性肺炎克雷伯杆菌肺炎在过度疲劳的中年人和酗酒的老年人中多见。医院内感染则主要为成人或儿童，婴儿多见，常为新生儿重症监护病房及免疫功能低下的住院患者。

近年来，肺炎克雷伯杆菌的耐药率已显著上升，对第四代头孢菌素β-内酰胺酶抑制药复合物也呈升高趋势。目前，在西班牙肺炎克雷伯杆菌对第三代头孢菌素的耐药率为20%，美国肺炎克雷伯杆菌对第三代头孢菌素的耐药率约占20%，我国克雷伯杆菌属对第三代头孢菌素的耐药率为29%～47%。

二、病因和发病机制

克雷伯菌属属于肠杆菌科家族中的成员克雷伯族。其命名来自19世纪一德国微生物学家Edwin

Klebs。克雷伯杆菌生物学上分为7个亚种，肺炎克雷伯杆菌是该属中临床上最重要的物种。

宿主抵抗细菌入侵的防御机制包括多形核粒细胞的吞噬作用和大多由补体介导的血清杀菌作用。补体的激活有经典途径和替代途径，后者不需要针对细菌抗原免疫球蛋白存在，是针对肺炎克雷伯杆菌的主要激活途径。

克雷伯杆菌通过几种途径逃脱宿主先天的免疫机制。荚膜由复杂的酸性多糖组成，这一粗厚的层状结构可避免多形核粒细胞的吞噬。另外，通过抑制补体成分特别是C3b的激活，荚膜也可避免血清因子的杀菌作用。细菌分泌的多种黏附分子，可使微生物吸附到宿主细胞。脂多糖通过激活补体，导致C3b选择性地在远离细菌细胞膜的脂多糖分子上沉积，从而抑制膜攻击复合物的形成，避免了膜损害和细菌死亡。细菌能通过分泌高亲和力低分子量的铁螯合物，有效地抑制宿主蛋白对铁的利用。

克雷伯杆菌在自然界普遍存在，在人类中其在皮肤、咽部或胃肠道形成菌落，也可在无菌的伤口和尿液中形成菌落。

导致菌落形成和感染的因素包括如下方面。

1. 呼吸道与机体防御机制受损

上皮细胞间纤维连接蛋白和气道内免疫球蛋白IgA具有防止细菌黏附的功能，在疾病状态下，这些物质被白细胞产生的蛋白酶所破坏，上皮细胞表面的受体暴露，使细菌易于黏附。气管插管可直接损伤咽喉部，且跨越了咽喉部这一重要的防御屏障。气管插管还可削弱气道纤毛清除系统和咳嗽机制，抑制吞咽活动，易使胃液反流至气道，加重对上皮的破坏，使细菌更易黏附定植。

2. 口咽部定植菌随分泌物吸入下呼吸道

口咽部细菌定植与疾病严重程度、抗生素应用、胃液反流、大手术、基础疾病如慢性阻塞性肺疾病等相关。病情越重，定植率越高。一旦有细菌定植，口咽部菌群的误吸，再加上肺部正常清除机制的障碍，可导致肺部感染的发生。

3. 鼻旁窦、食管、胃内细菌等的微量误吸

胃是口咽部革兰阴性定植菌的主要来源。胃液pH与医院获得性肺炎发生率直接相关，pH < 3.4，医院获得性肺炎发生率为40.6%；pH > 5.0，医院获得性肺炎发生率则达69.2%。

4. 细菌生物被膜形成

近年来随着新型生物材料应用的增多，同位素标记研究显示，73%气管插管导管中发现含有细菌生物被膜（BF），其中29%为需氧革兰阴性菌，而且细菌浓度达10^5cf U/mL。

三、病理

肺部病变为大叶或小叶融合渗出性炎症，渗出液黏稠，可引起肺组织坏死液化形成脓肿，侵犯胸膜发生脓胸。急性期多见胸膜表面有纤维素性渗出，镜下可见肺泡壁充血肿胀，肺泡渗出液黏稠，还可见到肺泡壁坏死，有实质破坏及脓肿形成。慢性期患者有多发肺脓肿伴肺实质显著纤维化，胸膜增厚及粘连。

四、临床表现

常起病急骤，常有咳嗽、胸痛、呼吸困难、发热和寒战。典型的痰液为黏稠血性，黏液样或胶冻样，临床描述为无核小葡萄干性胶冻样痰，量大，有时可发生咯血。社区获得性肺炎与其他肺炎不同，表现为肺的毁损性改变，病情重，起病急，早期即可表现为显著的中毒症状，衰竭和低血压，体温超过39 ℃，发生肺脓肿、空洞、脓胸和胸膜粘连的概率增加。医院内感染的症状和其他病原菌感染的类似，临床表现危重。可有呼吸急促和肺实变体征，典型的累及肺上叶中的一叶，社区获得性肺炎常为单侧胸部体征，大多数在上叶。明显的坏死性肺炎或肺不张可引起肺容积明显减少，引起患侧膈肌抬升、呼吸运动减弱。

五、辅助检查

1. 血常规

通常血白细胞计数增多，中性粒细胞核左移，但有时可正常或减少。如发生粒细胞减少，提示预后恶劣。白细胞增多持续存在提示肺脓肿形成。

2. 肝功能检查

肝功能异常或黄疸可见，可能与慢性酒精性肝病有关。

3. 血清学检查

此项检查对克雷伯杆菌感染的诊断无用，必须进行病原学检查。

4. 病原学检查

克雷伯杆菌典型表现为短粗革兰染色阴性杆菌，通常由荚膜包围表现为透亮区，由于有一很大的多糖荚膜，其菌落表现为非常黏稠。病原菌的鉴别依赖细菌培养，包括呼吸道标本培养、血培养、胸腔积液培养、保护性毛刷纤维支气管镜检查或肺泡灌洗液等。克雷伯杆菌是微需氧菌，无须特殊培养条件，可在大多数普通培养基中生长。

耐药检测：检测 ESBL 的方法是根据底物和抑制剂特征设计的，NCCLS 规定同时检测头孢他啶（CAZ）和头孢噻肟（CTX）及其加克拉维酸（CA）的复方制剂以提高检出率。由于 CA 市面难以买到并极不稳定，目前国内难以推广。同时检测头孢他啶（CAZ）和头孢噻肟（CTX）、头孢吡肟和氨曲南（AZT），只要这四种药物中两种以上抑菌圈直径达可疑标准即可考虑在检测报告单上提示该菌为产 ESBL 的菌株。叶惠芬等得出纸片扩散确证法和双纸片协同法检出率相似，但双纸片协同法的缺点是纸中心间距不好控制，Etest ESBLs 初筛试条检测 ESBLs 有一定局限性，纸片扩散确证法适合临床常规测定。杨玉林等认为 ESBLs 测定复方阿莫西林和头孢曲松（或头孢他啶）之间的距离以 15 mm 为最佳，底物亦可选择两种以上第三代头孢菌素，以提高 ESBLs 的阳性检出率。孙长贵等则认为三维试验检测敏感性最高，达 95.6%，双纸片协同试验为 86.7%，双纸片增效试验以头孢曲松和头孢噻肟为底物检出率相同，其敏感性与双纸片协同试验相近，为 84.4%，而以头孢他啶为底物敏感性则为 77.1%。关于仪器法，周铁丽等检测了 48 株肺炎克雷伯杆菌中有 24 株 ESBLs 为阳性，用纸片协同法对照结果一致。检测 102 株大肠埃希菌中，仪器检出 41 株阳性，纸片协同法对照也为阳性，但仪器检测的 61 株阴性菌中，纸片协同法对照有 19 株为阳性。还认为 VITEK AMS 检测 ESBLs 虽然特异性好，但灵敏度低，易造成漏检。

5. 影像学检查

与其他革兰阴性杆菌比较，克雷伯杆菌肺炎的胸部 X 线表现独特。典型的为肺叶实变，常发生在上叶中的一叶，多在右侧，但下叶受累并不少见，50% 患者累及多个肺叶。受累肺叶特征性的放射学表现为凝胶样沉重的痰液引起的叶间裂下垂，但这种表现在其他细菌如流感杆菌、某些厌氧菌、结核杆菌感染也可见到。胸腔积液、脓胸、脓肿形成和胸膜粘连也可见。肺脓肿发生率为 16% ~50%，如有空洞形成，特别是存在单侧坏死性肺炎的情况下，应高度怀疑存在克雷伯杆菌的感染。在对抗生素治疗无效或疗效欠佳的情况下应进行胸部 CT 检查。可发生于任何肺叶，表现为大叶阴影，密度均匀或有透亮区，病灶肺叶体积增大，叶间裂外凸征。也可表现为斑片状及融合阴影，病灶密度不均匀，边缘模糊，可合并胸腔积液。Moon WK 认为克雷伯杆菌肺炎表现实性和没有边缘的大小不等的空腔，其实质均是大小不等的脓腔，只是坏死组织和痰液黏稠不易咳出，才表现为大片状均质实性密度影。

影像学表现可分 3 种类型：①单纯肺纹理增多，模糊，这一组与一般的支气管炎难以鉴别，很难做出诊断。②单发的较其他肺炎清晰的大片状、蜂窝状、团片状实变影或伴有液化坏死。累及右上肺叶胸部 X 线呈“叶间裂下坠”，于卧位胸片此征象不能显示，而表现为右上肺贴近水平裂的大片状模糊影，水平裂下缘清晰，位置不上移，CT 表现为肺斜裂后突呈“钟乳石征”，增强后病灶呈散在斑片状、条状不规则强化。③多病灶累及多肺叶呈弥漫分布较其他肺炎清晰的大片状、蜂窝状、团片状实变影或伴有液化坏死。

六、诊断

（1）临床起病急，高热、寒战、胸痛，痰液黏稠不易咳出，典型者可呈砖红色、黏稠血性果酱样。多为老年人、体弱、免疫力低下者。尤其是患有慢性消耗性疾病、长期酗酒和长期使用糖皮质激素的患者。一旦出现肺部多发脓肿和节段性肺炎，应用氨苄西林无效（此菌对氨苄西林天然耐药），应注意此病可能。

（2）在影像学上单发的较其他肺炎清晰的大片状、蜂窝状、团片状实变影或伴有液化坏死是较典型的影像特点。累及右上肺叶胸 X 线表现为右上肺贴近水平裂的大片状模糊影，“叶间裂下坠”，于卧位胸片此征象不能显示，而表现为右上肺贴近水平裂的大片状模糊影，水平裂下缘清晰，位置移位不明显。CT 表现为肺斜裂后突呈“钟乳石征”。增强后病灶有散在斑片状、条状不规则强化。弥漫分布病灶可有单发病灶的特点，此类患者较前两类患者体弱、病情重。可伴有少量胸腔积液及胸膜增厚。

（3）克雷伯杆菌肺炎的影像表现与其他细菌性肺炎相同，仅根据影像鉴别诊断困难，有赖于细菌学检查鉴别。但结合临床和影像学上的典型表现，对部分典型病例可做出正确诊断。

七、鉴别诊断

社区获得性肺炎克雷伯杆菌肺炎主要与肺炎链球菌肺炎、军团菌肺炎鉴别。医院内感染应与假单胞菌感染、不动杆菌感染、沙雷菌感染鉴别。主要鉴别依据为病原学检查结果。

八、治疗

（一）抗生素治疗

及早使用有效抗生素是治愈的关键。因克雷伯杆菌耐药率较高，目前病死率仍在 20% 左右。

1. 头孢菌素和氨基糖苷类抗生素为首选药物

对重症患者多采用一种头孢菌素和一种氨基糖苷类抗生素联合治疗。头孢菌素首选第三代，常用药物有头孢拉啶、头孢曲松、头孢哌酮。氨基糖苷类可用阿米卡星。氨基糖苷类抗生素在支气管分泌物内的浓度仅为血浓度的 5% ~40%，且不易透过稠厚的痰液，因而影响疗效。也可用哌拉西林，分次给药或与氨基糖苷类合用。氟喹诺酮类抗生素如环丙沙星、氧氟沙星有较好效果。亚胺培南-西司他丁、氨曲南、替卡西林 + 棒酸也有较好效果。

2. 治疗矛盾和对策

以往氨基糖苷类药物与 β-内酰胺类药物合用曾作为治疗肺炎克雷伯杆菌感染的一线药物。但近年来国外的分子生物学研究发现氨基糖苷类抗菌药物钝化酶可修饰抗菌药物分子中某些保持抗菌活性所必需的基团，使其与作用靶位核糖体的亲和力大幅降低，导致耐药的产生。这些钝化酶包括氨基糖苷酰基转移酶、氨基糖苷腺苷转移酶或氨基糖苷核苷转移酶和氨基糖苷磷酸转移酶等。这些酶的决定簇即使在没有明显遗传关系的细菌群间也能传播，一种药物能被一种或多种酶修饰，而几种氨基糖苷类药物也能被一种酶所修饰，因此，不同的氨基糖苷类药物间存在不完全的交叉耐药性。

氟喹诺酮类药物同样应用于肺炎克雷伯杆菌肺炎治疗，氟喹诺酮类药物可抑制 DNA 拓扑异构酶活性，阻止 DNA 复制、修复，染色体分离、转录及其他功能，从而发挥杀菌作用。DNA 拓扑异构酶Ⅱ又常称为 DNA 旋转酶，其基因突变可引起耐药。当拓扑异构酶Ⅱ、Ⅳ均发生变化，则耐药程度更大。因此临床治疗效果欠佳时，应注意交叉耐药存在，及时调整药物。

（二）对症和支持治疗

包括保持呼吸道通畅、祛痰、止咳、给氧，纠正水、电解质和酸碱失衡，补充营养等。

第七节　大肠埃希菌肺炎

一、概述

大肠埃希菌（简称大肠杆菌）肺炎是大肠杆菌引起的肺部感染。在社区获得性革兰阴性杆菌肺炎中发病率仅次于肺炎克雷伯杆菌，也是医院内获得性肺炎的主要致病菌之一，占革兰阴性杆菌肺炎的9%～15%。

大肠杆菌肺炎多发生在住院的衰弱患者，以迅速发展的融合性肺实变、坏死、空洞形成为其特点，常引起脓胸。

二、病因和发病机制

大肠杆菌革兰染色阴性，直短杆状，多数有鞭毛，能运动，某些菌株有荚膜（微荚膜）和周身菌毛。该菌兼性厌氧，营养要求不高，在普通营养琼脂上生长良好，形成较大的圆形、光滑、湿润、灰白色的菌落，在血琼脂上某些菌株可产生溶血，在肠道选择培养基上可发酵乳糖，形成有色菌落。本菌能发酵多种糖产酸产气。

本菌的K抗原和菌毛与侵袭力有关。K抗原能抗吞噬，并有抵抗抗体和补体的作用。大肠杆菌的细胞壁有内毒素活性，其毒性部位在脂类，与所有革兰阴性杆菌产生的内毒素一样，具有内毒素所特有的、相似的病理生理作用，如引起发热、休克、DIC等。

大肠杆菌是医院内免疫功能低下患者并发革兰阴性杆菌肺炎中常见致病菌之一。大肠杆菌多来自胃肠道感染或泌尿生殖系统感染灶经血源播散到肺部而发生肺炎，少数系由口腔或医院污染源吸入而致病。多数患者原有慢性肺部疾病、糖尿病、肾盂肾炎、胸腹部大手术、全身麻醉或意识障碍，以及长期使用多种抗生素而致菌群失调。

三、病理

大肠杆菌肺炎主要呈现肺下叶的支气管肺炎改变，以两侧病变多见。病程6天以上者常有肺小脓肿、胸腔积液甚至脓胸改变。炎症累及气管—支气管黏膜较少，肺泡内由浆液和中等量的单核细胞填充。病程早期红细胞渗出多见，后期可见中性粒细胞、巨噬细胞等。可见肺泡壁增厚和坏死病变。部分病例可伴有大肠杆菌引起的胆囊炎、肾盂肾炎或脑膜炎等病变。

四、临床表现

（一）症状

1. 常见症状

可表现为寒战、发热、咳嗽、咳痰、胸痛、呼吸困难和发绀等。痰常为黏稠或脓性，可有腥臭味。常伴有胃肠道症状如恶心、呕吐、腹痛、腹泻，严重病例有意识障碍和末梢循环衰竭等。

2. 非典型症状

部分病例可伴有肌痛和胃肠道症状，如恶心、呕吐、腹痛、腹泻等。严重病例可有嗜睡等意识障碍和末梢循环衰竭。

（二）体征

肺部体征可有双侧下肺呼吸音减低并有湿啰音，肺部实变体征少见。40%患者可伴发脓胸并可见相应体征，多发生在病变严重的一侧。

五、辅助检查

1. 血常规

外周血白细胞计数正常或轻度增高，中性粒细胞增多。

2. 痰涂片检查

直接涂片后革兰染色镜检，根据细菌的形态和染色性做出初步判断。

3. 分泌物培养

脓液、痰和其他分泌物标本可直接划线接种于血琼脂平板，35 ℃孵育 18 ~ 14 小时后观察菌落形态。根据能发酵乳糖、葡萄糖产酸产气，吲哚形成试验、甲基红反应阳性、枸橼酸盐利用试验阴性即可鉴定大肠杆菌。

4. X 线检查

表现为多叶性肺实变或弥漫性斑片状阴影，以两卜叶为主，中等大小的脓腔多见；40% 伴脓胸，多发生在病变广泛的一侧。

六、诊断

有肺炎的症状表现，原有慢性疾病、长期使用抗生素或使用免疫抑制剂病史，伴有消化道症状，甚至精神症状，病情进展快且可并发脓胸，应考虑本病。

X 线检查表现为多叶性肺实变或弥漫性斑片状阴影，以两下叶为主，中等大小的脓腔多见；40% 伴脓胸，多发生在病变广泛的一侧。

最后确诊需依靠病原学检查。痰涂片检查可区分病原体是否革兰阴性染色。两次合格痰培养分离到大肠杆菌≥10^7 cfu/mL，或采用环甲膜穿刺气管吸引（TTA）、防污染双套冠毛刷采样（PSB）、支气管肺泡灌洗（BAL）和经皮肺穿刺吸引（LA）等防污染下呼吸道标本采样技术采集到的标本分离到大肠杆菌可确诊。胸腔积液和血标本培养出大肠杆菌也可确诊。若肺炎继发尿路感染，且尿路和痰培养大肠杆菌均阳性时，则也有诊断价值。

除了常规的痰培养以及药敏检测确定是否存在多重耐药外，根据现在的研究水平，也可检测基因盒-整合子系统。最常用的方法就是聚合酶链反应（PCR）技术。根据整合子的保守末端设计了特异性的寡核苷酸探针，结果发现在近 75%（26/35）临床分离的耐氨基糖苷类抗生素的肠杆菌科细菌中存在整合子，同时设计了针对常见耐药基因的寡核苷酸探针，在这些细菌中发现了一些耐药基因的新的组合，用 PCR 成功地测出了耐药基因在两个保守末端之间的顺序，绘制出了整合子的基因图谱。

七、鉴别诊断

本病与其他细菌肺炎的鉴别诊断主要依靠病原学的确立，有时单靠临床表现鉴别比较困难。

八、治疗

（一）药物治疗

1. 用药方法

（1）初始经验性抗菌药的选择：大肠杆菌在社区获得性肺炎和医院内获得性肺炎（HAP）中均占有重要地位，尤其是 HAP 患者应提高警惕。大肠杆菌初始经验性抗生素治疗的关键在于确定患者是否存在多重耐药菌（MDR）病原菌感染的危险因素，后者主要包括延长的住院时间（≥5 天），曾在健康护理相关机构住院，以及最近使用过较长时间的抗生素治疗。对没有 MDR 菌危险因素、早发性的 HAP、VAP 和 HCAP 患者，初始经验性抗生素可选择头孢曲松、左氧氟沙星、莫西沙星、环丙沙星、氨苄西林/舒巴坦或厄它培南；而对迟发性、有 MDR 菌危险因素的 HAP、VAP 和 HCAP，产超广谱 β-内酰胺酶（ESBL）的大肠杆菌是常见病原体之一，初始经验性抗生素应选用抗假单胞菌头孢菌素（头孢吡肟，头孢他啶）、碳青霉烯类（亚胺培南，美罗培南）或 β-内酰胺类/β-内酰胺酶抑制剂（哌拉西林—

他唑巴坦），加用抗假单胞菌喹诺酮类（环丙沙星或左氧氟沙星）或氨基糖苷类（阿米卡星，庆大霉素或妥布霉素）等。对 MDR 病原菌，初始必须接受联合治疗，以保证广谱覆盖和减少不适当初始经验性抗生素治疗可能性。但应当注意，如果患者新近曾使用过 1 种抗生素治疗，经验性治疗时应避免使用同一种抗生素，否则易产生对同类抗生素的耐药性。所有治疗都必须根据当地抗生素的耐药情况来选择药物，建立自己的最佳经验治疗方案，才能真正做到适当治疗。

初始抗生素的使用剂量和疗程：严重 HAP 或 VAP 患者必须使用充足剂量的抗生素以保证最大的疗效。ATS 推荐，肾功能正常的成年患者，常用头孢吡肟和头孢他啶的充分治疗剂量是 2 g，q 8 h；而美罗培南的治疗剂量（1 g，q 8 h）通常要略大于亚胺培南（0.5 g，q 6 h，或 1 g，q 8 h）；哌拉西林—他唑巴坦的剂量不仅每次用药至少要 4.5 g，而且每日用药次数为4 次；在氨基糖苷类药物中，阿米卡星的每日剂量为 20 mg/kg；而喹诺酮类中环丙沙星为 400 mg，q 8 h，左氧氟沙星为 750 mg，qd。

（2）给药方式：了解常用抗菌药的药代动力学及药效学特性，有助于选择合适的给药方案。氨基糖苷类和喹诺酮类等药物是浓度依赖性杀菌剂，高浓度的情况下杀菌速度更快。而 β-内酰胺类属于时间依赖性杀菌剂，其杀菌的程度取决于血清浓度高于细菌最低抑菌浓度（MIC）的持续时间。另一个差别是有些抗菌药具有“抗菌药后效应（PAE）”，PAE 是指这些药物在抗菌药浓度低于对细菌的 MIC 之后还能够抑制这种细菌的生长。对于大肠杆菌，使用氨基糖苷类和喹诺酮类药物的 PAE 比较长。β-内酰胺类抗菌药对革兰阴性杆菌没有 PAE 或 PAE 比较短。而碳青霉烯类抗菌药（亚胺培南或美罗培南）显示出有抗菌药后效应。

这些药效学作用导致针对具体药物制订具体给药方案。β-内酰胺类的杀菌作用对浓度的依赖性很弱，PAE 有限，所以如果浓度尽可能长时间地高于对感染病原菌的 MIC 则最为有效。这就需要给药次数多，甚至是连续滴注。另外，喹诺酮类和氨基糖苷类因为 PAE 比较长，且为浓度依赖性，所以每日 1 次给药为好。

（3）给药途径：所有患者的初始治疗应当静脉用药，临床有效和胃肠道功能正常的部分患者可以换用口服/肠道给药治疗。喹诺酮类等生物利用度高的药物在此类患者中可以很容易地换用口服药治疗。气管内滴药与雾化吸入给药只在多黏菌素 B 和氨基糖苷类药物有研究。

（4）联合治疗与单药治疗：如果患者可能被 MDR 病原菌感染，则应当采用联合治疗。联合治疗具有协同抗菌作用，可以预防耐药的产生，提供广谱的经验性治疗方案，避免治疗不当和无效。但上述作用仍待长期研究证明。应当尽可能采用单药治疗，因为联合治疗往往价钱昂贵，患者要暴露于不必要的抗菌药，因此增加 MDR 病原菌感染和不良事件的危险性。

（5）疗程：循证医学证据表明，如果经验性抗菌药治疗有效，治疗 6 天就可以达到很好的临床疗效，延长抗菌药治疗时间只会导致耐药菌的定植。如果患者接受了适当的初始抗菌药方案，并有良好的临床反应，感染的临床表现缓解，应努力将抗菌药的疗程从传统的 14 ~21 天缩短为 7 ~8 天。如果患者采用的联合治疗方案中包括了氨基糖苷类，只要病情有所改善，可以在 5 ~7 天后停用氨基糖苷类。

（6）对治疗反应的评价：一旦取得细菌学资料（血、痰培养），就要对初始使用的抗菌药进行调整。这既包括初始治疗未覆盖的致病菌（主要是耐药菌），又包括初始治疗有效，需要降阶梯换用窄谱抗菌药。初始抗菌药治疗无效可能有 3 种原因：①诊断错误，有很多其他原因临床上被误认为是 HAP，如肺栓塞、肺不张、肺泡出血、ARDS、肺肿瘤。②宿主原因，如高龄、机械通气时间长、呼吸衰竭、潜在致死性疾病、双侧肺浸润、抗菌药治疗史等。③病原体因素，初始治疗未覆盖某些耐药菌，如铜绿假单胞菌、不动杆菌属；或其他少见病原体，如结核分枝杆菌、真菌、呼吸道病毒等。另外，在治疗过程中可能出现导致发热的并发症，如鼻窦炎、静脉导管相关感染、伪膜性肠炎、泌尿系感染等。

对于初始治疗无效者，需扩大鉴别诊断的范围，同时重复下呼吸道分泌物细菌培养。如果发现耐药菌或少见致病菌，应根据药敏结果调整抗菌药。如果细菌培养阴性，要考虑其他并发症或非感染性因素。必要时需要更换深静脉插管，并取导管尖端、导管血进行培养，还要行尿培养。影像学检查可以帮助发现治疗失败的原因，如侧位胸片、B 超可发现胸腔积液（通过胸腔积液检查可排除脓胸）；腹部 CT 可帮助发现腹腔内的感染；鼻旁窦 CT 可发现鼻旁窦的气液平面，有助于鼻窦炎的诊断；另外还要特别警惕肺栓塞的可能。如果病原学和影像学检查均未发现异常，可考虑开胸肺组织活检。但在肺组织活检前，可先考虑行纤维支气管镜检查，如果纤维支气管镜检查也无任何阳性发现，可以先经验性地更换抗菌药。

2. 治疗矛盾

表达超广谱β-内酰胺酶的大肠杆菌，不论由实验室构建或野生，都存在对以下抗生素高的耐药：氨基青霉素类（氨苄西林、阿莫西林）、羧基青霉素类（羧苄西林、替卡西林）、脲基青霉素（哌拉西林）以及窄谱头孢菌素类（头孢噻吩、头孢噻啶、头孢呋辛）。同时对7α-甲氧基头孢菌素类（头孢西丁）和碳青霉烯类（亚胺培南、美罗培南）敏感。对含氧亚氨基的β-内酰胺类抗生素（头孢他啶、头孢噻肟和头霉素类）的水解能力因酶的基因型而异，同一基因型之间也略有差异。

3. 对策

临床上应保护好易感人群，积极治疗基础病，严格执行消毒与隔离制度，控制环境污染，杜绝医院交叉感染的机会，进一步减少感染的发生率和病死率。

抗菌药限制使用可以限制特定耐药菌感染的流行。不同类别抗菌药搭配使用，包括正式的抗菌药轮换，可能有助于降低抗菌药耐药的总发生率。

（二）其他治疗

止咳、祛痰、止痛、止血，适量补充液体，维持水、电解质和酸碱平衡。注意保暖，保证睡眠，提供足够营养和易消化的食物。给氧。积极处理原发病和基础疾病。

对发生肺脓肿、胸腔积液或脓胸的患者应加大抗生素的剂量和疗程，脓胸形成者应进行引流，抗生素胸腔内注射等，防止胸膜增厚和粘连。并发休克、心肺功能不全者，应给予相应处理，必要时给予机械通气等。

第八节　绿脓杆菌肺炎

一、概述

绿脓杆菌（铜绿假单胞菌）肺炎是绿脓杆菌感染所致，常发生于免疫低下或伴有基础疾病患者，是一种严重而又常见的医院内获得性感染。患者病情严重、治疗困难、病死率高，近年来发病率有明显上升趋势，成为医院内获得性肺炎的首位发病病因。

二、病因

绿脓杆菌是假单胞菌属的代表菌种，在琼脂平板上能产生蓝绿色绿脓菌素和荧光素，故称绿脓杆菌。本菌为无荚膜、无芽孢、能运动的革兰阴性菌，形态不一，成对排列或短链状，为专性需氧菌，本菌生长对营养要求不高，在普通培养基上生长良好，最适宜生长温度为37 ℃，致病性绿脓杆菌在42 ℃时仍能生长。菌体O抗原有两种成分：一种为内毒素蛋白，是一种保护性抗原；另一种为脂多糖，具有特异性。绿脓杆菌对外界环境抵抗力较强，在潮湿处能长期生存，对紫外线不敏感，湿热55 ℃ 1小时才被杀灭。

三、发病机制

（一）基本发病机制

绿脓杆菌在自然界广泛分布，对人类而言，属条件致病菌。绿脓杆菌的多种产物有致病性，其内毒素则在发病上无重要意义。其分泌的外毒素A（PEA）是最重要的致病、致死性物质，进入敏感细胞后被活化而发挥毒性作用，使哺乳动物的蛋白合成受阻并引起组织坏死，造成局部或全身疾病过程。动物模型表明，给动物注射外毒素A后可出现肝细胞坏死、肺出血、肾坏死及休克等。绿脓杆菌尚能产生蛋白酶，有外毒素A及弹性蛋白酶同时存在时则毒力最大；胞外酶S是绿脓杆菌所产生的一种不同于外毒素A的ADP——核糖转移酶，可促进绿脓杆菌的侵袭扩散，感染产此酶的绿脓杆菌患者，可有肝功能损伤而出现黄疸。

（二）非典型表现发病机制

绿脓杆菌为条件致病菌，完整皮肤是天然屏障，活力较高的毒素亦不能引起病变，正常健康人血清中含有调理素及补体，可协助中性粒细胞和单核细胞—巨噬细胞吞噬及杀灭绿脓杆菌，故也不易致病；但如改变或损伤宿主正常防御机制，如皮肤黏膜破损、留置导尿管、气管切开插管，或免疫机制缺损如粒细胞缺乏、低蛋白血症、各种肿瘤患者、应用激素或抗生素的患者，在医院环境中常可从带菌发展为感染。烧伤焦痂下，婴儿和儿童的皮肤、脐带和肠道，老年人的泌尿道，经常是绿脓杆菌败血症的原发灶或入侵门户。

四、病理

病理变化主要表现为弥漫性浸润及多发性小脓肿，绝大多数病变在下叶，累及双肺者为半数以上，且常有胸膜改变。镜下可见肺泡腔内有炎性渗出物，其内含有多核粒细胞与单核粒细胞，或主要是单核粒细胞混有坏死的中性粒细胞核碎片，以及大量革兰阴性杆菌密集菌丛。肺泡壁明显坏死，小脓肿，局限性出血。菌血症引起的肺炎可见小动脉壁明显坏死与动脉血栓。坏死动脉壁有较多革兰阴性杆菌。

五、病理生理

（一）基本病理生理

在正常人呼吸道防御机制遭到破坏后，绿脓杆菌借助于纤毛运动附着在损伤的呼吸道黏膜上。附着后产生蛋白溶解酶，其中弹性蛋白酶可分解动脉壁弹性蛋白，灭活补体、免疫球蛋白及凝血因子；胶原酶分解胶原纤维，导致基质破坏。其对巨噬细胞膜的附着性小，有的可产生膜外多糖导致巨噬细胞对其吞噬功能减弱，而不能被清除。有研究认为绿脓杆菌表面所产生的糖被膜物，在细菌表面形成生物被膜，进而降低抗生素的渗透性。因此提出“呼吸道生物被膜病”的概念。绿脓杆菌肺炎有三种感染途径：内源性误吸、外源性吸入、肺外感染灶播散至肺，以内源性误吸最常见，尤其是院内感染。

（二）非典型表现病理生理

留置导尿管使尿道黏膜受损，在角膜受到损伤或角膜抵抗力降低时，原有心脏病基础上，心脏手术、瓣膜置换术后，绿脓杆菌附着在损伤的尿道黏膜、角膜、心瓣膜上，其产生的弹性蛋白酶可引致组织坏死，并抑制巨噬细胞趋化性。最重要的是外毒素A，可见于临床分离得到的大部分菌株，其纯化物对哺乳动物具有高度致死性，它抑制易感细胞的蛋白质合成，并引起病变组织发生坏死。

六、临床表现

（一）症状

1. 常见症状

常见症状有咳嗽、咳痰，多数患者咳黄脓痰，少数咳典型的翠绿色脓痰，可以据为诊断特征，咯血少见。有明显中毒症状，高热、嗜睡、乏力、衰竭等败血症样的全身表现。胸闷、气短、进行性发绀，心率相对缓慢。病情恶化时，可发生周围循环衰竭，进入休克状态。原有呼吸功能障碍的患者可发生呼吸衰竭。

2. 非典型症状

由于绿脓杆菌分布广泛，正常人皮肤、手上、医院的床褥、医疗器械，特别是雾化器和人工呼吸器常可分离到该菌。可通过多种途径传播给人，因此可引起呼吸系统以外的各种并发症或感染。

（1）败血症：绿脓杆菌败血症相对较为多见，患者可有弛张热或稽留热，常伴休克、急性呼吸窘迫综合征（ARDS）、弥散性血管内凝血（DIC）等。

（2）心内膜炎：绿脓杆菌引起的心内膜炎常发生在原有心脏病基础上、心脏直视手术所装的人工瓣膜或静脉吸毒者的自然瓣膜上。炎症可发生在各个瓣膜，但以三尖瓣为多见。如发生在左心瓣膜有赘生物生长，则预后严重。

（3）尿路感染：绿脓杆菌所致尿路感染占院内感染尿路分离菌的第二位，特别常见于有过泌尿科操作的、尿路梗阻的或接受广谱抗生素的患者。40%的绿脓杆菌败血症的原发病为尿路感染。

（4）中枢感染：绿脓杆菌脑膜炎或脑脓肿其临床表现与其他细菌性中枢感染相同，但预后较差，病死率在60%以上。

（5）消化道感染：消化道绿脓杆菌感染是败血症的重要入侵门户之一，可在消化道的任何部位产生病变。可引起婴幼儿腹泻、成人盲肠炎、直肠脓肿。

（6）其他：绿脓杆菌还可引起角膜溃疡或角膜炎、中耳炎和乳突炎、鼻窦炎、多发性椎体骨髓炎等。

（二）体征

1. 常见体征

肺部体征无特殊，与一般肺炎相同。因其病变为支气管肺炎，故啰音多为散在性。部分融合成较大片浸润者，也可出现叩浊及管状呼吸音等实变体征。

2. 非典型体征

绿脓杆菌败血症皮肤出现坏疽性深脓疱为其特征性表现，周围环以红斑，皮疹出现后48～72小时，中心呈灰黑色坏疽或有溃疡，皮疹可发生于躯体任何部位，但多发于会阴、臀部或腋下，偶见于口腔黏膜，疾病晚期可出现肢端迁徙脓肿。绿脓杆菌性角膜溃疡由于绿脓杆菌能分泌荧光素及绿脓色素，所以附着在溃疡面上的大量黏性分泌物呈淡绿色，成为本病的特征之一。绿脓杆菌所致尿路感染、蜂窝织炎和骨髓炎、外耳炎、心内膜炎体征与其他细菌所致类似，但预后较差，病死率高。

七、辅助检查

1. 血常规

发病时白细胞往往在正常范围，数天后升高，可见幼稚细胞。白细胞 $>20\times10^9/L$ 仅占15%。中性粒细胞大多增高，嗜酸粒细胞也可增高，但对诊断无特异性。值得注意的是，白细胞的计数与预后有关，白细胞减少者经治疗逐渐升高则预后较好，临床治愈率可达76%，反之则为43%。

2. 血生化

血沉增快，可出现低钾、低钠、低氯血症，此可能与感染时潜在的抗利尿激素分泌失调综合征有关。可出现肝肾功能损害。

3. 病原学检查

（1）痰涂片：痰涂片是简单快速的检查方法，肉眼观察呈翠绿色或黄绿色，有铜绿假单胞菌的特殊气味。涂片后进行革兰染色，可初步分辨革兰染色阳性与阴性菌，这对痰培养结果得出前指导抗生素的使用有一定的价值。

（2）痰细菌培养：痰细菌培养是诊断病原体的主要方法。虽然痰从口咽部咳出时常被上呼吸道正常菌群污染，培养结果不能真正代表肺部感染的致病菌，但是通过改进痰液留取方法和培养方法，仍对临床诊断有重要价值。痰培养前涂片检查如每低倍视野鳞状细胞 <10 个，白细胞 >25 个，则痰标本来自下呼吸道可能性大。痰定量培养法以菌浓度 $>10^6$cf U/mL 为有意义的培养界阈。防污染下呼吸道分泌物标本分离到绿脓杆菌是诊断绿脓杆菌肺炎比较可靠的证据。

与其他细菌引起感染实验室检查类似，取感染部位标本，如脓液、血、尿、皮疹、穿刺物或渗出液等进行细菌培养，根据微生物特性进行鉴定，可确立诊断。

4. 影像学检查

最常见表现为弥漫性、双侧支气管肺炎，可累及多肺叶，以下叶常见。病变呈直径为0.5～2 cm结节状浸润影或呈融合性斑片状浸润，其间可见多发性小脓腔，也可伴发少量胸腔积液，但极少有脓胸。

绿脓杆菌引起呼吸系统以外的各种并发症或感染，可行相关的骨关节照片、心脏B超等检查，但其表现与其他细菌所致类似。

八、诊断

一般而言，临床上如有下列情况应考虑绿脓杆菌肺炎：①有慢性肺部疾病史且久咳不愈，痰量多且为黄绿脓痰或脓血痰。②有较长期糖皮质激素、抗生素治疗史，出现发热、呼吸道症状加重。③胸部X线提示肺部病变广泛，两肺弥散结节状、网状改变或小脓肿形成。④连续两次痰培养检出单一或优势绿脓杆菌。

绿脓杆菌肺炎虽具有某些临床及X线特点，但确切的诊断仍有赖于病原学检查。绿脓杆菌可作为正常菌群的一部分寄生于上呼吸道，应用抗生素治疗或危重患者均可有绿脓杆菌生长。因此，普通痰培养发现绿脓杆菌往往难以确定为肺部感染的病原。经普通气管镜吸取下呼吸道分泌物也并不可靠，因气管镜经口腔或鼻腔时，其头部已被污染。故单一痰培养阳性尚不足以诊断绿脓杆菌肺炎；必须视菌落多少，连续培养的多次结果，以及临床情况包括患者的致病条件、病情发展与X线变化等进行综合判断而定。

九、鉴别诊断

（一）常见表现鉴别诊断

1. 金黄色葡萄球菌肺炎

本病咳血痰者多见，胸片可表现为一个肺段或一个肺叶有实变征，有时可为小叶样浸润，浸润中可有一到多个透明区。其鉴别可通过痰涂片、痰和血培养检查。

2. 其他革兰杆菌肺炎

发病诱因与临床特点与绿脓杆菌肺炎相似，鉴别主要靠病原学检查。痰涂片革兰染色可与肠杆菌科细菌加以鉴别，绿脓杆菌菌体较长，着色均匀，头尾相接，配对出现；肠杆菌科菌体较宽，多呈双极着色。此法简单迅速，准确率在80%以上。

3. 军团菌肺炎

以高热、痰中带血，相对缓脉为常见表现，有时也可与绿脓杆菌肺炎混淆，但军团菌肺炎对红霉素治疗有效。可通过病原学检查、血清间接免疫荧光抗体测定，或支气管灌洗液直接荧光抗体检查加以鉴别。

（二）非典型表现鉴别诊断

与其他细菌引起的呼吸系统以外的感染做鉴别，鉴别主要靠病原学检查。

十、治疗

1. 选择敏感有效抗生素是本病治疗的中心环节

在病原培养及药敏试验未有结果前，可根据经验选用适当抗生素。

（1）用药方法：对绿脓杆菌作用较强的抗菌药物有半合成青霉素，如羧苄西林、阿洛西林和哌拉西林，其中以哌拉西林为最常用。头孢菌素中以头孢他啶、头孢哌酮的作用较强。其他β-内酰胺类药物中亚胺培南及氨曲南；氨基糖苷类如庆大霉素、妥布霉素、阿米卡星；氟喹诺酮类如氧氟沙星、环丙沙星及氟罗沙星等。具体用法可参考表3-2。

表 3-2 治疗绿脓杆菌肺炎抗生素选用

首选	次选	备注
头孢他啶 1～2 g q 8 h 或 头孢哌酮＋舒巴坦 1～2 g q 8 h 或 哌拉西林、替卡西林 3 g q 4～6 h 或 环丙沙星 200～400 mg q 12 h 或 伊米培南－西斯他丁 0.5～1 g q 8 h 或 氨曲南 2 g q 6～8 h 加 庆大霉素或妥布霉素或阿米卡星疗程 14～21 天	单用头孢他啶或头孢哌酮＋舒巴坦或环丙沙星或伊米培南－西斯他丁或美罗培南或氨曲南疗程至少 14～21 天，青霉素过敏者可选	环丙沙星 或 伊米培南－西斯他丁 或 氨曲南 或 美罗培南 加氨基糖苷类 疗程 14～21 天

（2）治疗矛盾：临床上应用氨基糖苷类抗生素治疗时应该注意，阿米卡星和妥布霉素对绿脓杆菌虽然有较好效果，但由于此类抗生素具有相当的肾毒性及耳毒性，而绿脓杆菌性肺炎又多见于老年人或有较严重基础疾病患者，这些患者或多或少已有一定肾功能受损，因而在很大程度上限制了它们的使用。

（3）对策：对老年人或有较严重基础疾病患者或已有一定肾功能受损患者，可先考虑使用半合成青霉素、头孢菌素或其他 β－内酰胺类药物，如对上述药物过敏或必须选用氨基糖苷类和氟喹诺酮类的患者使用时应减量并密切观察肾功能变化，一旦出现肾脏受损加重应即时停用。

2. 绿脓杆菌性肺炎

均发生于有严重基础疾病或免疫功能低下者，故在抗感染的同时应加强对基础疾病的治疗，加强局部引流和全身支持治疗，提高免疫功能。如注意热量供应和蛋白质补充，糖尿病患者应积极控制血糖，重症患者或粒细胞减少者可间断输注新鲜血或白细胞。

十一、预后

一般而言，绿脓杆菌肺炎患者的预后取决于对抗菌药物治疗的反应与疾病的严重程度，如病变范围、机体反应性，有无合并败血症、呼吸衰竭，以及机体免疫防御功能的重建等有关。ICU 内的绿脓杆菌肺炎患者，由于感染菌株耐药率高、基础状况和免疫功能低下等原因，病死率通常高于普通病房内的绿脓杆菌性肺炎患者。研究也发现，绿脓杆菌性肺炎呈多叶病变或弥漫性浸润者的病死率明显高于单叶病变者。

第九节 流感嗜血杆菌肺炎

一、概述

流感嗜血杆菌肺炎是由流感嗜血杆菌引起的肺部炎症，易发生在 3 岁以下婴幼儿，常并发化脓性脑膜炎。国外研究表明，流感嗜血杆菌引起小儿肺炎占 23%～45%，而在国内学龄前期儿童引起的肺炎中占 33.8%～34.3%。近年来成人的发病率呈日益增长的趋势（多发生在具有基础疾病的成人），据统计 10%～20% 的社区获得性肺炎由流感嗜血杆菌引起，这可能与细菌分离技术的提高、耐药菌株的增加、细菌毒力的改变及免疫抑制药物的使用等因素有关。

二、病因

流感嗜血杆菌简称流感杆菌，又名费佛杆菌，是无芽孢、无动力的革兰阴性短小杆菌，新分离菌株呈球杆状、球状或短链状，陈旧培养物中则呈多形性。细菌为需氧菌，营养要求高，需依赖新鲜血液中的X、V生长因子，故在普通琼脂平板上不能生长，而在巧克力琼脂平板上生长良好，给予5%～10% CO_2 可促进生长。流感嗜血杆菌抵抗力弱，对一般消毒剂敏感，干燥时易死亡，加热50～55 ℃经30分钟即被杀死。根据荚膜多糖抗原的不同，现已发现Sp 90个血清型，在人类引起疾病的多为20种血清型。根据有无荚膜分为定型和不定型（NTHi）两类，有荚膜菌株根据荚膜特异抗原的不同又可分为a～f六个血清型。b型流感嗜血杆菌（Hib）主要引起儿童（尤其<2岁）严重的侵袭性感染，约90% Hi脑膜炎的菌株为b型。b型菌株荚膜的多核糖基核糖醇磷酸酯（PRP）具有抑制细胞吞噬功能，因而其毒力增强。临床Hib引起的肺炎最多见，f型次之。但近来的研究显示，25%成人体内有无荚膜菌株的抗体。在慢性阻塞性肺疾病患者中，无荚膜型菌株和肺炎链球菌常在急性上呼吸道病毒性感染基础上引起基础疾病急性加重。

人类是流感嗜血杆菌的唯一宿主，其多寄居于正常人的上呼吸道，仅在呼吸道局部或全身免疫防御机制损害时才入侵下呼吸道导致肺炎，秋冬季节为发病的高峰，常发生于上呼吸道感染后。婴幼儿急性支气管炎时痰中可分离出该菌，成人常在慢性阻塞性肺疾病患者的痰中培养出该菌，可在原有疾病基础上发展为严重的支气管肺炎。

三、发病机制

（一）基本发病机制

流感嗜血杆菌的致病力与多种毒力因子有关，除内毒素外，流感嗜血杆菌还能产生组胺，使支气管平滑肌收缩，分泌黏液，上皮细胞的渗透性增加，并能破坏纤毛运动。致病性流感嗜血杆菌具有IgA蛋白酶，能水解呼吸道黏膜的分泌型IgA而发挥致病作用。通常情况下，寄殖的流感嗜血杆菌并不致病。细菌自口咽部吸入气管或支气管后即被纤毛运动排出体外。同时，呼吸道黏膜分泌物中的分泌型IgA可以保护机体免受感染。但当机体抵抗力降低、免疫功能不完善时即可造成感染，发生流感嗜血杆菌肺炎，甚至败血症、化脓性脑膜炎而危及生命。本病易发生于6个月～5岁的婴幼儿，这与机体的免疫防御状态有关。大多数母乳培养的婴儿可以从母体中获得抗流感嗜血杆菌荚膜多糖抗体而得到被动免疫力，但随婴儿年龄增长而逐渐减弱甚至消失，年长儿和成年人由于免疫系统已健全，感染后获得了保护性抗体。因此，小于6个月的婴儿及年长儿、成年人流感嗜血杆菌肺炎较少见。成人流感嗜血杆菌肺炎的发生常伴发于糖尿病、肾病综合征、丙种球蛋白缺乏、酒精中毒或应用抗肿瘤化疗药物、免疫抑制药物者；在慢性阻塞性肺疾病、肺囊性纤维化及长期吸烟人群中，由于局部防御机制受损，流感嗜血杆菌易侵犯下呼吸道发生肺炎。

（二）非典型表现发病机制

多数流感嗜血杆菌的鼻咽部感冒难以识别，且多发生于5岁以下儿童。b型菌株偶可侵入局部，引起会厌炎、肺炎、口腔蜂窝组织炎或通过血液直接从鼻咽部播散引起脑膜炎。细菌的密度（血液细菌的复制，经血液证实的细菌数 $>10^3$ 菌数/mm^3，而不是原发感染局部生长的细菌）是发生脑膜炎的必要条件。b型菌株本身的致病力主要归因于PRP包膜的抗吞噬活性。无荚膜菌株极少产生菌血症性感染，但可引起上呼吸道病变（中耳炎、鼻窦炎）及下呼吸道病变（肺炎、慢性支气管炎恶化等）。

四、病理

（一）基本病理变化

病理变化主要表现为支气管黏膜上皮坏死，部分黏膜与支气管分离，细支气管及周围淋巴细胞及中性粒细胞浸润，引起细支气管炎，侵犯肺泡并在肺泡内生长繁殖，引起肺毛细血管扩张、充血，肺泡水肿、渗出，中性粒细胞聚集吞噬，活动增强，伴随炎性渗出物的产生而导致肺实变。婴幼儿初期患者开始常为气管—支气管感染，后发展成化脓性支气管炎。成人患者病变多呈支气管肺炎表现，大叶性分布亦不少见，甚至可见两叶或两叶以上肺受累。可发生于任何部位，以下叶多见，病变融合引起肺组织坏死，甚至出现空洞，形成肺脓肿，延及胸膜则形成胸腔积液和脓胸。

（二）非典型表现病理变化

脑膜炎病理改变呈化脓性炎症改变，大脑表面炎性渗出，脑脊液被一层脓液覆盖，脑膜表面血管极度充血，常有血管炎，包括血管壁坏死、栓塞、破裂、出血。可出现硬脑膜下积液、脑积水、脑脓肿等。会厌炎、眼内炎均可出现充血、水肿及化脓性炎性渗出的改变。

五、病理生理

（一）基本病理生理

病原体入侵肺脏，引起肺泡腔内充满炎症渗出物，肺泡壁充血水肿而增厚，支气管黏膜水肿，管腔狭窄，从而影响换气和通气功能，导致低氧血症及二氧化碳潴留，为增加通气及呼吸深度，出现代偿性的呼吸与心率增快。由于病原体作用，重症常伴有毒血症，引起不同程度的感染中毒症状。缺氧、二氧化碳潴留及毒血症可导致循环系统、消化系统、神经系统的一系列症状以及代谢性和呼吸性酸中毒、水电解质平衡紊乱。

（二）非典型表现病理生理

脑膜炎时可表现出视盘水肿等颅内高压，严重脑水肿可形成脑疝，呼吸节律改变而导致中枢性呼吸衰竭。急性会厌炎由于高度充血水肿可使气道完全阻塞，呼吸困难，甚至窒息，表现出严重缺氧、发绀。

六、临床表现

（一）症状

1. 常见症状

本病两个高发年龄组为6个月～5岁的婴幼儿和具有基础疾病的成人，起病前有上呼吸道感染史，婴幼儿发病多急骤，寒战、高热、咽痛、痉挛性咳嗽、咳脓痰、呼吸急促、发绀，迅速出现呼吸衰竭和末梢循环衰竭，累及胸膜者可出现胸痛。常并发于流感病毒或葡萄球菌感染时，全身中毒症状重。成人慢性疾病继发感染时，起病缓慢，发热，咳嗽加剧，咳脓性痰。免疫功能低下患者也有急性起病，其表现与急性肺炎相仿。老年患者多表现为低热，呼吸道症状不典型，伴有食欲减退或精神不佳。

2. 非典型症状

（1）脑膜炎：婴幼儿较多见，危害最大，其发病率仅次于流行性脑膜炎。在未实施Hib偶联菌苗预防之前，美国CDC曾报道，当流脑散发时，由Hib所引起的脑膜炎在细菌性脑膜炎中占第一位；北京儿童医院资料表明，其占化脓性脑膜炎的28.9%。多数病例发生在2个月～2岁婴幼儿，成人病例较少。常并发于中耳炎、鼻窦炎、支气管炎、肺炎及宿主抵抗力下降时。呈散发性，多数患者具有明显的前驱症状，先有上呼吸道感染、支气管肺炎，经数日或1～2周出现头痛、呕吐等脑膜刺激征。其病死率在发达国家为5%左右，在发展中国家则可高达40%。流感嗜血杆菌脑膜炎可能并发硬脑膜下积液、脑积水、脑脓肿等，<6个月婴儿易患脑室膜炎。该病可能造成单侧或双侧耳聋，病后发生的视力丧失、瘫痪等一般为暂时性的。

（2）急性会厌炎：以突发会厌水肿为其特点，导致喘鸣、呼吸困难、病变进展迅速，可完全阻塞呼吸道，成人则表现为咽痛、进行性吞咽困难，必须立即进行气管切开及抗菌治疗。

（3）败血症：在2岁以下的儿童中，本菌是引起无局部病灶败血症的主要病原体之一。在年长儿童和切除脾脏后的成人及癌肿化疗后的患者也可患此病。

（4）流感嗜血杆菌感染引起的眼内炎，无荚膜流感嗜血杆菌引起的结膜炎可造成流行，表现为患眼红、烧灼感，或伴有畏光、流泪。国外文献报道即使及时给予玻璃体内细菌敏感性抗生素治疗，视功能仍严重受损。

(5) 流感嗜血杆菌在女性生殖泌尿道的寄生率很低（<1%），但能频繁地传播，具有很强的潜在致病力，由于孕妇体内缺乏血清特异性抗体——抗荚膜多糖抗体（抗 PRP 抗体），易发生绒膜羊膜炎、产后子宫内膜炎、阴道炎、宫颈炎或败血症等，围生期新生儿 HI 感染的主要表现是败血症和（或）肺炎、结膜炎，50% 由未定型菌株引起，母—婴间垂直传播可能在宫内或经产道时已发生，传播率 >50%。

(6) 流感嗜血杆菌还可引起蜂窝组织炎、骨髓炎及心内膜炎、化脓性关节炎等。起病突然，发病迅速。

(二) 体征

1. 常见体征

胸部体征有支气管肺炎征，呼吸音低，叩诊呈浊音，听诊可闻及支气管呼吸音、湿性啰音。少数患者并发脓胸、脑膜炎与败血症，可有胸腔积液体征。

2. 非典型体征

并发脑膜炎患儿可出现脑膜刺激征，严重者出现谵妄、神志不清，10% 儿童有单侧或双侧耳聋，应做听力监测，其他如视力丧失、脑神经麻痹、瘫痪等一般为短暂性。急性会厌炎可见吸气性呼吸困难、鼻翼翕动和三凹征。体检咽部充血发红，会厌水肿，但必须强调的是儿童进行口腔内检查时可促发心脏呼吸骤停，故只能在手头备有立即能建立呼吸通道的设备时才能进行此项检查。眼内炎时可出现结膜充血，中等量黏脓性分泌物，还可并发卡他性边缘性角膜浸润或溃疡。

七、辅助检查

1. 血常规

外周血白细胞总数增高，中性粒细胞增多。重症患者白细胞计数可减低。

2. 病原体分离

正确诊断决定于检出病原菌，由于本菌营养要求高，故咽分泌物、痰、气管吸出液送检细菌培养时，除接种普通琼脂平板外，应常规接种于巧克力琼脂平板，以提高检出率。痰培养有流感嗜血杆菌生长，对儿童患者可能有一定的价值，但对成人患者则无临床意义。下呼吸道分泌物细菌培养，阳性结果虽不能确诊，但临床意义较大，胸腔积液或血液培养的阳性结果对流感嗜血杆菌肺炎并发菌血症或败血症等具有更大诊断价值。痰涂片革兰染色检查有利于与肺炎链球菌肺炎的鉴别。在需氧培养中，混有金黄色葡萄球菌时，往往在越靠近金黄色葡萄球菌处，流感嗜血杆菌菌落生长愈大，远离者较小，且不透明，呈灰白色。这一现象是金黄色葡萄球菌合成Ⅴ因子，并在菌落周围扩散所致，称作“卫星现象”。这一特点有助于对此菌的鉴定。

3. 血清学检查

常用的主要有对流免疫电泳（CIE）、协同凝集（CoA）、乳胶凝集（LA）以及外膜蛋白（OMP）抗原、抗体的 ELISA 法等。当细菌浓度大于 100 cfu/mL 时，乳胶凝集试验即呈阳性，假阳性很少。细菌为苛养菌，营养要求高，所需时间长，阳性率低。除此之外，近年来国际上流行的免疫组化方法如单克隆抗体、DNA 探针和 PCR 技术等方法检测患者体液（如痰、血、尿等）中的流感嗜血杆菌抗原，具有敏感、特异、简便、快速的特点，对疾病的早期病原学诊断、指导临床治疗具有极其重要的意义。

4. 脑脊液检查

开始常中度增高（200 ~ 300 cmH_2O），个别因急性脑水肿，脑压可急剧升高（超过 450 cmH_2O）。脑脊液细菌涂片见革兰阴性短小杆菌，阳性率达 80%。细菌培养发现流感嗜血杆菌对诊断有价值。应用对流免疫电泳、酶联免疫吸附试验等免疫学方法检测脑脊液中荚膜多糖抗原，可迅速做出病原学诊断。

5. 涂片培养

感染部位的分泌物或脓液进行涂片及培养可分离出流感嗜血杆菌。

6. 影像学检查

X线胸片成人患者多表现为支气管肺炎改变，早期变化与急性毛细支气管炎相似，但随着间质炎症的加重，X线胸片可出现粟粒状阴影，呈两肺下叶浸润，表现为斑片状或多叶性浸润，少数患者呈一叶或多叶节段性肺炎及大叶性肺炎改变。婴幼儿患者则85%表现为大叶性或节段性肺炎，肺脓肿多见，少数表现为弥漫性支气管肺炎或细支气管炎，间质水肿明显，呈“绒毛状”改变。早期可见局限性胸膜炎改变或少量胸腔积液。

由于脑膜炎常与鼻窦炎、中耳炎的原发感染灶有关，所以在抗菌治疗开始后，应选择适当的时机行以上部位的X线摄片。如怀疑有占位性病变时（脑脓肿、硬膜下积脓）存在时，应做CT扫描检查。心包炎心脏B超检查可发现心包积液及心包压塞的血流动力学改变。化脓性关节炎时关节摄片可见关节腔内有渗出。

八、诊断

流感嗜血杆菌是引起社区获得性肺炎最常见的致病菌之一，但临床表现缺乏特异性，胸部X线征象与其他病原体引起的肺炎相似，目前临床上主要依靠流感嗜血杆菌的分离培养确诊。痰液涂片革兰染色镜检见到短杆状或细小的多形性革兰阴性杆菌有提示诊断意义，并有利于与肺炎链球菌肺炎的鉴别。痰培养有流感嗜血杆菌生长在儿童患者中可能具有一定意义，在成人患者中其意义需结合临床考虑，因为本菌在鼻咽部携带率非常高。应做痰定量培养或避开咽部污染的条件，直接取下呼吸道分泌物培养。胸腔积液或血液培养的阳性结果对流感嗜血杆菌肺炎并发菌血症或败血症、胸膜炎等具有诊断价值（但血培养的阳性率仅为10%～15%）。上述培养结果行荚膜肿胀试验或免疫荧光试验对确诊及细菌分型更具参考价值。

并发脑膜炎患者脑脊液涂片检查可见极短小的革兰阴性杆菌，有的类似球菌。若在同一涂片上发现形态不同的细菌，或长或圆，或单或双，都应疑为流感嗜血杆菌，其他细菌都无这种多形性。

九、鉴别诊断

（一）常见表现鉴别诊断

本病的鉴别诊断主要是与其他各种病原体所致的肺炎，特别是常见的肺炎球菌肺炎、军团菌肺炎及衣原体肺炎鉴别，主要依据仍然是病原体检查，血清学检查有助于排除军团菌、衣原体感染，有赖于正确采集标本和选择培养基。

（二）非典型表现鉴别诊断

脑膜炎应与其他细菌或病毒引起的脑膜炎鉴别：流感嗜血杆菌脑膜炎主要是化脓性炎症，但起病较其他化脓性脑膜炎缓慢，病程初期仍可有呼吸道症状，经数天至1～2周出现脑膜炎症状。脑脊液检查具有鉴别意义。化脓性脑膜炎：糖明显下降，氯化物下降，蛋白明显升高，细胞数升高，以中性粒细胞为主。而病毒性脑膜炎：糖正常，氯化物正常，蛋白升高，细胞数升高，以淋巴为主。结核性脑膜炎：糖明显下降，氯化物下降，蛋白明显升高，细胞数升高，以淋巴增高为主。但脑脊液的细菌涂片及培养是诊断的主要依据。对急性喉痛的患者，口咽检查无特殊病变发现，或口咽虽有炎症但不足以解释其严重症状者，应考虑到急性会厌炎，若发生于儿童则病情常较严重，应密切观察。

十、治疗

（一）药物治疗

1. 用药方法

流感嗜血杆菌感染的首选药物为氨苄西林，成人剂量6～12 g/d，分次静脉注射。可酌情选用新型大环内酯类抗生素如阿奇霉素、克拉霉素、阿莫西林-克拉维酸、氨苄西林-舒巴坦钠等联合β-内酰胺酶抑制药的复方制剂，以及多西环素、利福平、氨基糖苷类及磺胺甲噁唑/甲氧苄啶（SMZ/TMP）、喹诺酮类等。

目前针对流感嗜血杆菌脑膜炎，头孢曲松作为首选用药，100 mg/（kg·d），分1～2次静脉注射，疗程为10～12天，其不良反应为部分患者易出现腹泻，一般不需要停药。此外，氯霉素易于通过血脑屏障，且耐药株较少，剂量75～100 mg/（kg·d），分4次给药，最初可静脉点滴，尽快改为口服。期间应每日或隔日检查末梢血常规，出现粒细胞减少要立即停药。一般治疗26～36小时可见疗效，大部分第5天退热，48小时仍无好转应复查脑脊液，若怀疑对多种抗生素耐药，可试用TMP 20 mg/（kg·d）与SMZ 100 mg/（kg·d），分4次口服。氨苄西林毒性小，常用剂量200～300 mg/（kg·d），分4～6次静脉滴注，但近年报道耐药菌株逐渐增多，达5%～10%以上。皮质类固醇对脑膜炎无治疗作用，但可抑制TNF-α和IL-8合成，作用是减轻炎症反应，减少耳聋，降低病死率。常用地塞米松0.4～0.6 mg/（kg·d），连用4天。

2. 治疗矛盾

随着抗生素的广泛使用，对氨苄西林耐药的菌株不断出现，其主要耐药机制是细菌产生了质粒介导的β-内酰胺酶，由于产酶率的不断增加，其对氨苄西林的耐药率也明显上升。利福平虽然敏感性高，但利福平为第一线抗结核药物，不应滥用，应加以保护。氨基糖苷类敏感性也较高，但其具有耳毒性及肾毒性。由于喹诺酮类药物易产生耐药并交叉耐药严重，因此不主张把喹诺酮类作为一线的药物来应用。且儿童、孕妇和哺乳期妇女都不宜使用。氯霉素虽易通过血—脑屏障，但对骨髓的抑制作用使人望而却步，尤其是儿童。

3. 对策

合理选用抗生素是治疗成败及减少并发症的关键。轻中度感染可采用第二代头孢菌素如头孢克洛、头孢呋辛、头孢丙烯；头孢克洛对流感嗜血杆菌的MIC值是头孢丙烯的1/2。中重度感染可采用第三代头孢菌素头孢泊肟、头孢噻肟、头孢曲松及喹诺酮类莫西沙星等，疗效更为确切。极重症感染可应用第四代头孢菌素或碳青霉烯类。根据感染的不同部位及病情的严重性选用药物和给药途径，疗程一般为7～14天。氨基糖苷类药物6岁以下儿童禁用。不主张喹诺酮类药物用于18岁以下儿童，孕妇和哺乳期妇女也不宜使用，由于产生耐药并交叉耐药严重，因此不主张把喹诺酮类作为一线的药物来应用。使用氯霉素时应严密监测外周血常规的变化。肾功能不全及老年患者在使用氨基糖苷类、喹诺酮类药物时应监测肾功能的变化，并根据个体的具体情况进行剂量的调整。

（二）预防用药

1. 用药方法

20世纪80年代起，流感嗜血杆菌b型（Hib）结合疫苗开始广泛应用，30年间取得了很好的预防效果。目前Hib结合疫苗主要开发出4种结合疫苗登记注册，在磷酸多核糖核酸（PRP）上分别加白喉类毒素（PHP-D）、破伤风类毒素（PRP-T）、CRM197蛋白（PRP-CRM或HbOC）、脑膜炎球菌外膜蛋白复合物（PRP-OMP）。婴幼儿接种程序因为使用种类而有所差别。推荐<5岁儿童全程免疫，因为自然感染治愈后并不总是产生针对PRP的保护性抗体，所以流感嗜血杆菌侵入性感染后仍然推荐应用结合疫苗。在欧洲和美国由于推广流感嗜血杆菌联合疫苗（Hib）使得该病感染率下降了90%。我国初种年龄为7～11个月，用0.5 mL菌苗臀部肌内注射，间隔2个月后加强注射一次。接种结合疫苗的不良反应很少，25%有一过性局部轻微疼痛，注射部位红肿，但24小时全部恢复正常。有10%的儿童接种疫苗后，有局部轻微疼痛。国内也有报道出现高热惊厥、过敏性皮疹等罕见不良反应。

2. 治疗矛盾

国外研究表明，接种疫苗可以防止由Hib导致的所有致命肺炎病例的1/3，还能防止90%以上其导致的脑膜炎病例。到2004年底已有94个国家将Hib结合疫苗纳入了国家计划免疫，而和许多发展中国家一样，我国未将其列入其中，原因之一就是对Hi感染缺乏有效监测，对其引起的感染性疾病的认识还不够充分和深入。目前存在的问题为：①流感嗜血杆菌在亚洲，包括我国的流行病学资料还很少。

②流感嗜血杆菌疫苗接种时间与DTP（百白破疫苗）和MMR（麻疹—腮腺炎—风疹）等同时，需要开发联合疫苗，即一针多苗。③结合疫苗价格较贵。

3. 对策

由于尼古丁为流感嗜血杆菌的营养成分，戒烟为成年人预防本病的措施之一；避免滥用抗生素，防止耐药菌株的产生亦属重要预防措施，尤应引起临床医师重视。

十一、预后

预后与患者的年龄、有无基础疾病或并发症有关。婴幼儿患者病死率为5%，其中90%为多系统病变，如脑膜炎或急性会厌炎。年龄大于50岁具基础疾病的成人患者病死率为30%。婴幼儿患者肺炎吸收后可遗留肺气囊肿或肺大疱改变。

第十节 呼吸衰竭

呼吸衰竭（RF）是指外呼吸功能严重障碍，以致不能进行有效的气体交换，导致缺氧伴或不伴二氧化碳潴留而引起一系列的生理功能和代谢障碍的临床综合征。其标准为海平面静息状态呼吸空气的情况下动脉血氧分压（PaO_2）<60 mmHg伴或不伴有动脉血二氧化碳分压（$PaCO_2$）>50 mmHg。

呼吸衰竭必定有动脉血氧分压的降低。根据动脉血二氧化碳分压（$PaCO_2$）是否升高，可将其分为低氧血症型（Ⅰ型）呼吸衰竭和伴有低氧血症的高碳酸血症型（Ⅱ型）呼吸衰竭。根据主要发病机制不同，可分为通气性和换气性呼吸功能衰竭。根据病因的不同，可分为肺衰竭和泵衰竭。根据原发病变部位不同，可分为中枢性呼吸衰竭和外周性呼吸衰竭。根据发病的缓急，可分为慢性呼吸衰竭和急性呼吸衰竭。

一、病因

肺气体交换涉及2个环节，首先为通气（依赖"通气泵"作用），其次为肺换气（肺泡和血液之间的气体交换过程）。根据气体交换的2个环节，可将常见的呼吸衰竭的病因分为通气功能衰竭和换气功能衰竭。

1. 通气功能衰竭

通气功能取决于呼吸泵功能和呼吸负荷。呼吸泵功能主要决定于胸廓、呼吸肌以及调节呼吸肌收缩和舒张的神经系统的功能，是影响CO_2排出的主要因素，其主要功能是保持一定的跨肺压梯度。引起通气功能衰竭的常见病因如下。

（1）呼吸肌疲劳或衰竭：气体阻力增加和肺顺应性降低导致呼吸肌过负荷。

（2）胸廓和胸膜病变：严重气胸，大量胸腔积液，连枷胸，脊柱侧后凸，血胸，上腹部和胸部术后。

（3）神经肌接头病变：重症肌无力，药物阻滞作用。

（4）运动神经病变：脊髓损伤，脊髓灰质炎，吉兰—巴雷综合征，肌萎缩侧索硬化。

（5）中枢神经系统抑制或功能紊乱：脑血管意外，病毒性脑炎，细菌性脑膜炎，药物中毒，脑水肿，颅脑损伤，中枢性通气功能不足综合征等。

2. 换气功能衰竭

换气功能衰竭是各种原因引起的肺泡气体交换不足的病理状态，主要表现为动脉血氧合不足，而无明显的二氧化碳潴留。引起肺衰竭的主要病因如下。

（1）呼吸道气流受限：喉头水肿、喉痉挛、异物、肿瘤、外伤、感染等上呼吸道梗阻，以及支气管哮喘严重发作，慢性支气管炎、阻塞性肺气肿和肺心病等广泛和严重的下呼吸道阻力增加。

（2）肺实质性疾病：严重肺部感染、毛细支气管炎、间质性肺炎、肺水肿、肺栓塞和各种原因引起的肺实质损伤及急性呼吸窘迫综合征等。

二、发病机制

呼吸衰竭包括肺通气障碍和（或）肺换气功能障碍，肺换气功能障碍又可以分为通气/血流（V/Q）比值失调和弥散障碍。

1. 通气功能障碍

呼吸系统排除 CO_2 的能力主要取决于肺泡通气量。肺泡通气量主要受到呼吸频率、潮气量和无效腔的影响。当潮气量或呼吸频率明显降低，或无效腔明显增加时，则肺泡通气量明显降低，引起呼吸系统 CO_2 排出明显减少，导致 CO_2 潴留。肺泡通气障碍的常见原因为阻塞性通气功能障碍和限制性通气功能障碍，主要见于下列情况，肺实质或气道的严重疾病（如 COPD），影响呼吸中枢的疾病，抑制中枢神经系统的麻醉药或镇静药物过量，损伤呼吸肌功能的神经肌肉疾病，胸廓损伤。

2. 通气/血流（V/Q）比例失调

肺内气体交换有赖于单位时间内肺泡通气量和肺泡血流灌注量之间一定的比例。正常情况下 V/Q 值为 0.8，当病变引起局部肺通气发生变化而血流未相应变化，或局部血流变化而通气未相应变化时，即发生 V/Q 比例失调。凡累及气道、肺泡、肺间质的肺部疾病均可导致不同程度的肺部气体分布不均和 V/Q 比例失调，从而引起 PaO_2 下降。病理状态下，V/Q 比例失调常见的原因如下。

（1）部分肺泡通气不足：慢性阻塞性肺疾病，哮喘，肺水肿，肺纤维化等往往引起肺泡通气严重不均匀，病变部分通气明显减少，而血流未相应减少，使得 V/Q 比例显著降低，流经这部分肺泡的静脉血未能充分动脉化便进入动脉血内，成为功能性分流。

（2）部分肺泡血流不足：肺动脉栓塞，弥散性血管内凝血，肺血管痉挛等都可以使得肺部分血流减少或中断，V/Q 比例可显著高于正常或无穷大，肺泡通气不能被充分利用，成为无效腔样通气。

（3）真性分流：正常情况下，一部分静脉血经支气管静脉成极少的肺动、静脉交通支直接流入肺静脉，即为解剖分流，这部分血液完全未经气体交换过程，属于真性分流。

3. 弥散功能障碍

是肺换气功能障碍的一种形式，指的是肺泡膜面积减少或肺泡膜异常增厚和弥散时间缩短而引起的气体交换障碍。气体弥散率取决于肺泡膜两侧的气体分压差，肺泡膜面积与厚度及气体的弥散常数，气体弥散量取决于血液与肺泡接触的时间。弥散障碍的常见原因如下。

（1）肺泡膜面积的减少：正常成年人肺泡总面积约为 80 m^2，面积减少 50% 以上时才会发生换气功能障碍。常见于肺实变、肺不张和肺叶切除等。

（2）肺泡膜厚度增加：健康人血液通过肺部毛细血管约需要 0.75 秒，而肺泡膜两侧的氧气仅需 0.25 秒即达到平衡。肺泡膜病变时，虽然弥散速度减慢，但通常不会发生血气异常。在体力负荷增加等使心排血量增加和肺血流加快时，血液和肺泡接触时间过于缩短才会导致低氧血症。

三、临床表现

对于一个呼吸衰竭的患者来讲，其显示的临床表现往往是缺氧和二氧化碳潴留共同作用的结果。

1. 呼吸功能紊乱

呼吸困难和呼吸频率增快往往是临床上最早出现的重要症状。表现为呼吸费力，伴有呼吸频率加快，呼吸表浅，鼻翼扇动，辅助肌参与呼吸活动，特别是 COPD 患者存在气道阻塞、呼吸泵衰竭的因素，呼吸困难更为明显。有时也可出现呼吸节律紊乱，表现为叹息样呼吸等，主要见于呼吸中枢受抑制时。呼吸衰竭并不一定有呼吸困难，严重时也可以出现呼吸抑制。

2. 发绀

是一项可靠的低氧血症的体征，但不够敏感。实际上当 PaO_2 50 mmHg，血氧饱和度为 80% 时，即可出现发绀。舌色发绀较口唇、甲床显现得更早，更明显。发绀主要取决于缺氧的程度，也受血红蛋白量、皮肤色素及心功能状态的影响。

3. 神经精神症状

轻度缺氧可有注意力不集中，定向障碍；严重缺氧者特别是伴有二氧化碳潴留时，可出现头痛、兴奋、抑制、嗜睡、抽搐、意识丧失甚至昏迷等。慢性胸肺疾病引起的呼吸衰竭急性加剧，低氧血症和二氧化碳潴留发生迅速，因此可出现明显的神经精神症状，此时可为肺性脑病。

4. 心血管功能障碍

严重的二氧化碳潴留和缺氧可引起心悸、球结膜充血水肿、心律失常、肺动脉高压、右侧心力衰竭、低血压等。

5. 消化系统症状

包括溃疡病症状，上消化道出血，肝功能异常。上述变化与二氧化碳潴留、严重低氧有关。

6. 肾并发症

可出现肾功能不全，但多为功能性肾功能不全，严重二氧化碳潴留、缺氧晚期可出现肾衰竭。

7. 酸碱失衡和电解质紊乱

呼吸衰竭时常因缺氧和（或）二氧化碳潴留，以及临床上应用糖皮质激素、利尿药和食欲缺乏等因素存在，可并发酸碱失衡和电解质紊乱。常见的异常动脉血气和酸碱失衡类型包括：严重缺氧伴有呼吸性酸中毒，严重缺氧伴有呼吸性酸中毒并代谢性碱中毒，严重缺氧伴有呼吸性酸中毒并代谢性酸中毒，缺氧伴有呼吸性碱中毒，缺氧伴有呼吸性碱中毒并代碱，缺氧伴有三重酸碱失衡。

四、治疗

呼吸衰竭的治疗原则是治疗病因，去除诱因，保持呼吸道通畅，纠正缺氧，解除二氧化碳潴留，治疗与防止缺氧和二氧化碳潴留所引起的各种症状。

1. 通畅气道、增加通气量

在有效抗生素治疗基础上常采用支气管扩张药治疗和雾化吸入治疗，必要时可采用气管插管或切开以及机械通气和治疗。

（1）支气管扩张药：正确使用支气管扩张药对慢性呼吸衰竭患者通畅气道，改善缺氧是非常有益的。常用有吸入、口服用药，最好选用吸入方式给药，如沙丁胺醇、特布他林等；茶碱类的药物口服或静脉用药。

（2）雾化吸入治疗：呼吸道的湿化和雾化疗法采用湿化或雾化装置将药物（溶液或粉末）分散成微小的雾粒和雾滴，使其悬浮在气体中，并进入呼吸道及肺内，达到洁净气道，湿化气道，局部治疗及全身治疗的目标，起到较好的解痉、祛痰、通畅气道作用。常用湿化及雾化的药物有，祛痰药盐酸氨溴索；支气管扩张药，如 β_2 受体激动药沙丁胺醇、特布他林和抗胆碱类药物；糖皮质激素等。

（3）机械通气：机械通气是借助于人工装置的机械力量产生或增加患者的呼吸动力和呼吸功能，是治疗急性呼吸衰竭和慢性呼吸衰竭急性加重最有效的手段。

机械通气的目的主要包括：改善肺气体交换功能，纠正严重的低氧血症，缓解急性呼吸性酸中毒，以避免即时的生命危险，获得治疗肺、气道疾病以及原发病的机会；缓解呼吸窘迫症状，减少呼吸做功和氧耗量，改善呼吸肌疲劳；预防和逆转肺含气不全或不张，并根据压力一容量的关系改善肺顺应性，预防更进一步的肺损害；避免因呼吸衰竭而致的严重并发症。关于机械通气治疗的应用指征，目前仍没有广泛认可的指南，仍主要取决于临床医师的判断，医师根据患者的呼吸衰竭的程度、对重要器官的影响、预后的判断、参考一些呼吸动力学指标等决定是否进行机械通气。

机械通气时建立适当途径的人工气道是非常重要的，根据患者的具体情况选择合适的人工气道是合理应用机械通气的主要环节。人工气道的选择尽可能采用无损伤性的方法。可供选择的方法有：口、鼻面罩，经口或鼻导管插管，气管切开。

机械通气包括无创通气（NPPV）和有创通气。NPPV 是通过面罩或鼻罩与患者连接而进行的人工通气方式，在临床上应用较广泛的是采用正压方式的无创通气，应用 NPPV 可减轻呼吸肌负荷、改善呼吸形式、增加氧合，以及促进二氧化碳的排出等。目前的应用经验表明，NIV 应用于Ⅱ型呼吸衰竭时较为有效，特别是COPD者，可以减少或避免气管插管的有创机械通气，避免相关并发症（如呼吸机相关性肺炎、呼吸机相关性肺损害等）的发生，缩短住院时间、减少病死率；故目前认为，对于COPD患者它不应作为备选措施，一旦条件符合应尽快应用。但对于Ⅰ型呼吸衰竭者，NPPV的应用则存在较大争议。目前的临床观察发现对心源性肺水肿所致呼吸衰竭的疗效较为肯定，也是治疗睡眠呼吸障碍的理想手段，对手术后出现的呼吸衰竭也有一定帮助；但其他的病因（如ARDS）所引起者则疗效不佳，对预后的帮助不大。应用NPPV时，患者的耐受性对疗效有很大的影响，耐受较差者对病情没有帮助，有时反而会加重病情，因为影响分泌物排出、增加反流误吸的发生率等。

有创机械通气是纠正严重低氧血症或二氧化碳潴留的最有效措施。但是，机械通气仅是应用于纠正严重呼吸衰竭，而对于原发病或其加重因素，一般无明显治疗效果，故在机械通气的同时，应加强原发病等治疗。应用机械通气治疗严重的呼吸衰竭，通气模式和参数的设置应根据患者的基础疾病种类、病情，以及患者的个体情况而定，总的来说应达到以下目标：达到充分的气体交换，维持合适的动脉血氧和二氧化碳水平；尽量减少机械通气对肺及其他脏器生理的影响，特别是循环系统；呼吸机与患者的呼吸努力尽量协调、一致，亦即是保持良好的同步性。若人与机不同步，或呼吸机参数设定不能满足患者的通气需求，会导致人机对抗，使患者呼吸做功增加。

当呼吸衰竭的原发病得到有效治疗，病情改善和呼吸功能恢复时，应尽早撤离呼吸机，这是公认的原则。撤机的决定和时机应根据患者呼吸功能和其他因素的综合评估而定，但须满足一定的前提条件，包括肺部感染得到有效控制、气道分泌物较少、患者有较强的气道保护能力等，这可增加撤机的成功率和避免再次插管。

2. 抗感染治疗

反复的支气管-肺部感染既是引起慢性呼吸衰竭的重要因素，又是呼吸衰竭加重的关键所在。积极的防治感染是成功的治疗呼吸衰竭的关键。有条件者应尽快留取痰培养及药物敏感试验，明确致病菌和选用敏感有效的抗生素，必须明确痰培养的结果并不完全代表肺部感染病原菌，需结合病史、临床综合分析判断。

3. 氧气治疗

氧气治疗是应用氧气纠正缺氧的一种治疗方法，简称氧疗。理论上只要 PaO_2 低于正常就可给予氧疗，但实际应用中允许临床医师根据患者情况灵活掌握。临床上最常用、简便的方法是应用鼻导管吸氧，氧流量1～3 L/min，有条件者也可用面罩吸氧。对慢性呼吸衰竭应采取控制性氧疗，其吸氧浓度通常为25%～33%。对于Ⅰ型呼吸衰竭的患者吸氧浓度可适当提高，尽快使其 $PaO_2>60$ mmHg。对于Ⅱ型呼吸衰竭的患者，宜从低浓度开始，逐渐增大吸氧浓度，其最终目标是 $PaO_2>60$ mmHg，而对升高的 $PaCO_2$ 没有明显加重趋势。

4. 呼吸中枢兴奋药的应用

缺氧伴有二氧化碳潴留的患者若出现精神症状及肺性脑病时，如无机械通气条件，可以使用呼吸中枢兴奋药。不仅可以达到兴奋呼吸中枢的目的，而且可以起到清醒意识，利于祛痰的作用。使用呼吸中枢兴奋药时，剂量不宜偏大，使用过程中应注意保持呼吸道通畅，必要时增加吸氧浓度。

第十一节　急性肺损伤与急性呼吸窘迫综合征

急性呼吸窘迫综合征（ARDS）是在严重感染、休克、创伤及烧伤等非心源性疾病过程中，肺毛细血管内皮细胞和肺泡上皮细胞损伤造成弥漫性肺间质及肺泡水肿，导致的急性低氧性呼吸功能不全或衰竭。以肺容积减少、肺顺应性降低、严重的通气/血流比例失调为病理生理特征，临床上表现为进行性低氧血症和呼吸窘迫，肺部影像学上表现为非均一性的渗出性病变。以往认为，ARDS是肺部遭受直接损伤的结果，目前认为各种原因导致的机体失控的炎症反应才是ARDS的根本原因，ARDS并不是孤立的疾病，而是多脏器功能障碍综合征在肺部的表现。

一、流行病学

ARDS 是常见临床危重症。根据 1994 年欧美联席会议提出的 ALI/ARDS 的诊断标准，ALI 的发病率为 18/10 万，ARDS 为每年（13～23）/10 万。2005 年的一项研究表明，美国 ALI 和 ARDS 的发病率分别为 86/10 万和 64/10 万，且随着年龄的增长发病率逐渐升高。而在 ICU 中，10%～15% 的患者符合 ARDS 的标准，机械通气的患者其比例甚至超过 20%。

不同研究中，ARDS 的病因构成、疾病状态和治疗条件的不同可能是导致其病死率不同的主要原因。

二、病因

多种因素可以诱发 ARDS，其中感染是导致 ARDS 的最常见原因。有研究报道显示，ARDS 患者中，约有 40% 与感染或全身性感染相关，30% 与误吸相关，也有部分与肠道屏障功能障碍导致的肠源性感染相关。根据肺损伤的机制，可以将 ARDS 的病因分为直接性和间接性损伤。

1. 直接性损伤

（1）误吸：吸入胃内容物，毒气，烟雾，溺水等。

（2）弥漫性肺部感染：细菌，病毒，真菌及卡氏肺囊虫感染等。

（3）肺钝挫伤。

（4）肺部手术：肺移植术后，肺部分切除术后。

（5）肺栓塞：血栓栓塞，脂肪栓塞，羊水栓塞等。

（6）放射性肺损伤。

2. 间接性损伤

（1）休克：低血容量性、感染性、心源性、过敏性休克。

（2）严重的非胸部创伤：头部伤，骨折，烧伤等。

（3）急诊复苏导致高灌注状态。

（4）代谢紊乱：急性重症胰腺炎，糖尿病酮症酸中毒，尿毒症等。

（5）血液学紊乱：弥散性血管内凝血，体外循环，血液透析，大量输血。

（6）药物：海洛因，噻嗪类，水杨酸类，巴比妥类药物等。

（7）神经源性因素：脑干或下丘脑损伤，颅内压升高等。

（8）妇产科疾病：妊娠高血压综合征，子宫肌瘤，死胎。

三、发病机制

目前认为，ARDS 发病的基础是各种原因引起的肺泡一毛细血管的损伤，是感染、创伤导致机体炎症反应失控的结果。外源性损伤或毒素对炎性细胞的激活是 ARDS 的启动因素，炎性细胞在内皮细胞表面黏附及诱导内皮细胞损伤是导致 ARDS 的根本原因。大量研究显示：细菌、内毒素或损伤刺激后，机体异常释放大量炎性介质；给动物注射炎性介质可以复制 ARDS 模型，注射炎性介质单克隆抗体可以防止动物发生 ARDS。感染或创伤导致 ARDS 等器官功能损害的过程表现为 2 种极端，一种是大量炎性介质瀑布样释放，而内源性抗炎介质又不足以抵消其作用，结果导致全身炎性反应综合征（SIRS）；另一种是内源性抗炎介质释放过多，结果导致代偿性抗炎反应综合征（CARS）。CARS、SIRS 作为炎症反应对立统一的两个方面，一旦失衡将导致内环境失衡，引起 ARDS 等器官功能损害。就本质而言，ARDS、SIRS 和 CARS 失衡的结果，在 ARDS 的防治过程中，积极控制原发病，遏制其诱导的全身失控性炎症反应，是预防和治疗 ARDS 的必要措施。

近年来对炎性反应在 ARDS 中的作用进行了大量的研究，炎性细胞，如多形核白细胞（PMN）、单核-巨噬细胞的聚集和活化、炎性介质，如肿瘤坏死因子、白介素、血小板活化因子、花生四烯酸代谢产物等物质的合成与释放均为促进 ALI 和 ARDS 发生发展的主要因素。另外，国内外学者近年来又从信号传导、细胞凋亡、肺泡水肿液的清除和基因易感性等方面对 ARDS 的发生机制进行了探讨，取得了一定的成就。

四、病理及病理生理

1. 病理改变

各种原因引起 ARDS 的病理改变基本相同，需要经过 3 个阶段。第 1 个阶段是渗出期，其主要表现为弥漫的肺泡损伤。7 ~ 10 天后，进入增殖期（第 2 个阶段），主要表现为肺水肿减轻，肺泡膜因Ⅱ型上皮细胞增生，间质中性粒细胞和成纤维细胞浸润而增厚，毛细血管数目减少，并出现胶原的早期沉积。有些患者会进展到纤维化期（第 3 个阶段），其主要表现为正常肺部结构的破坏，弥漫的膝部纤维化形成。

2. 病理生理改变

正常的肺组织能够调节肺内液体的运动，以少量的组织间液来调节肺泡的干燥。这种调节机制被打破后，会造成肺间质及肺泡中大量液体的渗出，从而引起气体交换减少，顺应性下降及肺动脉压的升高。正常肺功能的实现需要维持肺泡的干燥，而这与适当的毛细血管灌注密切相关。正常情况下，肺的毛细血管内皮具有选择通透性：液体在静水压和胶体渗透压的控制下穿过细胞膜，而蛋白在血管内维持一定的胶体渗透压。ARDS 造成了弥漫的肺泡损伤，使得肿瘤坏死因子、白介素（IL）1、IL-6、IL-8 等炎性因子大量释放，中性粒细胞活化并释放细胞毒性介质，破坏了毛细血管内皮及肺泡内皮，蛋白大量渗出，胶体渗透压梯度被破坏，导致液体大量渗入间质，使得肺泡腔中被大量血性的富含蛋白的水肿液及坏死的细胞碎片填充。同时，功能性的表面活性物质减少，导致肺泡表面张力增加，引起肺泡塌陷。

肺损伤会引起许多并发症，其中包括气体交换减少，肺顺应性下降及肺动脉压力的升高。另外，气道阻力（Raw）的增加也是 ARDS 的特征，尽管其临床重要性尚不明确。

（1）气体交换减少：ARDS 患者中气体交换的减少主要是由于通气血流的不匹配引起的；生理性的分流造成低氧血症，而生理性无效腔的增加使得二氧化碳清除减少。尽管高碳酸血症并不常见，但仍通常需要较高的分钟通气量来维持正常的动脉二氧化碳分压。

（2）肺顺应性下降：肺顺应性的下降是 ARDS 的主要特点之一。它主要是由通气少或完全不通气的肺引起的，而与剩余的有功能的肺单位的压力容积特征无关。甚至是小潮气量都会超过肺的吸气能力从而引起气道压的显著升高。

（3）肺动脉高压：在需要机械通气的 ARDS 患者中，超过 25% 的患者会出现肺动脉高压。其原因包括低氧引起的血管痉挛，正压通气引起的血管受压，间质的破坏，气道塌陷，高碳酸血症及肺动脉血管收缩药物的使用。肺动脉高压对 ARDS 患者的临床作用尚不确定，但严重的肺动脉高压会引起病死率的升高。

五、临床表现

1. 症状

ARDS 的典型症状为在起病 6 ~ 72 小时迅速出现的呼吸困难，并进行性加重。典型的症状为呼吸困难，发绀（如低氧血症），呼吸窘迫的症状通常非常明显，会出现呼吸频率增快，心动过速等症状。缺氧症状以鼻导管或面罩吸氧的常规方法无法缓解。此外，在疾病的后期多伴有肺部感染，表现为发热、畏寒、咳嗽和咳痰等症状。

2. 体征

疾病初期除呼吸频速以外，可无明显的呼吸系统体征，随着病情的进展，出现唇和指甲发绀，有的患者两肺可闻及干、湿啰音，哮鸣音，后期可出现肺实变体征，如呼吸音较低或水泡音等。

3. 并发症

ARDS 的患者出现并发症的风险很高。有些并发症是与机械通气相关，如压力性肺损伤、医源性肺炎，还有与疾病本身相关，如谵妄、深静脉血栓、消化道出血等。

六、辅助检查

1. 实验室检查结果

常规实验室检查无特异性，重要的特征表现为顽固低氧血症。动脉血氧分压降低，吸入气氧浓度>50%（$FiO_2>0.5$）时，PaO_2 仍低于8.0 kPa（60 mmHg），$PAaO_2$ 显著增加，当 $FiO_2=1.0$ 时，PaO_2 低于46.7 kPa（350 mmHg），计算QS/QT常超过30%，或 $PaO_2/PAO_2\leqslant0.2$。$PaCO_2$ 可正常或降低，至疾病晚期方增高。pH可升高、正常或降低，这要取决于低血压和代谢性酸中毒是否出现。

2. 影像学检查

胸部X线早期可无明显变化或只表现为纹理增粗，常迅速出现双侧弥漫性浸润性阴影，且受治疗尤其通气治疗干预影响很大。CT可以更准确地反映病变肺区域的大小，从而较准确地判定气体交换和肺顺应性病变的程度。

3. 肺力学监测

是反映肺机械特征改变的重要手段，可通过床边呼吸功能监测仪监测。主要改变包括顺应性降低和气道阻力增加等。

七、诊断

长期以来，临床上一直广泛采用欧美联席会议提出的ARDS诊断标准。具体包括：①急性起病。②$PaO_2/FiO_2\leqslant200$ mmHg（不管PEEP水平）。③正位X线胸片显示双肺均有斑片状阴影。④肺动脉嵌顿压≤18 mmHg或无左心房压力增高的临床证据。如 $PaO_2/FiO_2\leqslant300$ mmHg且满足上述其他标准则诊断为急性肺损伤。

2012年提出的ARDS的柏林标准已经取代了以往的ARDS诊断标准，其主要的改变是取消了“急性肺损伤”的概念，并且取消了肺动脉嵌顿压的标准，同时加入了最小的呼吸机设定条件。

ARDS的柏林定义需满足以下标准

（1）呼吸症状必须在已知的临床损害1周内出现，或者患者在1周内出现新的症状。

（2）X线或CT扫描示双肺致密影，并且胸腔积液、肺叶/肺塌陷或结节不能完全解释。

（3）患者的呼吸衰竭无法用心力衰竭或体液超负荷完全解释。如果不存在危险因素，则需要进行客观评估（如超声心动图）以排除静水压相关的肺水肿。

（4）必须存在中到重度的氧合下降，定义为动脉氧合指数（PaO_2/FiO_2）。低氧的程度决定了ARDS的严重程度：①轻度ARDS，$PaO_2/FiO_2=201\sim300$ mmHg，且呼气末正压（PEEP）或持续气道正压（CPAP）≤5 cmH_2O。②中度ARDS，$PaO_2/FiO_2=101\sim200$ mmHg，且PEEP≥5 cmH_2O。③重度，$PaO_2/FiO_2\leqslant100$ mmHg，且PEEP>5 cmH_2O。

八、鉴别诊断

1. 心源性肺水肿

心源性肺水肿常见于高血压性心脏病、冠状动脉硬化性心脏病、心肌病等引起的急性左心室衰竭以及二尖瓣狭窄所致的左心房衰竭，它们都有心脏病或明显其他脏器疾病史和相应的临床表现，如结合胸部X线表现胸部浸润影在中央及血管根部增宽，心电图检查以及相应脏器功能损害化验检查等，诊断一般不难。心导管肺毛细血管楔压（Paw）在左侧心力衰竭时上升（Paw>2.4 kPa），对诊断更有意义。

2. 急性肺栓塞

多见于手术后或长期卧床者，血栓来自下肢深部静脉或盆腔静脉。本病起病突然，有呼吸困难、胸痛、咯血、发绀、PaO_2 下降等表现。但长期卧床，手术，肿瘤病史以及深静脉血栓病史等有提示作用；心电图异常（典型者 $S_{Ⅰ}Q_{Ⅲ}T_{Ⅲ}$ 改变），放射性核素肺通气、灌注扫描等改变对诊断肺栓塞有较大意义。

3. 重症肺炎

肺部严重感染包括细菌性肺炎、病毒性肺炎、粟粒性肺结核等可引起 ARDS。然而也有一些重度肺炎患者（特别如军团菌肺炎）具有呼吸困难、低氧血症等类似 ARDS 临床表现，但并未发生 ARDS。这类疾病大多肺实质有大片浸润性炎症阴影，感染症状（发热、白细胞增高、核左移）明显，应用敏感抗菌药物可获治愈。

4. 特发性肺间质纤维化

有Ⅱ型呼吸衰竭表现，尤其在并发肺部感染加重时，可能与 ARDS 相混淆。本病胸部听诊有 Velcro 啰音，胸部 X 线检查呈网状、结节状阴影或伴有蜂窝状改变，病程发展较 ARDS 相对缓慢，膝功能为限制性通气障碍等可做鉴别。

九、治疗

ARDS 是 MODS 的一个重要组成部分，对于 ARDS 的治疗是防治 MODS 的一部分。其原则为纠正缺氧，提高氧输送，维持组织灌注，防止组织进一步损伤，同时尽可能避免医源性并发症，主要包括液体负荷过高、氧中毒、容积伤和院内感染。在治疗上，可以分为病因治疗和支持治疗，后者可以分为一般的支持治疗和呼吸支持治疗。另外，国内外学者对一些药物在 ARDS 治疗中的作用也进行了大量的研究。

1. 病因治疗

原发病是影响 ARDS 预后和转归的关键，及时去除或控制致病因素是 ARDS 治疗最关键的环节。全身性感染、创伤、休克、烧伤、急性重症胰腺炎等是导致 ARDS 的常见病因。严重感染患者有 25% ~ 50% 发生 ARDS，而且在感染、创伤等导致的多器官功能障碍（MODS）中，肺往往也是最早发生衰竭的器官。目前认为，感染、创伤等原发疾病导致的全身炎症反应是导致 ARDS 的根本病因，也最终影响 ALI/ARDS 预后和转归。控制原发病，积极控制感染，早期纠正休克，改善微循环。遏制其诱导的全身失控性炎症反应，是预防和治疗 ALI/ARDS 的必要措施。

2. 一般的支持治疗

只有少量 ARDS 患者仅死于呼吸衰竭。更常见的是，这些患者死于原发病或者继发的并发症，如感染或多器官功能衰竭。因此，ARDS 的患者需要细致的支持治疗，其中包括合理使用镇静药和肌松药物，血流动力学管理，营养支持，血糖控制，院内获得性肺炎的快速评估及治疗以及深静脉血栓（DVT）和消化道出血的预防。

（1）镇静：对于 ARDS 的患者而言，镇静与镇痛可以提高患者对机械通气的耐受程度并减少氧耗。因为 ARDS 的患者往往需要数天或者更长时间的镇静，因此，可以选择一些长效的相对便宜的药物，如劳拉西泮。因为苯二氮䓬类的药物并没有镇痛作用，因此需要加用阿片类药物（如芬太尼或吗啡）来治疗疼痛。阿片类同时也有协同作用，可以减少苯二氮䓬类药物的用量。给药途径首选间断的静脉注射，对于需要反复给药的患者可以使用持续泵入的方式。另外，必要时可以使用氟哌啶醇以及丙泊酚等药物。

镇静深度可以应用 Richmond Agitation-Sedation Scale（RASS）镇静评估量表来评价，对于不同的患者选择不同的镇静目标，以达到有效镇静的同时，减少过度镇静的风险。另外，采用每日唤醒策略，间断给药而不持续给药以及严格按照镇静、镇痛流程等方法都能够减少过度镇静，从而减少呼吸机使用时间和院内获得性肺炎的发生率。

（2）肌松药：尽管大家已经广泛认识到，在 ARDS 患者中使用肌松药物有着明确的优点（改善氧合）和缺点（肌无力时间延长），但这 2 种效应对于患者预后的影响仍不明确。最近的一项多中心随机对照研究显示，在气体交换严重受累（$PaO_2/FiO_2 \leqslant 120$ mmHg）的 ARDS 患者短期使用（48 小时内）肌松药物可能是安全有益的。但是要将其作为早期重症 ARDS 患者的常规治疗，仍需要进一步证据的支持。

（3）血流动力学监测：对 ARDS 患者需要在监测下进行血流动力学的管理已经得到了大家的广泛

共识。但研究表明，使用 PAC（肺动脉导管）进行血流动力学监测，并不优于中心静脉导管（CVC），反而导管相关的并发症明显增加，因此，不应该常规使用 PAC 对 ARDS 患者进行监测。

（4）营养支持：ARDS 患者处于严重的分解状态，需要进行营养支持。在胃肠道可用的情况下首选肠内营养，可以降低血管内感染、消化道出血的发生率，保护肠道黏膜屏障从而减少肠道菌群移位的风险。需要注意的是，应该避免过度营养，因为其不但不能使患者获益反而会产生过量的二氧化碳。另外，患者进行胃肠营养时，保持半卧位以减少呼吸机相关肺炎的发生率，这一点也非常重要。

（5）院内获得性肺炎：ARDS 患者的病程中常常会伴发院内获得性肺炎（如呼吸机相关性肺炎），它会增加 ARDS 患者的病死率，并且不恰当的治疗不仅给患者会带来不良后果，同时还会诱导耐药菌的出现。选择一种有效的可以覆盖可能的病原微生物的抗生素对于肺炎的治疗至关重要，而这需要结合各个医院的药敏谱来决定。因为 ARDS 的患者通常处于营养不良和免疫抑制状态，再加上正常的气道屏障被气管插管所破坏，而肺水肿又是细菌生长的一个良好的培养基，要预防院内获得性肺炎的发生非常困难。

如何降低 VAP 的发生率，目前已经提出了一系列的治疗策略。机械通气的患者，尤其是对于进行胃肠营养的患者保持床头抬高已经证实可以显著降低 VAP 的发生率。另外，避免不必要的抗生素的使用，注意口腔的护理，及时拔管以减少机械通气的时间，避免过度镇静，避免呼吸机管路的更换等措施也非常重要。而选择性的消化道去污，持续声门下吸引，密闭吸痰装置等措施是否能够降低 VAP 的发生率，目前尚不确切。

（6）DVT 的预防：ARDS 患者 DVT 和肺动脉栓塞的发生率尚不明确，但其风险相当的高。这些患者通常存在深静脉血栓的多个危险因素，包括长时间卧床，外伤，凝血途径的激活及原发病，如肥胖、恶性肿瘤。因此，需要警惕患者出现 PE 的风险，及时予以预防。

（7）液体管理：高通透性肺水肿是 ARDS 的病理生理特征，肺水肿的程度与 ARDS 的预后呈正相关，由于肺毛细血管通透性增加和肺毛细血管静水压增加，加重肺水肿形成。适当利尿和限制液体输入，尤其应限制晶体液入量，保持较低前负荷，PAWP＜1.6 kPa，降低肺毛细血管静水压以减轻肺间质水肿。因此，通过积极的液体管理，改善 ALI/ARDS 患者的肺水肿具有重要的临床意义。研究显示，液体负平衡与感染性休克患者病死率的降低显著相关，且对于创伤导致的 ALI/ARDS 患者，液体正平衡使患者病死率明显增加。但是利尿减轻肺水肿的过程可能会导致心排血量下降，器官灌注不足。因此，ALI/ARDS 患者的液体管理必须考虑到两者的平衡，必须在保证脏器灌注的前提下进行。

3. 呼吸支持治疗

（1）氧疗：ARDS 及时进行氧疗，改善气体交换功能，保证氧输送，防止细胞缺氧。患者治疗的基本目的是改善低氧血症，使动脉氧分压（PaO_2）达到 60～80 mmHg；但吸入氧浓度尽可能＜60%，如吸入更高浓度氧尽可能＜24 小时，一旦氧合改善就应尽快调整吸入氧浓度。根据低氧血症改善的程度和治疗反应调整氧疗方式，首先使用鼻导管，当需要较高的吸氧浓度时，可采用可调节吸氧浓度的文丘里面罩或带储氧袋的非重吸式氧气面罩。ARDS 患者往往低氧血症严重，大多数患者一旦诊断明确，常规的氧疗常难以奏效，机械通气仍然是最主要的呼吸支持手段。

（2）无创机械通气（NIV）：可以避免气管插管和气管切开引起的并发症，近年来得到了广泛的推广应用，但 NIV 在 ARDS 急性低氧性呼吸衰竭中的应用却存在很多争议。迄今为止，尚无足够的资料显示 NIV 可以作为 ALI/ARDS 导致的急性低氧性呼吸衰竭的常规治疗方法。

当 ARDS 患者神志清楚、血流动力学稳定，并能够得到严密监测和随时可行气管插管时，可以尝试 NIV 治疗。如 NIV 治疗 1～2 小时后，低氧血症和全身情况得到改善，可继续应用 NIV。若低氧血症不能改善或全身情况恶化，提示 NIV 治疗失败，应及时改为有创通气。在治疗全身性感染引起的 ALI/ARDS 时，如果预计患者的病情能够在 48～72 小时缓解，可以考虑应用 NIV。

应用 NIV 可使部分并发免疫抑制的 A U/ARDS 患者避免有创机械通气，从而避免呼吸机相关肺炎（VAP）的发生，并可能改善预后。免疫功能低下的患者发生 ALI/ARDS，早期可首先试用 NIV。

一般认为，ALI/ARDS 患者在以下情况时不适宜应用 NIV：神志不清；血流动力学不稳定；气道分泌物明显增加而且气道自洁能力不足；因脸部畸形、创伤或手术等不能佩戴鼻面罩；上消化道出血、剧烈呕吐、肠梗阻和近期食管及上腹部手术；危及生命的低氧血症。应用 NIV 治疗 ALI/ARDS 时应严密监测患者的生命体征及治疗反应。如 NIV 治疗 1～2 小时后，低氧血症和全身情况得到改善，可继续应用 NIV。若低氧血症不能改善或全身情况恶化，提示 NIV 治疗失败，应及时改为有创通气。

（3）有创机械通气。

1）机械通气的时机选择：ARDS 患者经高浓度吸氧仍不能改善低氧血症时，应气管插管进行有创机械通气。ARDS 患者呼吸功明显增加，表现为严重的呼吸困难，早期气管插管机械通气可降低呼吸功，改善呼吸困难。虽然目前缺乏 RCT 研究评估早期气管插管对 ARDS 的治疗意义，但一般认为。气管插管和有创机械通气能更有效地改善低氧血症，降低呼吸功，缓解呼吸窘迫，并能够更有效地改善全身缺氧，防止肺外器官功能损害。

2）肺保护性通气：由于 ARDS 发生后大量肺泡塌陷，肺容积明显减少，常规或大潮气量通气易导致肺泡过度膨胀和气道平台压过高，加重肺及肺外器官的损伤。小潮气量通气要求是 ARDS 病理生理结果的要求。通气模式选择有研究提示压力控制通气模式比容量控制模式更少产生气压伤，更易达到人机同步，可选择的模式有压力控制反比通气、压力释放通气、双相气道正压通气。

由于 ARIDS 肺容积明显减少，为限制气道平台压，有时不得不将潮气量降低，允许动脉血二氧化碳分压（$PaCO_2$）高于正常，$PaCO_2$＜10.7～13.3 kPa，即所谓的允许性高碳酸血症。允许性高碳酸血症是肺保护性通气策略的结果，并非 ARDS 的治疗目标。一般急性二氧化碳升高导致酸血症可产生一系列病理生理学改变，包括脑及外周血管扩张、心率加快、血压升高和心排血量增加等。但研究证实，实施肺保护性通气策略时一定程度的高碳酸血症是安全的。当然，颅内压增高是应用允许性高碳酸血症的禁忌证。此外，并发代酸患者其酸中毒严重影响血液 pH，警惕其对心血管严重抑制作用。酸血症往往限制了允许性高碳酸血症的应用，目前尚无明确的二氧化碳分压上限值，一般主张保持 pH＞7.20 接近 7.30，否则可考虑静脉输注碳酸氢钠。

3）肺复张：充分复张 ARDS 塌陷肺泡是纠正低氧血症和保证 PEEP 效应的重要手段。为限制气道平台压而被迫采取的小潮气量通气往往不利于 ARDS 塌陷肺泡的膨胀，而 PEEP 维持复张的效应依赖于吸气期肺泡的膨胀程度。而且肺复张有利于减少肺泡反复开放与萎陷所致的损害。目前临床常用的肺复张手法包括控制性肺膨胀、PEEP 递增法及压力控制法（PCV 法）。其中实施控制性肺膨胀采用恒压通气方式，推荐吸气压为 30～45 cmHg、持续时间 30～40 秒。临床研究证实肺复张手法能有效地促进塌陷肺泡复张，改善氧合，降低肺内分流。尽管一项 RCT 研究显示，与常规潮气量通气比较，采用肺复张手法合并小潮气量通气，可明显改善 ARDS 患者的预后。但一般而言复张效果较短暂，合理的 PEEP 也显得很重要，而且对预后影响仍有争议。

肺复张手法的效应受多种因素影响。实施肺复张手法的压力和时间设定对肺复张的效应有明显影响，不同肺复张手法效应也不尽相同。另外，ARDS 病因也影响肺复张手法的效果，一般认为，肺外源性的 ARDS 对肺复张手法的反应优于肺内源性的 ARDS；ARDS 病程也影响肺复张手法的效应，早期 ARDS 肺复张效果较好。值得注意的是，肺复张手法可能减少心排血量，影响患者的循环状态，还可引起气胸，实施过程中应密切监测。

4）PEEP 的选择：ARDS 广泛肺泡塌陷不但可导致顽固的低氧血症，而且部分可复张的肺泡周期性塌陷开放而产生剪切力，会导致或加重呼吸机相关肺损伤。充分复张塌陷肺泡后应用适当水平 PEEP 防止呼气末肺泡塌陷，改善低氧血症，并避免剪切力，防治呼吸机相关肺损伤。因此应采用能防止肺泡塌陷的最低 PEEP。

ARDS 最佳 PEEP 的选择目前仍存在争议。一般使用 PEEP 在 5～15 cmH_2O，合理选择目标是尽可能避免肺泡萎陷的趋势下将 PEEP 对机体不利影响降到最低。具体可以在维持吸入压不变的情况下，逐渐增加 PEEP，观察潮气量以及循环的变化。Barbas 通过荟萃分析比较不同 PEEP 对 ARDS 患者生存率的影响，结果表明 PEEP＞12 cmH_2O，尤其是＞16 cmH_2O 时明显改善生存率。其建议可参照肺静态压力-容积（P-V）曲线低位转折点压力来选择 PEEP。Amoto 及 Villar 的研究显示，在小潮气量通气的同时，以静态 P-V 曲线低位转折点压力 +2 cmH_2O 作为 PEEP，结果与常规通气相比 ARDS 患者的病死率明显降低。若有条件，应根据静态 P-V 曲线低位转折点压力 +2 cmH_2O 来确定 PEEP。

5）自主呼吸：自主呼吸过程中膈肌主动收缩可增加 ARDS 患者肺重力依赖区的通气，改善通气血流比例失调，改善氧合。尽可能保有自主呼吸是有创呼吸中比较重要的趋势。一项前瞻对照研究显示，与控制通气相比，保留自主呼吸的患者镇静药使用量、机械通气时间和 ICU 住院时间均明显减少。因此，在循环功能稳定、人机协调性较好的情况下，ARDS 患者机械通气时有必要保留自主呼吸，有助于降低气道峰压，促使肺泡复张，气道廓清并尽可能减少通气支持手段对循环和消化道的影响。

6）俯卧位通气：俯卧位通气通过降低胸腔内压力梯度、促进分泌物引流和促进肺内液体移动，明显改善氧合。如无明显禁忌，可考虑采用俯卧位通气。具体实施可采用翻身床或人工垫枕于额、双肩、下腹和膝部。

严重的低血压休克、室性心律失常、颜面部创伤及未处理的不稳定性骨折为俯卧位通气的相对禁忌证。当然，体位改变过程中可能发生如气管插管及中心静脉导管以外脱落等并发症，需要予以预防，但严重并发症并不常见。

7）高频振荡通气（HFOV）：HFOV 是指通过往复运动的活塞泵，扬声器隔膜或旋转球的方式产生正弦波，使气管内气体产生高频往返运动，将气体主动送入和吸出气道。ARDS 患者实施 HFOV 的过程中，应用一定水平的驱动压，可保持肺泡持续处于膨胀状态，避免常规通气模式呼气时的肺泡塌陷，避免了肺泡反复塌陷复张导致的肺损伤，同时也避免了由于部分肺泡塌陷所致的肺内分流，有助于改善 ARDS 患者氧合。目前，HFOV 尚不能作为 ARDS 的常规通气模式，对于积极的肺复张手法实施后仍难以改善其低氧血症的 ARDS 患者，可考虑应用 HFOV。

（4）液体通气：部分液体通气是在常规机械通气的基础上经气管插管向肺内注入相当于功能残气量的全氟碳化合物，以降低肺泡表面张力，促进肺重力依赖区塌陷肺泡复张。目前认为可能是一种必要的补充策略。部分液体通气 72 小时后，ARDS 患者肺顺应性可以得到改善，并且改善气体交换，对循环无明显影响，但患者预后均无明显改善，病死率仍高达 50% 左右。部分液体通气能促进下垂部位或背部的肺泡复张，改善患者气体交换，增加肺顺应性，可作为严重 ARDS 患者常规机械通气无效时的一种选择。

（5）体外膜氧合技术（ECMO）：建立体外循环后在肺外进行气体交换可减轻肺负担，有利于肺功能恢复。非对照临床研究提示，严重的 ARDS 患者应用 ECMO 后存活率为 46% ~66%。但 RCT 研究显示，ECMO 并不改善 ARDS 患者预后。随着 ECMO 技术的改进，需要进一步的大规模研究结果来证实 ECMO 在 ARDS 治疗中的地位。

（6）“六步法”机械通气策略：缺乏统一、规范的治疗策略是重症 ARDS 治疗的临床医师们面临的重大难题。如小潮气量设定，最佳持续气道正压（PEEP）选择，肺复张频率、时机、压力都十分困惑临床医师；另外，高频通气，俯卧位，体外膜氧合等抢救性治疗措施的适应证、应用时机等不明确可能是重症 ARDS 患者预后差的原因之一。2010 年珍妮特（Janet）和马特海（Matthay）等从现有资料、指南推荐和临床实施经验等角度总结归纳了重症 ARDS 治疗的具体步骤和实施方法，共 6 个步骤（简称“六步法”）。

步骤 1：小潮气量肺保护性通气（6 mL/kg，如果气道平台压仍高于 30 cmH_2O，则潮气量可逐渐降低至 4 mL/kg），测量气道平台压力。如果 <30 cmH_2O，进入步骤 2a。如果 >30 cmH_2O，则进入步骤 2b。

步骤 2a：实施肺复张和（或）单独使用高 PEEP。

步骤 2b：实施俯卧位通气或高频振荡通气。

步骤 3：评价氧合改善效果，静态顺应性和无效腔通气。如果改善明显则继续上述治疗。如果改善不明显，则进入步骤 4。

步骤 4：吸入一氧化氮；如果数小时内氧合及顺应性改善不明显，则进入步骤 5。

步骤 5：小剂量糖皮质激素（须权衡利弊）。

步骤6：考虑实施体外膜氧合。入选患者通气高压机械通气时间 <7 天。

“六步法”使得重症医生在及时、准确判断ARDS患者病情严重程度的基础上，规范、有序地实施小潮气量通气、肺复张等治疗措施。重症ARDS“六步法”将提高ARDS规范化治疗的可行性和依从性，有望降低患者病死率。

4. 药物治疗

目前对于ARDS的绝大多数治疗均为支持性的，目的在于改善气体交换，并预防治疗过程中的并发症。而一些药物在ARDS治疗中的作用近年来也进行了大量的研究，并取得了一定的成果。然而，由于疗效并不确切或者是否能够改善患者预后尚不明确，这些治疗方案均尚没有列入ARDS的常规治疗中，需要进一步研究的证实。

（1）肺泡表面活性物质：ARDS患者存在肺泡表面活性物质减少或功能丧失，易引起肺泡塌陷。肺泡表面活性物质能降低肺泡表面张力，减轻肺炎症反应，阻止氧自由基对细胞膜的氧化损伤。因此，补充肺泡表面活性物质可能成为ARDS的治疗手段。然而在早产儿发生的ARDS中，替代治疗相当有效的前提下在成年人效果却不明显。早期的RCT研究显示，应用表面活性物质后，ARDS患者的血流动力学指标、动脉氧合、机械通气时间、ICU住院时间和30天生存率并无明显改善。最近一项针对心脏手术后发生ARDS补充肺泡表面活性物质的临床研究显示，与既往病例比较，治疗组氧合明显改善，而且病死率下降。目前肺泡表面活性物质的应用仍存在许多尚未解决的问题，如最佳用药剂量、具体给药时间、给药间隔和药物来源等。因此，尽管早期补充肺表面活性物质，有助于改善氧合，还不能将其作为ARDS的常规治疗手段。有必要进一步研究，明确其对ARDS预后的影响。

（2）抗氧化药治疗：观察发现，在ARDS的发生和发展过程中，活性氧自由基的产生及抗氧化屏障的部分破坏起着非常大的作用，因此，理论上抗氧化治疗应该能够改善ARDS患者的预后。有研究表明，通过肠道给ARDS患者补充EPA、γ-亚油酸和抗氧化药，可以明显缩短机械通气时间，改善生存率。但是，更近期的研究显示，与安慰剂组相比，额外补充鱼油等抗氧化药没有发现任何临床结果的改善。因此，通过补充鱼油进行抗氧化治疗依然需要进一步研究的证实，尚未纳入ARIDS的常规治疗中。另外，其他的一些抗氧化药，如利索茶碱、N-乙酰半胱氨酸也被证实对患者的临床终点没有任何的改善。

（3）吸入性的血管扩张药：吸入性的血管扩张药（如一氧化氮，前列环素，前列腺素 E_1）可以选择性地舒张通气良好肺区域的血管，显著降低肺动脉压，减少肺内分流，改善通气/血流比例失调，从而改善氧合。

1）NO：临床上NO吸入可以使得约60%的ARDS患者氧合改善，同时肺动脉压，肺内分流明显下降，但是对平均动脉压和心排血量无明显改变。氧合改善效果一般仅限于开始NO吸入治疗的24～48小时。但2个随机对照研究证实NO吸入并不能改善ARDS的病死率。目前，吸入NO并不是ARDS的常规治疗手段，在一般治疗无效的严重低氧血症患者中可应用，可能会减少医源性肺损伤，为治疗赢得宝贵的时间。

2）前列腺素 E_1（PGE_1）：不仅是血管活性药物，还具有免疫调节作用，可抑制巨噬细胞和中性粒细胞的活性，发挥抗炎作用，抑制血小板聚集，降低肺和体循环阻力，提高心排血量。但是 PGE_1 没有组织特异性，静脉注射 PGE_1 会引起全身血管舒张，导致低血压。静脉注射 PGE_1 用于治疗ALI/ARDS，有研究报道吸入型 PGE_1 可以改善氧合，但这需要进一步RCT研究证实。因此，只有在ALI/ARDS患者低氧血症难以纠正时，吸入 PGE_1 作为可以考虑的治疗手段。

（4）抗感染治疗：全身和局部的炎症反应是ARDS发生和发展的重要机制，研究显示血浆和肺泡灌洗液中的炎症因子浓度升高与ARDS病死率成正相关。调控炎症反应不但是ARDS治疗的重要手段，而且也可能是控制ARDS，降低病死率的关键。

1）糖皮质激素：对机体炎症反应有强烈的抑制作用，有减轻肺泡上皮细胞和毛细血管内皮细胞损伤，降低血管通透性，减少渗出的作用。长期以来，大量的研究试图应用糖皮质激素控制炎症反应，预防和治疗ARDS。但争议极大。

早期的3项多中心RCT研究观察了大剂量糖皮质激素ARDS的预防和早期治疗作用，结果糖皮质激素既不能预防ARDS的发生，对早期ARDS也没有治疗作用。但对于过敏原因导致的ARDS患者，早期应用糖皮质激素经验性治疗可能有效。此外，感染性休克并发ARDS的患者，如并发肾上腺皮质功能不全，可考虑应用替代剂量的糖皮质激素。

持续的过度炎症反应和肺纤维化是导致ARDS晚期病情恶化和治疗困难的重要原因。糖皮质激素能抑制ARDS晚期持续存在的炎症反应，并能防止过度的胶原沉积，阻止肺纤维化的进展，从而有可能对“晚期”ARDS有保护作用。然而，最近ARDSnet的研究观察了糖皮质激素对晚期ARDS（患病7～24天）的治疗效应，结果显示糖皮质激素治疗［甲泼尼龙2 mg/（kg·d），分4次静脉滴注，14天后减量］并不降低病死率，但可明显改善低氧血症和肺顺应性，缩短患者的休克持续时间和机械通气时间。对于“晚期”ARDS患者常规应用糖皮质激素治疗也有一定争议。

2）他汀类：在动物模型中发现，他汀类药物能够降低促炎性细胞因子的浓度，减少间质的炎性浸润，从而改善生存率。然而，在随后的随机对照研究中，辛伐他汀组较对照组并没有显示出氧合和气道峰压的明显改善，对病死率也没有影响。其对于ARDS患者的治疗作用需要进一步的证据。

3）大环内酯类药物：具有抗菌与抗炎双重效果，并且动物模型显示，这些药物对ARDS可能有一定的疗效。使用LARMA随机对照研究中的数据进行的观察性研究表明，使用大环内酯类药物的患者180天的生存率较不使用大环内酯药物的患者有显著的下降。但这需要随机对照研究的进一步证实。

需要注意的是，有一些曾经认为对ARDS患者的治疗有益的药物，已经被证实是无效的甚至是有害的，其中包括β受体激动药、N-乙酰半胱氨酸、丙半胱氨酸、利索茶碱、静脉的前列腺素E_1、中性粒细胞弹性酶抑制药、酮康唑以及布洛芬。

十、预后

有文献统计，ARDS的病死率由20世纪80年代的50%～60%到21世纪初的30%～40%。既往治疗焦点集中于改善患者氧合，有趣的是经过治疗尽管很多患者低氧血症有明显的改善，但预后并未有大幅度的改善，而唯一的发现是如在治疗最初对治疗反应良好的患者（氧合在24小时明显改善）预后相对较好。此外，近年认识到影响病死率的首要原因是易感因素，大都主张分为直接肺损伤和间接肺损伤两大类。

1. 直接肺损伤因素

常见为肺炎、胃内容物吸入；少见为肺挫伤、脂肪栓塞、淹溺肺栓子切除或肺移植后的再灌流性肺水肿等。

2. 间接肺损伤因素

常见为脓毒症、严重创伤伴休克及大量输血液；少见为心肺转流、急性胰腺炎、输注血液制剂等。由脓毒症所致的ARDS病死率高达70%～90%，多数ARDS患者死于脓毒症或多器官功能衰竭，并非死于呼吸衰竭。肺外脏器功能的衰竭程度在很大程度上影响ARDS的预后。

第十二节　重症肺炎

根据美国国家医院获得性感染监测系统（NNIS）的资料，下呼吸道感染已经超过泌尿系感染，成为最常见的医院获得性感染。根据感染环境不同。肺炎分为社区获得性肺炎（CAP）和医院获得性肺炎（HAP）。CAP是指在医院外罹患的感染性肺实质炎症，包括感染了具有明确潜伏期的病原体而在入院后潜伏期内发病的肺炎。HAP是指入院时不存在，也不处在潜伏期，入院48小时后发生的肺实质炎症。美国胸科学会（ATS）公布的医院获得性肺炎治疗指南重新界定了HAP指代范围，定义HAP共包括HAP、呼吸机相关性肺炎（VAP）和医疗卫生保健机构相关性肺炎（HCAP）3个部分。其中，VAP是指开始机械通气48小时后出现的肺实质炎症；HCAP包括具有以下特点的肺炎患者：本次感染前90天内因急性病住院治疗且住院时间超过2天者；住在养老院和康复机构中者；本次感染前30天内接受过静脉抗生素治疗、化疗或伤口护理者；到医院或透析门诊定期接受血液透析者。

迄今为止，由于各临床专业存在不同的认识和理解，重症肺炎还没有明确的诊断标准。从重症医学专业范畴出发，重症肺炎是由致病微生物在肺组织内生长繁殖引发感染，导致患者因呼吸功能受累或衰竭而需要进入重症医学科病房监护、治疗的肺实质炎症。重症肺炎的提出，区别于普通肺炎的概念，强调患者病情的严重性和积极治疗的迫切性。参考肺炎的分类，重症肺炎也分为重症社区获得性肺炎（SCAP）和重症医院获得性肺炎（SHAP），VAP 在后者中占有相当大的比例。

一、流行病学

1. SCAP 的流行病学

CAP 在美国每年发病 300 万～560 万例，需住院治疗者 60 万～110 万例，在主要致死病因排名中列第 8 位，已成为发达国家最常见的致死性感染性疾病。有文献报道，我国每年 CAP 的患病人数约为 250 万，年均因肺炎死亡者约 12.5 万人，若按人口比例与美国比较，这一统计数字很可能被明显低估。

据统计，近年来，进入 ICU 治疗的 CAP 患者（SCAP）数量持续上升，占住院肺炎患者的 12.7%～22%，病死率为 22%～50%。SCAP 日益升高的发病率和病死率已经引起临床医学工作者的高度重视。

2. SHAP 的流行病学

在美国，HAP 的发病率为（5～10）/1 000 住院患者，接受气管插管或机械通气患者的发病率为非机械通气者的 6～10 倍，达到 10%～20%，占所有 ICU 内医院获得性感染的 25%。欧洲进行的 ICU 医院获得性感染调查（EPIC）发现，总计 10 038 例患者中，2 064 例（20.6%）有 ICU 获得性感染，其中 967 例（46.9%）为肺炎，HAP 的患病率为 9.6%。

HAP 的总病死率很高（24%～71%），占住院死亡患者的 15%，是因院内感染导致死亡的首位原因，其中 1/3～1/2 的病例因肺炎直接导致死亡。根据发病时间，HAP 可分为 2 类，入院后 4 天以内发生的肺炎称为早发型，5 天或以上发生的肺炎称为迟发型，2 种类型 HAP 在病原菌分布、治疗和预后上均有明显的差异。尤其是迟发型 HAP，由于耐药菌感染机会的增加，导致治疗难度显著上升，病死率高达 33%～50%。有关重症医院获得性肺炎的流行病学目前还没有具体的资料，有报道并发耐药菌感染的病死率高达 70% 以上。

二、病因及发病机制

下呼吸道感染的发生应具备下列条件之一，患者的防御功能发生障碍。有足够数量的致病菌达到患者的下呼吸道并破坏患者的自身防御机制；或者出现致病力极强的致病菌。

（1）并发基础病是发生 SCAP 和 SHAP 的共同风险因素，几乎 50% 的 SCAP 患者并发 COPD，是最主要的易感因素；此外，还有慢性心脏疾病、糖尿病、酗酒等。相较于 SCAP，SHAP 发生的易感因素还包括感染控制相关因素和治疗干预引起的宿主防御能力变化，住院患者先前的治疗措施可以削弱宿主对病原菌的防御能力，从而增加 SHAP 的患病风险，如镇静药可引起中枢神经系统功能抑制而增加误吸危险，长时间应用免疫抑制药或皮质激素可抑制患者免疫功能等。

（2）SCAP 的发生机制：目前仍未完全清楚，多数学者认为，通常情况下，局部肺组织炎症反应产生的炎症介质释放入血后同时诱发内源性炎症介质和抗炎介质的释放增强，有利于机体在控制感染的同时维持内环境稳定。因此，大多数肺炎患者的炎症反应仅限于局部，不会影响到未感染部位或其他器官；而少数肺炎患者由于易感因素作用机体，抗炎机制存在代偿缺陷，在内源性炎症介质和抗炎介质诱导释放过程中出现全身炎症反应综合征（SIRS）/代偿性抗炎症反应综合征（CARS）的严重失衡，从而引起严重全身性感染和组织、器官的继发性损害，最终发展为重症肺炎甚至多器官功能不全综合征（MODS）。

（3）SHAP 的主要发病机制包括口咽部微生物的误吸、远处感染灶的血行播散和肠道细菌转移定植等。

三、病原学

1. SCAP 的病原学

（1）SCAP 的致病菌与普通 CAP 者类似，但发生率稍有不同，最常见的仍然是肺炎链球菌，约占 SCAP 的 1/3，其中包括耐药肺炎链球菌（DRSP）；接下来是军团菌属和革兰阴性肠杆菌等。铜绿假单胞菌也是引起 SCAP 的病原菌之一，但它的发病常伴有某些因素，例如长期应用广谱抗生素、支气管扩张症、严重营养不良、HIV、免疫抑制状态等。

（2）非典型病原体也是 SCAP 的较常见病原体，包括军团菌属、肺炎衣原体、肺炎支原体以及某些呼吸道病毒等，常与细菌引起混合感染，发生率为 5% ~40%。病毒引起免疫功能正常的成年人 SCAP 不常见，但既往曾发生过较大规模的 SARS（严重急性呼吸道综合征）病毒感染，严重者呈 SCAP、急性呼吸窘迫综合征（ARDS）表现。对于存在免疫功能抑制的患者（HIV、器官移植、肿瘤化疗），病毒感染较为常见，并易继发细菌（肺炎球菌、金黄色葡萄球菌、革兰阴性肠杆菌等）感染。

（3）近年来真菌感染的发生率逐渐升高，成为引起 SCAP 的病原体之一，在器官移植、HIV 等免疫抑制患者中尤为常见。在引起 SCAP 的真菌中，最常见的仍然是念珠菌属，但所占比例有所下降，其中非白念珠菌所占比例逐渐增高，如光滑念珠菌、热带念珠菌、近平滑念珠菌、克柔念珠菌等。白念珠菌占 50% 左右。曲霉菌属的感染率近年来也不断升高，特别是器官移植患者，而且病死率极高。其他真菌，如新型隐球菌、球孢子菌等的感染也时有发生。

有 40% ~60% SCAP 患者的致病病原体无法确定，但文献报道其预后与可确定病原体患者没有明显差异。

2. SHAP 的病原学

（1）多数 HAP 为细菌感染所引起，混合性感染亦较为常见。常见的致病菌为铜绿假单胞菌、肺炎克雷伯杆菌、不动杆菌等革兰阴性杆菌及金黄色葡萄球菌等革兰阳性球菌，其中多为耐甲氧西林金黄色葡萄球菌（MRSA）；厌氧菌较为少见，免疫功能正常者真菌或病毒引起的 HAP 较少见。早发型 HAP 与晚发型的病原菌有明显不同，早发型与 CAP 者类似，如肺炎球菌、流感杆菌、肺炎支原体、肺炎衣原体等；晚发型以肠杆菌科细菌多见，如铜绿假单胞菌、不动杆菌、大肠埃希菌及 MRSA 等。若先前没有抗生素应用史，多重耐药的铜绿假单胞菌及其他耐药菌少见；但若先前应用抗生素者，多重耐药（MDR）铜绿假单胞菌、不动杆菌、肺炎克雷伯杆菌及 MRSA 的发生率明显升高。SHAP 的病原菌以高度耐药或多重耐药菌多见，致使抗感染治疗难度增加，预后较差。

（2）美国 NNIS 分析了 ICU 医院获得性感染的 400 000 株致病菌，约 65% 的肺炎致病菌为革兰阴性杆菌，其中铜绿假单胞菌占 18%、肠杆菌属 10%、肺炎克雷伯杆菌 7%、不动杆菌属 7% 等，革兰阴性杆菌致病菌的分布在这 10 多年中较为稳定，只有不动杆菌从 4% 上升至 7%。近年来 MRSA 的发生率显著增加，诱发因素包括先前广谱抗生素应用、皮质激素、机械通气、COPD 等。随着近年来广谱抗生素的广泛应用，真菌的发生率也有所增加，其中真菌感染所致的 HAP 病死率上升尤为明显。

四、临床表现

1. SCAP 的临床表现

（1）全身表现：肺炎患者大多出现发热，一般为急性发热，热型可为稽留热或弛张热，伴或不伴畏寒、寒战；部分身体衰弱患者可仅表现为低热或不发热。其他的表现有全身不适感、头痛、肌肉酸痛、食欲缺乏、恶心、呕吐等，病情严重者可出现神志障碍或精神异常。

（2）呼吸系统表现：肺炎所致的典型临床表现以咳嗽、咳痰为主要症状，常咳黄脓痰或白黏痰，部分患者咯铁锈色痰或血痰；胸痛也是肺炎的常见表现之一，一般在深吸气或剧烈咳嗽时出现；病情严重时可有气促、呼吸困难表现，伴有唇、甲发绀等缺氧体征。SCAP 者出于双肺出现弥漫性损害，导致进行性低氧血症，出现进行性呼吸困难、窘迫等 ARDS 的临床表现。

咳嗽、咳痰、咯血、胸痛、呼吸困难被认为是典型肺炎患者的五大症状。某些病原体感染所致肺炎的临床表现可不典型，仅表现为干咳、少痰、气促等，但重症者也出现进行性呼吸困难及严重缺氧的 ARDS 表现。

早期肺部体征表现为局部的异常体征，如局部叩诊呈浊至实音、触觉语颤增强、听诊可闻及肺泡呼吸音减弱、局部湿啰音等。随着病情发展至病变弥漫的 SCAP 时，表现为呼吸急促、窘迫，可有鼻翼扇动，而且出现发绀等明显缺氧表现，肺部体征为广泛的肺实变征，肺泡呼吸音明显减弱，而湿啰音改变多不明显。

(3) 肺外表现：SCAP 患者病情进展迅速，除呼吸系统损害外，常引起身体其他脏器损害。严重肺炎时，可出现机体炎症反应异常，从而引起 SZRS、Sepsis、MODS 等的一系列病理生理过程。除了肺是最常受累的器官外，随着病情的进展，其他脏器可相继出现不同程度的功能损害。

循环系统功能的损害较为常见，表现为顽固性休克、低血压、组织低灌注表现，一般液体复苏治疗难以纠正，须应用血管活性药物才能改善。临床研究表明，肺炎患者需进入 ICU 的原因主要是需机械辅助通气和因严重休克而需循环支持治疗。循环功能的损害可影响其他器官的血流灌注，促进其功能损害的发生。

肾也是较常受损的器官，表现为少尿、无尿，血清非蛋白氮（BUN）、肌酐（Cr）呈进行性升高。肾功能损害的发生可导致病情进一步加重，并可影响治疗方案的实施，致使预后更差。

其他脏器可序贯地出现不同程度的损害，如消化道、肝、血液系统、神经系统、内分泌系统等，出现相应的功能不全表现。

2. SHAP 的临床表现

HAP 起病隐匿，临床表现初期可不典型，病情进展至 SHAP 时，肺炎症状可较明显，包括咳嗽、咳痰、呼吸困难等。患者若有基础病则一般有不同程度加重，如并发 COPD 者出现严重呼吸衰竭等。随着病情的进展，炎症反应也进行性加重，可导致其他器官功能的损害，包括感染性休克、急性肾衰竭等。感染性休克是 SHAP 患者较常出现的临床征象，也是患者需进入 ICU 监护的常见原因之一；同时因为循环功能的不稳定，致使其他器官的灌注受到影响，出现不同程度的功能损害，导致 MODS 的发生。

五、辅助检查

1. 实验室检查

(1) 血常规：血白细胞计数和中性粒细胞分类升高，少部分患者白细胞计数可呈下降。若累及血液系统时，可有血小板计数进行性下降，导致凝血功能障碍。

(2) 血气分析：多数患者主要表现为严重低氧血症（Ⅰ型呼吸衰竭），氧合指数（PaO_2/FiO_2）进行性下降，甚至低于 200 mmHg，需进行机械通气辅助治疗。若患者存在 COPD 等基础疾病，血气分析可能会表现为Ⅱ型呼吸衰竭。由于严重呼吸衰竭及其他脏器（如肾等）功能损害，血气分析可表现为不同类型及程度的酸碱平衡失调。

2. 影像学检查

(1) X 线胸片：是最常应用的影像学检查方式，能够早期发现肺部炎症渗出性病灶，应常规进行检查。肺炎 X 线表现可为片状、斑片状、网结节状阴影，SCAP 者肺部阴影进展迅速，甚至出现双肺大片实变阴影，部分患者在 48 小时内增加达 50% 以上。

(2) 胸部 CT：可以较准确了解肺炎的范围、肺组织实变程度，同时可早期发现肺脓肿、空洞（曲霉菌的 halo 征、新月征、空洞征等）等，有助于获得更多的临床信息，以便进行早期诊断和治疗。同时，CT 影像学检查还有利于肺炎与大量胸腔积液、肺水肿、肺结核等做出鉴别。

3. 病原学检查

(1) 痰、气道分泌物涂片革兰染色：易于执行、廉价，但它的敏感性和特异性均较差，虽然如此，也是值得临床上采用的措施之一，可作为常规的检查手段。

(2) 痰培养：作为细菌学检查的重要手段，临床上最为常用，应尽可能在抗生素治疗前留取痰液进行检查，可提高阳性率。痰培养的阳性率较低，为 40% ~50%，而且常难以区分致病菌与定植菌。

（3）血培养：是疑有严重感染性疾病常采用的病原学检查手段，结果特异性高，但阳性率也较低，约25%。近年来强调必须在抗生素应用前采集血液标本，建议每系列（set）采血2～3次，每次不少于20 mL血液，并不要求在高热或寒战时采血，这样可提高阳性率，达到40%～50%。必要时可重复进行，一般2个系列已足够。

（4）经纤支镜防污染性毛刷（PSB）、支气管肺泡灌洗液（BAL）标本培养：这2种技术近年得到多数学者提倡，两者的敏感性和特异性均较高，PSB者分别为69%和95%；BAL者敏感性72%～100%、特异性69%～100%。两者的操作存在一定不良影响，需技术熟练人员操作。

（5）军团菌检查：尿的军团菌抗原测定；痰军团菌特殊培养或直接免疫荧光检测；发病初期及其后的血清军团菌抗体测定。血清直接荧光试验阳性并滴度升高、血清间接荧光试验≥1∶256或呈4倍增长有临床意义。

（6）非典型病原体的血清学检查：如肺炎支原体、衣原体等，一般在发病初期及其后2～4周采集标本。血清支原体抗体滴度升高≥1∶32或前后呈4倍升高者有临床诊断意义。

（7）真菌血清学检测：由于痰培养阳性较低，近年来研究发现，通过测定真菌的细胞壁成分（半乳甘露聚糖）和代谢产物（1-3-β葡聚糖）可提高对真菌感染的诊断能力。半乳甘露聚糖（GM）是真菌细胞壁特有成分，阳性者提示存在感染可能，由于对阳性判定值尚存在争议，故敏感性及特异性的报道也有不同。对于1-3-β葡聚糖，几乎所有真菌中均存在、它的阳性结果仅表明可能存在真菌感染，而不能分类；它的阳性判定值也存在争议，而且它与某些药物存在交叉反应而出现假阳性，因此，临床上的作用还有待更进一步观察。

六、诊断和鉴别诊断

迄今为止，重症肺炎还没有建立统一的诊断标准，各国通用的评价指标和诊断方法多是通过回顾性的临床资料分析来验证其敏感性和特异性，尚缺乏大型、多中心的前瞻性研究进行对比评估，临床工作者应结合当地条件和患者病情变化进行综合判断。

1. SCAP的诊断

SCAP是肺炎的一个类型，诊断流程应包括以下2个步骤。

（1）确立肺炎诊断：中华医学会呼吸病分会制订的CAP诊断和治疗指南规定，CAP的临床诊断依据包括：①新近出现的咳嗽、咳痰，或原有呼吸道疾病加重，并出现脓性痰；伴或不伴胸痛。②发热。③肺实变体征和（或）湿啰音。④WBC $>10\times10^9$/L或 $<4\times10^9$/L，伴或不伴核左移。⑤胸部X线检查显示片状、斑片状浸润阴影或间质性改变，伴或不伴胸腔积液。以上①～④项中任何一项加第⑤项，并除外肺结核、肺部肿瘤、非感染性肺间质性疾病、肺水肿、肺不张、肺栓塞、肺嗜酸粒细胞浸润症、肺血管炎等，可建立临床诊断。

（2）病情严重程度评估：确立肺炎诊断后，应立即评估患者病情的严重程度是否达到SCAP标准，以进入ICU治疗。目前医学界对于肺炎患者是否进入ICU（即诊断SCAP）仍然没有统一的标准。应用较广泛的肺炎严重程度评价工具有PSI评分和CURB-65。

PSI评分是Fine MJ等提出的，并被IDSA的CAP指南所采用，根据得分将所有肺炎患者分为Ⅱ～Ⅴ级，预测其病情严重程度以及治疗预后和病死率。PSI评分≤70为Ⅱ级，评分71～90为Ⅲ级，评分91～130为Ⅳ级，评分>130为Ⅴ级，对应各级别病死率分别为：Ⅱ级0.6%～0.7%，Ⅲ级0.9%～2.8%，Ⅳ级8.2%～9.3%，Ⅴ级27%～31.1%，其中Ⅳ～Ⅴ级患者的死亡风险明显升高，须住院或进入ICU治疗。ATS一项大型研究PORT验证这个评分作为SCAP的判断，其敏感性为70.7%，特异性为72.4%。这个评分系统并没有明确进入ICU的标准，多用于作为病情较轻肺炎患者的筛选；而且它的评价项目较多，虽然结果较准确，但是在临床上的操作却较为困难。

（3）CURB-65是英国胸科协会（BTS）最近修订的指南中采用的标准，应用较为方便，能较好地区别低死亡风险患者及明确严重患者住院或进入ICU的指征，已经有多项临床研究证实其有效性。CURB-65包括5个指标，分别是年龄、意识障碍，血BUN、呼吸频率、血压（BP），每个指标为1分，累积为总分。多项研究统计表明，0 分时的 30 天病死率 <2%，1～2 分为 8%，3 分以上可达到 30% 以上。BTS 的指南建议 CURB-65 得分达 2 分或以上时，可诊断为 SCAP，需住院或进入 ICU 治疗。Lim WS 等报道此评分的敏感性为 78%、特异性为 68%。多数学者认为 CURB-65 能较好评价 CAP 患者的病情及预测死亡风险。

（4）ATS 诊断标准：2007 年，美国胸科协会（ATS）在公布的社区获得性肺炎诊疗指南中对 SCAP 诊断标准进行重新修订，修订后的诊断标准包括主要标准 2 项和次要标准 9 项，符合 1 项主要标准或 3 项次要标准可诊断为 SCAP，需进入 ICU 治疗。

2. SHAP 的诊断

1996 年，ATS 发布的成年人 HAP 诊疗指南中首次提出了 SHAP 的诊断标准，主要包括以下 7 项。

（1）需进入 ICU。

（2）呼吸衰竭（需行机械通气或 FiO_2，需超过 35% 以维持 SPO_2 达到 90%）。

（3）X 线胸片肺部渗出进展迅速、多叶肺炎或空洞形成。

（4）并发休克和（或）器官功能不全的严重全身性感染。

（5）需血管活性药物维持血压超过 4 小时。

（6）尿量 <20 mL/h 或 80 mL/4 h。

（7）急性肾衰竭需要透析治疗。

此外，SHAP 的诊断还需排除其他疾病，包括肺栓塞、肺不张、肺水肿、肺挫伤、急性呼吸窘迫综合征、肺出血等。

七、治疗

重症肺炎治疗策略主要分为抗感染治疗和器官功能支持治疗 2 部分。

1. 抗感染治疗

重症肺炎的抗感染治疗十分重要，对患者预后起决定性作用，延迟或不适当的抗生素治疗均可使重症肺炎的病死率明显升高。

重症肺炎的抗感染治疗原则主要包括以下几点：①尽早进行恰当的抗生素治疗。②充分了解当地致病菌分布特点和药敏结果，参照药动学特点选用强力广谱抗生素经验性治疗，给予足够治疗剂量并提倡个体化用药。③在抗生素治疗开始前送检下呼吸道病原学标本，一旦获得可靠的培养和药敏结果，及时换用有针对性的窄谱抗生素，即“降阶梯治疗”。④根据临床治疗反应控制抗生素使用疗程以防止过度用药、减少细菌耐药发生，一般 SCAP 链球菌感染者推荐 10 天，军团菌为 14～21 天，非典型病原体为 14 天，金黄色葡萄球菌、革兰阴性肠杆菌为 14～21 天。⑤建议以下呼吸道标本培养结果作为判断最初经验性抗生素治疗是否恰当的依据。

（1）SCAP 的抗感染治疗。

1）对 SCAP 而言，合理运用抗生素的关键是如何将初始的经验性治疗和后续的针对性治疗有机结合形成一个连续的整体，并适时实现转换，即能够或可改善临床治疗效果，同时避免广谱抗生素联合治疗方案可能导致的细菌耐药。早期的经验性治疗应针对性全面覆盖所有可能的致病菌，包括非典型病原体、铜绿假单胞菌感染等，国内目前仍缺乏相关用药指南。

2）SCAP 中真菌感染的比例逐年升高，临床预后差，治疗上应参考目前抗真菌治疗的用药指南，根据患者临床情况选择经验性治疗、抢先治疗或针对性治疗的策略。目前应用的抗真菌药物有多烯类、唑类、棘霉素类等。

多烯类应用时间较长，普通两性霉素 B 虽然广谱、抗菌作用强，但毒性很大，重症患者难于耐受。近年研制的两性霉素 B 脂质体毒性明显减轻，且抗菌作用与前者相当，已广泛应用于临床，但费用较前者明显升高。

唑类常用的有氟康唑、伊曲康唑及伏立康唑等。氟康唑常应用于白色念珠菌感染，但对非白色念珠菌及真菌疗效较差或无效；伏立康唑是新一代唑类药物，对念珠菌及真菌均有强大的抗菌作用，且可透过血—脑屏障，但对结核菌无效。

棘霉素类是近年研制的新一类抗真菌药物，通过干扰细胞壁的合成而起抗菌作用。卡泊芬净是第一个棘霉素类药，已被 FDA 批准应用于临床，具有广谱、强效的抗菌作用，与唑类无交叉耐药，但对隐球菌无效。

对于病情严重、疗效差的真菌感染患者，可考虑联合用药，但需注意药物间的拮抗效应。抗真菌治疗的疗程应取决于临床治疗效果，根据病灶吸收情况而定，不可过早停药，以免复发。

（2）SHAP 的抗感染治疗：由于 SHAP 患者病情危重，致病菌常为多重耐药菌，临床上常见的有铜绿假单胞菌、不动杆菌、产超广谱酶（ESBLs）肠杆菌科细菌等，故在治疗上多建议采用“猛击”方案。在获得培养结果前，早期给予广谱抗生素联合治疗，要求覆盖所有可能致病菌，推荐方案为碳青霉烯类或具有抗假单胞菌活性的 β-内酰胺类联合氨基糖苷类或喹诺酮类。在获得培养结果后，应根据药敏调整方案，选择较窄谱抗生素进行针对性治疗，即所谓的降阶梯治疗，以避免细菌耐药的恶化及减轻致病微生物选择的压力，避免二重感染的发生。由于 SHAP 患者病情一般较为危重，抗感染治疗的疗程应依临床疗效而定。

近年来出于抗生素的过度使用，导致细菌耐药日益严重，临床治疗十分困难。正如上所述，铜绿假单胞菌、不动杆菌等的耐药十分严重，甚至出现泛菌株或全耐株；革兰阳性球菌也出现耐万古霉素的金黄色葡萄球菌、凝固酶阴性葡萄球菌、肠球菌（VRSA、VRE）等。临床上可采用的对策较为有限，对于不动杆菌属泛耐株，有学者建议试用多黏菌素 B 和多黏菌素 E；VRSA、VRE 等可选择环脂肽类等治疗，如达托霉素等，临床报道表明有一定疗效。近年推出的新药还包括替加环素，体外试验表明它不受目前所发现的细菌耐药机制的影响，但对铜绿假单胞菌属无效。

2. 器官功能支持治疗

（1）机械通气治疗：重症肺炎常引起严重的呼吸衰竭，需应用机械通气辅助治疗，包括无创通气、有创通气。通气方式的选择应根据患者的神志、分泌物情况、呼吸肌疲劳程度、缺氧程度等因素而定。

并发严重呼吸衰竭或 ARDS 的 SCAP，应建立人工气道进行有创机械通气。ARDS 的机械通气策略一直是重症医学领域的重大挑战，目前推广应用的保护性肺通气策略，是以复张并维持实变、塌陷的肺组织开放、减少肺容积性损伤和生物性损伤为最终目标，通气方式采用低潮气量（5～8 mL/kg）和高水平呼气末正压（PEEP），必要时可允许一定程度的高碳酸血症。除此之外，俯卧位通气、高频振荡通气及体外膜肺氧合（ECMO）等技术的逐渐开展与成熟，为严重 ARDS 患者呼吸功能的改善提供了越来越多的选择。

（2）循环支持治疗：顽固性休克是重症肺炎患者进入 ICU 的主要原因之一，也就是感染性休克。此类休克属于血容量分布异常的休克，存在明显的有效血容量不足，治疗上首先应进行充分的液体疗法，参考 SSC 的集束液体复苏方案，尽早达到复苏终点：中心静脉压 8～12 mmHg、平均动脉压（MAP）≥65 mmHg、尿量≥0.5 mL/（kg·h）、混合血氧饱和度（SVO_2）≥70%。在补充血容量后若血压仍未能纠正，应使用血管活性药物，根据病情可选择多巴胺、去甲肾上腺素等；若存在心脏收缩功能减退者，可联合应用多巴酚丁胺，同时应加强液体管理，避免发生或加重肺水肿，影响氧合功能及抗感染治疗效果。

（3）其他重要器官功能的监护、治疗：重症肺炎患者病情危重、进展迅速，通常可引起肾、消化道、肝、内分泌、血液等多器官或系统功能受到损害。在 ICU 治疗期间，临床上应密切监测机体各器官功能状况，持续监测重要生命体征，一旦出现病情变化，根据程度不同迅速给予有效的支持治疗措施。

（4）营养支持治疗：重症肺炎患者热量消耗大，应注重加强营养支持。疾病早期分解代谢亢进，建议补充生理需要量为主；病情逐渐稳定后则需根据患者体重、代谢情况而充分补充热量及蛋白，改善营养状态，有利于病情恢复及呼吸肌力增强、撤离呼吸机。

在完成上述治疗同时，还应该重视重症肺炎患者的基础病治疗，如 COPD、心功能不全、糖尿病等，有助于缓解病情进展和维持内环境稳定。

八、预后

重症肺炎患者的临床预后差、病死率高，病死原因主要包括顽固性低氧血症、顽固性休克、肺炎相关性并发症以及多器官功能衰竭。其中，SHAP 病死率增加的因素还包括：菌血症尤其是由铜绿假单胞菌或不动杆菌属细菌引起的菌血症、MDR 病原菌、并发其他内科疾病及不适当的抗生素治疗。早期、充分、足量抗感染治疗是影响重症肺炎患者预后的重要因素。

第十三节　肺动脉高压

肺动脉高压（PAH）是各种原因引起的肺动脉血管阻力增加伴或不伴右心功能不全的一组疾病。通常认为通过右心导管测量，在静息状态下肺动脉平均压≥20 mmHg，或运动时肺动脉平均压＞30 mmHg 即为肺动脉高压。但最近的研究发现，健康成年人在运动时肺动脉平均压也有可能超过 30 mmHg。因为缺乏进一步研究数据的支持，目前对于运动时肺动脉高压的诊断阈值还未达成共识。肺动脉高压除作为一种疾病独立存在外，更常见的是众多全身性、系统性疾病进展到一定阶段，侵袭肺循环所导致的病理生理改变，也是多种心肺疾病发生、发展过程中的重要环节。尽管肺动脉高压的发展速度具有明显的个体差异性，但若不尽早加以治疗，仍是一类高致死率疾病。

一、流行病学

曾有文献报道，在法国肺动脉高压的发病率为 15 人/百万成年人。美国对肺动脉高压患者的监测数据进行分析，发现病死率由 5.2/10 万上升至 5.4/10 万，其中非洲裔美国人和女性死亡率上升最快，男性的死亡率在下降，白种人的死亡率则保持稳定。住院人数也在 10 余年内增加了 1 倍，而主要的入院原因则为下呼吸道疾病和心力衰竭。

二、病因及发病机制

引起肺动脉高压的病因和相关危险因素多种多样，既受遗传因素、性别、药物和毒物等影响，也常见于结缔组织病、人类免疫缺陷病毒（HIV）感染、肝门静脉高压、先天性心脏病、左心疾病等。同时一些慢性疾病，如慢性阻塞性肺疾病、间质性肺病、睡眠呼吸暂停综合征等也可进展为肺动脉高压。

尽管已经做了大量的研究，但肺动脉高压的发病机制仍不清楚。一般认为，肺微小动脉内皮损伤是肺动脉高压的始动因素。肺血管阻力的增加是由不同机制共同导致的，包括：肺血管收缩、肺血管壁重建、炎症、血栓栓塞，内皮细胞、平滑肌细胞、成纤维细胞、血小板及单核-巨噬细胞所分泌的多种血管活性物质的平衡失衡也促进了肺动脉高压的发生。此外，遗传因素在肺动脉高压的形成中也起了重要作用。

三、临床表现

肺动脉高压缺乏特异性的临床症状和体征。患者早期可无自觉症状，或仅出现原发疾病的临床表现，如劳力性呼吸困难、劳力性胸痛、胸闷、乏力、头晕、晕厥等，这些通常会被认为与年龄、环境不适或原发病等有关而忽视。随着肺动脉压逐渐升高，在静息时也开始出现上述症状。此时查体可发现第二心音亢进，三尖瓣关闭不全引起的全收缩期杂音，肺动脉瓣关闭不全引起的舒张期杂音和右心室第三心音。当病情进一步加重，出现右心房、右心室肥厚，甚至右侧心力衰竭时，则出现纳差、四肢末梢水肿等。查体可见颈静脉怒张、肝肿大、腹腔积液等。肺动脉高压患者很少咯血，但若并发肺血栓栓塞、肺梗死或严重二尖瓣狭窄，也可出现咯血。

肺动脉高压患者还会表现出一些与病因相关的症状和体征，如有基础肺部疾病的患者会经常出现咳嗽和哮喘发作；间质性肺病患者肺部听诊可闻及爆裂音；毛细血管扩张症和指端硬化常见于硬皮病患者；如果患者有蜘蛛痣、肝掌则提示肝疾病；杵状指则是先天性心脏病或周围血管闭塞症的常见表现。

四、辅助检查

1. 实验室检查

主要是帮助明确和排除肺动脉高压的病因和相关危险因素。血常规、肝肾功能、凝血功能可了解患者有无基础的肝、肾疾病和血液系统疾病；内分泌检查，如甲状腺功能，可除外一些代谢性疾病；免疫学检查，如抗核抗体、狼疮抗凝血物、抗心磷脂抗体等则对甄别结缔组织病和血栓形成倾向有重大意义；而感染性指标，如 HIV 的血清学检查、血吸虫检查则对寻找肺动脉高压病因也有重要作用。

2. 心电图

如果心电图表现为右心房、右心室增大，则支持肺动脉高压的诊断，但若没有上述心电图表现，也不能排除肺动脉高压的存在。心电图检查作为肺动脉高压的筛查手段，其敏感性（55%）和特异性（70%）均不是很高。

3. 胸部 X 线检查

胸部 X 线检查的改变包括中心肺动脉的扩张和周围肺纹理的减少。右下肺动脉最宽处宽度在 16 ~ 20 mm 或以上的患者提示肺动脉高压。严重患者可有右心房、右心室的扩大。胸部 X 线检查可帮助排除中、重度的肺部疾病或左心功能异常导致的肺静脉高压，但仍不能排除轻度肺动脉高压或肺静脉梗阻性疾病。此外，肺动脉高压的严重程度与胸部 X 线检查的结果也并不一致。

4. 肺功能检查和动脉血气分析

肺功能检查和血气分析有助于区别气道或肺实质疾病。肺动脉高压患者表现为肺弥散功能障碍（一氧化碳弥散试验通常显示为预期值的 40% ~80%）和轻到中度肺容积减少。动脉氧分压在静息状态下是正常的或轻度降低。由于过度换气，动脉二氧化碳分压通常降低。慢性阻塞性肺疾病会导致缺氧性肺动脉高压，因为不可逆的气流受阻，肺功能和血气分析表现为残气量增加，一氧化碳弥散功能降低，二氧化碳分压正常或升高。脑容积下降伴肺弥散功能下降通常需考虑间质性肺病。多导睡眠图则可以除外睡眠呼吸暂停/低通气综合征。

5. 超声心动图

经胸超声心动图通过测量肺动脉压，能够反映右心血流动力学变化，每一个疑似肺动脉高压患者都应进行此项检查。肺动脉压是通过三尖瓣反流峰速度来估计的，根据简化的 Bernoulli 公式，肺动脉收缩压 =4 × （三尖瓣反流峰速度）^{2} + 右心房压。但是在重度三尖瓣反流患者中，容易低估或高估肺动脉收缩压，因此，肺动脉高压不能完全依赖超声心动图估计肺动脉收缩压来确诊。另外，对于无症状的轻度肺动脉高压患者，也不适宜用超声心动图估测肺动脉压。

超声心动图检查中的一些其他参数也可提示肺动脉高压的存在，包括肺动脉瓣反流速度的增加、右心室射血加速时间缩短、右心室增大、室间隔形态和功能异常，右心室壁增厚，主肺动脉扩张等。但这些参数的变化均是随疾病的进展而愈加明显，因此敏感性较差。此外，超声心动图检查还有助于寻找肺动脉高压的病因，如冠心病、房/室间隔缺损的诊断。

6. 肺通气灌注扫描

肺通气灌注扫描适用于怀疑慢性血栓栓塞性肺动脉高压的患者。肺通气灌注扫描在确诊慢性血栓栓塞性肺动脉高压时比 CT 的敏感性高。一个正常或低风险的肺通气灌注扫描结果排除慢性血栓栓塞性肺动脉高压的敏感性为 90% ~100%，特异性为 94% ~100%。当存在小范围通气直流不匹配，或无灌注缺损时，肺通气灌注扫描可出线假阴性结果。

7. 高分辨率计算机体层成像、增强 CT 和肺血管造影

高分辨率 CT 能够清晰地显示肺实质的影像，有助于确诊间质性肺病和肺气肿。同时对于怀疑肺静脉闭塞病的患者也有帮助，其特征表现是间质水肿，伴弥漫小叶中心模糊影及小叶间隔增厚。增强 CT 对确诊血栓栓塞性肺动脉高压很有帮助，其特征表现为肺血管内充盈缺损，准确性和可靠性与数字减影血管造影相同。肺血管造影也是诊断血栓栓塞性肺动脉高压的常用手段，同时还可辅助诊断血管炎和肺动、静脉畸形。

8. 心脏磁共振成像

心脏磁共振成像可直接评价右心室大小、形态、功能，还可测出每搏量、心排血量等血流动力学参数。若每搏量下降，右心室舒张末期容积增加，左心室舒张末期容积下降则提示预后不良。

9. 腹部超声检查

腹部超声检查可以除外肝硬化和肝门静脉高压。彩色多普勒超声能够提高检查的准确性。

10. 右心导管和血管反应性试验

右心导管是确诊肺动脉高压、评估对血流动力学影响、测试肺循环血管反应性的金标准。其可测量肺动脉压、右心房压、右心室压、肺毛细血管嵌顿压，通过热稀释法或 Fick 法还可测出心排血量。通过右心导管行血管反应性试验还能预测肺动脉高压患者长期应用钙离子拮抗药是否能获益。若平均肺动脉压下降≥10 mmHg，且肺动脉压绝对值≤40 mmHg，心排血量升高或不变则为阳性。

五、诊断和评估

肺动脉高压的诊断应包括 2 部分：①确诊肺动脉高压。②确定肺动脉高压的类型和病因。如前所述，肺动脉高压的诊断标准为静息状态下右心导管测得的肺动脉平均压≥25 mmHg，但在临床工作中，不可能对每个怀疑肺动脉高压的患者都放置右心导管来测量肺动脉平均压，因此，需要进行一定的筛查和甄别。

当患者出现劳力性呼吸困难、晕厥、活动耐量进行性减低等症状时，需考虑肺动脉高压的可能性。首先，结合患者是否存在肺动脉高压的危险因素，如家族史、结缔组织病、先天性心脏病、HIV 感染、肝门静脉高压、溶血性贫血、曾摄入致肺动脉高压的药物或毒物等，以及病史、症状、体征和一些无创检查，如心电图、胸部 X 线检查、经胸超声心动图、肺功能检查、高分辨率 CT 等来进行初筛。因为各种类型中，左心疾病和肺疾病所致肺动脉高压最为常见，因此上述检查不但能协助诊断肺动脉高压，还能部分确定肺动脉高压的类型和病因。若上述检查不能确诊，进一步行肺通气灌注扫描，观察到肺血管节段性充盈缺损则高度怀疑血栓栓塞性肺动脉高压，最终靠肺血管造影和右心导管来确诊。通过高分辨率 CT 和肺血管造影还能诊断肺静脉闭塞病和肺毛细血管瘤。若肺通气灌注扫描为阴性，则需放置右心导管测定肺动脉平均压，完善免疫学、内分泌、血液、感染相关指标检查和腹部超声，来甄别一些少见病因所致肺动脉高压。

诊断肺动脉高压后，还要对其严重程度进行评估，以指导治疗方案的选择和治疗效果的评价。世界卫生组织（WHO）根据肺动脉高压患者的临床表现，参照纽约心脏学会心功能分级，将肺动脉高压严重程度分为 4 级。此外，还可通过 6 分钟步行试验（6MWT）和心肺活动试验（CPET）来评价肺动脉高压患者的活动耐力，目前研究已证实，这 2 项检查的结果和肺动脉高压患者的预后密切相关。脑钠肽（BNP）和氨基末端脑钠肽前体（NT-pro BNP）的升高提示右心室压力超负荷，与右心功能不全和肺动脉高压患者的病死率相关，动态监测 BNP 和 NT-pro BNP 的变化，可评价治疗效果，判断预后。心脏肌钙蛋白 T（cTNT）的变化也与肺动脉高压的预后有一定关系。

右心导管除了确诊肺动脉高压外，通过一些血流动力学参数的变化，如心排血量、右心房压、混合静脉血氧饱和度等，可以间接评价肺动脉高压的严重程度。结合血管反应性试验，对判断预后也有一定的帮助。超声心动图的某些参数，如心包积液量、右心房大小、三尖瓣环收缩期前移（TAPSE）对肺动脉高压也有一定的预测价值。

六、治疗

1. 治疗原则

肺动脉高压的治疗不仅仅局限于单纯的药物治疗，而应该是一套完整的治疗策略，包括病情严重程度的评估、一般支持治疗、血管反应性的评价、治疗有效性的评价以及多种药物的联合应用。根据肺动脉高压的病因和临床类型，制订个体化治疗方案。参照肺动脉高压功能分级，选择适当的治疗药物。经规范内科治疗无效，可考虑介入或手术治疗。

2. 基础疾病治疗

大多数肺动脉高压的产生都是由一些其他基础疾病或相关危险因素引起的，因此，治疗相关疾病是缓解肺动脉高压进展的关键措施。如慢性阻塞性肺疾病和间质性肺病的治疗可减缓肺疾病所致肺动脉高压的进展；部分先天性心脏病和瓣膜病的早期治疗可避免发展为重度肺动脉高压；而对结缔组织病所致肺动脉高压，可选用激素和免疫抑制药。

3. 一般治疗

肺动脉高压的患者可以进行适当的体力活动，但活动强度应限制在不引起身体不适为宜。此外，还应避免去高海拔地区，避免滥用药物，积极预防感染。若存在低氧血症（动脉血氧分压＜60 mmHg），可给予适当氧疗。妊娠和分娩可能会使肺动脉高压恶化，增加病死率，因此，肺动脉高压患者若需妊娠，应联合妇产科医师制订有针对性的治疗计划，适时分娩。对肺动脉高压患者还应加强健康宣教，进行心理辅导治疗。

4. 药物治疗

（1）口服抗凝血药：当肺动脉高压患者存在静脉血栓栓塞的高危因素，如心力衰竭、久坐等，或有血栓形成倾向时，应服用口服抗凝血药。长期经静脉应用前列环素的患者也应抗凝血，否则会增加导管相关血栓形成的风险。抗凝血的目标是维持国际标准化比值（INR）在1.5～2.5（北美标准，欧洲国家推荐2.0～3.0）。但同时也需监测抗凝血的不良反应，如肝门静脉高压所致肺动脉高压，因存在食管-胃底静脉曲张，抗凝血会增加出血的风险。

（2）利尿药：肺动脉高压患者若存在失代偿性右侧心力衰竭，引起液体潴留导致中心静脉压升高、肝瘀血、腹腔积液、四肢水肿等表现，可使用利尿药。但应注意密切监测电解质和肾功能情况。

（3）地高辛：肺动脉高压患者急性期应用地高辛可增加心肌收缩力，提高心排血量。但目前对长期使用的效果还缺乏明确的结论。地高辛主要适用于伴有房性快速性心律失常的患者。

（4）钙通道阻滞药（CCB）：理论上，应用扩血管药物可降低肺血管阻力。有研究证明，大剂量钙通道阻滞药对于血管反应性试验阳性的肺动脉高压患者有治疗和预防作用。常用的CCB有硝苯地平、氨氯地平和地尔硫䓬。心率较慢时选择硝苯地平和氨氯地平，心率较快时则选用地尔硫䓬。使用CCB一般从小剂量开始，逐渐增加剂量，直至达到硝苯地平120～240 mg/d、氨氯地平＞20 mg/d、地尔硫䓬为240～720 mg/d的治疗剂量。不良反应主要为低血压和下肢水肿，因此，用药过程中需密切监测血压和心率。

（5）前列环素：是花生四烯酸的代谢产物，主要由内皮细胞产生，可通过扩张肺血管、抑制血小板聚集和细胞增生、阻止肺血管重构等作用来治疗肺动脉高压。前列环素类药物有多种剂型，包括依前列醇、伊洛前列素（万他维）、曲罗尼尔、贝前列素等。前列环素类的主要不良反应为面部潮红、头痛、咳嗽等。

（6）内皮素受体拮抗药（ERA）：内皮素1（ET-1）具有很强的血管收缩和促平滑肌细胞分裂作用。ET-1有两种不同的受体：ETA和ETB。ERA可通过作用于这两种受体拮抗ET-1的作用。其中波生坦是非选择性受体拮抗药，司他生坦和安倍生坦是ETA受体拮抗药。它们的主要不良反应均为肝功能损害、头晕等。

（7）5型磷酸二酯酶抑制药：通过增加细胞内的cGMP浓度，舒张血管平滑肌，降低肺动脉压。常用的有西地那非（万艾可）、他达那非等。

（8）药物联合治疗：因为肺动脉高压的形成机制复杂，应用2种或2种以上药物联合治疗可能会达到更好的治疗效果。有研究证实，前列环素、ERA和5型磷酸二酯酶抑制药联合应用的效果明显好于单独用药。

5. 介入和手术治疗

（1）球囊房间隔造口术：适用于经充分内科治疗，仍反复出现晕厥，右侧心力衰竭的患者，可作为肺移植的过渡治疗和姑息治疗方法。通过在心房之间制造右向左分流，增加左心排血量，降低右心房和右心室压力。但对终末期患者（右心房平均压＞20 mmHg，自然状态下静息时氧饱和度＜80%）则不建议行此手术。

（2）肺动脉内膜剥脱术：对慢性血栓栓塞性肺动脉高压患者可行肺动脉内膜剥脱术清除血栓，恢复肺血流，降低肺动脉压。术后需终身抗凝血治疗。

（3）移植：重度肺动脉高压经充分内科治疗无效，反复出现晕厥或右侧心力衰竭，可考虑肺移植或心肺联合移植。移植后5年存活率为40%～45%。

七、预后

肺动脉高压的预后受分类、严重程度、分级、治疗效果等影响。不同类型肺动脉高压患者的预后有所不同。特发性肺动脉高压的自然病程仅为2～3年，先天性心脏病引起的肺动脉高压病情进展则较慢。若患者并发有严重的血流动力学改变和右心室功能障碍，则预后极差。

第四章

消化系统疾病

第一节　胃良性肿瘤

胃良性肿瘤占胃肿瘤的3% ~5%，可分为上皮性肿瘤如腺瘤、乳头状瘤，间叶性肿瘤如平滑肌瘤、脂肪瘤、神经鞘瘤、神经纤维瘤、脉管性肿瘤、纤维瘤、嗜酸细胞性肉芽肿等。胃息肉是一个描述性的诊断，意指黏膜表面存在突向胃腔的隆起物，通常指上皮来源的胃肿瘤。

一、胃息肉

胃息肉属临床常见病，目前随着高分辨率内镜设备的普及应用，微小胃息肉的检出率已有明显增加。国外资料显示胃息肉的发病率较结肠息肉低，占所有胃良性病变的5% ~10%。

（一）组织学分类

根据胃息肉的组织学可分为肿瘤性及非肿瘤性，前者即胃腺瘤性息肉，后者包括增生性息肉、炎性息肉、错构瘤性息肉、异位性息肉等。

1. 腺瘤性息肉

即胃腺瘤，是指发生于胃黏膜上皮细胞，大多由增生的胃黏液腺所组成的良性肿瘤，一般均起始于胃腺体小凹部。腺瘤一词在欧美指代上皮内肿瘤增生成为一个外观独立且突出生长的病变，而在日本则包括所有的肉眼类型，即扁平和凹陷的病变亦可称之为腺瘤。腺瘤性息肉约占全部胃息肉的10%，多见于40岁以上男性患者，好发于胃窦或胃体中下部的肠上皮化生区域。病理学可分为管状腺瘤（最常见）、管状绒毛状和绒毛状腺瘤。可根据病变的细胞及结构异型性将其病理学分为低级别上皮内瘤变与高级别上皮内瘤变。80%以上的高级别上皮内瘤变可进展为浸润性癌。

内镜下观察，胃腺瘤多呈广基隆起样，亦可为有蒂、平坦甚至凹陷型。胃管状腺瘤常单发，直径通常 <1 cm，80%的病灶 <2 cm。表面多光滑；胃绒毛状腺瘤直径较大，多为广基，典型者直径2 ~4 cm，头端常充血、分叶，并伴有糜烂及浅溃疡等改变。胃绒毛状腺瘤的恶变率较管状腺瘤为高。管状绒毛状腺瘤大多系管状腺瘤生长演进而来，有蒂或亚蒂多见，无蒂较少见，瘤体表面光滑，有许多较绒毛粗大的乳头状突起，可有纵沟呈分叶状，组织学上呈管状腺瘤基础，混有绒毛状腺瘤成分，一般超过息肉成分的20%，但不到80%，直径大都在2 cm以上，可发生恶变。

2. 增生性息肉

较常见，以胃窦部及胃体下部居多，好发于慢性萎缩性胃炎及 BillrothⅡ式术后的残胃背景。组织学上由幽门腺及腺窝上皮的增生而来，由于富含黏液分泌细胞，表面可覆盖黏液条纹及白苔样黏液而酷似糜烂。多为单发且较小（ <1 cm），小者多为广基或半球状，表面多明显发红而光滑；大者可为亚蒂或有蒂，头端可见充血、糜烂等改变。有时可为半球形簇状。增生性息肉不是癌前病变，但发生此类病变的胃黏膜常伴有萎缩、肠上皮化生及上皮内瘤变等，且部分增生性息肉患者可在胃内其他部位同时发生胃癌，应予以重视。通常认为增生性息肉癌变率较低，但若息肉直径超过2 cm应行内镜下完整切除。

3. 炎性息肉

胃黏膜炎症可呈结节状改变，凸出胃腔表面而呈现息肉状外观。病理学表现为肉芽组织，而未见腺体成分。胃炎性纤维性息肉是少见的胃息肉类型，好发于胃窦，隆起病灶的顶部缺乏上皮黏膜，其本质为伴有明显炎性细胞浸润的纤维组织增生。炎性息肉因不含腺体成分，无癌变风险，临床随诊观察为主。

4. 错构瘤性息肉

临床中错构瘤性息肉可单独存在，也可与黏膜皮肤色素沉着和胃肠道息肉病（Peutz-Jeghers 综合征、Cowden 病）共同存在。单独存在的胃错构瘤性息肉局限于胃底腺区域，无蒂，直径通常小于 5 mm。在 Peutz-Jeghers 综合征中，息肉较大，而且可带蒂或呈分叶状。组织学上，错构瘤性息肉表现为正常成熟的黏膜成分呈不规则生长，黏液细胞增生，腺窝呈囊性扩张，平滑肌纤维束从黏膜肌层向表层呈放射状分割正常胃腺体。

5. 异位性息肉

主要为异位胰腺及异位 Brunner 腺。异位胰腺常见于胃窦大弯侧，也可见于胃体大弯。多为单发，内镜下表现为一孤立的结节，中央时可见凹陷。组织学上胰腺组织最常见于黏膜下层，深挖活检不易取得阳性结果；有时也可出现在黏膜层或固有肌层。如被平滑肌包围时即成为腺肌瘤。Brunner 腺瘤多见于十二指肠球部，也可见于胃窦，其本质为混合了腺泡、导管、纤维肌束和 Paneth 细胞的增生 Brunner 腺。

（二）胃肠道息肉病

胃肠道息肉病是指胃肠道某一部分或大范围的多发性息肉，常多见于结肠。可见于胃的息肉病主要有以下几种。

1. 胃底腺息肉病

较多见，典型者见于接受激素避孕疗法或家族性腺瘤性息肉病（FAP）的患者，非 FAP 患者也可发生但数量较少，多见于中年女性，与 Hp 感染无关。病变由泌酸性黏膜的深层上皮局限性增生形成。内镜下观察，息肉散在发生于胃底腺区域大弯侧，为 3 ~ 5 mm，呈亚蒂或广基样，色泽与周围黏膜一致。零星存在的胃底腺息肉没有恶变潜能。需注意在那些 FAP 已经弱化的患者，其胃底腺息肉可发展为上皮内瘤变和胃癌。

2. 家族性腺瘤性息肉病

为遗传性疾病，大多于青年期即发生，息肉多见于结直肠，55% 的患者可见胃一十二指肠息肉。90% 的胃息肉发生于胃底，为 2 ~ 8 mm，组织学上绝大多数均为错构瘤性，少数为腺瘤性，后者癌变率较高。

3. 黑斑息肉病

为遗传性消化道多发息肉伴皮肤黏膜沉着病。息肉多见于小肠及直肠，亦可见于胃，为错构瘤性，多有蒂。癌变率低。

4. Cronkhite-Canada 综合征（CCS）

为弥漫性消化道息肉病伴皮肤色素沉着、指甲萎缩、脱毛、蛋白丢失性肠病及严重体质症状。胃内密集多发直径 0. 5 ~ 1. 5 cm 的山田Ⅰ型、Ⅱ型无蒂息肉，少数可恶变。激素及营养支持疗法对部分病例有效，但总体临床预后差，多死于恶病质及继发感染。

5. 幼年性息肉病

为常染色体显性遗传病，多见于儿童，息肉病可见于全消化道，多有蒂，直径 0. 5 ~ 5 cm，表面糜烂或浅溃疡，切面呈囊状。镜下特征性表现为囊性扩张的腺体衬有高柱状上皮，黏膜固有层增生伴多种炎性细胞浸润，上皮细胞多发育良好。本病可并发多种先天畸形。

6. Cowden 病

为全身多脏器的化生性与错构瘤性病变，部分为常染色体显性遗传，全身表现多样、性质各异。诊断主要依靠：全消化道息肉病、皮肤表面丘疹或口腔黏膜乳头状瘤、肢端角化症或掌角化症确立。

（三）临床表现

胃息肉可发生于任何年龄，患者大多无明显临床症状，或可表现为上腹饱胀、疼痛、恶心、呕吐、胃灼热等上消化道非特异性症状。疼痛多位于上腹部，为钝痛，一般无规律性。较大的息肉表面常伴有糜烂或溃疡，可引起呕血、黑粪及慢性失血性贫血。贲门附近的息肉体积较大时偶尔可产生吞咽困难，而幽门周围较大的息肉可一过性阻塞胃流出道引起幽门梗阻症状。很少见的情况是若胃幽门区长蒂息肉脱入十二指肠后发生充血水肿而不能自行复位时，则可能产生胃壁绞窄甚至穿孔。体格检查通常无阳性发现。

（四）诊断与鉴别诊断

胃息肉较难通过常规问诊及体格检查所诊断。粪便隐血试验在 1/5 ~ 1/4 的患者可呈阳性结果。上消化道钡剂造影对直径 1 cm 以上的息肉诊断阳性率较高，由于该项检查对操作水平要求较高，有时可因钡剂涂布不佳、体位及时机不当、未服祛泡剂导致气泡过多等原因导致漏诊误诊。内镜与活组织病理学检查相结合是确诊胃息肉最常用的诊断方法。

胃镜直视下可清晰观察息肉的部位、数量、形态、大小、是否带蒂、表面形态及分叶情况、背景黏膜改变等特征。胃镜检查中使用活检钳试探病灶，可感知病变的质地。观察中需注意冲洗去附着的黏液、泡沫等，适当注气，充分暴露病变。判断息肉是否带蒂时，宜更换观察角度、内镜注气舒展胃壁，反复确认。胃镜下可对息肉的形态进行分类，其中最常用的描述性术语是参照结肠息肉，根据是否带蒂分为广基（无蒂）、亚蒂和带蒂 3 类。山田将胃息肉分为 4 型，其中Ⅱ型和Ⅲ型介于广基与带蒂之间。

中村结合了形态与组织学改变，将胃息肉分为 3 型。

由于胃息肉大多为良性，各类息肉的形态学特征又相互重叠，限制了以上分类方法的临床应用价值。

2002 年巴黎胃癌学会将日本胃癌学会提出的早期胃癌内镜下形态分型扩展到全消化道的上皮性肿瘤，具备上皮内瘤变的癌前病变同样适用该分型。因此，对于病理学伴有上皮内瘤变的胃息肉，按此可分为0-Ⅰ型、0-Ⅱa 型、0-Ⅱa + Ⅱc 型、0-Ⅰ + Ⅱa 型等各种类型。

内镜观察后应常规对病灶行组织病理学检查。活检取材部位应选择息肉头端高低不平、色泽改变、糜烂处。若存在溃疡，宜取溃疡边缘。需取得足够组织量以便病理制片，并充分考虑到取材偏倚及病灶内异型腺体不均匀分布。约半数息肉中，活检标本与整体切除标本的组织病理学不一致，故内镜完整切除有助于最终明确诊断。鉴于未经活检而直接切除的息肉可存在癌变风险，切除后可用钛夹标记创面，并密切随访病理结果及切端情况。

胃息肉的其他诊断方法包括变焦扩大内镜、超声内镜及胃增强 CT。变焦扩大内镜可将常规内镜图像放大 200 倍，可清晰观察腺管开口及黏膜细微血管形态。胃病变的变焦扩大内镜分型有多种，其与病理学的相关性不如结肠黏膜凹窝分型。超声内镜在鉴别病变的组织学起源方面具有重要作用，应用 30MHz 的超声微探头可清晰显示胃壁 9 层不同的层次结构。从超声图像判断，胃上皮性息肉病变通常局限于上皮层与黏膜层，固有肌层总是完整连续。增强 CT 检查可发现较大的胃息肉，一定程度上可与胃壁内肿块、腔外压迫及恶性肿瘤相鉴别。

胃息肉的鉴别诊断主要包括：①与黏膜下肿瘤相鉴别，内镜下观察到广基、境界不甚清晰的隆起灶时，需注意同黏膜下肿瘤相鉴别。桥形皱襞（bridging folds），意指胃黏膜皱襞在胃壁肿瘤顶部与周围正常组织之间的牵引改变，呈放射状，走向肿瘤时变细，是黏膜下肿瘤的典型特征。当鉴别存在困难时，宜行超声内镜检查。此外，可试行活组织检查，黏膜下肿瘤几乎不可能被常规活检取得，而仅表现为一些非特异性改变，如黏膜炎症等。少数情况下，需要同胃腔外压迫相鉴别。②与恶性肿瘤相鉴别，0-Ⅰ型、0-Ⅱa 型早期胃癌可表现为息肉样、扁平隆起型改变，但肠型隆起型早期胃癌通常 >1 cm，表面多见凹凸不平、不规则小结节样，糜烂、出血或不规则微血管走行常见，活检钳触碰或内镜注气过程中易出血。弥漫型胃癌极少呈现为0-Ⅰ型和0-Ⅱa 型。若内镜下观察到病灶周围的蚕食像及皱襞杵状膨大等改变，应高度疑及早期胃癌。全面、准确的活检病理是最佳鉴别方法。胃类癌多为 1 cm 左右扁平隆起，一般不超过2 cm，可多发，周围缓坡样隆起，中央可见凹陷伴有发红的薄白苔，深取活检可获阳性结果。③与疣状胃炎相鉴别，疣状胃炎又称隆起糜烂型胃炎，是临床常见病，多发于胃窦及窦体交界，呈中央脐样凹陷的扁平隆起灶，胃窦黏膜背景可见有增生肥厚呈凹凸结节、萎缩、血管透见、壁内出血等炎症改变。较大的疣状灶需要通过活检鉴别。

（五）治疗与预后

采取良好的生活方式、积极治疗原发疾病如慢性萎缩、化生性炎症有助于预防胃息肉的发生。散发的、<5 mm的胃底腺息肉通常认为是无害的。胃息肉大多均可通过内镜切除而痊愈。切除方法包括活检钳咬除、热活检钳摘除、热探头灼除、圈套后电外科切除、氩离子凝固术（APC）、激光及微波烧灼、尼龙圈套扎后圈套切除、黏膜切除术（EMR）、黏膜下剥离术（ESD）等多种。较小的息肉可选择前3种方法。圈套切除是较大息肉的最常用方法，并可与黏膜下注射、尼龙圈套扎等其他方法合用，切除后创面可用APC或热探头修整。EMR术适用于<2 cm扁平隆起病灶的完整切除，更大的病变完整切除则需要行ESD术，术前需于病变底部行黏膜下注射以便抬举病灶，常用的注射液有0.9%氯化钠溶液、1∶10 000肾上腺素、50%葡萄糖、透明质酸钠、Glyceol（10%甘油果糖与5%果糖的氯化钠溶液）等，上述溶液中常加入色素以便于观察注射效果。有多种操作器械可进行EMR和ESD，具体使用因不同操作者喜好而定。需要强调的是若病变疑及胃癌，则需一次性完整切除，较大的病变应展平后固定于软木板上，浸于10%甲醛溶液中送病理行规范取材、连续切片，尤其是应注意所有切片的切缘情况。若病理学提示病变伴有癌变，则按胃癌根治标准处理。

内镜治疗后应规范服用胃酸抑制药及胃黏膜保护药，并定期随诊。内镜治疗主要并发症为出血、术后病变残余及穿孔。通常切除术后的黏膜缺损能很快愈合，出血通常为暂时性。创面过深、不慎切除肌层、电凝电流过大、时间过长可导致急慢性穿透性损伤而致穿孔。预防性应用尼龙圈及钛夹可减少穿孔风险。切除后当即发生的急性穿孔可试行钛夹夹闭、非手术治疗及密切观察，延迟发生的穿孔几乎均需外科手术治疗。

以下情况可行外科手术：内镜下高度疑及恶性肿瘤；内镜下无法安全、彻底地切除病变；息肉数量过多，恶变风险较高且无法逆转者；创面出血不止，内科治疗无效者；创面穿孔者。外科术式可选择单纯胃部分切除术、胃大部切除术、胃癌根治术、腹腔镜下胃切除术等。

二、胃平滑肌瘤

胃平滑肌瘤在过去的大部分时间内均被认为是最常见的胃间叶性肿瘤。随着胃肠间质瘤（GISTs）的发现，绝大多数既往诊断的胃平滑肌瘤均被归入GISTs的范畴。尽管如此，胃平滑肌瘤仍是一类确实存在的疾病，但由于经病理证实的例数不多而缺乏人口统计学、临床特点或大体特点方面有意义的大宗资料。

组织病理学方面，胃平滑肌瘤由少量或中等量的温和梭形细胞构成，可能存在灶状的核异型性，核分裂象较少。细胞质嗜酸，呈纤维状及丛状。胃平滑肌瘤患者通常一般情况良好，无特殊不适主诉，或可因并存的上消化道其他疾病而产生相应的非特异性症状。

内镜下胃平滑肌瘤一般多为2～3 mm，大者可达20 mm，多见于胃底及胃体上部，大多为单发，少数可为多发。表面黏膜几乎总是非常光滑地隆起，呈半球形改变。体积较大、黏膜表面出现明显溃疡应疑及恶性GISTs或平滑肌肉瘤。内镜检查的重点在于从多个方向观察肿瘤，注意毛细血管透见的程度、用靛胭脂染色观察黏膜表面以排除上皮来源病变、用活检钳试探肿物的软硬程度及有无活动性，并与胃壁外压迫相鉴别。

超声内镜因可用于明确肿瘤的组织学起源而占有重要地位。超声内镜下肿瘤来源于胃壁5层结构中的第4层，呈现均匀的低回声团块，其余层次均完整连续。近年来开展的超声内镜引导下细针抽吸活检术（EUS-FNA）和切割针活检术（EUS-TCB）可提供细胞学和组织病理学诊断。肿瘤大小超过1 cm时易被增强CT发现。增强CT或MRI可用于评价恶性平滑肌瘤（平滑肌肉瘤）的侵犯和转移情况。

胃平滑肌瘤的鉴别诊断主要包括：①与胃肠间质瘤（GISTs）及其他间叶性肿瘤相鉴别，GISTs是最常见的胃肠道间叶性肿瘤，其特征为免疫组化 KIT 酪氨酸激酶受体（干细胞因子受体）阳性（CD117 阳性），在 70% ~80% 的病例中可见 CD34 阳性。而平滑肌瘤仅有结蛋白和平滑肌肌动蛋白阳性，CD117 和 CD34 均阴性。其他间叶性肿瘤亦可表现为局限性的隆起病变，超声内镜检查可提供有价值的诊断线索，确诊依赖细胞学或组织病理学。②与平滑肌肉瘤相鉴别，平滑肌肉瘤多发于老年人，为典型的高度恶性肿瘤，其免疫组化指标同平滑肌瘤，但体积通常大于 2 cm，镜下核分裂象 >10 个/10HPF，可伴周围组织侵犯、转移等恶性生物学特征。③与胃息肉相鉴别，表面光滑、外形半球状的胃息肉时可表现为形似黏膜下肿瘤。超声内镜是鉴别此两种疾病最准确的方法。④与胃腔外压迫相鉴别，胃腔外压迫多见于胃底，亦见于胃的其他部位。大多为脾压迫所致，此外胆囊、肝等亦可造成。

胃平滑肌瘤为良性肿瘤，恶变率低。对单发、瘤体直径 <2 cm 者一般无需特殊治疗，临床观察随访大多病情稳定。或可行内镜下挖除治疗，但需注意出血或穿孔风险。对于多发、直径 >2 cm、肿瘤表面溃疡出血或伴有消化道梗阻症状、细胞病理学疑有恶变者，应予手术切除。手术方式可根据具体情况而定，选择肿瘤局部切除术、胃楔形切除术、胃大部切除术等，术中宜行冷冻切片排除恶性肿瘤。近年来开展的腹腔镜下胃部分切除术，创伤较小，疗效不逊于传统开腹手术。

三、其他胃良性肿瘤

（一）胃黄斑瘤

较多见，通常认为是由于慢性黏膜炎症引起胃黏膜局灶性破坏，残留的含脂碎屑被巨噬细胞吞噬并聚集而成的泡沫细胞巢结构。内镜下表现为稍隆起的黄色病变，表面呈细微颗粒状变化，通常直径 <10 mm。与高脂血症等疾病无特定关系，临床予观察随访。

（二）胃脂肪瘤

此瘤是比较少见的黏膜下肿瘤，胃脂肪瘤的发病率低于结肠。多数起源于黏膜下层，呈坡度较缓的隆起性病变，也可为带蒂息肉样病变，蒂常较粗，头端可伴充血。有时略呈白色或黄色。活检钳触之软，有弹性，即 Cushion 征阳性。超声内镜下呈均质中等偏高回声，多数来源于胃壁 5 层结构的第 3 层。临床通常无需处理，预后良好。

（三）胃神经鞘瘤

多见于老年人，可能来源于神经外胚层的 Schwann 细胞和中胚层的神经内膜细胞，免疫组化标记为 S-100 阳性，结蛋白、肌动蛋白及 KIT 均阴性。组织学上，通常位于胃壁的黏膜肌层或黏膜下层。内镜下观察，肿瘤多发于胃体中部，亦见于胃窦和胃底部，胃小弯侧较大弯侧多见。大多单发，表现为向胃腔内隆起的类圆形黏膜下肿瘤，外形规则，少数以腔外生长为主。肿瘤生长缓慢，平均直径 3 cm，有完整的包膜。CT 检查呈边缘光整的类圆形低密度影，肿瘤较大、发生出血、坏死时中央可呈不规则低密度灶，增强后无强化或边缘轻度强化。环状强化是神经鞘瘤的重要 MRI 征象。该肿瘤无特异性症状，或可因生长较大而产生溃疡、出血、梗阻、腹部包块等症状和体征。由于消化道神经鞘瘤存在一定的恶变概率，故需手术切除，预后佳。

（四）神经纤维瘤

起源于神经纤维母细胞，组织学上可见 Schwann 细胞、成纤维细胞和黏多糖基质。肿瘤通常为实质性、没有包膜，囊性变和黄色瘤变少见，CT 增强扫描常表现为均匀强化。肿瘤一般无特异性症状，常在上消化道钡剂或胃镜检查时偶尔发现，多位于胃体，小弯侧较大弯侧多见。由于肿瘤无包膜，故可侵犯周围邻近组织，但远处播散较少见。恶变率较低。除非肿瘤存在广泛播散，均应积极手术治疗，预后较佳。

（五）胃脉管性肿瘤

包括血管球瘤、淋巴管瘤、血管内皮瘤、血管外皮细胞瘤等，以血管球瘤最常见。该肿瘤由人体正常动静脉吻合处的血管球器结构中各种组织成分增生过度所致，好发于皮肤，发生于胃者少见。多见于胃窦，表现为直径 1 ~4 cm、小而圆的黏膜下层来源肿瘤，由于含有大量平滑肌成分，故质地坚硬，易被误认为恶性肿瘤。临床症状如上腹疼痛不适、黑粪等多为肿瘤压迫胃黏膜所致。外科切除疗效良好，预后佳。

第二节　肠寄生虫

人类胃肠道是多种原虫和蠕虫的寄生部位。原虫为单细胞的真核动物，而蠕虫是多细胞动物，具有不同的分化成熟的细胞。寄生虫大多经口腔侵入人体内，最终寄生在消化器官，以肝脏和肠道最常见，干扰正常的消化吸收功能，出现腹痛、腹泻等症状，出现出血、穿孔或肠外并发症。

一、蓝伯贾第鞭毛虫病

（一）流行病学

蓝伯贾第鞭毛虫是消化道最常见的寄生虫感染，由摄入污染的水或食物而感染，人与人之间也可传播。为全球性传染病，世界各地感染率为 1% ~20%。包囊在环境中可以存活数月，并且可以抵抗加氯消毒。患者和包囊携带者为传染源。通过包囊污染水源或食物而传播。通常在夏季及早秋高发流行。危险人群为旅游者在流行地区、免疫缺陷的患者以及同性恋。

（二）病因学

蓝伯贾第鞭毛虫的生活史包括滋养体和包囊期。滋养体呈纵切半梨形，含两个细胞核，腹面扁平，有向内凹陷的吸盘，吸盘吸附于肠黏膜，引起局部水肿，小肠绒毛破坏。主要寄生于小肠。包囊呈椭圆形，内含 4 ~8 个核，寄生于回肠及大肠，有厚囊壁对外界抵抗力强，可随粪便排出体外。

（三）病理

小肠黏膜可出现不同程度的灶性病变，固有层有中性粒细胞浸润，肠腺上皮呈局灶急性炎症反应，中性粒细胞和嗜酸粒细胞浸润，绒毛缩短增厚，重度可出现绒毛萎缩。

（四）临床症状

症状通常发生在感染 1 ~2 周后。患者通常表现为急性发病，包括水样泻、肠绞痛、恶心、食欲缺乏、腹胀等。腹泻有时是间歇性的，大便稀薄，有黏液，次数不多，有臭味。肉眼不见脓血，但镜检可见白细胞和红细胞，并可找见包囊。如原虫寄生在胆管系统，可引起发热、倦乏、厌食油腻，右季肋部隐痛，有时由于胆管痉挛而发生剧烈绞痛。多数患者有轻度肝肿大，质软，稍压痛，但肝功能大多正常，极少发生黄疸。少数患者由于长期严重感染，生长发育迟缓，甚至发生肝硬化，偶见幼虫侵入脑膜而发炎，可能从肠黏膜受损处侵入血循环所致。患者症状可自动缓解或出现慢性症状，症状反复发作或持续腹泻。慢性者并发出现吸收不良表现，如消瘦、贫血、脂肪泻、体重下降等。一些患者可以成为无症状包囊携带者。

（五）辅助检查

大便常规化验：通常只有少量红、白细胞。用改良的抗酸染色可在粪便中发现病原体。患者急性水样泻的时候，多次大便检测滋养体及包囊有较高的敏感性。当患者为慢性症状或水样泻不明显时，粪便检测不敏感，可通过十二指肠液吸取或粪便进行蓝伯贾第虫抗原检测可能更好一些。采用针对虫卵的单克隆抗体的免疫荧光法或抗原包被的酶免疫法更敏感，其敏感性为 85% ~98%，特异性为 90% ~100%。

（六）诊断

夏季及早秋出现腹泻尤其水样泻的患者，或慢性腹泻的患者，旅游者、免疫缺陷的患者以及同性恋者出现腹泻症状都应排除该病的可能，确诊依据是找到虫体。

（七）鉴别诊断

1. 阿米巴痢疾

本病的临床特点是起病缓慢，大便稀薄，呈暗红色似果酱，有脓血，味腥臭。腹部压痛部位多位于右下腹，而蓝伯贾第鞭毛虫病为稀便，味臭，但无脓血。腹部压痛可位于腹部任何区域。

2. 细菌性痢疾

多有全身中毒症状，大便为脓血便，化验有大量红白细胞。而蓝伯贾第鞭毛虫病发病轻，为水样泻，大便臭但无脓血，化验可找到包囊或滋养体。

3. 隐孢子虫病

常见于免疫功能低下患者或艾滋病（AIDS）患者，水样泻量大，甚至威胁生命，可依靠针对病原体特异性检查区别。

（八）治疗

给予甲硝唑 250 mg，3 次/天，5～7 天通常有效。无症状携带者接受治疗对患者无益，但可以帮助预防疾病的流行。幼儿园工作人员或卫生工作人员无症状携带者应接受治疗。

二、隐孢子虫病

（一）流行病学

隐孢子虫病是一种全球性的人兽共患寄生虫病，WHO 于 1986 年将人的隐孢子虫病列为 AIDS 的怀疑指标之一，该病也被确定为引起人腹泻的六大病因之一，是目前各国重点研究的寄生虫病之一。AIDS 患者或免疫功能不全的宿主易患，常经污染的水源感染，也可经人与人传播。可以抵抗加氯消毒剂，可以污染水源在城市流行。

（二）病因学

隐孢子虫是一种球形原虫，以卵囊形式从感染动物的粪便中排出，人吞食卵囊后，在小肠脱囊，其滋养体附着于小肠、结肠黏膜上，破坏绒毛。引起炎症，吸收不良。

（三）病理

小肠上皮细胞下面可见多发圆形嗜碱小体，绒毛高度减少，隐窝伸展，固有层有中性粒细胞、浆细胞、淋巴细胞浸润。

（四）临床表现

在绝大多数健康人表现为轻症并且是自限性，感染后 7～10 天可出现水样泻、恶心、痉挛性绞痛以及腹胀等，粪便间歇出现黏液，无出现血便及脓便。腹泻症状可以持续 6 周或更长，较多伴随头痛、发热、无力等。免疫功能低下、缺陷或免疫抑制的患者感染后，可引起严重胃肠炎并伴有水样腹泻，导致大量体液丢失而危及生命，是 AIDS 患者的重要致死因素之一。

（五）辅助检查

常用的隐孢子虫实验诊断方法包括病原学诊断、免疫学诊断及分子生物学检查等，随着免疫学、分子生物学技术的应用，后两者也有了较大的发展。可通过大便涂片酸染色查找卵囊，用糖悬浮法使虫卵数量浓缩后更易检出。酶联免疫吸附试验和免疫荧光试验具有高度的敏感性、特异性和重复性，目前为国外诊断隐孢子虫病最常用的方法之一。免疫印迹技术（ELIB）：用于隐孢子虫病的临床诊断和特异性抗原、抗体分析，主要用于隐孢子虫病的血清学检查，该技术能分离出高分辨率、高度敏感和特异的隐孢子虫卵囊抗原，有利于提高隐孢子虫病的免疫学诊断效果，此法甚至被称为“金标准”。流式细胞术：是近来发展起来的一项新技术，将卵囊提纯后，用隐孢子虫的单克隆抗体荧光素标记，通过流式细胞计数仪计数。分子生物学检查法：聚合酶联反应（PCR），该技术已成为开发新一代诊断方法的基础，用于检查临床标本和环境水样本的隐孢子虫，优点是敏感、特异、能分辨基因型、简便易行。

（六）诊断

AIDS 患者或免疫功能不全的患者出现腹泻，应考虑该病的可能，确诊依据是找到虫体或特异性诊断试验阳性。

（七）鉴别诊断

1. 阿米巴痢疾

本病的临床特点是起病缓慢，大便稀薄，呈暗红色似果酱，有脓血，味腥臭。腹部压痛部位多位于右下腹，而隐孢子虫病多发生于免疫功能低下患者，为大量水样泻，无脓血。

2. 细菌性痢疾

多有全身中毒症状，大便为脓血便，化验有大量红白细胞。而隐孢子虫病为水样泻，大便无脓血，大便化验可找到卵囊或针对隐孢子虫的酶联免疫吸附试验或免疫荧光试验阳性。

3. 蓝伯贾第鞭毛虫病

二者临床症状相似，均为水样泻，但该病通常症状较轻，对甲硝唑治疗有效，而隐孢子虫病在 AIDS 患者发病重，治疗效果差。

（八）治疗

目前尚无治疗隐孢子虫感染的有效药物。硝唑尼特作为一种新的抗原虫药物，可广谱抗寄生虫和细菌感染，是近年来最有前途的治疗隐孢子虫病药物。美国于 2002 年 11 月 22 日批准硝唑尼特作为由隐孢子虫、蓝伯贾第鞭毛虫引起儿童腹泻的治疗药物上市，剂型为混悬剂，商品名 AlianaTM。Bailey 等研究表明，免疫正常的隐孢子虫患者对该药的应答率达 70%，但免疫缺陷患者的应答率比较低。对症治疗：对既往健康的患者，给予对症支持治疗如补液，即可在 2 周内痊愈。免疫缺陷者可呈长期致命性腹泻，除支持治疗外，应给予止泻。临床常用的抑制肠动力药有苯乙哌定，吗啡和普鲁卡因，生长抑素及其类似物，含 18 碳 8 个氨基酸环状结构的肽，均为 5-羟色胺（5-HT）拮抗药，具有减少肠道分泌、增加水和电解质吸收的作用。此类药用于治疗分泌性腹泻，包括 AIDS 并发隐孢子虫腹泻显示良好疗效，腹泻停止，营养状态改善。

三、肠阿米巴病

（一）流行病学

肠阿米巴病是溶组织阿米巴寄居于结肠内引起的疾病。进食污染的水源或食物而传染，本病流行于世界各地，流行情况与社会经济状况、卫生条件、居住环境、个人饮食习惯等有关。在全球范围内溶组织阿米巴感染率为 0.37% ~30%，拉丁美洲、非洲、印度等地区发病率高，同性恋者由于口交、肛交，其感染率在 20% 以上，AIDS 患者粪检阿米巴原虫阳性率为对照组 20 倍以上。

（二）病因学

溶组织阿米巴有滋养体和包囊 2 期。滋养体分为大小两型，寄生于结肠肠腔和肠壁内，以二分裂法进行繁殖。大滋养体又称组织型滋养体，常见于急性阿米巴痢疾患者的粪便和病灶组织中，随着滋养体在肠内下降过程中逐渐停止活动，虫体团缩，并分泌出一种较硬的外壁，形成包囊。阿米巴包囊位于小肠及结肠，并随粪便排出体外。包囊为外传播型，对外界抵抗力较强，在一般温度和湿度中能生存 2 ~4 周。包囊被吞食后，经胰蛋白酶作用脱囊为小滋养体，若人体抵抗力低，小滋养体变为大滋养体侵入肠壁而致病。

（三）病理

1. 急性期

病变好发部位依次是盲肠、升结肠、直肠、乙状结肠、其余结肠、阑尾和回肠末段。大滋养体侵入肠壁后依靠其伪足运动和分泌的溶组织酶破坏黏膜细胞，形成糜烂及浅溃疡，溃疡间可见正常黏膜。原虫易在疏松的黏膜下层侵袭扩展，形成黏膜下脓肿，脓肿破裂后形成特征性的烧瓶状溃疡。溃疡间可有窦道相连，病变可沿肠轴扩展，使大量组织坏死形成蜂窝样病灶。溃疡腔内的坏死组织碎片、黏液和大滋养体排出肠腔时即产生痢疾样便。严重病例病变侵袭肠壁血管可引起出血，病变也可穿破肠壁，造成穿孔，形成局限的腹腔脓肿或弥漫性腹膜炎。

2. 慢性期

若病变迁延不愈，肠黏膜上皮增生，溃疡底部出现肉芽组织，溃疡周围有纤维组织增生，肠壁增厚，肠腔狭窄，如果出现大块肉芽组织形成“阿米巴瘤”，阿米巴原虫可经门静脉侵入肝脏，在肝脏内形成脓肿。也可以栓子形式流入肺、脑、脾等组织形成迁徙性脓肿。

（四）临床表现

感染后 7～21 天可出现症状，如血样便、腹痛、发热、里急后重等，同时可出现侵袭性结肠炎。阿米巴结肠炎可表现轻度或暴发。10% 患者由于阿米巴滋养体侵袭肠壁组织引起腹痛、腹泻、黏液血便、寒战、发热等症状，典型患者粪便呈暗红色糊状，似果酱样，为血、脓、黏液和粪质的混合物，称为阿米巴痢疾。部分患者出现腹痛伴水样泄，也可表现为次数较多的软便、腹胀等。本病易复发，迁延呈慢性，腹泻反复发作，大便呈黄糊状或软便，具腐臭味，带少量黏液。感染后多数患者无症状，或症状轻微，偶感腹痛或腹部不适，间断轻微腹泻，但大便中排出包囊，具有传染性，也称带包囊者。

（五）并发症

阿米巴肠炎可以发展为重症暴发型结肠炎和中毒性巨结肠。0.5% 阿米巴结肠炎患者可出现中毒性巨结肠，幼儿、妊娠者、营养不良患者、皮质激素使用者等更易出现重症暴发型结肠炎和中毒性巨结肠。上述患者起病急骤，有明显的血性腹泻、腹痛、发热、血白细胞升高、腹膜刺激征阳性。75% 以上重症暴发型结肠炎患者可以出现结肠穿孔。穿孔通常是缓慢渗漏，症状不典型。如果误诊为溃疡性结肠炎而使用激素患者病情加重更易出现并发症，所以应注意与溃疡性结肠炎鉴别诊断。并发大出血患者少见。如患者的病原体经血液侵入身体其他器官，可引起肠外并发症，如阿米巴肝脓肿、阿米巴肺脓肿、阿米巴脑脓肿等。阿米巴肝脓肿是最常见的肠外并发症，男性更常见，患者不一定有明确的结肠炎病史。局部感染通常由肉芽组织或厚的纤维帽包裹，似结肠癌。

（六）辅助检查

大便化验寻找阿米巴滋养体或包囊，只有 1/3 的患者一次粪便检查即为阳性，3 次以上大便检查有助于诊断。血清学检测，大约 85% 患者间接血凝试验阳性，可持续数年。便抗原或溶组织性肠阿米巴 DNA PCR 检测敏感性更高一些。即使有经验的医师也难以在常规显微镜下鉴别这些非致病性阿米巴与溶组织性阿米巴，可以借助血清学试验或粪便 PCR 反应来鉴别。

结肠镜检查：急性期有弥漫性黏膜脆性增加，颗粒形成，黏液脓性渗出，溃疡和充血等，易与溃疡性结肠炎混淆，将渗出液用生理盐水湿玻片检查或活检可发现滋养体。结肠镜检查也可发现小的孤立的表浅溃疡，直径 3～5 mm，表面覆盖黄白色渗出物。阿米巴结肠炎更多累及盲肠、升结肠而非直肠。阿米巴溃疡因为滋养体侵犯到黏膜而形成，从轻度到重度，边缘不清的溃疡到典型的烧瓶样溃疡。

（七）诊断

典型阿米巴肠病易诊断，可通过粪便或组织中检出病原体确诊。不典型患者往往需借助血清学、结肠镜、诊断性治疗等手段作出诊断。

（八）鉴别诊断

1. 细菌性痢疾

起病急，全身中毒症状重，畏寒、发热、腹痛、腹泻、大便量少、里急后重等症状明显，腹痛以左下腹为著，大便化验可见大量白细胞。细菌培养可发现相应致病细菌。而阿米巴痢疾相对起病缓慢，腹痛以右下腹为主，大便粪质多，呈黯红色或果酱样，味腥臭，粪便检查可发现阿米巴滋养体或包囊，但白细胞较少。

2. 肠结核

患者大多有原发结核病灶存在，伴发热、盗汗、营养不良等结核中毒症状，粪便呈黄色稀糊状，带黏液少脓血，腹泻与便秘交替出现。

3. 溃疡性结肠炎

直、乙状结肠为常受累部位，或扩展至全结肠，病变弥漫性充血、水肿，溃疡多易出血。应多次大便寻找病原体均呈阴性或抗阿米巴治疗试验无效方可作出诊断。

（九）治疗

甲硝唑 750 mg，3 次/天，7 ~ 10 天，是侵入性阿米巴病的首选治疗，治愈率可高达 90%。严重结肠炎或肝脓肿可静脉给药治疗。包囊相对对甲硝唑耐药，需要配合其他药物治疗，如呋喃二氯尼特、巴隆霉素、双碘喹啉等。如果脓肿有破裂的危险或药物治疗效果不好，阿米巴肝脓肿可考虑穿刺引流。无症状性肠腔内感染的患者应给予二氯导特糠酸酯 500 mg，3 次/天，连续 10 天。巴隆霉素 25 ~ 30 mg/kg，3 次/天，连续 7 天；双碘喹啉 650 mg，3 次/天，20 天。重症暴发型阿米巴结肠炎、中毒性巨结肠、肠穿孔或严重出血内科治疗无效时，必须外科手术。

四、钩虫病

（一）流行病学

钩虫病遍及全球，尤以热带和亚热带地区多见，多见卫生条件差，居民习惯赤脚行走的地区。

（二）病因学

人钩虫病是由十二指肠钩虫或美洲钩虫寄生于小肠上段所引起。虫卵随大便排出后，发育成感染期蚴虫，土壤中次蚴虫接触皮肤后钻进皮肤，通过小静脉或淋巴管入血，依次到心、肺、支气管、咽喉、小肠上段，3 ~ 4 周发育为成虫。成虫叮咬在小肠壁上吸血，导致钩虫性贫血。

（三）病理

小肠黏膜活检的组织学改变差异较大，可从正常黏膜到严重的扁平黏膜。

（四）临床表现

大多数慢性感染是无症状的。当感染钩虫数量增多，尤其是患者并发营养不良时，可出现失血性贫血和低蛋白血症。急性感染时有时并发瘙痒性红斑，或咳嗽、哮喘。成虫感染可表现为上腹部不适、食欲下降、腹泻、消瘦乏力等。多数患者有微量消化道出血，少数出血量多表现为黑粪。

（五）辅助检查

血液学检查：呈缺铁性贫血，血细胞分类计数嗜酸性细胞比例明显升高。粪便：可找到虫卵，呈圆形带有透明菲薄的外壳。也可直接涂片法、饱和盐水漂浮法或虫卵计数法进行粪便检查。

（六）诊断

在流行区有赤足下地史和贫血等临床症状应考虑钩虫病。以粪便检测到虫卵为确诊依据。

（七）鉴别诊断

十二指肠溃疡：可有周期痛和节律性中上腹部饥饿性痛，伴反酸胃灼热等症状。而钩虫病由于血浆蛋白丧失可有不同程度的水肿甚至出现腹水，可伴皮肤瘙痒性红斑或咳嗽、哮喘等肠外表现。

（八）治疗

钩蚴虫侵入皮肤，24 小时内仍稽留在皮下组织内，可予透热疗法杀死钩蚴虫。驱虫药有甲苯达唑，100 ~ 200 mg，2 次/天，3 天。噻嘧啶：10 mg/（kg · d），3 天。

五、蛔虫病

（一）流行病学

蛔虫病患者与感染者是传染源，蛔虫卵污染的食物、水进入人体后传染。患者及肠道蛔虫感染者为传染源，虫卵经口吞入为主要传播途径，人群普遍易感，但以儿童感染最高。

（二）病因学

蛔虫是寄生人体内最大的线虫之一。雌雄异体，形似蚯蚓，主要寄生在小肠。虫卵进入小肠后孵化为蚴虫，进入门静脉，经肝、下腔静脉、右心、肺、气管到咽部咽下，经胃到小肠，发育成成虫，历时1～2个月。也可进入其他器官。

（三）临床表现

蚴虫迁移期表现为咳嗽、哮喘、气急、发热、痰中带血或咯血，重者可出现发绀、呼吸困难。肠蛔虫症状：寄生在小肠的蛔虫常为数条或数十条或更多，可无症状或仅轻微消化功能紊乱，如厌食、偏食、异食癖，可反复发作脐周疼痛，伴恶心，呕吐，腹泻或便秘，食欲缺乏，营养不良、生长发育迟缓等。亦可有顽固性荨麻疹等表现。

（四）并发症

蛔虫性肠梗阻：为最常见并发症，脐周阵发性绞痛，伴恶心、呕吐，有时吐出蛔虫，一般无大便。胆管蛔虫病：蛔虫钻入胆管，引起胆总管括约肌痉挛，患者突然出现右上腹剧烈绞痛，可放射至右肩和腰背部，屈体弯腰，面色苍白，常伴呕吐、吐出胆汁和蛔虫。可持续数分钟到数小时。发作时腹部体征不明显。

（五）辅助检查

大便镜检发现蛔虫卵。血嗜酸性粒细胞增高。

（六）诊断

有吐虫或大便排虫史，反复发作的脐周疼痛，或突然发热，咳嗽，痰中带血，哮喘，伴有夜间磨牙、流涎、皮肤风疹团块、巩膜蓝斑、面部白色虫斑、唇内侧白色粟粒状小点、指甲花斑等。应考虑蛔虫病可能。

（七）鉴别诊断

胆管蛔虫病应注意与胆石症鉴别：急性胆囊炎多在饱餐或吃油腻食物后3～4小时逐渐发作加重，疼痛位于右上腹，吸气咳嗽时加重，Murphy征阳性；多数胆总管结石并发胆石症症状也是逐渐加重，表现为剑下闷痛伴恶心，典型症状呈绞痛伴发热黄疸，有时并发胆囊炎、胰腺炎，有明确体征。而胆管蛔虫病患者突然出现右上腹剧烈绞痛，常伴呕吐、吐出胆汁和蛔虫，可持续数分钟到数小时，发作时腹部体征不明显。

（八）治疗

驱虫治疗：阿苯达唑，400 mg，1次顿服；枸橼酸哌嗪，成人每次3～3.5 g，儿童100～150 mg/kg，睡前顿服或分1～2次服，连服2天；甲苯达唑，2岁以上儿童和成人顿服200 mg。并发症治疗：①胆管蛔虫病，镇痛前解痉用阿托品、东莨菪碱或哌替啶；缓解后驱虫治疗。②蛔虫性肠梗阻，补液支持治疗；胃肠减压；驱虫治疗；内科治疗不缓解，手术治疗。

第三节　急性胰腺炎

急性胰腺炎（AP）是胰酶对胰腺组织自身消化导致的化学性炎症，常呈急性上腹痛，伴血淀粉酶升高，轻者病程1周左右，预后良好；重症患者可发展为多器官功能障碍，病死率高达15%。

一、病因

（一）胆管疾病

胆石症、胆管感染等胆管疾病至今仍是急性胰腺炎的主要病因，当结石嵌顿在壶腹部、胆管内炎症、胆石移行时损伤 Oddi 括约肌等，将使胰液不能正常进入十二指肠，导致胰管内高压。胆囊结石伴发感染时，细菌毒素、炎症介质通过胆胰间淋巴管交通支扩散到胰腺。

（二）酒精

酒精可通过缩胆囊素（CCK）介导，促进胰液分泌，大量胰液遇到相对狭窄的胰管，将增加胰管内压力。此外，过度饮酒还可使大量胰酶在腺泡细胞内提前活化，或当其在胰腺内氧化过程中产生大量活性氧（ROS），继而激活 NF-κB 等炎症介质，引发急性胰腺炎。

（三）胰管阻塞

胰管结石、蛔虫、狭窄、肿瘤（壶腹周围癌、胰腺癌）可引起胰管阻塞和胰管内压升高。胰腺分裂症系胰腺导管的一种常见先天发育异常，即腹胰管和背胰管在发育过程中未能融合，其在人群中的发生率大概为 10%。当副胰管经狭小的副乳头引流大部分胰腺的胰液，引流不畅导致胰管内高压。

（四）手术与创伤

腹腔手术、腹部钝挫伤等直接或间接损伤胰腺组织或导致胰腺微循环障碍，可引起急性胰腺炎。经内镜逆行胰胆管造影（ERCP）插管时导致的十二指肠乳头水肿、注射造影剂压力过高等也可引发本病。

（五）代谢障碍

高脂血症与急性胰腺炎有病因学关联，但确切机制尚不清楚。可能与脂球微栓影响微循环及胰酶分解甘油三酯致毒性脂肪酸损伤细胞有关。Ⅰ型高脂蛋白血症见于小儿或非肥胖非糖尿病青年，因严重高甘油三酯血症而反复发生急性胰腺炎。

甲状旁腺肿瘤、维生素 D 过多等所致的高钙血症可致胰管钙化、促进胰酶提前活化而促发本病。

（六）药物

可促发急性胰腺炎的药物有噻嗪类利尿药、硫唑嘌呤、糖皮质激素、磺胺类等，多发生在服药最初的 2 个月，与剂量无明确相关。

（七）感染

可继发于急性流行性腮腺炎、传染性单核细胞增多症、柯萨奇病毒、肺炎衣原体感染等，常随感染痊愈而自行缓解。

（八）其他

十二指肠球后穿透溃疡、邻近十二指肠乳头的肠憩室炎等炎症可直接波及胰腺。各种自身免疫性的血管炎、胰腺血管栓塞等血管疾病可影响胰腺血供。遗传性急性胰腺炎罕见，是一种有 80% 外显率的常染色体显性遗传病，其发病被认为是阳离子胰蛋白酶原基因突变所致。少数病因不明者，称为特发性急性胰腺炎。

二、发病机制

在上述病因作用下，胰管内高压及胰腺微循环障碍都可使胰腺腺泡细胞内的 Ca^{2+} 水平显著上升。细胞内钙的失衡，一方面使含有溶酶体酶的细胞器质膜脆性升高，增加胞内溶酶体与酶原颗粒融合；另一方面使消化酶原与溶酶体水解酶进入高尔基器后，出现“分选”错误；溶酶体在腺泡细胞内激活酶原，使大量胰酶提前活化，超过生理性的对抗能力，发生针对胰腺的自身消化。活化的胰酶、自身消化时释放的溶酶体水解酶及细胞内升高的 Ca^{2+} 水平均可激活多条炎症信号通路，导致炎症反应，其中核因子-κB（NF-κB）被认为是炎症反应的枢纽分子，它的下游系列炎症介质如肿瘤坏死因子-α（TNF-α）、白介素-1（IL-1）、花生四烯酸代谢产物（前列腺素、血小板活化因子）、活性氧等均可增加血管通透性，导致大量炎性渗出；促进小血管血栓形成，微循环障碍，胰腺出血、坏死。

三、病理

（一）急性水肿型

此型较多见，占90%以上。病变可累及部分或整个胰腺，以尾部为多见。胰腺肿大变硬，间质充血、水肿和炎细胞浸润是其组织学特点。

（二）急性出血坏死型

胰腺肿大变硬，腺泡及脂肪组织坏死以及血管坏死出血是本型的主要特点。肉眼可见胰腺内有灰白色或黄色斑块的脂肪组织坏死病变，出血严重者，则胰腺呈棕黑色并伴有新鲜出血。脂肪坏死可累及肠系膜、大网膜后组织等。常见静脉炎、淋巴管炎和血栓形成。

急性出血坏死型既可由急性水肿型发展而来，也可在发病开始即发生出血及坏死。急性出血坏死型胰腺炎的炎症易波及全身，故可有其他脏器如小肠、肺、肝、肾等脏器的炎症病理改变；由于胰腺大量炎性渗出，常有腹水、胸腔积液等。

四、临床表现

临床上将急性胰腺炎分为下列两种类型。①轻症急性胰腺炎（MAP）：具备急性胰腺炎的临床表现和生化改变，而无器官功能障碍和局部并发症。②重症急性胰腺炎（SAP）：在MAP的基础上出现其他器官功能障碍甚至衰竭，病程1个月左右可出现局部并发症如假性囊肿或胰腺脓肿。

（一）MAP的症状及体征

腹痛为主要和首发症状，常在饮酒、脂餐后急性起病，多位于中上腹及左上腹，也可波及全腹，常较剧烈，部分患者腹痛向背部放射。多数患者病初伴有恶心、呕吐。可有轻度发热，中上腹压痛，肠鸣音减少。患者因呕吐、胰腺炎性渗出，可呈轻度脱水貌。

（二）SAP的症状

腹痛持续不缓解、腹胀逐渐加重。

（三）后期并发症

1. 胰腺假性囊肿

重症急性胰腺炎胰内或胰周坏死、渗液积聚，包裹成囊肿，囊壁缺乏上皮，故称假性囊肿，多在重症急性胰腺炎病程进入4周后出现。胰腺假性囊肿通常呈圆形或卵圆形，亦可呈不规则形，大小为2～30 cm，容量为10～5 000 mL。小囊肿可无症状，大囊肿可出现相应部位的压迫症状。一般当假性囊肿<5 cm时，约半数患者可在6周以内自行吸收。假性囊肿可以延伸至邻近的腹腔，如横结肠系膜、肾前、肾后间隙以及后腹膜。

2. 胰腺脓肿

胰腺内或胰周的脓液积聚，外周为纤维囊壁。患者常有发热、腹痛、消瘦等营养不良症状。

3. 肝前区域性门脉高压

胰腺假性囊肿压迫脾静脉或脾静脉栓塞导致胃底静脉曲张破裂出血。

五、辅助检查

（一）反映炎症及感染

1. 白细胞

总数增加，以中性粒细胞升高为主，常有核左移现象。

2. C 反应蛋白（CRP）

是一种能与肺炎球菌 C 多糖体反应形成复合物的急性时相反应蛋白。在各种急性炎症、组织损伤、细菌感染后数小时迅速升高。CRP 对急性胰腺炎诊断不具特异性，主要用于评估急性胰腺炎的严重程度。CRP 正常值 <10 mg/L，当 CRP >150 mg/L 时，提示重症急性胰腺炎。

（二）急性胰腺炎的重要血清标记物

1. 淀粉酶

主要由胰腺及唾液腺产生。急性胰腺炎时，血清淀粉酶于起病后 6 ~ 12 小时开始升高，48 小时开始下降，持续 3 ~ 5 天。血清淀粉酶超过正常值 3 倍可诊断急性胰腺炎。胆石症、胆囊炎、消化性溃疡等急腹症时，血清淀粉酶一般不超过正常值 3 倍。血清淀粉酶高低与病情程度无确切关联，部分重症急性胰腺炎血清淀粉酶可不升高。正常时约有 3% 淀粉酶通过肾脏排泄，急性胰腺炎时尿淀粉酶也可升高，但轻度的肾功能改变将会影响检测的准确性和特异性，故对临床诊断价值不大。当患者尿淀粉酶升高而血淀粉酶不高时，应考虑其来源于唾液腺。此外，胰源性胸腔积液、腹水、胰腺假性囊肿中的淀粉酶常明显升高。

2. 脂肪酶（lipase）

血清脂肪酶于起病后 24 ~ 72 小时开始升高，持续 7 ~ 10 天，对就诊较晚的患者有诊断价值，其敏感性和特异性均略优于血淀粉酶。

（三）了解胰腺等脏器形态改变

腹部超声波是急性胰腺炎的常规初筛影像学检查，在没有肠胀气的条件下，可探及胰腺肿大及胰内、胰周回声异常。然而急性胰腺炎时，常有明显胃肠道积气，腹部超声波对胰腺形态学变化多不能作出准确判断。对于重症急性胰腺炎后期，腹部超声波也是胰腺假性囊肿、脓肿诊断、定位的重要方法。

腹部增强 CT 被认为是诊断急性胰腺炎的标准影像学方法。其主要作用有：①确定有无胰腺炎。②对胰腺炎进行分级。③诊断、定位胰腺假性囊肿或脓肿。

（四）了解有无胆管疾病作为急性胰腺炎的病因

诊断急性胰腺炎通常并不困难，但搜寻原因有时却颇费周折。胆管结石是急性胰腺炎的首要病因，腹部超声波较易发现大的胆石，但对于作为胆源性急性胰腺炎第一位原因的小胆石（<5 mm）、胆泥或微胆石，腹部超声波的敏感性较差。临床上对于急性胰腺炎胆管疾病病因的搜寻，多以腹部超声波为常规初筛检查，若无阳性发现，应选择准确率较高的非侵入性检查——磁共振胰胆管成像（MRCP）。若仍为阴性，而临床高度怀疑胆管疾病，则应继读应用超声内镜（EUS）或 ERCP 检查。内镜下 Oddi 括约肌切开术（EST）是检出胆泥或微胆石的金标准方法，集诊断与治疗为一体。

六、诊断

患者在入院后 48 小时内应明确诊断，急性胰腺炎的诊断内容应包括下列内容。

（一）确定急性胰腺炎

一般应具备：①急性、持续中上腹痛。②血淀粉酶增高超过正常值 3 倍。③胰腺炎症的影像学改变。④排除其他急腹症。部分患者可不具备第 2 条。

（二）确定轻症抑或是重症

多数重症患者经历了不同时间的轻症阶段，因此，在起病 72 小时内对轻症患者应密切观察病情变化，及时发现 SAP 的症状及体征，动态了解相关实验室检测数据及胰腺形态的改变。

出现下列任一情况，应考虑重症急性胰腺炎：①出现全身炎症反应综合征。②出现器官衰竭。③起病后 72 小时的胰腺 CT 评分≥6 分。④APACHE Ⅱ 评分≥8，可被视为重症。

（三）寻找病因

住院期间应使 >80% 患者的病因得以明确，尽早解除病因有助于防止病情向重症发展及避免日后复发。进食常作为诱因促发本病，潜在的病因需仔细排查。详细地了解病史对寻找病因甚为重要。胆管结石是急性胰腺炎的首要病因，若病史及体征高度提示胆源性急性胰腺炎，则应逐级采用腹部超声、MRCP、EUS、ERCP 甚至 EST 等使之明确。在应激状态下，血甘油三酯常升高。当血甘油三酯 > 11 mmol/L 时，可考虑为急性胰腺炎的病因。

（四）确定并发症

近期并发症包括腹膜炎、败血症、急性肝损伤、ARDS、应激性溃疡、肾功能不全、胰性脑病等。后期并发症多在急性胰腺炎后 1 个月甚至更长时间得以诊断。

七、鉴别诊断

作为常见的急腹症之一，急性胰腺炎须与消化性溃疡、胆石症、急性肠梗阻、心肌梗死等鉴别。鉴别时应抓住各疾病的特点进行甄别，收集相关证据。

八、治疗

急性胰腺炎的治疗原则在于去除潜在的病因和控制炎症。

MAP 经内科治疗后多在 5 ~7 天康复。SAP 则需在内科治疗的基础上根据病情给予器官支持，后期并发症可通过内镜或外科手术治疗。如诊断为胆源性急性胰腺炎，宜在本次住院期间完成内镜治疗或在康复后择期行胆囊切除术，避免日后复发。

（一）内科治疗

1. 监护

由于急性胰腺炎患者病情变化较多，细致的监护对及时了解病情发展很重要。病程初期监测内容除体温、血压、呼吸、心率、意识等生命体征外，腹痛、腹胀、肠蠕动、腹膜炎体征、血氧饱和度、尿量、粪便、胃肠减压引流物、有无黄疸及皮肤瘀斑等均应逐日记录。入院初即应检测前述反映病理生理变化的实验室指标，以后根据病情决定复查的间隔时间。有心律失常者应予心电监测。

对重症患者应给予肺、肾、循环、肝、肠等器官的功能支持，医院的重症监护室（ICU）可为此提供良好的条件。由训练有素、多学科组成的 SAP 专门治疗小组对患者选择最佳的多学科综合治疗至关重要。

2. 补液

是维持血容量、水、电解质平衡的主要措施。重症患者胰周有大量渗液集聚，如果心功能容许，在最初的 48 小时静脉补液量及速度为 200 ~250 mL/h。补液不充分被认为是胰腺炎向重症发展的重要原因之一。补液量及速度也可根据中心静脉压（CVP）进行调节。急性胰腺炎时常有明显腹胀、麻痹性肠梗阻，用股静脉插管测量的 CVP 可受腹腔压力影响而异常升高，不能代表真正的 CVP，应予注意。重症患者还应根据病情补充白蛋白、血浆或血浆代用品，提高血浆胶体渗透压，才能有效维持脏器功能。

3. 吸氧

动脉氧饱和度宜 >95% 。

4. 镇痛

未控制的严重腹痛可加重循环不稳定。由于吗啡可增加 Oddi 括约肌压力，故临床常用哌替啶止痛，50 ~100 mg/次，肌内注射。胆碱能受体拮抗药（如阿托品）可诱发或加重肠麻痹，也不宜使用。胃肠减压可在一定程度上减轻腹胀。

5. 预防和抗感染

胰腺感染是病情向重症发展，甚至死亡的另一重要原因。导致胰腺感染的主要细菌来自肠道。预防坏死胰腺的感染可采取：①为减少肠腔内细菌过生长，可采用导泻，促进肠蠕动和清洁肠道。导泻药物可选硫酸镁，每次口服 5 ~20 g，同时饮水 100 ~400 mL；也可用磷酸钠等洗肠液，中药（大黄、番泻叶）导泻在临床也广为应用。在此基础上，口服抗生素（如诺氟沙星、多黏菌素等）清除肠腔内细菌。

②尽早肠内营养，维持肠黏膜屏障的完整，减少细菌移位。③预防性全身给予抗生素（喹诺酮类或头孢类）。

当患者出现胰腺或全身感染，致病菌主要为革兰阴性菌和厌氧菌等肠道常驻菌，应选择喹诺酮类或头孢类抗生素，联合针对厌氧菌的甲硝唑。严重败血症或上述抗生素疗效欠佳时应使用亚胺培南等。要注意真菌感染的可能，可经验性应用抗真菌药。

6. 减少胰液分泌

旨在降低胰管内高压，减少胰腺的自身消化。常用措施如下。

（1）禁食、胃肠减压：食物和胃液是胰液分泌的天然刺激物，禁食和胃肠减压则有助于减少胰液分泌。

（2）抑制胃酸：可用 H_2 受体拮抗药或质子泵抑制药。

（3）生长抑素及其类似物：生长抑素是胃肠黏膜 D 细胞合成的 14 肽，它可抑制胰泌素和胆囊收缩素（CCK）刺激的胰腺基础分泌，使基础胰液分泌减少，胰液、碳酸氢盐、胰蛋白酶产量明显减少。生长抑素 250～375 μg/h 静脉滴注；生长抑素类似物奥曲肽 25～50 μg/h 静脉滴注，MAP 一般持续静脉滴注 2～3 天，SAP 则用药时间约 1 周甚至更长。

7. 营养支持

轻症患者，只需短期禁食，通过静脉补液提供能量即可。重症患者在短期肠道功能恢复无望、为避免胰液分泌时，应先予肠外营养。每日补充能量约 32 kcal/（kg·d），肥胖者和女性减 10%。热氮比以 100 kcal ：1 g 或氨基酸 1.2 g/（kg·d）为宜，根据血电解质水平补充钾、钠、氯、钙、镁、磷，注意补充水溶性和脂溶性维生素，采用全营养混合液方式输注。

病情趋向缓解时，应尽早过渡到肠内营养。经口、胃或十二指肠给予的营养剂将促进胰酶和碳酸氢盐分泌，而经空肠者则不刺激胰液分泌。为此，初期肠内营养可借助内镜将鼻饲管置入空肠，并给予已充分消化的专用空肠营养剂。开放饮食从少量、无脂、低蛋白饮食开始，逐渐增加食量和蛋白质，直至恢复正常饮食。

（二）内镜治疗

对起因于胆总管结石性梗阻、急性化脓性胆管炎、胆源性败血症及胆管蛔虫的急性胰腺炎应尽早行 EST 等内镜治疗，取出胆管结石、蛔虫等，放置鼻胆管引流，胆管紧急减压，既有助于阻止急性胰腺炎病程，又可迅速控制感染。这种在 ERCP 基础上发展的内镜下微创治疗效果肯定，创伤小，可迅速缓解症状、改善预后、缩短病程、节省治疗费用，属对因治疗，可缩短病程，避免急性胰腺炎复发。

适宜于内镜治疗的其他导致急性胰腺炎的病因包括肝吸虫、胰管结石、慢性胰腺炎、胰管先天性狭窄、壶腹周围癌、胰腺癌、Oddi 括约肌功能障碍及胰腺分裂等。对重症急性胰腺炎的后期并发症如胰腺假性囊肿和脓肿也可予以内镜治疗。

确定急性胰腺炎行 ERCP 治疗的指征应根据不同影像学资料确定：

（1）B 超、MRCP 或 EUS 发现胆总管结石、胆总管直径 >0.7 cm 或胆囊切除术后胆总管直径 >0.8 cm，胆管蛔虫，胰管扩张、扭曲、狭窄等，这些均为 ERCP 治疗的明确指征。

（2）B 超阴性，血甘油三酯 <11 mmol/L，排除酒精、高钙血症、药物、病毒感染等因素，应行 MRCP 或 EUS。

（3）MRCP/EUS 阴性，但有下列情况，应行 ERCP：①TB 升高，DB >60%，ALT 升高，腹痛伴畏寒发热。②复发性胰腺炎。③胆囊切除术后，间歇发作性胆绞痛症状。④曾有胆管手术史。⑤胆囊小结石。

（4）ERCP 发现胆总管微胆石、胆泥、Oddi 括约肌功能障碍、胰腺分裂，胰管狭窄，壶腹周围癌、胰腺癌，这些均为 ERCP 治疗的明确指征。

（三）外科治疗

多数急性胰腺炎不需外科干预，即使是重症急性胰腺炎也应尽可能采用内科及内镜治疗。临床实践表明，重症急性胰腺炎时经历大的手术创伤将加重全身炎症反应，增加病死率。当重症患者内科及内镜治疗不能阻止胰腺进一步坏死时，可行经皮腹膜后穿刺引流，必要时以微创方式清除胰腺坏死组织。

与急性胰腺炎相关的主要手术治疗是胆囊切除术，以解决病因。目前胆囊切除术多采用腹腔镜完成。新近的临床研究认为，对于有1次急性胰腺炎发作史患者，有结石的胆囊即应切除；对轻中度胆囊结石相关急性胰腺炎，胆囊切除术应在本次胰腺炎恢复后10天左右实施，SAP则应在恢复后4周左右施行；不及时切除，在6~18周内，有25%~30%患者将再次发生急性胰腺炎。

微创治疗无效的胰腺假性囊肿、脓肿和脾静脉栓塞等并发症需要外科开腹手术治疗。

九、预后

轻症患者常在1周左右康复，不留后遗症。重症患者病死率约15%，经积极抢救幸免于死亡的患者容易发生胰腺假性囊肿、脓肿和脾静脉栓塞等并发症，遗留不同程度胰腺功能不全。未去除病因的部分患者可经常复发急性胰腺炎，反复炎症及纤维化可演变为慢性胰腺炎。

十、预防

积极治疗胆胰疾病，适度饮酒及进食，部分患者需严格戒酒。

第四节 慢性胰腺炎

慢性胰腺炎（CP）是以胰腺慢性炎症、纤维化、萎缩、钙化为特征，最终导致胰腺内外分泌功能不足的疾病。临床常表现为腹痛、腹泻、营养不良等。

一、流行病学

关于慢性胰腺炎发病率或患病率的数据尚不充分。尸检报道的患病率为0.04%~5%，基于CT、超声或ERCP报告的有明显的胰腺组织学异常的CP年发病率为（3.5~4）/10万。对于部分组织学变化不甚明显的CP，常不易被上述影像学技术发现而低估了CP的实际患病率和发病率。

二、病理

慢性胰腺炎的病理特征主要有：胰腺实质散在的钙化灶，纤维化，胰管狭窄、阻塞及扩张，胰管结石，胰腺萎缩，炎性包块，囊肿形成等。

三、病因

CP是多因素相互作用导致的疾病，仅一种危险因素很难引起CP。

（一）酒精

由于70%成年CP患者有酗酒史，因此长期过度饮酒一直都被认为是慢性胰腺炎的首要病因。然而根据慢性胰腺炎的病理及影像学标准，只有不到10%的酗酒者最终会发展成慢性胰腺炎。临床实践观察到，多数长期大量饮酒者并无CP的客观证据，仅表现为餐后腹胀、脂餐后腹泻等消化不良症状。进一步的动物实验表明，单纯长期摄入酒精并非导致慢性胰腺炎而是脂肪沉积等退行性变，伴有明显胰腺外分泌功能不足。

复发性急性胰腺炎常导致胰腺纤维化、胰管阻塞，导管扩张，胰腺组织萎缩而进展为CP。当患者胆、胰管异常持续存在，饮酒可诱发复发性急性胰腺炎，推动炎症慢性化。此外，CFTR、PRSS1及SPINK1等基因的突变可能改变酒精的代谢或调节胰腺对酒精所致炎症的反应性，从而促进CP的发生。因此，乙醇在CP的发生过程中只起到促进作用，而不是独立的致病因素。

（二）基因突变

目前认为，慢性胰腺炎与以下3种基因突变有关。

1. 与散发的特发性胰腺炎有关的两种基因突变

囊性纤维化跨膜转导调节因子基因的突变，可能与胰管阻塞或腺泡细胞内膜的再循环或转运异常有关；胰蛋白酶促分泌抑制剂基因编码胰蛋白酶促分泌抑制剂的基因突变位点为 N34S，其突变的后果是削弱了对抗正常腺泡内自身激活的少量胰蛋白酶的第一道防线。发病年龄较遗传性胰腺炎晚，并发症和需外科手术的机会较少。但最主要的区别是无家族病史。

2. 与遗传性胰腺炎有关的基因突变

阳离子胰蛋白酶原基因编码人类胰蛋白酶原，它的突变使胰蛋白酶原容易被激活而常发生复发性胰腺炎，逐渐进展为 CP。遗传性胰腺炎家系，主要集中在欧美地区，其 PRSSI 的两种突变（R122H 和 N291）系常染色体显性遗传，外显率 80%。其临床特征为幼年发病的复发性急性胰腺炎，常进展为慢性胰腺炎并伴有高胰腺癌发病率。患者家族中至少还有另 2 例胰腺炎患者，发病可以相隔 2 代甚至几代。

一般认为，所有的慢性胰腺炎可能都有基因异常基础，其作用大小不等，取决于胰腺炎的类型。但是否对所有 CP 患者常规筛查基因突变，尚未达成共识，但对于有家族史的早发 CP 患者（<35 岁）进行筛查是合理的。

（三）自身免疫

40 多年前，Sarles 等第一次描述了自身免疫性胰腺炎（AIP）。60% 的病例与其他自身免疫疾病有关，包括原发性硬化性胆管炎、原发性胆汁性肝硬化、自身免疫性肝炎和干燥综合征。淋巴细胞浸润是其主要的组织学特征之一。临床上，循环中免疫球蛋白 G（尤其是免疫球蛋白 G4）可上升至较高水平，尤其是在有胰腺肿块的情况下，且大多数患者对类固醇治疗有效。

值得一提的是，如果通过大鼠尾静脉注射能识别胰淀粉酶的 $CD4^+$ T 细胞，大鼠胰腺则会形成类似人类 AIP 的组织学特征。此实验结果支持 $CD4^+$ T 细胞在 AIP 发病中起重要作用的观点。

（四）吸烟

由于严重酗酒者通常都吸烟，所以很难将酗酒和吸烟的影响完全分开。吸烟不仅通过烟碱影响胰液分泌模式，而且诱导炎症反应，并通过其他成分发挥致癌作用。

（五）B 组柯萨奇病毒

此病毒可引起急性胰腺炎，且病毒滴度越高，引起急性胰腺炎的可能性越大，若此时缺乏组织修复，则可能进展为慢性胰腺炎。这种缺陷与巨噬细胞（M_1）和 1 型辅助性 T 细胞的优先活化有关。在 B 组柯萨奇病毒感染期间，饮酒可加重病毒诱导的胰腺炎，阻碍胰腺受损后的再生，饮酒剂量越大，持续时间越长，胰腺的再生就越困难。因此，酒精可能会通过增强组织内病毒感染或复制，影响组织愈合和使胰腺炎症慢性化。

（六）营养因素

人体内及动物实验认为，食物中饱和脂肪酸及低蛋白饮食可促进慢性胰腺炎或胰腺退行性病变的发生。

四、临床表现

慢性胰腺炎的组织及功能变化大多不可逆转，但临床表现也不总是进行性恶化。症状常呈慢性过程，间歇加重。

（一）腹痛

约 80% 的慢性胰腺炎患者自诉腹痛，其发生的频率、性质、方式和严重程度都没有固定的特征。腹痛常位于上腹部，为持续性钝痛，可放射至背部，持续的时间从数天至数周不等，前倾坐位可一定程度上缓解疼痛。如果患者的慢性炎症或假性囊肿主要局限在胰头，疼痛则多在腹中线右侧；若炎症病变主要在胰尾，疼痛则多在左上腹。如果慢性胰腺炎并发假性囊肿、胰管梗阻、明显胰头炎性包块及胰腺癌，疼痛将更剧烈，持续时间更长。

腹痛是慢性胰腺炎最严重的临床问题，可使食欲缺乏，摄食减少，导致消瘦、营养不良，是慢性胰腺炎手术治疗最常见的适应证。也有部分患者虽然有导管内钙化、导管扩张和假性囊肿等但却没有腹痛。因此，不能通过 CT 扫描或 ERCP 发现的异常来判断患者是否有疼痛。

（二）糖尿病

一般认为，80% 以上的胰腺受损时，可出现糖尿病。慢性胰腺炎进入晚期后，对糖的不耐受更为明显。由于胰高血糖素可随着胰岛细胞的损伤而同时减少，因此，慢性胰腺炎常并发脆性糖尿病。外源性补充胰岛素易导致低血糖，而胰高血糖素储备不足又常妨碍血糖恢复至正常水平，使临床治疗难度增加。

（三）脂肪泻

理论上认为，当胰腺外分泌功能减退至正常的 10% 以下时，可能发生脂肪泻。严重慢性胰腺炎或胰管完全梗阻时，可有脂肪泻症状，患者可能会排出油腻的粪便甚至油滴（苏丹Ⅲ染色阳性），大便 3～4 次/天。多数患者因腹痛而畏食，脂肪泻不明显，常表现为大便不成形、每天次数略多，腹胀。

（四）营养不良

患者常消瘦明显，贫血，肌肉萎缩，皮肤弹性差，毛发枯萎，易患呼吸道、消化道、泌尿道等感染。

（五）并发症

1. 复发性胰腺炎

通常是间质性炎症，偶尔也可能是坏死性胰腺炎。假性囊肿见于约 25% 的 CP 患者。假性囊肿压迫胃时，可引起一系列症状，如食欲减退、恶心、呕吐和早饱感；压迫胆总管时，可导致黄疸；压迫十二指肠时，引起腹痛或呕吐。约 10% 病例的假性囊肿与假性动脉瘤有关，可导致危及生命的大出血。脾静脉栓塞可导致胃底和食管下段静脉曲张，是 CP 患者并发消化道出血的原因之一。当假性囊肿伴发感染时，临床表现为腹痛、发热、白细胞增多。

2. 十二指肠梗阻

约 5% 的 CP 患者并发有十二指肠狭窄。其常常由胰头纤维化引起，也可能由胰腺脓肿或假性囊肿造成。十二指肠梗阻最重要的症状是呕吐。另外，还可能有腹痛、黄疸等表现。

3. 胰腺癌

CP 是胰腺癌发生的危险因素之一。其并发胰腺癌的风险约为 4%。因此，对 CP 患者腹痛加重或明显消瘦时，应警惕胰腺癌的存在。

五、诊断

当临床表现提示 CP 时，可通过影像技术获得胰腺有无钙化、纤维化、结石、胰管扩张及胰腺萎缩等形态学资料，收集 CP 的证据，并进一步了解胰腺内外分泌功能，排除胰腺肿瘤。

1. 腹部 X 线平片

腹部 X 线检查简单、无创、价格便宜。弥漫性胰腺内钙化是慢性胰腺炎的特异性 X 线表现，但仅见于晚期慢性胰腺炎。而胰腺的局灶性钙化并非慢性胰腺炎所特有，还见于创伤、胰岛细胞瘤或高钙血症，故该检查对早期慢性胰腺炎不够敏感。

2. 腹部 B 超

可显示钙化、胰腺萎缩或明显的胰管扩张，但肠道内气体可能妨碍对胰腺的观察，其灵敏度因此而受到影响。

3. 腹部 CT

是 CP 疑似患者的首选检查。它可以显示胰腺内钙化、实质萎缩、轮廓异常、胰管扩张或变形等慢性胰腺炎特征，还能发现慢性胰腺炎并发的假性囊肿、血栓、假性动脉瘤等，能有效地检测到炎症或 >

1 cm 的瘤样肿块。CT 诊断典型的慢性胰腺炎灵敏度为 74% ~90%。

4. 磁共振胰胆管成像

可显示主胰管和胆总管，并重建胆管及胰管系统，可了解胰腺实质状况，其缺点是不能直接显示结石。与 ERCP 相比，MRCP 具有无创的优点，因此在临床使用广泛。

5. 超声内镜

可显示慢性胰腺炎的异常表现，如主胰管扩张、直径 <2 cm 的小囊肿及胰腺实质的非均匀回声。其灵敏性、特异性至少与 CT、ERCP 相当，甚至可能更高。胰腺实质的非均匀回声是慢性胰腺炎的特异性表现，而 CT、MRCP 却难以显示这方面病变。更重要的是，EUS 引导下的细针穿刺有助于胰腺的炎性包块和肿瘤的鉴别诊断。

6. ERCP

慢性胰腺炎的主要表现是主胰管及其分支的变化。最常见的变化包括导管扩张、狭窄、变形、充盈缺损和假性囊肿，晚期呈“湖泊链”的典型表现。ERCP 是识别胰管病变最灵敏的检测方法，其灵敏性和特异性分别为 67% ~90% 和 89% ~100%。由于 ERCP 的有创性，该方法多用于上述影像学结果不甚明确时。

7. 胰腺外分泌功能评价

消化不良、消瘦、脂肪泻都从临床的角度反映了胰腺外分泌功能不足，粪便的苏丹Ⅲ染色有助于了解是否存在脂肪泻。

下列试验有助于评价患者胰腺外分泌功能状态，但因检测方法较烦琐，灵敏度欠佳，尚未在临床成为常规检测手段。①胰腺功能间接试验：包括胰腺异淀粉酶检测、血清胰蛋白酶放射免疫测定、N-苯甲酰-L-酪氨酰-对氨基苯甲酸试验、粪便中糜蛋白酶、弹性蛋白酶及脂肪的含量分析等。这些检测常在胰腺外分泌功能损失达到 90% 后才能呈阳性结果，因此无助于慢性胰腺炎的早期诊断。②胰腺功能直接试验：给患者注射促胰液素或胆囊收缩素/雨蛙肽后，通过十二指肠降段置管，收集胰液，分析这些胰腺外分泌刺激物对胰液、胰酶产量的影响能力。研究表明，在诊断轻中型胰腺炎时，这些胃肠多肽激发试验比其他试验更准确、灵敏。

8. 胰腺内分泌功能评价

慢性胰腺炎时，胰岛细胞受损，A 细胞分泌的胰高血糖素和 B 细胞分泌的胰岛素都严重不足。当空腹血糖浓度 >140 mg/dL 或餐后 2 小时血糖 >200 mg/dL 时，可诊断糖尿病，也表明胰腺内分泌功能的明显不足。

六、鉴别诊断

1. 胆管疾病

常与 CP 同时存在，并互为因果。因此，在做出胆管疾病诊断时应想到 CP 存在的可能。临床常依靠超声、CT、MRCP、ERCP 等进行鉴别。

2. 胰腺癌

胰腺癌常并发 CP，而 CP 也可演化为胰腺癌。胰腺包块的良、恶性鉴别因缺乏特征性影像学改变，又难以取到组织活检，而在短期内鉴别诊断常较困难。血清肿瘤标志物 CA19-9 >1 000 μmol/mL时，结合临床表现及影像学改变，有助于胰腺癌的诊断。

3. 消化性溃疡及慢性胃炎

二者的临床表现与 CP 有相似之处，依靠病史、胃镜及超声、CT 等检查，鉴别一般不困难。

4. 肝病

当患者出现黄疸、脾大时，需与肝炎、肝硬化与肝癌鉴别。

5. 小肠性吸收功能不良

临床可有脂肪泻、贫血与营养不良，可伴有腹部不适或疼痛、腹胀、胃酸减少或缺乏、舌炎、骨质疏松、维生素缺乏、低血钙、低血钾等表现。D-木糖试验有助于了解有无吸收不良，CP 患者主要呈消化不良，故 D-木糖试验结果正常。

6. 原发性胰腺萎缩

多见于老年患者，常表现为脂肪泻、体重减轻、食欲缺乏与全身水肿，影像学检查无胰腺钙化、胰管异常等，部分患者 CT 仅显示胰腺萎缩。若能取到活体组织标本，显微镜下可见大部分腺泡细胞消失，胰岛明显减少，均被脂肪组织替代，纤维化病变及炎症细胞浸润较少，无钙化或假性囊肿等病灶。

七、治疗

（一）疼痛

目前，对慢性胰腺炎疼痛治疗推荐阶梯式止痛疗法。首先需要评估疼痛频率、严重度、对生活和其他活动的影响程度。可忍受的疼痛或即使有剧痛但不频繁者，应劝患者戒烟、戒酒，给予低脂饮食，补充胰酶，同时抑酸。疼痛严重或发作频繁者及有服用麻醉药止痛倾向的患者，可在上述治疗的基础上根据患者影像学异常进行内镜治疗，如括约肌切开术、胰管取石术和胰管内支架置入术。内镜治疗无法解决的胰管结石、胰管狭窄及胰腺囊肿则建议外科治疗，胰管的形态学变化决定了不同的手术方式。值得注意的是，目前尚无足够证据表明随着治疗方式有创性的增加，慢性胰腺炎疼痛的缓解率因此而提高。腹腔神经丛阻断术似乎对慢性胰腺炎的效果也有限。

（二）脂肪泻

每餐至少补充 30 000 U 的脂肪酶，能有效缓解脂肪泻。微球制剂的胰酶较片剂疗效好。还可用质子泵抑制药或 H_2 受体阻滞药抑制胃酸分泌，提高胰酶的效应。脂肪泻严重的患者可用中链甘油三酯代替饮食中的部分脂肪，因为中链甘油三酯不需要分解而直接被小肠吸收。此外，应寻找是否伴有细菌过生长、贾第鞭毛虫病和小肠功能紊乱。

（三）糖尿病

口服降糖药仅对部分患者有效。如果需要胰岛素治疗，则目标通常是控制从尿液中丢失的糖，而不是严格控制血糖。因而，慢性胰腺炎相关性糖尿病患者需要的胰岛素剂量常常低于胰高血糖素分泌不足或胰岛素抗体缺失所致的糖尿病患者。只有高脂性胰腺炎患者才需要严格控制血糖，因为对于这些患者，糖尿病是原发病。控制这些患者的血糖有助于控制血清甘油三酯水平。

八、预后

慢性胰腺炎患者的生存率明显低于正常，死亡原因常与感染、胰腺癌等有关。

第五节　药物性肝病

药物性肝病或药物性肝损伤（DILI）是临床常见的肝脏疾病之一，但在我国尚缺乏有关的流行病学资料。据国外资料，DILI 占黄疸住院患者的 2% ~5%，占所谓“急性肝炎”住院患者的约 10%，在老年肝病中可占 20% 以上。在美国，每年发生急性肝功能衰竭（ALF）约 2 000 例，其中 50% 以上由药物引起，其中 36% 为非甾体消炎药引起，特别是对乙酰氨基酚。

一、病因

第Ⅰ相反应为非极性（脂溶性）药物通过氧化、还原和水解等反应，生成极性基团。Ⅰ相代谢酶细胞色素 P450（以下称 CY P450）的氧化反应极为活跃，几乎能代谢所有脂溶性药物，但同时也会产生有毒性的活性代谢中间产物。由于肝脏的 CY P450 活性为其他脏器的数十倍，故药物有害反应最易导致肝脏损害。Ⅱ相反应为上述生成物与内源性高极性化合物结合，生成水溶性高、易于排泄的代谢产物。第Ⅲ相为药物或代谢产物经肝细胞转运分泌并由胆汁排泄的过程。

二、发病机制

药物性肝损害可分为可预测性和不可预测性两种。前者主要是药物的直接毒性作用所致，一般通过自由基或代谢中间产物导致细胞膜脂质过氧化，从而产生肝细胞损伤，也可通过改变细胞膜或细胞内分子结构、激活凋亡途径等导致肝损伤。直接毒性有一定规律，常可预测，毒性与剂量成正比，自暴露于药物到出现肝损之间潜伏期通常较短，诊断相对较为容易。

大多数药物性肝损害系不可预测性，根据其发生机制又可以分为代谢特异体质和过敏特异体质两类。越来越多的证据表明，代谢特异质与个体的 CYP450 遗传多态性密切相关。而过敏特异质或免疫介导的药物性肝损害，通常是药物中间代谢物通过抗原递呈细胞（如树突状细胞）作用，经 HLA-Ⅰ类抗原激活特异性细胞毒性 T 淋巴细胞从而导致肝细胞损伤；另一途径为中间代谢产物与细胞内蛋白分子结合形成加合物，通过抗原提呈细胞作用并经 HLA-Ⅱ类抗原激活 B 淋巴细胞，使之产生抗加合物抗体，最终经抗体/补体依赖性细胞毒介导肝细胞损伤。本类药物性肝损伤与剂量无关，不可预测，潜伏期不定，诊断较难。

三、病理学

药物性肝病的病理表现复杂多样，可类似所有已知类型的急和慢性肝损伤。但肝活检对肝功能试验异常的鉴别诊断，特别是除外药物性肝病方面具有一定意义。药物性肝损害组织学一般特征为：①局灶性（小叶中央）边界较为明显的坏死和脂肪变性，坏死灶严重程度与临床表现不成比例。②汇管区炎症程度较轻，可能有胆管破坏性病变。③多数为中性粒细胞或嗜酸性细胞浸润。④类上皮肉芽肿形成。⑤微泡性脂肪变（线粒体损伤）和脂肪性肝炎。

药物性肝损伤另一个作用靶位是肝窦内皮细胞，这些细胞受损时可导致肝窦阻塞综合征（SOS），也成为肝小静脉阻塞性疾病（VOD）。大剂量的化疗药物（如环磷酰胺、白介素等）和含有吡咯双烷类生物碱的中草药可导致此类肝损伤。

四、临床分类及临床表现

（一）临床分类

不同药物引起的肝病组织学、临床表现和生物化学特征可有所不同，大致分类如下（表 4-1）。

表 4-1　药物性肝病的临床分类

分类	相关药物举例
急性药物性肝病	
急性肝细胞性损伤	氟烷、对氨基乙酰酚、四环素等
急性胆汁淤积性损伤	同化激素、甾体类避孕药、氯霉素、红霉素酯
混合性肝细胞肝汁淤积性损伤	异烟肼、环氟拉嗪
亚急性药物性肝损伤	辛可芬、异丙异烟肼、甲基多巴等
慢性药物性肝病	
慢性肝实质损伤	
慢性肝炎	
Ⅰ型	氯美辛、呋喃妥英、甲基多巴、二甲基四环素、酚丁
Ⅱ型	替尼酸、肼屈嗪、氟烷
Ⅲ型	苯壬四烯酯、磺胺药
Ⅳ型	对乙酰氨基酚、阿司匹林、异烟肼
脂肪变性	2-丙基戊酸钠
磷脂沉积症	哌克昔林、胺碘酮、己烷雌酚胺乙醚（Coralgil）

续表

分类	相关药物举例
肝纤维化和肝硬化	甲氨蝶呤
慢性胆汁淤积	
肝内胆汁淤积	有机砷、氯丙嗪
胆管硬化	5-氟云氧尿苷、福尔马林
血管病变	
肝静脉血栓	甾体类避孕药
静脉闭塞性疾病	吡咯双烷生物碱、乌拉坦等
紫癜性肝病	同化激素、甾体类避孕药
非肝硬化性门脉高压	化疗药、免疫抑制药、无机砷
肿瘤	甾体类避孕药

（二）临床表现

1. 急性药物性肝病

急性药物性肝病可以是肝细胞性、胆汁淤积性或两者混合性，还有不少表现为亚临床性肝损伤。通常临床表现见表4-2。

表4-2 急性药物性肝损伤的全身表现

全身表现	有关药物
变态反应	
发热、皮疹、嗜酸细胞增多	氨苯砜、舒林酸、苯妥英钠
假性单核细胞增多症	对氨基水杨酸、苯妥英钠、舒林酸
淋巴结增生、淋巴细胞增多和异形淋巴细胞	
抗核抗体	甲基多巴、呋喃妥因、酚丁、米诺环素
LE因子	
抗微粒体抗体	氯塞苯氧酸、双肼屈嗪、氟烷
造血系统	保泰松、苯妥英钠
骨髓损伤	
再生障碍性贫血	
血小板减少症	
溶血性贫血	
肾损伤	甲氧氟烷、舒林酸、苯茚二酮
胃肠道（溃疡、胰腺炎）	保泰松、四环素

（1）急性肝细胞性损伤：急性肝细胞性损伤的病理表现为坏死、脂肪变或两者均有。其生化表现为血清ALT和AST水平升高（8～200倍ULN），ALP水平轻度增高（低于3倍ULN），血胆固醇水平通常正常或降低。

主要临床表现为乏力、不适、恶心和黄疸，黄疸可能是最早的肝损伤表现，类似病毒性肝炎。严重者可表现为急性和亚急性肝衰竭，包括深度黄疸、出血倾向、腹水、昏迷和死亡。少数类似传染性单核细胞增多症，即急性肝细胞损伤伴有淋巴结肿大、淋巴细胞增多以及异型淋巴细胞的假性单核细胞增多症。

（2）胆汁淤积性损伤：药物诱导的胆汁淤积性损伤包括两种主要的病变类型，其生化特征均可类似于肝外梗阻性黄疸。通常不发生肝衰竭，急性期预后良好。死亡往往是原有疾病的结果，极少由肝损伤引起。

1）单纯性胆汁淤积：可由氯丙嗪、红霉素酯等药物引起。主要病变为胆管损伤，临床表现为黄疸明显和瘙痒；而转氨酶水平只有轻度升高，通常低于5倍ULN，ALP水平升高不超过2倍ULN，胆固醇水平通常正常。因ALP升高相对轻微，可与完全梗阻性黄疸相鉴别。

2）炎症性胆汁淤积：多由同化激素和甾体类避孕药引起，主动病变为毛细胆管损伤，转氨酶升高不超过8倍ULN，ALP相对升高，通常超过3倍ULN，胆固醇通常升高，临床与生化表现几乎同完全性肝外梗阻，故应注意鉴别。

（3）混合性肝细胞性胆汁淤积损伤：药物诱导混合型黄疸可能主要是肝细胞性黄疸伴胆汁淤积，混合性损伤更具有药物诱导损伤特征。应该注意的是，在药物撤除之后，部分胆汁淤积性损伤可持续1年之久，并且偶可发生胆管消失综合征。

（4）亚临床肝损伤：常仅表现为血清酶水平升高。一些药物可引起转氨酶和（或）ALP水平升高，其发生率为5%～50%，大多仅轻微升高（<3倍ULN），通常不会进展或在继续用药情况下自行缓解。但是对于已知有肝毒性的药物应监测血清酶水平，当酶水平升高至3～5倍ULN时则应停药。

2. 亚急性药物性肝损伤

亚急性重型肝炎综合征的特点是严重的进行性肝损害，伴深度黄疸和肝硬化表现。其发展比急性损伤慢，又比慢性肝炎进展快。

3. 慢性药物性肝病

据统计，即使撤除引起肝损伤的药物，仍有6%左右的患者可发生慢性肝病。慢性药物性肝病包括肝实质损伤、胆汁淤积、血管病变、肿瘤、肉芽肿性病变和间质病变。

4. 中草药的肝脏毒性问题

当前，应用植物药及其瘦身或保健品引起的肝脏损害报道越来越多。现已发现至少有60种以上的中草药制剂能引起肝脏损害，临床上所见中草药所致肝损害病例中以治疗皮肤病、关节炎及乳腺增生（或其他部位结节）的方剂或成药较常见。文献报道在女性患者中肝脏毒性较为常见，多数患者的年龄在45～58岁，仅少数发生在年龄较大的人群，说明老龄本身可能不是草药肝脏毒性的危险因素。另外，近来国外文献报道认为白鲜皮、牡丹皮、黄芩及柴胡等中草药亦可导致肝损害。

五、诊断

由于药物性肝病发病时间存在很大差异，临床表现与用药的关系也常较隐蔽，容易被患者和临床医师所忽视。

当前在无特异性诊断标志的情况下，诊断还主要依靠临床详细的病史和认真的分析和逻辑推理，即明确的用药史（先用药后发病）、肝细胞损害和（或）胆汁淤积的生化特征、停药后肝损害减轻（但胆汁淤积型损害可能恢复较慢）、排除其他病因，必要时进行肝活检以助诊断。

六、治疗

治疗药物性肝病最主要措施仍是立即停用有关药物和可疑药物、对症支持治疗并严密监测肝功能指标的变化，以及时发现肝衰竭征象。轻度药物性肝病多数能在短期内自行恢复，而肝功能损害严重或发生肝功能衰竭者需要进行积极处理。

治疗药物性肝损害的药物大多缺乏足够的循证医学依据。在临床上可酌情选用以下药物：非特异解毒剂如还原型谷胱甘肽、N-乙酰半胱氨酸、水飞蓟宾制剂，以肝细胞损伤为主者可应用甘草酸制剂、多不饱和卵磷脂制剂，以胆汁淤积为主者可选用熊去氧胆酸或腺苷蛋氨酸等。有学者认为，对于有明显过敏特异质征象（如发热、皮疹、球蛋白升高、嗜酸性粒细胞增多等）或肝内胆汁淤积者，可谨慎使用糖皮质激素，但应注意其可能导致的不良反应，不宜大剂量长时间应用。

根据美国肝病学会2005年有关急性肝衰竭临床指南，对急性对乙酰氨基酚中毒者应尽早给予N-乙酰半胱氨酸治疗，通常48小时内仍有效。能口服者，先给予N-乙酰半胱氨酸140 mg/kg的负荷药剂量稀释到5%的浓度口服，然而每4小时给70 mg/kg，连续17次。对于不能口服者，可将150 mg的负荷量加入5%葡萄糖注射液中在15分钟静脉输完，然后将50 mg/kg的维持量在4小时内输入，最后将160 mg/kg在16小时内输完。

对肝功能衰竭者应加强对症支持治疗，包括采用人工肝治疗作为等待其自然恢复或进行肝移植的过渡桥梁。

第六节　酒精性肝病

酒精性肝病（ALD）是由于长期大量饮酒所致的肝脏疾病。初期通常表现为脂肪肝，进而可发展成酒精性肝炎、酒精性肝纤维化和酒精性肝硬化；严重酗酒时可诱发广泛肝细胞坏死甚至急性肝功能衰竭。ALD是我国常见慢性肝病之一，其发病率现仍呈增长趋势且有年轻化和女性化倾向，严重危害人民健康。

一、流行病学

ALD至今仍为西方发达国家肝脏疾病及肝病相关死亡的首要原因。由于大力宣传戒酒，多数西方发达国家ALD的发病率显著下降，但一些东欧和拉丁美洲国家的ALD患病率仍居高不下。此外，ALD低龄化和女性化的流行趋势值得关注。例如，在美国酗酒或酒精依赖者中有13%～33%为女性，而青少年饮酒的比率亦呈升高趋势。我国ALD的患病率较低，但近年来呈不断上升趋势。

长期过量饮酒（折合乙醇量男性≥40 g/d、女性≥20 g/d，连续5年以上）是ALD发病的前提条件，乙醇及其代谢产物乙醛的直接肝毒性是导致嗜酒者肝损害的基本原因。长期嗜酒者中60%～90%有脂肪肝，其中40%可能有酒精性肝炎；嗜酒20年以上者中肝硬化的患病率为5%～15%。然而，全球1 500万～2 000万嗜酒者中仅10%～20%有明显的肝脏损伤，而有些人少量饮酒（男性乙醇摄入＞20 g/d，女性10 g/d）就可导致肝损伤，说明个体差异也很重要。

许多因素可影响嗜酒者肝病的发生和发展。①性别：女性对乙醇较男性敏感，女性安全的饮酒阈值仅为男性的1/3～1/2。②遗传易感性：乙醇主要在肝脏代谢，许多参与乙醇代谢的酶类（乙醇脱氢酶、乙醛脱氢酶）具有遗传多态性，因此安全的饮酒阈值的个体差异很大。③营养状态：营养不良、高脂饮食和内脏性肥胖均可促进酒精性肝损伤。④嗜肝病毒感染：嗜酒者对HBV、HCV感染的易感性增加，而乙醇又可促进嗜肝病毒在体内复制，从而促进肝硬化和肝细胞癌的发生。⑤与肝毒物质并存：饮酒可增加对乙酰氨基酚等药物的肝脏毒性，而甲苯磺丁脲、异烟肼以及工业溶剂则可增加乙醇的肝毒性，因此嗜酒者肝酶显著升高应警惕并发药物性肝损害的可能。⑥吸烟和咖啡：吸烟可增加酒精性肝硬化的发生，而经常喝咖啡则降低嗜酒者酒精性肝硬化的发生率，茶叶对酒精性肝病的防治可能亦有帮助。

二、乙醇的代谢途径

摄入体内的乙醇95%以上在体内代谢，其中90%以上要在肝脏代谢。在肝脏，主要有三种酶系参与乙醇代谢，以主次分别是胞质中的乙醇脱氢酶（ADH）、微粒体的乙醇氧化酶系统（MEOS）以及主要存在于过氧化物酶体和线粒体内的过氧化物酶。ADH有6种同工酶，其中ADH_1、ADH_2和ADH与乙醇代谢最密切，代谢80%以上的乙醇。该酶有遗传多态性，可以解释为什么不同种族的人群对乙醇的清除率有差异。当血液中乙醇浓度高于10 mmol/L时，MEOS也参与乙醇代谢，其主要参加成分是细胞色素P4502E1（CYP2E1）、CYP2E2。过氧化物酶的作用相对次要。乙醛在肝脏中经乙醛脱氢酶（AL-DH）氧化为乙酸。

乙醛是造成慢性进行性肝损害的主要因素，其毒性包括：①与肝细胞内的蛋白质分子形成复合物，影响肝脏代谢。②作为黄嘌呤氧化酶和乙醛氧化酶的底物被氧化产生自由基，使脂质过氧化、破坏细胞膜。③与细胞骨架蛋白质结合形成加合物导致微管损伤，使肝转运功能紊乱，细胞内蛋白质水分潴留、细胞肿胀。④减少谷胱甘肽的含量。⑤干扰线粒体氧化磷酸化和电子传递系统。⑥改变线粒体内钙离子浓度。⑦增加胶原合成。⑧刺激免疫反应，乙醛尚可能与肝细胞膜结合形成新抗原，造成自身免疫反应。

三、病理学

（一）酒精性脂肪肝

肝脏有不同程度的肿大、色黄、边缘钝。镜下可见 >30% 的肝细胞有大泡性脂肪变；早期或轻度患者，脂肪变主要见于肝腺泡 3 区，中、重度患者分别达到 2 区或者 1 区。中、重度嗜酒者的脂肪肝可伴有终末静脉周围纤维化。单纯性小泡性脂肪变多见于因急性肝损伤住院的嗜酒者，酒精摄入量多 >170 g/d。

（二）酒精性肝炎

酒精性肝炎发生于慢性嗜酒者，其病理特点为：①肝细胞明显肿胀呈气球样变，有时可见巨大的线粒体。②肝细胞质内有凝聚倾向，可形成 Mallory 小体。③汇管区和小叶内有明显的中性粒细胞浸润，并多聚集在发生坏死和含有 Mallory 小体的肝细胞周围。④中、重度的坏死灶可融合成中央静脉一汇管区或中央静脉一中央静脉桥接坏死。⑤重度酒精性肝炎病变初期中央静脉周围肝细胞呈明显气球样变、有 Mallory 小体形成、大量中性粒细胞浸润、窦周纤维化，其后肝细胞坏死、溶解、残留的 Mallory 小体缓慢消失并被白细胞环绕，局部胶原沉积、终末门静脉闭塞，从而导致门静脉高压。

（三）酒精性肝纤维化和肝硬化

酒精中毒可直接引起肝纤维化，并由纤维化直接进入肝硬化。酒精性肝纤维化的病理特点是不同程度的窦周纤维化和终末门静脉周围纤维化。轻度者可见少数纤维间隔形成，小叶结构保留；中度者纤维化范围更广，纤维间隔形成增多，常致小叶结构紊乱，此阶段有些患者可出现门脉高压；重度者即早期肝硬化，常见广泛的终末门静脉周围纤维化伴不同程度的终末门静脉闭塞，沿肝腺泡 3 区形成宽阔的含扩张血窦的血管纤维间隔，将肝腺泡分隔成微小结节。

典型的酒精性肝硬化呈小结节性肝硬化，肝脏肿大，再生结节大小较一致，为 1 ~ 3 mm。镜下可见结节内肝细胞再生不显著，肝索间仍可见窦周纤维化。有时结节内可见脂肪变和酒精性肝炎改变，表明患者仍在继续饮酒。结节内可见铁颗粒沉积、铜颗粒或铜结合蛋白沉积。结节周围小胆管增生显著。由于酒精本身可抑制肝细胞再生，而戒酒后肝细胞再生可以得到恢复，故戒酒后可发展为大小结节并存的混合性肝硬化。

四、临床表现

（一）临床分型

过去将 ALD 分为三类，即酒精性脂肪肝、酒精性肝炎和酒精性肝硬化。我国和日本学者根据肝组织病理学改变，将 ALD 分为轻症酒精性肝病、酒精性脂肪肝、酒精性肝炎、酒精性肝纤维化、酒精性肝硬化五大类型。这些病理改变既可相继发生又可并发存在，例如酒精性肝硬化并发脂肪性肝炎。

根据 2006 年 2 月中华医学会肝病学分会修订的《酒精性肝病诊疗指南》，各型 ALD 的特征分别为：①轻症酒精性肝病，肝脏生物化学、影像学和组织病理学检查基本正常或轻微异常。②酒精性脂肪肝，影像学诊断符合脂肪肝标准，血清 ALT、AST 可轻微异常。③酒精性肝炎，血清 ALT、AST 或 GGT 升高，可有血清总胆红素增高；重症酒精性肝炎是指酒精性肝炎中并发肝性脑病、肺炎、急性肾衰竭、上消化道出血，可伴有内毒素血症。④酒精性肝纤维化，症状及影像学无特殊。未做病理时，应结合饮酒史、血清纤维化标志（透明质酸、Ⅲ型胶原、Ⅳ型胶原、层粘连蛋白）、GGT、AST/ALT、胆固醇、载脂蛋白-A_1、总胆红素、α_2 巨球蛋白，铁蛋白、胰岛素抵抗等改变，进行综合考虑。⑤酒精性肝硬化，有肝硬化的临床表现和血清生物化学指标的改变。

（二）特殊类型

ALD 的特殊类型包括 Zieve 综合征（黄疸、高脂血症、溶血三联征）、肝内胆汁淤积综合征、假性布加综合征、酒精性泡沫样脂肪变性，以及饮酒相关代谢异常（低血糖症、高脂血症、高尿酸血症、血色病、卟啉症、酮症酸中毒）和脂肪栓塞综合征。

此外，ALD 患者亦可存在酒精中毒所致其他器官损伤的表现，例如酒精性胰腺炎、酒精性心肌病以及酒精相关的神经精神障碍和酒精戒断综合征。

（三）与其他病因共存的酒精性肝病

根据病因，嗜酒者肝损伤有以下几种可能：①经典的酒精性肝病，有长期过量饮酒史且无其他明确损肝因素存在的肝损伤。②酒精性肝病并发其他肝病，如慢性乙型肝炎、丙型肝炎、药物性肝病，甚至非酒精性脂肪性肝病（患者既符合酒精性肝损伤的诊断标准又符合其他肝病的诊断标准）。③混合病因肝损伤，即存在两种或多种损肝因素但任一因素单独存在均不足以导致肝损伤或难以满足任一肝病的病因诊断。④难以明确病因或分型，即嗜酒者并发其他尚未确诊的隐匿性肝病。肝活检以及严格戒酒一段时间后重新评估，有助于嗜酒者肝损伤病因的判断。

五、诊断与鉴别诊断

（一）诊断要点

1. 长期过量饮酒

为诊断 ALD 的前提条件。ALD 患者通常有 5 年以上饮酒史，折合乙醇量≥40 g/d（女性≥20 g/d）；或最近 2 周内有大量饮酒史，折合乙醇量 >80 g/d［含酒饮料乙醇含量换算公式（g）－饮酒量（mL）×乙醇含量（%）×0.8］。应重视酒精性肝损伤的个体差异，除遗传易感性外，女性、营养不良或肥胖症、嗜肝病毒慢性感染、接触肝毒物质、吸烟以及肝脏铁负荷过重者对乙醇的耐受性下降，因而他们更易发生肝损伤，特别是重症酒精性肝炎和肝硬化。

2. 确定酒精量

根据患者及其家属或同事饮酒史的回答来确定饮酒量有时并不准确。血清天门冬氨酸氨基转移酶（AST）与丙氨酸氨基转移酶（ALT）之比大于 2，γ-谷氨酰转肽酶（GGT）和平均红细胞容积（MCV）升高，禁酒后这些指标明显下降，有助于酒精性肝损害的诊断。

3. ALD 的临床特征与其疾病分型有一定相关性

酒精性脂肪肝通常表现为无症状性轻度肝肿大，肝功能正常或轻度异常。酒精性肝炎往往存在肝脏和全身炎症反应，表现为发热、黄疸、肝肿大，偶可出现腹水、门脉高压相关性出血以及肝性脑病等失代偿期肝病征象，多有外周血白细胞总数增加；转氨酶增高但常小于 400 U/L，否则需警惕并发药物性肝损伤、病毒性肝炎、缺血性肝炎。酒精性肝硬化的临床特征与其他原因肝硬化相似，酗酒史有助于其病因诊断。

4. 影像学检查

有助于发现弥漫性脂肪肝以及肝硬化和门脉高压相关的证据，并可提示有无肝静脉血栓形成、肝内外胆管扩张、肝癌等其他疾病。

5. 肝活检

有助于嗜肝病毒慢性感染的嗜酒者肝脏损伤病因的判断，可准确反映 ALD 的临床类型及其预后，并为激素治疗重症酒精性肝炎提供参考依据。ALD 的病理特点为大泡性肝脂肪变、肝细胞气球样变、Mallory 小体、中性粒细胞浸润，以及窦周纤维化和静脉周围纤维化。

（二）病情评估

根据血清总胆红素和凝血酶原时间有助于判断 ALD 的严重程度，两者均在正常范围或仅有总胆红素轻度增高者为轻度，总胆红素明显升高（>85.5 μmol/L）但凝血酶原时间正常者为中度，总胆红素升高同时伴有凝血酶原时间延长 3 秒以上者则为重度。

对于酒精性肝炎，根据凝血酶原时间-总胆红素计算获得的 Maddrey 指数［4.6×凝血酶原时间（秒）+血清胆红素（mg/dL）］有助于判断酒精性肝炎患者的近期预后。Maddrey 指数大于 32 者 4 周内病死率高达 50% 以上，故又称重症酒精性肝炎（一旦有脑病者可属于重症酒精性肝炎）。

对于酒精性肝硬化，Child-Pugh 分级是评估患者预后的简单方法，终末期肝病预后模型（MELD）则不仅有利于判断 ALD 患者的短期生存情况，还能判断肝移植等手术后的死亡风险。

六、治疗

（一）戒酒和防治戒酒综合征

戒酒治疗是最重要的治疗。ALD 患者往往有酒精依赖，酒精依赖的戒酒措施包括精神治疗和药物治疗两方面。健康宣教简便易行，可由肝病科医师和接诊护士实施。具体措施包括：教育患者了解所患疾病的自然史、危害及其演变常识，并介绍一些改变饮酒习惯及减少戒断症状的方法。尽管这些措施比较简单，但其对部分 ALD 患者减少饮酒量或者戒酒确实行之有效，且具有良好的费用效益比。作为精神治疗的替代选择，一些患者对鸦片受体拮抗剂等新型戒酒药物治疗有效。

戒酒过程中出现戒断症状时可逐渐减少饮酒量，并可酌情短期应用地西泮等镇静药物，且需注意热量、蛋白质、水分、电解质和维生素的补充。美他多辛可加速酒精从血清中清除，有助于改善酒精中毒症状和行为异常，并能改善戒断综合征。有明显精神或神经症状者可请相应专科医生协同诊治。

（二）营养支持治疗

ALD 患者通常并发热量-蛋白质缺乏性营养不良，及维生素和微量元素（镁、钾和磷）的严重缺乏，而这些营养不良又可加剧酒精性肝损伤并可诱发多器官功能障碍。为此，ALD 患者宜给予富含优质蛋白和维生素 B 类、高热量的低脂软食，必要时额外补充支链氨基酸为主的复方氨基酸制剂。合并营养不良的重度酒精性肝炎患者还可考虑全胃肠外营养或进行肠内营养，以改善重症 ALD 患者的中期和长期生存率。

（三）保肝抗纤维化

甘草酸制剂、水飞蓟宾、多烯磷脂酰胆碱、还原型谷胱甘肽等药物有不同程度的抗氧化、抗炎、保护肝细胞膜及细胞器等作用，临床应用可改善肝脏生化学指标。S-腺苷甲硫氨酸、多烯磷脂酰胆碱对 ALD 患者还有防止肝脏组织学恶化的趋势。保肝药物可用于并发肝酶异常的 ALD 的辅助治疗，但不宜同时应用多种药物，以免加重肝脏负担及因药物间相互作用而引起不良反应。秋水仙碱现已不再用于酒精性肝硬化的抗肝纤维化治疗，中药制剂在肝纤维化防治中的作用及安全性有待大型临床试验证实。

（四）非特异性抗感染治疗

主要用于 Maddrey 判别函数 >32 和（或）伴有肝性脑病的重症酒精性肝炎患者的抢救。首选糖皮质激素泼尼松龙（40 mg/d ×28 天），旨在阻断或封闭重症酒精性肝炎患者肝内存在的级联瀑布式放大的炎症反应。对于并发急性感染（包括嗜肝病毒现症感染指标阳性）、胃肠道出血、胰腺炎、血糖难以控制的糖尿病患者，可考虑使用 TNF-α 抑制药——己酮可可碱（400 mg，每日 3 次，口服，疗程 28 天）替代激素治疗。有条件者亦可试用抗 TNF-α 的抗体英夫利昔单抗治疗。据报道，这些措施可使重症酒精性肝炎患者的近期病死率从 50% 降至 10%。

（五）防治并发症

积极处理酒精性肝炎和酒精性肝硬化的相关并发症，如食管胃底静脉曲张出血、自发性细菌性腹膜炎、肝肾综合征、肝性脑病和肝细胞肝癌（HCC）。对酒精性肝硬化患者定期监测甲胎蛋白和 B 超有助于早期发现 HCC，但这并不能改善 ALD 患者的生存率。并发慢性 HBV、HCV 感染者更易发生 HCC，但抗病毒治疗对嗜酒者 HCC 的预防作用尚不明确。

（六）肝移植

对于终末期 ALD 患者，肝移植术是较好的选择。在欧美，酒精性肝硬化是原位肝移植的主要适应证，术后 1 年生存率为 66% ~100%。ALD 肝移植候选者的评估应谨慎，应由有经验的成瘾行为管理专家参与，在欧美，酒精性肝硬化是原位肝移植的主要适应证，术后 1 年生存率为 66% ~100%。戒酒至少 3 ~6 个月后再考虑肝移植，可避免无需肝移植患者接受不必要的手术；戒酒 6 个月后肝移植则可显著减少肝移植后再度酗酒的发生率。

七、预后

ALD 的预后取决于患者 ALD 的临床病理类型、是否继续饮酒，以及是否已发展为肝硬化，大脑、胰腺等全身其他器官的受损程度，是否并发 HBV 和（或）HCV 感染以及其他损肝因素。其中是否戒酒是决定预后的关键因素，而酒精性肝炎的严重程度是影响患者近期预后的主要因素，是否已发生肝硬化则是影响患者远期预后的主要因素。

第七节　急性重症胆管炎

一、基本概念

急性胆管炎是指由细菌感染所致的胆管系统的急性炎症，常伴有胆管梗阻。当胆管梗阻比较完全，胆管内细菌感染较重时，则发展为急性重症胆管炎（ACST），也称为急性梗阻性化脓性胆管炎（AOSC），是外科重症感染性疾病之一，主要是由于胆管结石、寄生虫等原因导致胆管梗阻、胆汁引流不畅、胆管压力升高，细菌感染胆汁并逆流入血，引起胆源性败血症和感染性休克。其早期主要临床表现为肝胆系统损害，后期可发展成全身严重感染性疾病，最终引起多器官功能衰竭。急性重症胆管炎病情重、病死率高，国外报道为 17% ~50%，国内报道为 16.2% ~19.35%，现仍为外科的一大难题。

二、常见病因

胆管的梗阻与感染是发病的两个主要因素。梗阻的常见原因是结石、寄生虫、胆管狭窄、肿瘤等。国内外报道有差异，国内主要是胆总管结石，其次为胆管寄生虫和胆管狭窄，而国外则主要是恶性肿瘤、胆管良性病变引起狭窄、先天性胆管解剖异常、原发性硬化性胆管炎等。近些年随着手术、内镜及介入治疗的增加，由胆肠吻合口狭窄、PTC、ERCP、置放内支架等引起者逐渐增多。梗阻部位可在肝内、肝外，最多见于胆总管下端。

急性重症胆管炎致病的细菌几乎都是肠道细菌逆行进入胆管。革兰阴性杆菌检出率最高。常见的是大肠杆菌、副大肠杆菌、绿脓杆菌、产气杆菌、葡萄球菌、肠球菌、链球菌、肺炎球菌等。在急性化脓时多为混合感染。有 25% ~30% 并发厌氧菌感染。

三、发病机制

（一）胆管梗阻，细菌感染

当胆管因梗阻压力 >15 cmH_2O 时，细菌即可在外周血中出现；胆汁或血培养在胆管压力 < 20 cmH_2O 时为阴性，但 >25 cmH_2O 时则迅速转为阳性。在梗阻的情况下，细菌经胆汁进入肝脏后大部分被肝的单核-吞噬细胞系统所吞噬，约 10% 的细菌可逆流入血导致菌血症。从门静脉血及淋巴管内发现胆砂说明，带有细菌的胆汁也可直接反流进入血液，称胆血反流。其途径包括经毛细胆管，肝窦进入肝静脉，胆源性肝脓肿穿破到血管，经胆小管黏膜炎症溃烂至相邻的门静脉分支，经肝内淋巴管等。细菌或感染胆汁进入循环，引起全身化脓性感染，大量的细菌毒素引起全身炎症反应、血流动力学改变和多脏器功能障碍。胆管局部改变主要是梗阻以上的胆管扩张，管壁增厚，胆管黏膜充血水肿，炎性细胞浸润，黏膜上皮糜烂脱落形成溃疡。肝脏充血肿大，光镜下见肝细胞肿胀、变性，汇管区炎性细胞浸润，胆小管内胆汁淤积；肝窦扩张，内皮细胞肿胀；病变晚期肝细胞发生大片坏死，胆小管可破裂。

（二）内毒素血症和细胞因子的作用

内毒素是革兰阴性菌细胞壁的一种脂多糖成分，其毒性存在于类脂 A 中，内毒素具有复杂的生理活性，在急性重症胆管炎的发病机制中发挥重要作用。

1. 直接损害

内毒素直接损害细胞，使白细胞和血小板凝集。内毒素主要损害血小板膜，亦可损害血管内膜，使纤维蛋白沉积于血管内膜上增加血管阻力，再加上肝细胞坏死释放的组织凝血素，因而凝血机制发生严重障碍。

2. 产生肿瘤坏死因子（TNF）

内毒素刺激巨噬细胞系统产生一种多肽物质即 TNF，在 TNF 作用下发生一系列由多种介质参与的有害作用：①TNF 激活多核白细胞而形成微血栓，血栓刺激血管内皮细胞释出白介素和血小板激活因子，使血小板凝集，促进弥散性血管内凝血。②被激活的多核白细胞释放大量氧自由基和多种蛋白酶。前者加重损害中性粒细胞和血管内皮细胞而增加血管内凝血，同时损害组织细胞膜、线粒体膜和溶解溶酶体，严重破坏细胞结构和生物功能。后者损害血管内皮细胞和纤维连接素并释放缓激肽，增加血管扩张和通透性，使组织水肿，降低血容量。③TNF 通过环氧化酶催化作用，激活花生四烯酸，产生血栓素和前列腺素，前者使血管收缩和血小板凝集，后者使血管扩张和通透性增加。④TNF 经脂氧化酶作用，使花生四烯酸产生具有组胺效应的白细胞三烯，加重血管通透性。

3. 激活补体反应

补体过度激活并大量消耗后，丧失其生物效应，包括炎性细胞趋化、调理和溶解细菌等功能，从而加重感染和扩散。补体降解产物刺激嗜碱性粒细胞和肥大细胞释放组胺，加重血管壁的损伤。

4. 产生免疫复合物

一些细菌产生的内毒素具有抗原性，它与抗体作用所形成的免疫复合物沉积在各脏器的内皮细胞上，发生强烈免疫反应，引起细胞蜕变、坏死，加重多器官损害。

5. 氧自由基对机体的损害

急性重症胆管炎的基本病理过程（胆管梗阻、感染、内毒素休克和器官功能衰竭、组织缺血或再灌注）均可引起氧自由基与过氧化物的产生。氧自由基的脂质过氧化作用，改变生物膜的流动液态性，影响镶嵌在生物膜上的各种酶的活性，改变生物膜的离子通道，致使大量细胞外钙离子内流，造成线粒体及溶酶体的破坏。

（三）高胆红素血症

正常肝脏分泌胆汁的压力为 32 cmH_2O。当胆管压力超过 35 cmH_2O 时，肝毛细胆管上皮细胞坏死、破裂，胆汁经肝窦或淋巴管逆流入血，即胆小管静脉反流，胆汁内结合和非结合胆红素大量进入血循环，引起以结合胆红素升高为主的高胆红素血症。如果胆管高压和严重化脓性感染未及时控制，肝组织遭到的损害更为严重，肝细胞摄取与结合非结合胆红素的能力急剧下降，非结合胆红素才明显增高。

（四）机体应答反应

1. 机体应答反应异常

手术中所见患者的胆管化脓性感染情况与其临床表现的严重程度常不完全一致，因此，仅仅针对细菌感染的措施，常难以纠正脓毒症而改善预后。

2. 免疫防御功能减弱

吞噬作用是人体内最重要的防御功能。本病所造成的全身和局部免疫防御系统的损害是感染恶化的重要影响因素。

四、临床表现

起病急骤，病情发展迅速，主要临床表现为腹痛、寒战高热、黄疸，早期出现精神症状和休克，严重者在数小时内死亡。

1. 腹痛

最早出现的症状，常突然发生，开始可为阵发性绞痛，以后转为持续性上腹痛并阵发性加重。腹痛的性质可因原有病变不同而各异。如胆管结石和蛔虫多为剧烈的绞痛，肝胆管狭窄和肿瘤梗阻等则可能表现为右上腹、肝区的剧烈胀痛。

2. 寒战、高热

多在腹痛之后出现。寒战之后高热，体温一般在39 ℃以上，不少患者达40～41 ℃。每天可有数次寒战和弛张高热，呈多峰型。部分患者在病程晚期，可出现体温不升，在36 ℃以下。

3. 黄疸

腹痛、高热后发生。多呈轻至中度黄疸，严重的黄疸少见，一旦发生，应注意恶性胆管梗阻的可能。急性发作者，小便多呈浓茶色，灰白色大便不常见，皮肤瘙痒亦少见。如为一侧肝胆管阻塞引起的急性重症胆管炎，可能不表现黄疸或黄疸较轻。

4. 精神症状

在休克前后出现，表现为烦躁不安、谵妄，以后转为表情淡漠，反应迟钝、嗜睡、神志不清，甚至昏迷。

5. 中毒性休克

多在病程晚期出现，收缩压在67.5 mmHg以下。血压下降前，常有烦躁不安、脉搏加快（120次/分以上）、呼吸急促、四肢及口唇发绀，随之血压下降。同时有脱水、电解质紊乱、酸中毒、尿少或无尿等。

6. 多器官功能衰竭

为终末期的表现。可出现急性肝衰竭、急性肾衰竭、弥散性血管内凝血、急性呼吸窘迫综合征、急性胃黏膜病变等表现。

7. 体征

急性痛苦病容，体温在39 ℃以上，脉搏120次/分以上，收缩压在67.5 mmHg左右，呼吸急促，烦躁不安或嗜睡，全身皮肤及巩膜轻中度黄染或无黄染，腹部检查发现主要为有上腹及剑突下区有明显压痛、肌肉紧张、肝肿大触痛及叩击痛等。有时可触及胆囊肿大、触痛，伴有多器官功能衰竭时可出现相应体征。

五、辅助检查

1. 实验室检查

白细胞计数升高，可超过20×10^9/L，中性粒细胞比例升高，胞浆内可出现中毒颗粒。肝功能有不同程度的损害，凝血酶原时间延长。动脉血气分析可有PaO_2下降、氧饱和度降低。常见有代谢性酸中毒及缺水、低钠血症等。

2. B超

是最常应用的辅助诊断方法，可显示胆管扩大范围和程度，发现结石、蛔虫、大于1 cm直径的肝脓肿、膈下脓肿等。

3. 胸、腹X线片

有助于诊断脓胸、肺炎、肺脓肿、心包积脓、膈下脓肿、胸膜炎等。

4. CT扫描

不仅可以看到肝胆管扩张、结石、肿瘤、肝脏增大、萎缩等征象，还可发现肝脓肿。

5. 经内镜鼻胆管引流（ENBD）、经皮肝穿刺引流（PTCD）

既可确定胆管阻塞的原因和部位，又可做应急的减压引流，但有加重胆管感染或使感染淤积的胆汁溢漏进腹腔的危险。

6. 磁共振胆胰管成像（MRCP）

可以详尽地显示肝内胆管树的全貌、阻塞的部位和范围。图像不受梗阻部位的限制，是一种无创伤性的胆管显像技术，已成为较理想的影像学检查手段。

六、诊断与鉴别诊断

（一）诊断

目前，临床诊断仍沿用《1983 年重庆胆管外科会议制定的 ACST 诊断标准》，依据典型的 Charcot 三联征及 Reynold 五联征，ACST 的诊断并不困难。但应注意到，即使不完全具备 Reynold 五联征，临床也不能完全除外本病的可能。

（1）Reynold 五联征 + 休克。

（2）无休克者，满足以下 6 项中之 2 项即可诊断：①精神症状。②脉搏 >120 次/分。③白细胞计数 $>20\times10^9$/L。④体温 >39 ℃或 <36 ℃。⑤胆汁为脓性或伴有胆管压力明显增高。⑥血培养阳性或内毒素升高。将这一诊断标准应用于临床能提高大多数患者的早期诊断率，但对一些临床表现不典型者，当出现休克或血培养阳性结果时，病情已极其严重，病死率大大增加。

（二）鉴别诊断

与急性胆囊炎、消化性溃疡穿孔或出血、急性坏疽性阑尾炎、食管静脉曲张破裂出血、重症急性胰腺炎，以及右侧胸膜炎、右下大叶性肺炎等的鉴别，这些疾病中都难以具有急性重症胆管炎的基本特征，仔细分析，不难得出正确的结论。

七、救治治疗

非手术疗法能有效地控制感染、预防和治疗并发症，是降低病死率、提高治愈率的主要环节，既是治疗手段，又可作为手术前准备。

1. 抗感染

胆管感染选用抗生素的原则：根据抗菌谱、毒性反应、药物在血液中浓度及胆汁中的排泄而选择，理论上抗生素的选择应根据血培养的药敏结果。在细菌培养未出结果前，抗生素的选择主要根据临床经验及胆汁中最常见的细菌情况而采取联合用药的方法，包括抗需氧菌和厌氧菌的药物。抗需氧菌药物可选用庆大霉素、妥布霉素、广谱青霉素，或者第二、三代头孢菌素（如头孢曲松、头孢哌酮等）；喹诺酮类及碳青霉烯类（如亚胺培南—西司他丁）较敏感。甲硝唑对厌氧菌有较强的杀菌作用，抗菌谱广，胆汁中浓度高。近年来，新型制剂替硝唑已应用于临床，未发现明显的胃肠道不良反应。

2. 并发症的防治

常见并发症是感染性休克、脓毒血症、多器官功能衰竭。

（1）抗休克治疗：首先迅速补充血容量，静脉输液、输血。若血压仍偏低，可选用多巴胺等升压药物，尿少时应用此药物尤为必要。少数患者一旦停用升压药后，血压又趋下降，遇此情况，待血压上升后，将药物浓度逐渐减少，待血压稳定后再停用，有时需维持用药 2～3 天。有些患者出现代谢性酸中毒，经输液、纠正休克后酸中毒即可纠正，有时仍需适量应用碱性药物来纠正。

（2）防治多器官功能衰竭：注意凝血功能的变化，积极防治 DIC 的发生及进展，运用抗凝药物阻断 DIC 的发生发展。保持呼吸道通畅，术后吸氧，预防肺部感染及肺不张。注意尿量，动态监测肾功能。防治肝功能异常，加强护肝治疗。为预防应激性溃疡出血常用抗酸剂、H_2 受体拮抗剂、质子泵抑制剂和胃黏膜保护剂。术后胃肠功能恢复慢，进食较晚，T 管引流易出现电解质失调及代谢紊乱，要及时给予纠正。要加强支持疗法，补充能量、白蛋白以及（或）血浆等提高机体免疫力，使患者早日康复。做好术后的护理，积极改善低蛋白、营养差状况，监测各重要器官功能以及时对症处理。

（3）对症治疗：如降温、使用维生素和支持治疗。

（4）其他：如经短时间治疗后患者仍无好转，应考虑使用肾上腺皮质激素保护细胞膜和对抗细菌毒素，应用抑制炎症反应药物等。

3. 血液净化治疗

即使规范性临床治疗，急性重症胆管炎的病死率仍相当高，因此，在经典治疗的基础上对急性重症胆管炎导致全身炎症反应综合征进行干预，阻断失控性炎症的恶性进展有重要意义。血液净化为首选方法，包括连续性血浆滤过吸附（CPFA）、连续 V-V 血液滤过（CVVH）或持续肾脏替代疗法（CRRT）等。

八、最新进展

急性重症胆管炎是外科常见的重症感染疾病，SIRS 是外科重症感染的基本病理生理变化，对其干预是治疗外科重症感染的关键。

1. 血液净化疗法

为首选方法，可广谱清除促炎和抗炎因子，明显改善和恢复单核—巨噬细胞系统功能，重建机体免疫系统的动态平衡。

2. 免疫调节干预

SIRS 是失控性炎症的主要病变过程，免疫调节的重点在于抑制促炎因子的释放或降低促炎因子水平，重建机体免疫的内稳状态，阻断 SIRS 的恶化进程。减少促炎基因的表达，中断细胞因子的瀑布效应，从而减轻组织损伤和炎症反应。

3. 合理应用糖皮质激素

可减少前炎症细胞因子合成，阻断细胞因子的释放，调节体内超强免疫反应，与抗炎因子联用有协同作用。临床证实，其具有降温、抗炎、降低 SIRS 发生率、缩短 SIRS 持续时间等作用，尤其在纠正顽固性休克、提升血压、降低死亡率方面效果显著，但无休克的感染患者尽量不使用糖皮质激素。

4. 胰岛素强化治疗

严重感染、SIRS 时机体发生胰岛素抵抗，胰岛素强化治疗可抑制促炎介质的表达，降低 SIRS 患者的病死率。但要注意控制血糖水平不可过低，以免脑组织受损。

5. 免疫营养支持

应尽早改为胃肠道内营养（TEN），可增强免疫、选择性净化肠道，保护肠黏膜。

6. 其他药物

（1）前列腺素 E（PGE）：能有效上调抗炎因子、下调促炎因子水平。

（2）还原型谷胱甘肽（Grin）：可清除氧自由基，中断炎症恶性循环，无不良反应。

（3）N-乙酰半胱氨酸（N-AC）：可增加细胞内 GHS 的含量，缓解 SIRS 造成的肺部损伤，配合超氧化物歧化酶、维生素 C、丹参等抗氧化剂能明显缓解病变。

（4）乌司他丁：近年来研究发现该药具有抑制促炎介质的过度释放和清除氧自由基等多种特殊药理作用。

（5）γ-干扰素或人工重组胸腺素：单核细胞人类白细胞抗原（HLA-DR）<30%可认为患者进入 SIRS 晚期免疫麻痹，应用 γ-干扰素或人工重组胸腺素等刺激剂可以增强免疫功能。

第八节　老年吸收不良综合征

吸收不良综合征是指由于各种疾病所致小肠对营养成分吸收不足而造成的临床综合征。老年人因细菌过度生长、胃酸分泌减少、肠道动力学异常及各种原因引起小肠消化吸收功能减损，导致小肠不能足够地吸收营养物质使其从粪便中排出，引起营养缺乏的综合征称为老年吸收不良综合征。其病因虽各异，但在临床表现和实验室检查方面有相同之处，即对脂肪、蛋白质、糖类、维生素和矿物质等营养物质的吸收障碍，常以脂肪吸收不良最为突出。一般是涉及多种营养物质的吸收不良，亦有只是一种营养物质的吸收不良。本病临床并不少见，但受诊断条件的限制，国内对此病诊断较少。

一、流行病学

老年吸收不良综合征因病因不同，其流行病学特点亦不同。热带口炎性腹泻发生于热带，以南美北部、非洲中西部、印度及东南亚各国为多发区域，男女患病率无明显差异，具有流行性。麦胶性肠病在北美、北欧、澳大利亚患病率较高，有遗传特征。多在婴儿期发病，童年后期可消失，20～60岁症状可再发，因此在老年人仍有部分病例。

二、病因

以下病因分类中所列任何疾病均可引起老年吸收不良，但细菌过度生长是引发老年人有临床意义脂肪泻的最常见原因。老年人因为生长抑素水平增高，导致胃酸分泌减少，低酸或胃酸缺乏者，易使胃内细菌增生。此外，老年人胃肠黏膜萎缩，胃肠手术致解剖异常，消化间期胃运动综合波障碍导致小肠淤滞，同样易使细菌过度生长，这也是老年吸收不良综合征发病的一个重要因素。近年来糖尿病发病率有增高趋势，糖尿病自主神经病变，小肠黏膜表面病变及胃肠动力异常也是老年吸收不良综合征的病因。因此诸多病因可导致老年吸收不良综合征。有些患者的吸收不良系多因素致病。按照病因可将其分为以下几类。

（一）消化机制障碍

1. 胰酶缺乏

（1）胰腺功能不足：慢性胰腺炎、晚期胰腺癌、胰腺切除术后。

（2）胃酸过多致胰脂肪酶失活：胃泌素瘤。

2. 胆盐缺乏影响混合微胶粒的形成

（1）胆盐合成减少：严重慢性肝细胞疾病。

（2）肠肝循环受阻：远端回肠切除、局限性回肠炎、胆管梗阻或胆汁性肝硬化。

（3）胆盐分解：小肠细菌过度生长（如胃切除术后胃酸缺乏、糖尿病或原发性肠运动障碍）。

（4）胆盐与药物结合：如新霉素、碳酸钙、考来烯胺、秋水仙碱、刺激性轻泻剂等。

3. 食物与胆汁、胰液混合不均

胃—空肠吻合毕尔罗特Ⅱ式术后。

4. 肠黏膜刷状缘酶缺乏

乳糖酶、蔗糖酶、肠激酶缺乏。

（二）吸收机制障碍

1. 有效吸收面积不足

大段肠切除、肠瘘、胃肠道短路手术。

2. 黏膜损害

乳糜泻、热带性脂肪泻等。

3. 黏膜转运障碍

葡萄糖—半乳糖载体缺陷、维生素 B_{12} 选择性吸收缺陷。

4. 小肠壁浸润性病变或损伤

Whipple 病、淋巴瘤、放射性肠炎、克罗恩病、淀粉样变、嗜酸细胞性肠炎等。

（三）转运异常

1. 淋巴管阻塞

Whipple 病、淋巴瘤、结核。

2. 肠系膜血运障碍

肠系膜动脉硬化或动脉炎。

（四）其他原因

类癌综合征、糖尿病、肾上腺功能不全、甲状腺功能亢进或减退、充血性心力衰竭、低球蛋白血症等许多疾病亦可引起吸收不良。

三、发病机制

小肠面积约 4 m^2，其皱襞形成绒毛，绒毛表面的微绒毛形成刷状缘，由皱襞到微绒毛吸收面积约扩大 3 600 倍，因此，小肠拥有极大的吸收面积。小肠黏膜还具有许多物质消化不可缺少的酶。所以小肠黏膜病变必然会导致各种营养物质吸收障碍。此外，营养物质由肠腔向血液和淋巴转运障碍、消化酶的缺陷也可导致消化吸收功能的障碍。

1. 消化机制障碍

主要指对脂肪、糖和蛋白质的消化不良，脂肪消化不良尤为突出。胰腺外分泌功能不全是老年重症吸收不良较常见的原因之一。由胰腺外分泌功能不全引起的吸收不良每日粪脂可达 50 ~ 100 g。正常脂酶和胆酸分泌以及完整健全的小肠是脂肪有效吸收的必要条件。由胆盐浓度降低引起的脂泻一般较轻，胆盐缺乏时影响脂溶性维生素的吸收。急、慢性肝病都可因结合性胆盐的合成与排泄障碍发生脂肪泻。

2. 黏膜摄取和细胞内加工障碍

具有完整结构和功能的吸收细胞依靠细胞脂类组分的溶解性将与胆盐组成微胶粒复合体的脂肪摄入胞内，形成乳糜微粒。在热带脂肪泻、麦胶性肠病及病毒性肠炎时，吸收细胞受损，较不成熟的隐窝细胞增生以替代受损的吸收细胞。这些细胞加工脂肪的结构与功能不健全。

3. 淋巴血流转运障碍

Whipple 病、α 重链病、溃疡性结肠炎、小肠多发性淋巴瘤、小肠淀粉样变等可致肠壁受损，使小肠绒毛剥脱或肿胀变形，导致肠淋巴回流障碍和脂肪吸收不良。

4. 肠黏膜异常

肠黏膜酶缺乏如乳糖酶、蔗糖酶、海藻糖酶缺乏及单糖转运障碍等均可影响小肠消化和吸收过程等而致吸收不良。

5. 小肠细菌过度繁殖

细菌分解营养物质产生小分子脂肪酸、羟基长链脂肪酸，分解胆盐使小肠吸收水和电解质障碍，并使肠黏膜细胞向肠腔分泌水、电解质增加，引起腹泻。

6. 摄入不易吸收的物质

多价离子的镁、磷、硫及甘露醇、乳果糖的大量摄入时，可使肠腔渗透压上升而出现稀便甚至腹泻。

四、临床表现

（一）症状

老年吸收不良综合征以腹泻、体重减轻和营养不良为主要表现。腹泻可表现为脂泻、粪便量大、恶臭、苍白有泡沫，易漂浮于粪池，腹泻通常 3 ~4 次/天。腹泻原因主要为小肠分泌增加，水电解质吸收障碍及未吸收的二羟胆酸、脂肪酸增加。粪便中脂肪增加引起粪便量大、油腻、恶臭、不易冲掉。未吸收的甘油三酯增加见于胰腺外分泌功能不全时，可引起直肠渗油。有些患者体重下降而食欲尚好，其原因是吸收不良致热量不足。排气过多则是未吸收的糖类经细菌作用发酵产气的结果。尚可出现腹痛、炎症或组织浸润（如胰腺功能不全、克罗恩病、淋巴瘤等）引起弥漫性腹痛，肠缺血多引起餐后（30 分钟）中腹痛。维生素 K 吸收不良易伴出血倾向；维生素 A 吸收不良可出现夜盲症、角膜干燥；维生素 D 和钙缺乏可致手足搐搦、感觉异常、骨质疏松；维生素 B 族缺乏可致口炎、口角炎、维生素 B_1 缺乏病（俗称“脚气”）等。

（二）体征

典型病例可见极度消瘦、营养不良、水肿、贫血外观、衰弱、皮肤粗糙、色素沉着、皮肤出血点、瘀点瘀斑、口腔溃疡、口角炎、淋巴结肿大、低血压、肝脾肿大。近年来由于生活条件、医疗环境及老年保健的加强，典型病例不断减少。

五、辅助检查

1. 血液检查

贫血常见，多为大细胞性贫血，也有正常细胞或混合性贫血，血浆白蛋白减低，低钾、钠、钙、磷、镁，低胆固醇，碱性磷酸酶增高，凝血因子时间延长。严重者血清叶酸、胡萝卜素和维生素 B_{12} 水平亦降低。

2. 粪脂定量试验

绝大多数患者都存在脂肪泻。粪脂定量试验是唯一证实脂肪泻存在的方法，一般采用 Van de Kamer 测定法，收集高脂饮食患者（每日摄入脂类 100 g 以上）的 24 小时粪便进行定量分析，24 小时粪脂肪量小于 6 g 或吸收率大于 90% 为正常，但粪脂定量试验阳性只能提示有吸收不良综合征存在而不能说明其病理生理及作出有针对性的诊断。

3. 血清胡萝卜素浓度测定

正常值大于 100 U/dL，在小肠疾患引起的吸收不良时低于正常，胰源性消化不良时正常或轻度减低。

4. 小肠吸收功能试验

（1）右旋木糖（D-xylose）吸收试验：正常人空腹口服 D-木糖 25 g 后 5 小时尿液中 D-木糖排出量≥5 g，近端小肠黏膜受损或小肠细菌过度生长者可见尿 D-木糖排泄减少，排出量 3～4.5 g 为可疑不正常，<3 g 者可确定为小肠吸收不良。老年患者肾功能不全时尿中排出 D-木糖减少，但血中浓度正常，口服 2 小时后血浓度正常值 >20 mg/dL。

（2）维生素 B_{12} 吸收试验：先肌内注射维生素 B_{12} 1 mg，然后口服 ^{57}Co 或 ^{58}Co 标记的维生素 B_{12} 2 μg，收集 24 小时尿，测尿放射性含量，正常人 24 小时尿内排出放射性维生素 B_{12} 大于 >7%。肠内细菌过度繁殖，回肠吸收不良或切除后，尿内排出量减少。

（3）呼气试验：正常人口服 ^{14}C 甘氨胆酸，4 小时内粪 $^{14}CO_2$ 的排出量小于总量的 1%，24 小时排出量小于 8%，小肠细菌过度繁殖、回肠切除或功能失调时，粪内 $^{14}CO_2$ 和肺呼出 $^{14}CO_2$ 明显增多，可达正常 10 倍以上。乳糖-H_2 呼吸试验可检测乳糖酶缺乏。

（4）促胰液素试验：用以检测胰腺外分泌功能，由胰腺功能不全引起的吸收不良本试验均显示异常。

（5）胃肠 X 线检查：小肠可有功能性改变，空肠中段及远端肠管扩张，钡剂通过不良，黏膜皱襞粗大，肠壁平滑呈“蜡管”征，钡剂分段或结块（印痕征）。X 线检查还可排除肠结核、克罗恩病等器质性疾病。

（6）小肠镜检查：在内镜下正常小肠黏膜与十二指肠黏膜相似，上段空肠黏膜为环形皱襞，向下至回肠末端皱襞减少。吸收不良患者小肠黏膜可无特异性改变，部分可有黏膜苍白、污浊、环形皱襞低平、数目减少。组织学改变可见绒毛萎缩、增宽，不同程度的绒毛融合、扭曲甚至消失，隐窝加深，布氏腺增生，固有层内有大量淋巴细胞、浆细胞浸润，上皮细胞由高柱状变为立方形，部分上皮细胞脱落，上皮内炎性细胞亦增多。超微结构改变除微绒毛萎缩外，尚有方向混乱，长短不一，微绒毛间呈量筒状或烧杯宽距，微绒毛融合或多根粘连呈“花束状”，微绒毛部分或整根溶解。

六、诊断和鉴别诊断

1. 诊断

详细询问病史和认真进行体格检查，并结合化验及 X 线、小肠镜（黏膜活检）及特殊试验可作出诊断，了解引起消化吸收不良的器官及可能致病原因。详细的病史是诊断老年消化吸收不良的重要线索。老年人并发糖尿病应考虑糖尿病肠病，有胃肠手术者易致盲袢细菌过度繁殖，有小肠切除史往往出现短肠综合征。具有顽固溃疡伴腹泻和消化吸收不良应警惕胃泌素瘤。

2. 鉴别诊断

(1) 麦胶性肠病：北美、北欧、澳大利亚患病率较高，国内少见。女性多于男性，多发于儿童与青年。但近年来老年人发生本病的人数有所增加。本病与进食麦粉关系密切，麦胶是致病因素，患者对含麦胶的麦粉食物异常敏感，本病具有遗传倾向，与 MHC 基因密切相关。主要病理变化位于小肠黏膜，肠黏膜细胞中酶分泌减少。主要表现为乏力、消瘦、恶心、厌食、腹胀、稀便。无麦胶饮食时可控制症状，再进食麦胶可再次出现症状。根据粪便、X 线及小肠黏膜活检可初步诊断，经治疗试验可以说明与麦胶有关。

(2) 热带口炎性腹泻 (tropic sprue)：好发于热带，病因未完全明确。可能由一种或多种病原微生物或寄生虫引起慢性小肠感染，有流行性、季节性，使用广谱抗生素治疗有效，但粪便、小肠内容物及黏膜中未发现病原菌。临床上表现为乏力、腹痛、腹泻、小肠吸收功能减损。

(3) Whipple 病：是一种系统性疾病，可出现多系统受累，在小肠受累症状出现前 1～10 年即可出现关节炎、发热、乏力及肺部表现，在小肠主要累及小肠黏膜固有层，表现为体重下降、腹泻、腹痛、腹胀，少数出现消化道出血。病变组织中有 PAS 阳性物质沉积。目前认为本病与感染有关，但仍未明确。抗生素治疗为首选治疗。

七、治疗与预防

老年吸收不良综合征的治疗主要在于改善低营养状态并根据病因进行治疗。诊断不明者对症治疗，有感染者给予抗生素治疗。对心血管等并发症予以积极治疗。

(一) 治疗

1. 营养支持治疗

根据消化吸收障碍程度和低营养状态来选择。每日粪脂肪量 30 g 以上为重度消化吸收障碍，7～10 g为轻度，两者之间为中度。血清总蛋白和总胆固醇同时低下者应视为重度低营养状态。轻度时仅用饮食疗法可改善病情，饮食当选用低脂 (10 g/d)、高蛋白 [1.5 g/ (kg · d)]、高热量 [10 032～12 540 kJ (2 400～3 000 kcal) /d 或 167～209 kJ (40～50 kcal) / (kg · d)]、低纤维。对脱水、电解质紊乱、重度贫血和低蛋白血症等应采用静脉补液、输血来纠正。重度消化吸收障碍且肠道营养补给困难者应进行中心静脉营养。

2. 病因治疗

(1) 乳糖酶缺乏和乳糖吸收不良者限制含乳糖食物，乳糖酶制剂按 1 g 对 10 g 乳糖的比例给予。

(2) 胰源性消化障碍为消化酶类药物的绝对适应证。消化酶用量宜大，为常用量的 3～5 倍。

(3) 对因回肠末端切除等原因所致胆汁酸性腹泻，可用考来烯胺 10～15 g/d。

(4) 肠淋巴管扩张症脂肪转运障碍者限制长链脂肪酸摄入并给予中链脂肪酸。

(5) 麦胶性肠病避免进食麦胶饮食，如大麦、小麦、燕麦及裸麦等，可将面粉中的面筋去掉再食用。

(二) 预防

重点在病因预防，同时加强老年保健。

第五章

内分泌与代谢系统疾病

第一节　下丘脑综合征

下丘脑综合征系由多种病因累及下丘脑所致的疾病，主要临床表现有内分泌代谢功能失调，自主神经功能紊乱，以及睡眠、体温调节和性功能障碍、尿崩症、多食肥胖或厌食消瘦、精神失常、癫痫等症群。

一、病因

有先天性和后天性、器质性和功能性等，可归纳如下：

（一）先天性或遗传因素

如 Kallmann 综合征为一种家族性的单纯性促性腺激素缺乏症，伴有嗅觉丧失或减退，即性幼稚—嗅觉丧失综合征；Laurence-Moon-Biedl 综合征，为一遗传性疾病，其特征为肥胖、视网膜色素变性、智力减退、性腺发育不良、多指（趾）或并指（趾）畸形，可伴有其他先天性异常。

（二）肿瘤

颅咽管瘤、星形细胞瘤、漏斗瘤、垂体瘤向鞍上生长、异位松果体瘤、脑室膜瘤、神经节细胞瘤、浆细胞瘤、神经纤维瘤、髓母细胞瘤、白血病、转移性肿瘤、外皮肉瘤、血管瘤、恶性血管内皮瘤、脉络丛囊肿、第三脑室囊肿、脂肪瘤、错构瘤、畸胎瘤、脑膜瘤等。

（三）肉芽肿

结核瘤、结节病、网状内皮细胞增生症、慢性多发性黄色瘤、嗜酸性肉芽肿。

（四）感染和炎症

结核性或化脓性脑膜炎、脑脓肿、病毒性脑炎、流行性脑炎、脑脊髓膜炎、天花、麻疹、水痘、狂犬病疫苗接种、组织胞浆菌病。

（五）退行性变

结节性硬化、脑软化、神经胶质增生。

（六）血管损害

脑动脉硬化、脑动脉瘤、脑出血、脑栓塞、系统性红斑狼疮和其他原因引起的脉管炎等。

（七）物理因素

颅脑外伤、脑外科手术，放射治疗（脑、脑垂体区）。

（八）脑代谢病

急性间歇发作性血卟啉病、二氧化碳中毒。

（九）药物

服抗精神病药物、抗高血压药物、多巴胺受体阻断药、避孕药等均可引起溢乳—闭经综合征。

（十）功能性障碍

因环境变迁、精神创伤等因素可发生闭经或阳痿伴甲状腺功能和（或）肾上腺皮质功能的减退，以及厌食消瘦等症状。

下丘脑综合征的病因与发病年龄相关。

二、临床表现

由于下丘脑体积小，功能复杂，而且损害常不限于一个核群而累及多个生理调节中枢，因而下丘脑损害多表现为复杂的临床综合征。

（一）内分泌功能障碍

可引起内分泌功能亢进或减退，可造成一种或数种激素分泌异常。

1. 全部下丘脑释放激素缺乏

可引起全部腺垂体功能降低，造成性腺、甲状腺和肾上腺皮质功能等减退。

2. 促性腺激素释放激素分泌失常

（1）女性：亢进者性早熟，减退者神经源性闭经。

（2）男性：亢进者性早熟，减退者肥胖、生殖无能、营养不良症、性发育不全和嗅觉丧失症群。

3. 泌乳素释放抑制因子（或释放因子）分泌失常

（1）泌乳素过多：发生溢乳症或溢乳—闭经综合征。

（2）泌乳素缺乏症。

4. 促肾上腺皮质激素释放激素分泌失常

肾上腺皮质增生型皮质醇增多症。

5. 促甲状腺激素释放激素分泌失常

（1）下丘脑性甲状腺功能亢进症。

（2）下丘脑性甲状腺功能减退症。

6. 生长激素释放激素（或抑制激素）分泌失常

（1）亢进：在骨骺愈合前发病者表现为巨人症，在骨骺愈合后起病者表现为肢端肥大症。

（2）减退：儿童起病者表现为侏儒症，成年后起病者为成人生长激素缺乏症。

7. 抗利尿激素分泌失常

（1）亢进者为抗利尿激素分泌过多症。

（2）减退者为尿崩症。

（二）神经系统表现

下丘脑病变如为局限性，可出现一些提示下丘脑损害部位的征象。如下丘脑病变为弥漫性，则往往缺乏定位体征。常见下丘脑症状如下：

1. 嗜睡和失眠

下丘脑后部、下丘脑外侧核及腹内侧核等处病变时，大多数患者表现为嗜睡，少数患者有失眠。常见的嗜睡类型有：①发作性睡病，患者不分场合，可随时睡眠，持续数分钟至数小时，为最常见的一种形式。②深睡眠症，发作时可持续性睡眠数天至数周，但睡眠发作期常可喊醒吃饭、小便等，过后又睡。③发作性嗜睡强食症（Kleine-Levin 综合征），患者不可控制地出现发作性睡眠，每次睡眠持续数小时至数天，醒后暴饮暴食，食量较常量增加数倍甚至十倍，极易饥饿，患者多肥胖。

2. 多食肥胖或顽固性厌食消瘦

病变累及腹内侧核或结节部附近（饱食中枢），患者因多食而肥胖，常伴生殖器官发育不良（称肥胖生殖无能营养不良症，即 Frohlich 综合征）。为进行性肥胖，脂肪分布以面、颈及躯干部最显著，其次为肢体近端，皮肤细嫩，手指尖细，常伴骨骼过长现象，智力发育不全或减退，或为性早熟以及尿崩症。病变累及下丘脑外侧，腹外侧核（摄食中枢）时有厌食、体重下降、皮肤萎缩、毛发脱落、肌肉软弱、怕冷、心跳缓慢、基础代谢率降低等。当病变同时损害垂体时则出现垂体性恶病质，又称西蒙兹病，临床表现为腺垂体功能减退症。

（三）发热和体温过低

病变在下丘脑前部或后部时，可出现体温改变，体温变化表现如下：①低热，一般在37.5 ℃左右。②体温过低，体温可降到36 ℃以下。③高热，可呈弛张型或不规则型，一天内体温多变，但高热时肢体冰冷，躯干温暖，有些患者甚至心率与呼吸可保持正常，高热时一般退热药无效。脑桥或中脑的病变，有时亦可表现为高热。

（四）精神障碍

当后腹外核及视前区有病变时常可产生精神症状，主要表现为过度兴奋，哭笑无常，定向力障碍，幻觉及激怒等症。

（五）其他

头痛是常见症状，患者常可出现多汗或汗闭，手足发绀，括约肌功能障碍，下丘脑性癫痫。当腹内侧部视交叉受损时可伴有视力减退、视野缺损或偏盲。血压忽高忽低，瞳孔散大、缩小或两侧不等。累及下丘脑前方及下行至延髓中的自主神经纤维时，可引起胃和十二指肠消化性溃疡或出血等表现。

其中以多饮、多尿、嗜睡及肥胖等最多见，头痛与视力减退虽也常见，但并非下丘脑综合征的特异性表现，也可能与颅内占位性病变引起的脑膜刺激、颅内压增高及视神经交叉受压等有关。

三、病变定位

下丘脑病变或损害部位与临床表现之间的关系大致为：①视前区受损，自主神经功能障碍。②下丘脑前部视前区受损，高热。③下丘脑前部受损，摄食障碍。④下丘脑前部、视上核、室旁核受损，中枢性特发性高钠血症、尿崩症、抗利尿激素分泌不适当综合征。⑤下丘脑腹内侧正中隆起受损，性功能低下，促肾上腺皮质激素、生长激素和泌乳素分泌异常，尿崩症等。⑥下丘脑中部外侧区受损，厌食、体重下降。⑦下丘脑腹内侧区受损，贪食，肥胖，性格改变。⑧下丘脑后部受损，意识改变，嗜睡，运动功能减退，低体温。⑨乳头体、第三脑室壁受损，精神错乱，严重记忆障碍。

四、诊断

引起下丘脑综合征的病因很多，临床症状在不同的患者中可十分不同，有时诊断比较困难，必须详问病史，联系下丘脑的生理，结合各种检查所得，综合分析后作出诊断。除诊断本症外，尚须进一步查明病因。

头颅CT或磁共振检查有助于明确颅内病变部位和性质。脑脊液检查除颅内占位病变有颅内压增高、炎症有白细胞升高外，一般均属正常。

脑电图检查可见14Hz/s的单向正相棘波弥漫性异常，阵发性发放，左右交替的高波幅放电可有助于诊断。

垂体及靶腺内分泌功能测定，必要时行相应的功能试验，有助于了解性腺、甲状腺和肾上腺皮质功能情况。丘脑肿块定性困难者可考虑行穿刺检查。

五、治疗

（一）病因治疗

对肿瘤可采取手术切除或放射治疗。对炎症则选用适当的抗生素，以控制感染。由药物引起者则应立即停用有关药物。精神因素引起者须进行精神治疗。

（二）内分泌治疗

对尿崩症的治疗见"尿崩症"。有腺垂体功能减退者，则应根据靶腺受累的程度，予以相应激素补充替代治疗。有溢乳者可用溴隐亭2.5～7.5 mg/d，或L-多巴1～2 g/d。

（三）对症治疗

发热者可用氯丙嗪、地西泮或苯巴比妥以及物理降温。

第二节　下丘脑—垂体性闭经

正常月经是由中枢神经系统、下丘脑腺垂体和卵巢功能之间相互调节而控制。任何因素直接或间接影响下丘脑—垂体功能，导致下丘脑分泌促性腺激素释放激素（GnRH），以及腺垂体分泌促性腺激素（GnH）的功能低下或紊乱，从而影响卵巢功能引起停经6个月以上闭经时，称之为下丘脑—垂体性闭经。

一、病因与临床表现

（一）下丘脑性闭经

引起下丘脑性闭经的原因如下：

1. 功能性下丘脑闭经（functional hypothalamic amenorrhea，FHA）

为最常见的下丘脑性闭经的原因，影像学上没有异常的表现，常由于精神紧张、恐惧、忧虑、环境改变、地区迁移、体重下降、剧烈运动以及寒冷刺激等因素导致下丘脑功能紊乱。在改变生活方式后，下丘脑功能可恢复正常，患者可恢复正常月经。功能性下丘脑闭经主要包括三种类型：应激相关、运动相关和体重下降相关性闭经，但在很多患者，这三种因素往往同时存在。无论哪个因素作为起因，功能性下丘脑闭经均表现为促性腺激素释放激素的释放频率及幅度下降。同时伴有下丘脑—垂体—肾上腺（H-P-A）轴的活动增加（使下丘脑水平CRH分泌增加，一方面引起ACTH及皮质醇水平增高；另一方面促进脑垂体—内啡肽的分泌而抑制GnRH释放）；下丘脑—垂体甲状腺轴功能异常（常表现为正常或偏低的TSH水平，反T_3水平增高，T_3水平减低）和能量缺乏。瘦素在下丘脑调节中起到很重要的作用，对下丘脑性闭经患者运用瘦素治疗，能够诱发部分患者GnRH脉冲式分泌，恢复其月经周期。

2. 颅内器质性病变

如泌乳素瘤、颅咽管瘤、异位松果体瘤、丘脑肿瘤、第三脑室肿瘤等；先天性畸形（错构瘤）；炎症（如急性软脑膜炎和慢性肉芽肿性损害——结核性脑膜炎）；结节病、黄色瘤及组织细胞病等；血管性损害（如出血、梗死、缺血、毛细血管增生及脂肪栓塞等）；创伤、变性、卟啉病、Wernicke综合征（B族维生素缺乏所致脑部出血坏死性损害）。以上病变均可导致下丘脑功能紊乱而致闭经。Kallmann综合征为遗传性疾病，系中枢神经系统发育异常所致，以低性腺激素、低促性腺激素且伴有嗅觉缺乏为特征。

3. 慢性消耗性疾病

如慢性肝、肾疾病，结核病，严重贫血，神经性厌食以及胃肠功能紊乱等引起的营养不良，都可影响下丘脑、腺垂体功能。又因营养缺乏，从而影响GnRH和GnH的合成与分泌而致闭经。

4. 药物影响

例如少数妇女在服避孕药后闭经，这是由于避孕药对GnRH的抑制，从而抑制垂体FSH与LH的正常周期性分泌所致。此外，利血平、氯丙嗪、α-甲基多巴等药物亦可导致闭经和溢乳。

5. 泌乳—闭经综合征

由于下丘脑泌乳素释放抑制因子（PIF）分泌减少，致垂体泌乳素（PRL）分泌增多，产生泌乳。因PRL具有抑制下丘脑—垂体—卵巢（H-P-O）轴功能，故PRL增高可导致闭经。

6. 多囊卵巢综合征（PCOS）

主要由于下游性激素对下丘脑垂体单位反馈异常、胰岛素抵抗、高雄激素状态所致闭经或月经稀发。多见于年轻妇女，有闭经、不育、多毛、肥胖以及卵巢呈多囊性增大等表现。PCOS 诊断标准尚有争议，目前多采用 2003 年鹿特丹诊断标准：①长期无排卵。②高雄激素表现（或高雄激素血症）。③卵巢多囊性改变，三点中符合任意两点，并排除其他明确病因后（例如先天性肾上腺增生、库欣综合征、分泌雄激素的肿瘤、高泌乳素血症等），即可诊断。

7. 其他内分泌疾病影响

如甲状腺功能减退或亢进、肾上腺皮质功能减退或亢进及糖尿病等，都能干扰下丘脑—垂体卵巢（H-P-O）轴功能而致闭经。先天性肾上腺皮质增生症因雄性激素增多引起闭经。

（二）垂体性闭经

由于垂体器质性病变或功能失调，影响 GnH 的分泌，从而影响卵巢功能引起闭经。

1. 垂体受损

垂体瘤增大可压迫具有分泌 GnH 功能的细胞；垂体放疗或手术后、脑外伤、颅内炎症等可破坏垂体组织；希恩综合征系产后大出血造成腺垂体血供障碍，进而腺垂体缺血坏死。上述情况均可使垂体 GnH 分泌减少而导致闭经。

2. 原发性垂体促性腺功能低下

此病罕见，表现为单一性的促性腺激素缺乏。病因不明，可能与 LH、FSH 的亚单位或 GnRH 受体异常有关，最近发现部分患者存在 *GPR54* 基因突变（GPR54 为 G 蛋白偶联受体，其配体为 kisspeptin，认为可能是启动 GnRH 的上游神经元）。主要症状为原发性闭经，性腺、生殖器官和第二性征不发育，血 FSH、LH 和雌激素水平低下，身高正常或高于正常，指距大于身高，骨骺愈合迟缓，染色体核型为 46XX，卵巢内有较多的原始卵泡，用外源性促性腺激素治疗可以促使卵泡发育和排卵。

二、诊断与鉴别诊断

（一）详细病史

通过病史和检查首先排除生理性闭经或生殖器官病变。进一步了解闭经前有否环境变迁、精神创伤、慢性疾患、应用避孕药及有关镇静剂和抗交感神经药物、视力、视野改变、头痛、肥胖及其他内分泌腺瘤的特征。

（二）辅助诊断

1. 功能试验

（1）孕激素试验：口服甲羟孕酮 6 ~ 10 mg/d，连用 5 ~ 7 天后停药，停药后 3 ~ 7 天有阴道出血者为阳性，提示下生殖道通畅，内膜已经过雌激素刺激增生，为Ⅰ度闭经；若停药后无阴道出血者为阴性，在排除妊娠后，提示下生殖道异常、子宫内膜异常或体内的雌激素水平低下。

（2）雌孕激素试验：用于孕激素试验阴性的患者。口服戊酸雌二醇 2 mg/d，连用 15 ~ 20 天，在服药的后 5 天加服甲羟孕酮 6 ~ 10 mg/d，停药后 3 ~ 7 天有阴道出血者为阳性，提示子宫内膜反应正常，为Ⅱ度闭经；无阴道出血者为阴性，提示病变部位在子宫或子宫内膜。

Ⅰ度和Ⅱ度闭经都有可能是下丘脑或垂体性闭经。但是，如果要确诊还需要一系列各种激素的检测。

2. 卵巢功能的测定

测定卵巢功能的方法有：基础体温、子宫颈黏液检查、阴道脱落细胞涂片，测定血、尿中雌激素和孕激素水平等。通过卵巢功能的测定可以鉴别闭经的原因是在靶器官或在卵巢或卵巢以上的某个环节。当卵巢有排卵功能时其闭经原因不在卵巢而可能在子宫或阴道，从而排除下丘脑—垂体性闭经。了解卵巢功能有助于明确诊断和指导用药。

3. 垂体功能测定

临床上 FSH 增高的意义较大，如血 FSH 高于 40 IU/L 提示病变在卵巢。如 LH 低于 5 IU/L 表示促性腺激素功能不足，提示病因在中枢。通过测定血清 PRL，可以明确患者是否有高泌乳素血症存在。

4. 促性腺激素释放激素（GnRH）兴奋试验

测垂体 LH 对下丘脑 GnRH 的反应。如果 LH 较基础值上升 3～5 倍、FSH 上升 2～5 倍，说明垂体功能正常而病因在下丘脑。基数低、反应差或无反应者，病因在垂体。其中部分是由于垂体在长期抑制状态下出现的惰性反应。故一次注射 GnRH 无反应或反应迟钝，必须重复试验，经多次试验均无反应时，才有较大的临床意义。

5. 其他诊断措施

高 PRL 者应行颅内蝶鞍区摄片、CT 扫描及磁共振检查，以及眼底、视野检查等，以摒除垂体肿瘤；此外还应测定 24 小时尿游离皮质醇、血皮质醇和甲状腺功能等，以除外相关疾病引起的闭经。腹腔镜检查可直接观察子宫和卵巢的形态，必要时卵巢活检可协助诊断。

三、治疗

（一）病因治疗

精神、神经因素所致，须进行心理干预、疏导，消除顾虑，去除紧张因素；治疗慢性疾病，增加营养；药物所致闭经者在身体条件允许的情况下停用相关药物；下丘脑—垂体肿瘤引起的闭经，应酌情手术治疗。

（二）内分泌治疗

1. 雌、孕激素药物治疗

（1）雌孕激素人工周期疗法：①戊酸雌二醇 1 mg 口服，每日一次，共 10～22 天。最后 7～10 日每日加用甲羟孕酮（安宫黄体酮）10 mg 口服，停药后来月经，并于月经的第 5 天重复上述用药。适用于不需生育的Ⅱ度闭经患者，以维持健康的生理需要。②戊酸雌二醇 2 mg/d，口服，一个周期共 21 天。最后 7～10 天每日加用甲羟孕酮（安宫黄体酮）10 mg 口服，停药后来月经，并于月经的第五日重复上述用药。适用于有生育需要的患者，维持子宫发育作的受孕准备。

（2）单用孕激素：Ⅰ度闭经患者每隔 30～40 天肌内注射黄体酮，每日 20 mg，共 5 日；或口服甲羟孕酮每日 10 mg，共 10 日。

（3）避孕药疗法：可以使用复方口服避孕药（雌孕激素合剂）周期性治疗，3～6 周期为一个疗程。特别适用于多囊卵巢综合征患者或胰岛素抵抗的高雄激素血症患者。

2. 氯米芬（克罗米芬）

氯米芬为 62% 顺式和 38% 反式两种异构体的消旋混合物，顺式具较强抗雌激素效应，反式具较强雌激素活性。其在下丘脑部位阻断内源性雌激素的负反馈作用，使 GnRH 分泌增加，促 FSH 分泌而促使卵泡发育、成熟和排卵，其主要对象为具有一定雌激素水平的无排卵患者。于月经或撤药性出血的第 5 天开始，每天口服 50 mg，共 5 天，一般在停药后 7 天出现排卵前的中期 LH、FSH 峰。若出现排卵，则下一周期剂量不变，连续应用 3 个周期，若为生育，可连续使用 6～8 个周期。若无排卵则下一周期每天增加 50 mg（即 100 mg/d），连服 5 天。每一周期如此递增，直至 200～250 mg/d。

3. 垂体促性腺激素（GnH）疗法

适用于垂体促性腺激素功能低下的闭经，首先用促使卵泡生长发育的制剂（从绝经妇女小便中提纯的卵泡成熟激素 HMG），剂量从每天 75～150 IU 开始。3～5 天后按 E_2 水平（或宫颈评分）或卵泡启动情况调整用量。若 E_2 未倍增，可增加 50%～100% 的剂量；若有效应按原剂量继续使用。一般为 7～14 天，待卵泡接近成熟水平时用绒毛膜促性腺激素（hCG），肌内注射 5 000～10 000 IU 以促排卵。

4. GnRH 或 GnRH 类似物（GnRHa）

GnRH 是促性腺激素释放激素不足闭经者的首选药物，其最有效的给药途径是脉冲式的静脉或皮下注射，GnRH 5 μg/90 min 一次，GnRHa 1 μg/90 min 一次，以促使 H-P-O 轴功能的正常运转，从而恢复月经和排卵，使用时须用脉冲微泵设备。目前复旦大学上海医学院妇产科医院采用 GnRHa 5～10 μg，肌内注射，隔天一次。或在服用少量雌激素（己烯雌酚）周期疗法的中期给予 GnRHa 5～10 μg，肌内或静脉注射，以诱发 LH 峰。

5. 甲状腺激素、肾上腺皮质激素及性激素替代疗法

适用于腺垂体功能衰退引起的多腺体功能减退者。

（三）溴隐亭

适用于存在高泌乳素血症患者，起始剂量为0.625～1.25 mg，每日 1 次，逐渐加量至最低有效剂量维持，通常为 2.5～10 mg，能抑制 PRL 的分泌，恢复卵巢功能。

（四）手术和放射疗法

适用于下丘脑和垂体肿瘤。多囊卵巢综合征者在药物治疗均失败后可考虑行双侧卵巢楔形切除术或卵巢打孔术，但近来很少采用。

第三节　空泡蝶鞍综合征

空泡蝶鞍综合征（ESS）系因鞍膈缺损或垂体萎缩，蛛网膜下隙在脑脊液压力下疝入鞍内，其中脑脊液填充，致蝶鞍扩大、变形，垂体受压变平而产生的一系列临床表现。空泡蝶鞍综合征于 1951 年由 Busch 首先报道，临床表现主要包括头痛、高血压、肥胖、内分泌功能紊乱、视力减退和视野缺损，部分患者可有脑脊液鼻漏。可分两类：非手术或放射治疗引起而无明显病因可寻者为“原发性空泡蝶鞍综合征”；发生在鞍内或鞍旁手术或放射治疗后者为“继发性空泡蝶鞍综合征”。原发性 ESS 很常见，尸体解剖的发现率在 5.5%～23%。

一、病因与发病机制

（一）原发性空泡蝶鞍综合征

病因至今尚未阐明，可有下列数种因素：

1. 鞍膈的先天性发育缺陷

Busch 尸检 788 例中，发现仅有 41.5% 鞍膈完整，21.5% 鞍膈为 2 mm 宽的环，5.1% 鞍膈完全缺如，而在该组织中，因鞍膈缺损致原发性空泡蝶鞍的发病率为 5.5%。鞍膈不完整或缺如，在搏动性脑脊液压力持续作用下使蛛网膜下隙疝入鞍内，以致蝶鞍扩大，骨质吸收，脱钙，垂体受压萎缩而成扁平状贴于鞍底。

2. 慢性颅内高压

即使颅内压正常，也可因鞍膈缺损，正常搏动性脑脊液压力可传入鞍内，引起蝶鞍骨质的改变。Foley 认为慢性颅内压增高造成空泡蝶鞍的可能性最大。

3. 鞍区的蛛网膜粘连

是本病发生的重要因素之一，可能因鞍区局部粘连使脑脊液引流不畅，即在正常的脑脊液搏动性压力作用下，冲击鞍膈，逐渐使其下陷、变薄、开放，待鞍膈开放（缺损）达一定程度后，蛛网膜下隙及第三脑室的前下部可疝入鞍内。

4. 妊娠期垂体增生肥大

在妊娠期垂体呈生理性肥大，可增大 2～3 倍，多胎妊娠时垂体继续增大，妊娠中垂体变化有可能把鞍膈及垂体窝撑大，于分娩后哺乳期垂体逐渐回缩，使鞍膈孔及垂体窝留下较大空间，有利于蛛网膜下隙疝入鞍内。原发性空泡蝶鞍多见于多胎妊娠的中年妇女可能与此有关。有内分泌靶腺（性腺、甲状腺、肾上腺）功能减退或衰竭者垂体可增生肥大，用相应靶腺激素替代治疗后，可使增生的垂体回缩，从而产生空泡蝶鞍。

5. 垂体病变

因垂体供血不足而引起垂体梗死而致本病。垂体瘤或颅咽管瘤发生囊性变，此囊可破裂与蛛网膜下腔交通而致空泡蝶鞍。此外，垂体瘤自发变性坏死可致鞍旁粘连或引起蛛网膜下隙疝入鞍内。多数原发性 ESS 患者存在垂体抗体，提示淋巴细胞性垂体炎可使垂体萎缩而形成 ESS。

6. 鞍内非肿瘤性囊肿

可由垂体中间部位雷斯克袋的残留部钙化而来。

（二）继发性空泡蝶鞍综合征

因鞍内或鞍旁肿瘤，经放射治疗或手术后发生。

二、临床表现

国内报告的原发性空泡蝶鞍综合征中男性略多于女性，年龄在 15 ~ 63 岁，以 35 岁以上者居多，常见有头痛、肥胖、视力减退和视野缺损，伴颅内压增高，少数患者有内分泌失调，以性功能减退为主。偶有出现下丘脑综合征者。

（一）头痛和视野缺损

多见于女性（约占 90%），尤以中年以上较胖的多胎产妇为多。头痛是最常见的症状，有时剧烈，但缺乏特征性，可有轻中度高血压。少数患者有视力减退和视野缺损，可呈向心性缩小或颞侧偏盲。少数患者有良性颅内压增高（假性脑肿瘤），可伴有视盘水肿及脑脊液压力增高。部分患者有脑脊液鼻漏，发生原因可能是脑脊液压力短暂升高，引起蝶鞍和口腔之间胚胎期留下的通道开放。少数患者伴有垂体功能低下，可呈轻度性腺和甲状腺功能减退及高泌乳素血症。神经垂体功能一般正常，但在个别小儿中可出现尿崩症。儿童中可伴有骨骼发育不良综合征。

（二）垂体功能异常

由于 ESS 时垂体受压，20% ~50% 的患者可有不同程度的垂体功能受损。5% 的患者有部分垂体功能减退，25% 的患者垂体功能完全减退，10% 存在高泌乳素血症。近年来报道在空泡蝶鞍综合征中进行全面的垂体激素测定及垂体储备功能试验发现在部分患者中显示一种或多种的分泌激素异常，其中 ACTH、皮质醇、TSH、T_4、LH、FSH、T 或 GH（尤其在小孩中）的降低，而 PRL 升高。腺垂体储备功能试验可呈现多种腺垂体激素对下丘脑释放激素的刺激无反应。提示腺垂体激素储备功能有缺陷。

（三）其他表现

肥胖、高血压在女性患者中多见，少数患者有甲状腺功能减退、性功能低下、精神异常（如焦虑或抑郁行为异常）等表现。

三、诊断与鉴别诊断

病史中注意询问有关造成空泡蝶鞍综合征的病因资料，结合临床表现和鞍区 CT、MRI 检查可明确诊断。

（一）头颅平片

显示蝶鞍扩大，呈球形或卵圆形。大部分患者的蝶鞍骨质有吸收，蝶鞍背后床突可近于消失，颅骨其他结构可有轻度骨吸收，此与慢性颅内压增高有关。

（二）CT 扫描

可显示扩大的垂体窝，鞍内充满低密度的脑脊液，受压变扁的垂体呈新月状位于鞍窝后下部或消失不见，形成特征性的“漏斗征”。

（三）MRI 检查

垂体组织受压变扁，紧贴于鞍底，鞍内充满水样信号物质，垂体柄居中，鞍底明显下陷。

（四）放射性核素造影

伴脑脊液鼻漏时，可行放射性核素脑池造影检查。

鉴别诊断须除外垂体肿瘤等引起的慢性颅压增高症。空泡蝶鞍综合征的X线平片表现易与鞍内肿瘤或慢性颅压增高引起的蝶鞍扩大相混淆。鞍内肿瘤蝶鞍扩大伴变形，呈杯形、球形或扁平形，鞍结节前移，鞍底下陷，鞍背后竖，故典型的鞍内肿瘤不难与本病区别，部分球形扩大的病例，则鉴别较难；慢性颅压增高引起的蝶鞍扩大，常伴骨质吸收，也难与本病区别，最后须经CT及MRT等检查确诊。近年来，有学者用放射免疫法测定血浆和脑脊液中的腺垂体和靶腺激素以助诊断，原发性空泡蝶鞍综合征患者的腺垂体功能多较正常，脑脊液中不能测出垂体激素。但垂体瘤不同，因其常向鞍上扩展，破坏血-脑屏障，使腺垂体激素从血管进入脑脊液，因此脑脊液中垂体激素浓度升高。

四、治疗

主要根据临床表现确定。一般认为如症状轻微无需特殊处理，但如有视力明显障碍者应行手术探查，若系视神经周围粘连，行粘连松解术，可使视力有一定程度的改善。有学者提议用人造鞍膈治疗。并发脑脊液鼻漏者，经蝶鞍入路手术，用肌肉和移植骨片填塞垂体窝。对非肿瘤性囊肿，可将囊肿打开，部分切除囊肿包膜。如伴有内分泌功能低下，则酌情予以替代治疗。如腺垂体激素储备功能有缺陷者，尽管这些患者临床上无腺垂体功能减退的表现，也应加强随访并及时进行激素的替代治疗。如PRL增高者，可用溴隐亭治疗。

第四节　巨人症和肢端肥大症

巨人症和肢端肥大症系腺垂体生长激素（GH）细胞腺瘤或增生，分泌生长激素过多，引起软组织、骨骼及内脏的增生肥大及内分泌代谢紊乱。95%的本症患者存在垂体生长激素腺瘤。临床上以面貌粗陋、手足厚大、皮肤粗厚、头痛眩晕、蝶鞍增大、显著乏力等为特征。发病在青春期前，骺部未闭合者为巨人症；发病在青春期后，骺部已闭合者为肢端肥大症。巨人症患者有时在骨骺闭合后继续受生长激素过度刺激可发展为肢端肥大性巨人症。本病并不罕见，手术患者GH瘤占6%。男女之比为1.1∶1。发病年龄在肢端肥大症中以31～40岁组最多，21～30岁、41～50岁组次之。

一、病因与病理

巨人症患者垂体大多为生长激素细胞增生，少数为腺瘤；肢端肥大症患者垂体内大多为生长激素细胞腺瘤，少数为增生，腺癌罕见。近年发现，在约40%GH腺瘤细胞中，介导跨膜信息传递的兴奋性三磷酸鸟苷（GTP）结合蛋白α亚单位（$G_s\alpha$）发生突变，使GH的合成和分泌增加，导致GH细胞的增生，久之形成肿瘤，发生$G_s\alpha$突变的基因被称为生长刺激蛋白（gsp）癌基因。也有学者认为肢端肥大症可能系下丘脑生长激素释放抑制激素不足或生长激素释放激素过多，使垂体生长激素细胞受到持久的刺激，形成肿瘤。垂体常肿大，引起蝶鞍扩大变形，鞍壁及前后床突受压迫与侵蚀；毗邻组织亦受压迫，尤其是垂体本身、视交叉及第三脑室底部下丘脑更为显著。腺瘤直径一般在2 cm左右，大者可达4～5 cm，甚而引起颅内压增高。晚期肿瘤内有出血及囊样变化，使腺功能由亢进转为减退。

内分泌系统中，肾上腺、甲状腺、甲状旁腺都有增生和腺瘤，生殖腺早期增生，继以萎缩，晚期病例肾上腺和甲状腺亦萎缩，胸腺呈持久性增大。内脏方面，心、肝、肺、胰、肾、脾皆巨大，肠增长，淋巴组织增生。骨骼系统病变常颇明显，有下列特征：巨人症的长骨增长和增大，肢端肥大症的长骨骨骺部加宽，外生骨疣。颅骨方面的变化除两侧鼻窦皆增大外，巨人症患者仅见全面性增大；肢端肥大症患者头颅增大，骨板增厚，以板障为著，颧骨厚大，枕骨粗隆增粗突出，下颌骨向前下伸长，指（趾）端增粗而肥大。脊柱骨有多量软骨增生，骨膜骨化，骨质常明显疏松，引起脊柱骨楔状畸形，腰椎前凸与胸椎后凸而发生佝偻。

二、分类

根据临床表现及病理学特征可将垂体 GH 腺瘤分为两类：一类表现为瘤体小、生长慢、细胞分化好、细胞内颗粒多、临床过程隐匿，而对生长抑素的反应好，*gsp* 癌基因检测阳性率高；第二类表现为瘤体大、进展快、分化差，仅有散在颗粒及较易复发，GH 水平较高。

三、病理生理

本病主要病理由于生长激素分泌过多所致，正常成人血浆生长激素浓度基值为 3 ~ 5 μg/L，而本病患者可高达 100 ~ 1 000 μg/L。治疗后可下降至正常水平。过多的生长激素可促进机体蛋白质等合成性代谢，有氮、磷、钾的正平衡，钙的吸收增加，钠也趋正平衡。表现为全身软组织、脏器及骨骼的增生肥大，其骨与软骨的改变主要由于 GH 诱导的类胰岛素生长因子 1（IGF-1）所介导。血中的 IGF-1 主要来源于肝脏，GH 本身对各种组织的细胞分化也有刺激作用；糖代谢方面有致糖尿病倾向，降低胰岛素降血糖的敏感性，脂肪代谢方面有促进脂肪动员及分解作用以致血浆游离脂肪酸增高，生酮作用加强。此外，本症中尚有泌乳激素、促性腺激素等影响。早期垂体功能显著亢进，晚期部分激素分泌功能衰退，尤其是促性腺激素等衰退较明显，形成了本病的复杂症群。

四、临床表现

（一）巨人症

单纯的巨人症较少见，成年后半数以上继发肢端肥大症，临床表现可分两期。

1. 早期（形成期）

发病多在青少年期，可早至初生幼婴，本病特征为过度的生长发育，全身成比例地变得异常高大魁梧，远超过同年龄的身高与体重。躯干、内脏生长过速，发展至 10 岁左右已有成人样高大，且可继续生长达 30 岁左右，身高可达 210 cm，肌肉发达、臂力过人，性器官发育较早，性欲强烈，此期基础代谢率较高，血糖偏高，糖耐量减低，少数患者有继发性糖尿病。

2. 晚期（衰退期）

当患者生长至最高峰后，逐渐开始衰退，表现为精神不振、四肢无力、肌肉松弛，背部渐成佝偻，毛发渐渐脱落，性欲减退，外生殖器萎缩；患者常不生育，智力迟钝，体温下降，代谢率减低，心率缓慢，血糖降低，糖耐量增加。衰退期历时 4 ~ 5 年，患者一般早年夭折，平均寿限二十余岁。由于抵抗力降低，易死于继发感染。

（二）肢端肥大症

起病大多数缓慢，病程长。症状也分两期：

1. 形成期

一般始自 20 ~ 30 岁，最早表现大多为手足厚大，面貌粗陋，头痛疲乏，腰背酸痛等症状，患者常诉鞋帽、手套变小，必须时常更换。当症状发展明显时，有典型面貌。由于头面部软组织增生，头皮及脸部皮肤增粗增厚，额部多皱褶，嘴唇增厚，耳鼻长大，舌大而厚，言语常模糊，音调较低沉。加以头部骨骼变化，脸部增长，下颌增大，眼眶上嵴、前额骨、颧骨及颧骨弓均增大、突出，牙齿稀疏，有时下切牙处于上切牙前，容貌趋丑陋。四肢长骨虽不能增长，但见加粗，手指、足趾粗而短，手背、足背厚而宽。脊柱骨增宽，且因骨质疏松发生楔形而引起背部佝偻后凸、腰部前凸的畸形，患者易感背痛。皮肤粗糙增厚，多色素沉着，多皮脂溢出，多汗，毛发增多，呈现男性分布。男性患者性欲旺盛，睾丸胀大；女性经少或经闭、乳房较发达，泌乳期可延长至停止哺乳后数年之久，有时虽无妊娠也会出现持续性自发泌乳，甚至见于男性患者。神经肌肉系统方面有：不能安静、易怒、暴躁、头痛、失眠、神经紧张、肌肉酸痛等表现。头痛以前额部及双侧颞部为主。嗜睡，睡眠时间延长。约 30% 患者因软组织肿胀，压迫正中神经，引起腕管综合征。常伴有多发性神经炎病变。心血管疾病是肢端肥大症致死的主要原因之一，可有高血压、心脏肥大、左心室功能不全、心力衰竭、冠状动脉硬化性心脏病及心律不齐等。由于患者气管受阻，临床上可表现呼吸睡眠暂停综合征。内脏普遍肥大，胃肠道息肉和癌症发生率增加。糖尿病症群为本症中重要表现，称为继发性糖尿病，144 例中有糖尿病者占 24%，其中少数病例对胰岛素有抵抗性。甲状腺呈弥漫性或结节性增大，基础代谢率可增高达 +20% ~ +40%，但甲状腺功能大多正常，基础代谢率增高可能与生长激素分泌旺盛促进代谢有关。血胆固醇、游离脂肪酸常较高，血磷于活动期偏高，在 1.45 ~ 1.78 mmol/L，可能是生长激素加强肾小管对磷的重吸收所致，血钙与碱性磷酸酶常属正常。X 线检查示颅骨蝶鞍扩大及指端丛毛状等病变，磁共振示垂体瘤。病程较长，大多迁延十余年或二三十年之久。

2. 衰退期

当病理发展至衰退期时患者表现为精神萎靡，易感疲乏，早期多健忘，终期多精神变态。皮肤、毛发、肌肉均发生衰变。腺瘤增大可产生腺垂体本身受压症群，如性腺、甲状腺或肾上腺皮质功能低下；垂体周围组织受压症群，如头痛、视野缺损、视力减退和眼底改变、下丘脑综合征、海绵窦综合征、脑脊液鼻漏、颅内压增高症等。

一般病例晚期因周围靶腺功能减退，代谢紊乱，抵抗力低，大多死于继发感染以及糖尿病并发症、心力衰竭及颅内肿瘤的发展。

五、诊断与鉴别诊断

（一）诊断

根据特殊的外貌，随机 GH 水平 >0.4 μg/L 或口服葡萄糖抑制试验 GH 谷值 >1.0 μg/L，影像学检查发现垂体占位，诊断本症并不困难。

1. 体征

典型面貌，肢端肥大等全身征象。

2. 内分泌检查

（1）血 GH 测定：明显升高，随机 GH >0.4 μg/L。由于 GH 呈脉冲式分泌，波动范围大，可以低至测不出，或升高大于 30 μg/L，单次血 GH 测定对本症诊断价值有限。24 小时血 GH 谱测定能很好地反映机体 GH 分泌情况，但测定复杂且患者难以接受，一般用于科研。

（2）血 IGF-1 测定：高于年龄和性别匹配的正常值范围。空腹血 IGF-1 与疾病活动度和 24 小时血 GH 整合值有很好的相关性，并较血 GH 测定更为稳定。临床怀疑肢端肥大症或巨人症的患者应首先测定血 IGF-1。血 IGF-1 是目前肢端肥大症与巨人症诊断、疾病活动度及疗效观察的重要指标。

（3）血 IGF 结合蛋白（IGFBP）测定：主要是 IGFBP3 明显升高，但诊断价值有限。

（4）口服葡萄糖抑制试验：是目前临床最常用诊断 GH 瘤的试验。一般采用口服 75 g 葡萄糖，分别于 0、30、60、90、120、180 分钟采血测定血 GH 水平。口服葡萄糖后，血清 GH 谷值在 1 μg/L 以下，本症患者口服葡萄糖不能抑制 GH，GH 水平可以升高、无变化，或约有 1/3 的患者可有轻度下降。

（5）GHRH 兴奋试验和 TRH 兴奋试验：国外资料报道仅约 50% 患者有反应，临床很少使用。

（6）血 GHRH 测定：有助于诊断异位 GHRH 过度分泌导致的肢端肥大症和巨人症，准确性高。血浆 GHRH 水平在外周 GHRH 分泌肿瘤中升高，垂体瘤患者中则正常或偏低，下丘脑 GHRH 肿瘤患者血浆 GHRH 水平并不升高。此病因罕见，临床极少应用。

（7）钙磷测定：高血磷、高尿钙提示疾病活动，高血钙、低血磷须除外 MEN_1。

（8）其他垂体激素测定：肿瘤压迫发生腺垂体功能减退时可有相应垂体激素及其靶腺激素的降低。肿瘤压迫垂体柄或自身分泌 PRL 时可有 PRL 升高。

3. 影像学检查

（1）颅骨 X 线检查：肿瘤较大者可有蝶鞍扩大、鞍床被侵蚀的表现。由于 CT 和 MRI 的普及，目前已较少使用。

（2）CT 检查：垂体大腺瘤一般头颅 CT 平扫即可有阳性发现，微腺瘤须作冠状位薄层平扫及增强。

CT 对垂体微腺瘤诊断价值有限，阴性结果也不能完全排除垂体微腺瘤。但 CT 对骨质破坏及钙化灶的显示优于 MRI。

（3）MRI 检查：对垂体的分辨率优于 CT，有助于微腺瘤的诊断，并有助于了解垂体邻近结构受累情况或与其他病变相鉴别。一般采用冠状面或矢状面薄层成像。

（4）生长抑素受体显像：不仅可以用于 GH 瘤的诊断，还可以预测患者对生长抑素的治疗反应。

（5）其他部位 CT 检查：有助于诊断或除外垂体外肿瘤。

（二）鉴别诊断

1. 类肢端肥大症

体质性或家族性，本病从幼婴时开始，有面貌改变，体形高大类似肢端肥大症，但程度较轻，蝶鞍不扩大，血中 GH 水平正常。

2. 手足皮肤骨膜肥厚症

以手、足、颈、脸皮肤肥厚而多皱纹为特征，脸部多皮脂溢出、多汗，胫骨与桡骨等远端骨膜增厚引起踝、腕关节部显著肥大症，但无内分泌代谢紊乱，血中 GH 水平正常。蝶鞍不扩大，颅骨等骨骼变化不显著为重要鉴别依据。

此外，如空泡蝶鞍、类无睾症及异位生长素瘤也须加以鉴别。

六、治疗

治疗目标是要降低疾病相关的致残率，使死亡率恢复到正常人群水平。即通过安全的治疗手段，减轻肿瘤造成的不良影响或消除肿瘤，GH 和 IGF-1 恢复至正常，并避免垂体功能减退。目前公认的治愈标准为：①口服葡萄糖抑制试验 GH 谷值 $<1.0\ \mu g/L$。②IGF-1 恢复到与年龄和性别相匹配的正常范围内。③影像学检查肿瘤消失，无复发。目前主要治疗手段包括手术治疗、药物治疗和放疗。手术治疗是首选治疗，药物治疗与放疗一般作为辅助治疗。

（一）手术治疗

外科切除分泌 GH 的腺瘤是多数患者的首选治疗。主要包括经蝶垂体瘤摘除术和经额垂体瘤摘除术。微腺瘤的治愈率约 70%，大腺瘤的治愈率不到 50%。软组织肿胀在肿瘤切除后迅速得到改善。

（二）药物治疗

1. 生长抑素（SST）类似物

常用药物包括奥曲肽及其长效制剂以及兰瑞肽、SOM230 等。作用机制为结合 SST 受体（SSTR，以 SSTR2 和 SSTR5 为主），抑制细胞内腺苷酸环化酶，减少 cAMP 的产生，从而抑制 GH 的分泌和细胞增殖。其临床疗效包括抑制 GH 和 IGF-1 水平，改善头痛和肢端肥大症状及缩小瘤体等。对这种类似物无效的患者不到 10%。疗效不佳（SST 抵抗）的原因可能是 SSTR 突变，有学者发现在基因组和肿瘤 DNA 的 *SSTR5* 基因存在两处 C→T 突变，使 SST 无法发挥正常作用。

（1）奥曲肽长效制剂（Octreotide LAR）：Octreotide LAR 作用时间较长，约 4 周。每次肌内注射 20 mg，注射间隔一般为 28 天，6 个月后 GH 水平由 $27.6\ \mu g/L$ 降到 $(5.03 \pm 5.38)\ \mu g/L$，IGF-1 由 $(889.55 \pm 167.29)\ \mu g/L$ 降到 $(483.0 \pm 239.71)\ \mu g/L$，66% 的患者肿瘤体积缩小。

（2）兰瑞肽：兰瑞肽作用时间稍短，约为 10 天。每次 60 mg，每月注射 3 次，如疗效不明显，可将注射间期缩短至 1 周。报道 92 例肢端肥大症患者应用兰瑞肽平均治疗 24 个月后，有 88% 患者的 GH、65% 患者的 IGF-1 降至正常范围，且 IGF-1 恢复正常的患者比例从第 1 年的 49% 逐渐增至第 3 年的 77%，近半数患者的瘤体积缩小。

（3）SOM230：SOM230 是一种新的 SST 类似物，半衰期 23 小时。其对 SSTR1、SSTR3、SSTR5 的结合力分别是奥曲肽的 30、5、40 倍，较奥曲肽对 GH/PRL 瘤和 PRL 细胞的抑制作用（主要通过 SSTR5 介导）更强。

生长抑素类似物在大多数患者耐受性良好。不良反应多是短期的，且多数与生长抑素抑制胃肠活动和分泌相关。恶心、腹部不适、脂肪吸收不良、腹泻和肠胃胀气发生于1/3的患者，这些症状多在两周内缓解。奥曲肽抑制餐后胆囊的收缩，延缓胆囊的排空，高达30%的患者长期治疗后发生胆囊泥沙样回声或无症状的胆囊胆固醇结石。

2. GH受体拮抗剂

培维索孟是第一个用于临床的GH受体拮抗剂，它能阻断GH受体二聚体的形成，从而阻止GH的外周作用。还可使IGF-1水平降至正常，显著缓解症状和体征，纠正代谢紊乱，且不良反应轻微。但对肿瘤体积没有减少作用，应使用IGF-1作为疗效衡量指标。该药适用于对SST类似物抵抗或不耐受的患者。

3. 多巴胺激动剂

多巴胺激动剂一般用于伴高分泌PRL的垂体瘤，但对于GH的分泌也有一定抑制作用，溴隐亭可以抑制部分肢端肥大症患者的GH过度分泌，但剂量较大。64.5%肢端肥大症患者口服溴隐亭2.5 mg后生长激素浓度减少50%以上，通常每天5～10 mg可达满意疗效。溴隐亭的降血糖作用是通过抑制脂肪分解及减少肝糖原释放，减少甘油三酯的转化及氧化，从而改变糖耐量及胰岛素释放曲线而达到降糖作用的，并通过增加中枢（下丘脑）和周围靶器官多巴胺和去甲肾上腺素的活性比值来影响代谢神经内分泌组织的。美国FDA批准溴隐亭速释片治疗2型糖尿病。肢端肥大症患者口服溴隐亭后糖代谢异常改善。

（三）放射治疗

包括常规放疗、质子刀、X刀和γ刀，表5-1概括了不同方法的优缺点。放射治疗常作为辅助治疗手段。放射治疗起效慢，50%的患者需要至少8年才能使GH水平降到5 μg/L以下；18年后有90%的患者能够抑制到此水平，但是GH抑制欠佳。在放疗效果达到最大之前，患者可能需要数年的药物治疗。多数患者还可发生下丘脑垂体损害，在治疗后10年内发生促性腺激素、ACTH和（或）TSH不足。有生育要求的患者不适用放射治疗。放射治疗的并发症主要包括脱发、颅神经麻痹、肿瘤坏死出血、垂体功能减退，偶尔可发生失明、垂体卒中和继发性肿瘤。

表5-1　几种不同的垂体放射治疗的比较

放射治疗名称	优点	缺点
常规放疗	可用于邻近视交叉的肿瘤	治疗次数多，需20～30次，达到缓解的时间长，10～20年
质子刀	单次或分次	配备的单位不多 肿瘤距视交叉必须大于5 mm
X刀	单次或分次	肿瘤距视交叉必须大于5 mm
γ刀	单次，起效较快，1～3年	配备的单位不多 肿瘤距视交叉必须大于5 mm

本症患者须长期随访。手术治疗后，患者应每3个月接受一次随访直到生化水平得到控制。其后，每半年进行一次激素评估。达到治愈标准的患者，每1～2年进行一次MRI检查。对于未能达到治愈标准的患者或需要激素替代的患者，应每半年进行一次视野检查和垂体储备功能检查，每年进行一次MRI检查，并对临床表现、内分泌代谢表现进行评估。对年龄超过50岁的患者和患有息肉病的患者应进行乳房检查和结肠镜检查。

第五节　高泌乳素血症和泌乳素瘤

一、高泌乳素血症

高泌乳素血症（HPRL）是指各种原因引起血清泌乳素（PRL）水平持续显著高于正常值，并出现以性腺功能减低、泌乳与不育为主要表现的病症；是最常见的下丘脑—垂体轴（HPA）异常的内分泌系统疾病，女性多见，育龄妇女 HPRL 的发生率高达 5% ~17%。PRL 是应激激素，正常人水平不恒定，其血清水平在各种生理情况及各种应激时变化甚大，可以说是腺垂体激素中影响因素最多、血清水平波动最大的激素。PRL 受下丘脑产生的多巴胺的张力性抑制，故其释放呈脉冲性，与其他腺垂体激素一样，有昼夜节律，入睡后逐渐升高，觉醒前 1 小时左右达高峰，醒后渐渐下降，下午 2 点降至一天中的谷值，所以白天分泌低于夜间。

PRL（标记免疫分析）正常值：女性为 1 ~25 μg/L，男性 1 ~20 μg/L，不同的实验室略有差别。

（一）病因

PRL 分泌受下丘脑 PRL 释放因子（PRF）和 PRL 释放抑制因子（PIF）调节，正常时下丘脑弓状核结节漏斗部肽能神经元释放的多巴胺（DA）是一种 PIF，张力性抑制调节占优势。任何干扰下丘脑 DA 合成、干扰 DA 由垂体-门脉系统向垂体输送，以及干扰 DA 与 PRL 细胞 DA 受体（D_2）结合（此种特异结合可抑制 PRL 的分泌与释放）的种种因素均可减弱抑制性调节而引起 HPRL，其原因可归为生理性、病理性、药理性和特发性四类。

1. 生理性

生理因素可以引起 PRL 短暂升高：排卵期和妊娠时升高的雌激素水平抑制 DA 对 PRL 细胞的效应，妊娠后期再度增高的雌激素水平促使 PRL 细胞分泌大量 PRL（可高于正常 10 倍以上），从而催乳；乳头刺激（哺乳期）直接促使垂体 PRL 分泌；此外，强体力运动、低血糖、睡眠后期、婴儿出生后 2 ~3 个月等均可使 PRL 生理性轻度升高（ <100 μg/L），可恢复正常（呈波动性下降）。

2. 药理性

增强 PRF 或拮抗 PIF 的物质可减弱 DA 的张力抑制，如雌激素（包括口服避孕药，尤长期使用）、TRH 与血管活性肠肽（VIP）；各种 DA 拮抗剂如吩噻嗪类（如氯丙嗪、奋乃静）；丁酰苯类（如氟哌啶醇）等抗精神药；三环类（如丙咪嗪、氯丙咪嗪、阿米替林、阿莫沙平）与单胺氧化酶抑制剂（如苯乙肼）等抗抑郁药；西咪替丁等 H_2 受体阻断药静脉用药；维拉帕米、甲基多巴、利血平等心血管药，甘草、甲氧氯普胺与舒必利、阿片制剂以及某些尚不为人熟知的新药均可通过拮抗 PIF 与增强 PRF 或在 DA 受体水平加强 DA 类作用而促进 PRL 分泌。

3. 病理性

主要是各种引起 HPA 功能紊乱的疾病，包括下丘脑和垂体疾病如泌乳素瘤、GH 瘤、ATCH 瘤、空泡蝶鞍综合征、垂体柄病变、颅咽管瘤、脑脊髓辐射、原发性甲状腺功能减退，以及一些非内分泌疾病，如足以引起传入神经兴奋的胸壁病变与脊索疾病、慢性肾衰竭、严重肝病等。临床上在作出病理性 HPRL 诊断时必须除外引起 PRL 增高的其他原因。部分患者伴月经紊乱而 PRL 常 >100 μg/L，病程较长而临床症状不明显的患者，须警惕“潜隐性微 PRL 瘤”可能，随访可发现 PRL 升高，影像学复查出现阳性变化。

4. 特发性 HPRL 与巨 PRL 血症

凡不属于上述四类而原因未明者，其中经数年随访并无临床症状和影像学证据有可能为“特发性 HPRL”；部分病例可能为“巨 PRL 血症”。人体血清中 PRL 存在多种形式，大量存在的是“小 PRL”，其分子量为 23 kDa，实际上是 PRL 单体；并有少量“大 PRL”，分子量为 50 ~60 kDa，而 10% ~26% HPRL 可为“巨 PRL”，其分子量为150 ~170 kDa。巨 PRL 是由 PRL 单体与自身抗体形成的一种高分子量“PRL-IgG 免疫复合物”，其肾清除减少而在血中积聚形成巨 PRL 症。这种复合物无 PRL 的生理活性。在临床上往往造成误诊和处理不当。当 PRL 水平增高而临床症状缺如（或不典型），怀疑巨 PRL 血症时，可同时测定聚乙醇处理前后的患者血清 PRL 水平，巨 PRL 血症标本经此处理后 PRL 水平下降达 40%。

（二）发病机制

药理性机制已见上述。病理性 HPRL 发病机制可有下述数种：①下丘脑 PIF 不足或下达至垂体受阻，使垂体 PRL 细胞所受的正常性抑制性调节解除，见于下丘脑或垂体病变，常伴全腺垂体功能减退或垂体柄由于外伤或手术而受损。在原发性甲状腺功能减退时 TRH（作为 PRF）可显著增高而消除 DA 对 PRL 的抑制。②PRL 细胞单克隆株自主性高分泌，如 PRL 瘤以及“内分泌伴癌综合征”，但其分泌无脉冲性，正常的睡眠醒觉周期、雌激素诱导等周期模式消失。③传入神经增强的刺激可加强 PIF 作用，见于各类胸壁炎症性、创伤性及肿瘤性疾病，以及脊索病变。④PRL 肾脏降解受损（见于肾衰竭），或肝性脑病时假神经递质形成，从而 PIF 作用减弱（见于严重肝病）。

（三）临床表现

1. 溢乳、闭经/性腺功能减退与不育

HPRL 不管其病因如何，在育龄妇女均可有溢乳、闭经（或少经）与不育。据统计，约 1/3 闭经病例是 HPRL，闭经伴溢乳的患者中，HPRL 高达 70%，无排卵妇女 15% 为 HPRL，伴溢乳的无排卵者 43% 为 HPRL。高水平 PRL 可抑制卵巢颗粒细胞产生孕激素，也促使下丘脑 DA 代偿性增加（特别是 PRL 瘤患者）而抑制 LRH 和 LH 分泌，从而抑制排卵。临床上轻度非持续性高 PRL 水平（PRL 常 <100 μg/L）患者可因 LRH 的不同程度受抑，虽有正常月经周期但无排卵；也可因黄体发育不良（黄体期短）而月经频繁（常无排卵，仅偶有排卵）。随着 PRL 水平的显著升高，可竞争抑制 GnH 与卵巢 GnH 受体的结合出现月经稀少与闭经。PRL 瘤患者 90% 有溢乳，双侧或单侧，多为挤压性溢乳，可为暂时或间歇性，少数量多自发溢出，乳汁呈白色或黄色。溢乳与闭经常是本症的主要表现和女性患者就诊的原因。溢乳需要与乳腺管内乳头状瘤或癌所产生的乳头溢液鉴别。血 PRL 升高伴闭经但无溢乳者，则须考虑全腺垂体功能减退或长期缺乏 E_2。垂体 PRL 瘤引起的 HPRL 本身即可引起血清 E_2 低下，并可有相应症状。少数（5% ~7%）的 PRL 瘤患者可表现为原发性闭经，伴有血清去氢异雄酮增高，此类患者可有多毛症、水滞留、体重增加、焦虑与抑郁。其中 60% 患者有性欲减退或消失。

男性患者常有血清睾酮降低，精子数减少或消失而致不育，常有性欲减退或消失，可有不同程度的勃起功能障碍，常被患者与医生所忽略。1/3 男性患者可有少量挤压性溢乳。

青少年起病者可青春期延迟，如为大腺瘤则可影响生长。

2. 骨质疏松

无论男性或女性，HPRL 可使骨密度进行性减少，以致骨质疏松，可随 PRL 与性激素水平正常而好转。

（四）诊断

1. 病史和体检

注意有关的特殊症状，如女性出现闭经、溢乳、不育三联症，男性出现性腺功能减退、勃起功能障碍和溢乳等，并须详细了解患者的月经史、生育史、哺乳史、药物服用史，以及神经系统症状（有无头痛、视力和视野改变）和疾病史；也要注意除外生理性、药理性因素，以及其他现患病与高泌乳素血症的关系。体检要重点注意视野、视力、乳腺（是否有白色乳汁溢出，乳汁介于初乳与哺乳时乳汁之间，有时须挤压后才有乳汁溢出，少数患者可为单侧性）以及胸壁、男性性腺等变化。

2. 内分泌学检查

（1）PRL 测定及其动态试验：PRL >100 μg/L 者 PRL 瘤可能性很大，PRL 瘤越大，则 PRL 水平越高，>200 μg/L 者，常为大腺瘤（>10 mm）。轻度 PRL 增高（<60 μg/L）可能为应激或脉冲分泌峰值，可连续 3 天采血或同一天连续 3 次采血，每次相隔 1 小时，如此 3 次测定值可除外脉冲或应激，利于判断兴奋 PRL 分泌的药物，如 TRH、甲氧氯普胺、氯丙嗪、西咪替丁、精氨酸，或抑制 PRL 分泌的药物，如左旋多巴、溴隐亭等，可选择性地用以观察 PRL 的动态变化，PRL 瘤对上述兴奋剂与抑制剂无明显反应或反应减弱，有助于鉴别特发性 HPRL、生长激素瘤、ACTH 瘤与 PRL 瘤，但对特发性 HPRL 其鉴别价值不大。

（2）其他内分泌功能检查：甲状腺功能测定、促性腺激素与 E_2 和睾酮测定、GH 与 ACTH 测定、DHEA 测定等，在不同情况应选择进行，以助病因与病情判断。

3. 影像学检查

MRI 或 CT 检查以了解下丘脑或垂体的病变。

（五）治疗

不同病因制订不同治疗措施。异源 HPRL 应针对原发癌肿；药源性者停用相关药物；HPRL 且有性腺功能减退达 1～2 年，而影像学检查未能作出肯定垂体病变诊断者可应用溴隐亭等治疗以抑制 PRL 分泌与恢复性腺功能；PRL 瘤见下文；疑 PRL 瘤女性患者，禁用雌激素以免 PRL 瘤长大；口服避孕药后出现的 HPRL 如停药后仍然有临床症状，可使用促性腺素或氯底酚治疗，促使 HPA 轴生理功能的完全恢复；产后长期泌乳、闭经，而 PRL 增高者，可应用 CCP，但不宜久服以免 CCP 本身的 PRL 释放作用，可与维生素 B_6（为 DA 脱羧酶辅酶）口服（200～600 mg/d）；部分 HPRL 患者伴有 PCOS，经溴隐亭治疗 PRL 水平下降至正常后，可恢复排卵，3%～10% 仍无排卵者，可使用氯米芬（克罗米芬）治疗；“巨 PRL 血症”无须治疗。

二、泌乳素瘤

泌乳素瘤是最常见的功能性垂体瘤（约占半数），也是病理性 HPRL 最主要的原因。NIH 一项研究表明，美国人口 1/4 有垂体微腺瘤，其中 40% 为 PRL 瘤。伴有临床症状的垂体瘤约为 14/10 万人。PRL 瘤的大小与 PRL 分泌有关，通常肿瘤越大，PRL 水平越高。PRL 水平仅中等量增高（50～100 ng/mL）的垂体瘤可能为 PRL 混合瘤，其内分泌症状不同于单克隆 PRL 瘤。随着血清 PRL 测定以及 CT、MRI 等高分辨率影像学检查的广泛使用，临床上微 PRL 瘤确诊率已大为提高。

（一）发病机制

本病多见于 20～40 岁青壮年，女性显著多于男性。女性患者以微腺瘤常见，占 2/3，大腺瘤为 1/3，但绝经后女性患者以大腺瘤为主，男性患者几乎都是大腺瘤。PRL 瘤经长期药物治疗可明显钙化。PRL 瘤绝大多数为良性，PRL 细胞癌极少见。

PRL 瘤的发病机制尚未完全阐明，除了 PRF 与 PIF 调节紊乱外，PRL 分泌细胞本身功能缺陷及其影响因素尚待明确。临床和动物实验均已证实雌激素可促进 PRL 细胞增生及 PRL 的合成与分泌。正常女性妊娠后，随着雌激素水平升高，PRL 细胞可增大、增生，垂体变大，PRL 分泌增加，妊娠不仅使原有 PRL 瘤增大，而且也是 PRL 瘤形成的一个促发因素（据统计约 10% PRL 瘤发生于妊娠后）。至于口服避孕药（CCP），因其具有一定雌激素活性，可以引起高 PRL 血症。但研究表明，口服避孕药，特别是低雌激素活性的 CCP，与 PRL 瘤的发生并无关联；此外，PRL 瘤细胞内在的缺陷也被证实：①鼠 PRL 瘤与人微 PRL 瘤分泌对溴隐亭及多巴胺的抑制作用有抵抗性。②大部分 PRL 瘤患者在手术后重复 DA 促效剂或拮抗剂或非特异的胰岛素低血糖刺激，其 PRL 分泌功能可以恢复正常，说明大部分 PRL 瘤患者的自主分泌源自内在缺陷，下丘脑调节功能紊乱呈继发性。③溴隐亭疗效与 PRL 瘤大小及原有 PRL 水平无关，一部分患者虽剂量加倍疗效仍不满意，说明这些患者对溴隐亭有抗性。④20 世纪末 PRL 瘤 DNA 克隆分析表明，PRL 瘤细胞为单克隆，瘤体周边细胞正常。肿瘤切除后，PRL 即可降至正常。PRL 瘤根据大小可分为微腺瘤（＜10 mm），与大腺瘤（≥10 mm），两者的生物学行为有明显差别。

（二）临床表现

可从毫无症状偶然发现到垂体功能减退，甚至垂体卒中、失明等轻重不一。

1. 溢乳与性腺功能减退

育龄女性典型症状为闭经、溢乳、不育三联症，在男性则为性欲减退、阳痿与不育三联症。

2. 垂体瘤占位性症状

大腺瘤可产生占位性神经症状与垂体功能减退症状。男性垂体 PRL 腺瘤患者，虽有高泌乳素血症相应症状，但常常被忽视，未能及时确诊，直至肿瘤体积增大，出现上述肿瘤压迫症状始获确诊者不在少数。

3. 其他症状

（1）急性垂体卒中0.6%～10%垂体瘤可自发出血，一般见于大腺瘤，偶见于微腺瘤。主要表现为严重出血所致的脑膜刺激症状，以及周围组织的受压迫症状，以视力、视野损害及头痛为主，症状多不典型，头颅CT、MRI扫描有助于明确诊断。

（2）PRL混合瘤的其他内分泌症状：PRL瘤可与其他垂体激素腺瘤混合并同时发生，最常见为GH与PRL混合瘤，20%～40%肢端肥大病例血清PRL水平升高，可有闭经与溢乳（多为挤压性）。PRL瘤与无功能性垂体瘤混合时，瘤体大而PRL仅轻微升高，溴隐亭治疗血清PRL很快下降而肿瘤无显著缩小。

（3）骨质疏松：慢性高PRL水平可促进骨质丢失，尤其E_2浓度极度降低的患者，其骨密度常低于绝经期妇女平均水平。

（4）青春期前PRL瘤：多为大腺瘤，患者发育停滞，身材矮小，溢乳，原发闭经。

（三）诊断

（1）除外生理性和药理性高泌乳素血症。

（2）PRL测定、PRL动态试验与其他内分泌功能检查疑混合瘤时常需做相应内分泌功能检查。

（3）影像学检查：蝶鞍X线平片或断层摄片，因其本身的低分辨率和间接的影像效果，目前已不常规应用于PRL瘤诊断。但因费用低廉，可用于观察蝶鞍有否扩大，可选择性地应用于临床上有占位性神经症状者。CT与MRI因其高分辨率与直接的肿瘤影像效果可发现3～4 mm的微小腺瘤，特别对于治疗后复查随访有其优越性。但CT对于微腺瘤仍有一定的假阳性和假阴性率，MRI因其对软组织分辨率高、解剖结构显示清楚，并能够反映垂体肿瘤组织向各个方向的生长情况，提供垂体腺瘤全面的影像学特征，判断海绵窦有无受侵犯，为手术方案的制订、防止和减少术中大出血等并发症具有重要意义，已成为诊断垂体瘤常用的检查方法。术前MRI检查可用于评估垂体腺瘤生长范围与方式以及估计肿瘤的质地，对手术方案的制订具有指导意义。但MRI不能区别骨及钙化组织，对肿瘤侵蚀鞍壁与扩展到鞍外的显示效果不及CT，此外MRI也有其应用禁忌。对于垂体微腺瘤的诊断要注意与鞍内小囊肿，以及青春期女性经期和妊娠期间表现的生理性垂体轻度增大和信号不均匀等鉴别，避免误诊，可结合PRL测定作出鉴别，必要时可作动态MRI增强扫描。鞍内的其他常见病变如鞍内蛛网膜囊肿和Rathke's囊肿、空泡蝶鞍综合征（患者除闭经外，泌乳素可正常或稍高，常伴有头痛）等也须注意鉴别。

（四）治疗

针对PRL瘤的高PRL分泌和占位性神经症状与腺垂体功能减退，可酌情使用DA激动剂治疗，并同时或择期进行手术切除或放射治疗，以改善临床症状，缩小乃至消除肿瘤，求得最佳效果。与大腺瘤不同，95%微腺瘤不会进行性生长，故抑制肿瘤生长不是治疗指征，微腺瘤治疗两大要点是针对不育以及恢复月经与消除溢乳。对于不育应首选溴隐亭；对于抑制大腺瘤的生长，各种DA激动剂疗效并无多大差异。

1. 药物治疗

（1）DA促效剂治疗。

1）溴隐亭：是麦角类衍生物，作用为特异性DA受体促效剂。其抑制PRL分泌的作用是直接兴奋垂体PRL细胞D-2受体而抑制PRL分泌，并间接兴奋下丘脑的D-2受体而增加PIF的释放。溴隐亭可特异地抑制PRL-mRNA，导致细胞凋亡，不损伤其他垂体细胞，并能抑制溢乳，恢复性腺功能和生育力（80%～90%经溴隐亭治疗的育龄女患者可恢复排卵）；对于男性PRL大腺瘤患者，除瘤体缩小及PRL分泌受抑外，血清睾酮水平与精子数可恢复正常。起始剂量可为0.625 mg/d，晚餐后服，以后每周递增1.25 mg/d，分早晚两次服用。对于耐受良好者每日剂量一次给予，疗效相同。药物治疗期间，每1～2个月测定PRL和随访，门诊及时调整剂量。有效剂量（恢复月经和PRL水平）通常为5.0～7.5 mg/d，大腺瘤可用到7.5～10 mg/d。80%大腺瘤治疗后可缩小，可在治疗4～6周后，或数月后见瘤体有所缩小。治疗24个月以上再停药，25%患者可在停药后一直维持正常。长期药物治疗后大腺瘤可明显钙化。溴隐亭治疗 82% 患者 PRL 恢复正常，90% 患者可恢复月经和生育力。故对于需要恢复排卵功能的患者溴隐亭为首选药物，如经确定妊娠者应停药，避免流产、异位妊娠和婴儿畸形；哺乳期也须停药，复查如有必要应予溴隐亭继续治疗。31% 大腺瘤患者妊娠期间瘤体增大，但仅不到 2% 微腺瘤瘤体有所增长。所以大腺瘤需在妊娠前进行手术，术后乃至妊娠期间须服溴隐亭以防止瘤体长大。男性患者根据有无症状而选择不同方案，对于无症状的微瘤，可不予处理，定期随访。溴隐亭治疗 PRL 瘤疗效好、并发症少、垂体功能恢复较佳，故主张对于垂体 PRL 微腺瘤或大腺瘤而无鞍上发展或无视野缺损者首选药物治疗。

溴隐亭的不良反应与其对于 D-1 和 D-3 受体、肾上腺素能受体及血清素受体的活性作用有关，常见为对胃肠黏膜的刺激，出现恶心、呕吐、腹痛等，必要时可服用吗丁啉（多潘立酮）以消除恶心、呕吐。较大剂量可因内脏平滑肌松弛及交感神经活动受抑制而出现眩晕、头痛、嗜睡、便秘、直立性低血压、鼻塞等反应。大剂量治疗者偶有严重不良反应，须警惕。小剂量溴隐亭的不良反应常短暂，餐后服用常可减轻。所以该药需以小剂量开始，缓慢递增。

耐药问题：有 5% ~18% 患者对 DA 激动剂治疗无反应，称为 DA 抵抗，与 PRL 瘤 DA 受体的异质性有关而与 PRL 水平或肿瘤大小无关。对溴隐亭耐药的腺瘤患者可试用以下两种对 D-2 受体的亲和性更高的药物。

2）卡麦角林：是长效的麦角衍生物，是 PRL 分泌细胞 D-2 受体高度选择性促效剂，比溴隐亭耐受性好。可降低 PRL 水平、恢复性功能和使肿瘤缩小。其半衰期长达 62 ~115 小时，故可每周给药 1 ~2 次（0.5 mg）。作为 PRL 瘤的一线药物，可用于对溴隐亭不耐受或抵抗者。严重心血管病、雷诺病、溃疡病、低血压等病患者须慎用。对 2/3 患者的大腺瘤瘤体可以缩小 1/2，对 80% ~90% 的大腺瘤有效，90% 患者视野因此而改善。经过 2 年以上卡麦角林治疗，2/3 患者停药后 PRL 水平可维持正常，瘤体不复增大。

3）喹高利特：这是一种新型非麦角类长效非特异性 DA 促效剂，可兴奋 D-2 受体，也作用于 D-1 受体和其他神经递质系统。其结构为八氢苄喹啉，对 PRL 的抑制作用是溴隐亭的 35 倍，消化道不良反应则较少。剂量为 75 ~400 μg/d（维持量为 75 ~150 μg），可使 3/4 大腺瘤患者 PRL 控制在正常范围（约一半患者在 3 个月内，而有些患者需 12 个月方可使 PRL 下降至正常），半数以上患者的腺瘤可缩小 25% 以上。此药也是治疗 PRL 瘤的二线药，常用于对溴隐亭有抵抗或不耐受者。治疗开始可能由于多巴胺兴奋作用，会引起直立性低血压，此外多数患者可有下列不良反应：恶心、呕吐，或者头痛、眩晕、疲乏，多数见于治疗初期，可以自行消失。因此，要根据 PRL 降低的效果和患者的耐受性选择起始剂量。有精神病史者须慎用。

（2）过氧化物酶体增殖激活受体-γ（PPAR-γ）激动剂：PPAR-γ 可在所有垂体瘤细胞表达，研究证实其配体——罗格列酮能抑制垂体瘤细胞增殖并促进其凋亡，其机制为阻止静止期细胞由 G_0 进入 G_1 期，减少进入 S 期的细胞数量，并抑制瘤细胞激素的分泌。试验也发现罗格列酮能显著抑制小鼠垂体 PRL 瘤的生长。罗格列酮作为高选择性 PPAR-γ 激动剂已在临床广泛应用于胰岛素抵抗，其抑制 PRL 瘤的作用有可能成为治疗 PRL 瘤的一种新的选择，目前尚处于研究阶段。

2. 手术治疗

对于药物治疗不敏感（瘤体的缩减和 PRL 下降不明显），或不能坚持药物治疗者（如考虑妊娠等因素）的大腺瘤可以选择手术治疗。已有鞍上累及者可予以药物和手术治疗同时进行。除传统的经额垂体瘤大部切除视交叉减压术（适用于已向鞍上、鞍旁扩展的大腺瘤伴有视交叉或其他脑神经受压者）外，目前较多开展创伤较小的经蝶窦选择性垂体瘤切除术，除适合于微腺瘤外，也应用于鞍上扩展视交叉受压不严重的病例。术后如有残余瘤存在，需继续药物治疗或辅以放射治疗。

3. 放射治疗

常用在手术治疗后 PRL 水平未能降至正常水平，瘤组织有残余时。也可以对应用药物治疗已妊娠的患者予以放射治疗，以抑制垂体瘤在妊娠时的进展，并减少药物长期应用的剂量。可采用单纯放射治疗或辅助手术治疗的放射治疗。传统放疗因其疗效出现迟缓，容易引起继发垂体功能低下（特别是垂体促性腺激素 LH 和 FSH 缺乏的发生率各为47%和70%），以及视野、视力和下丘脑损害潜在倾向，故已放弃。现多采用立体定向放疗，如γ刀或X刀，优点为定位准确，对下丘脑与颅脑损伤少、疗程短，但依然有远期并发症出现。常选择性地用于周边清楚而不侵犯邻近结构的微腺瘤而不能耐受长期药物治疗者，以及手术有残留瘤组织或复发而不适再次手术者，或年老、有夹杂症等不能经受手术者均可考虑γ刀治疗作为辅助治疗。

4. 治疗方案选择

虽然大的泌乳素腺瘤是由较小的病变发展而来的，但是微泌乳素瘤仅有7%可发展为大腺瘤，微腺瘤患者经过3～5年的观察而未予任何处理，PRL 增加的患者数不到10%，20%～30%患者可以下降，此乃因瘤体自发梗死；又因微腺瘤生长甚慢，可以密切观察，定期测定 PRL 水平，如伴有相应症状可予多巴胺拮抗剂，后者对80%～90%患者有效。

对于各种治疗方法的选择，应该根据患者病情、生育史和特殊的要求，依照循证医学原则作出计划，并充分尊重患者的意愿，做最后抉择。

女性泌乳素瘤治疗首先区分微腺瘤与大腺瘤，根据不同情况予以不同处理：微腺瘤：①闭经，多巴胺促效剂或雌激素加黄体酮治疗。②不育，溴隐亭治疗。③正常月经，不予治疗，随访观察。大腺瘤：①鞍内，闭经，予以多巴胺促效剂；不育，首选溴隐亭治疗。②鞍上，闭经予多巴胺促效剂，并结合手术；不育首选溴隐亭，有排卵功能后如准备怀孕须事先做手术治疗。

第六节　腺垂体功能减退症

腺垂体功能减退症是指各种病因损伤下丘脑、下丘脑—垂体通路、垂体而引起单一（孤立）的、多种（部分）的或全部垂体激素［ACTH，TSH，FSH/LH（又称 GnH），GH，而 PRL 除外］分泌不足的疾病。它可见于儿童期和成年期。儿童期因产伤、发育不全引起者相对少见。成年期因肿瘤、创伤、手术而引起的，由于原发疾病的掩盖，垂体功能减退症易被疏忽，不仅影响了原发疾病的康复，而且容易在应激时出现危象而危及生命。近年来由于主动随访垂体激素水平，应用功能试验，发现了较少见的亚临床垂体功能减退症，尤其是在颅脑外伤、手术和放疗后。

一、病因与发病机制

正常人垂体约重0.5 g，腺垂体和神经垂体各有独立的血液供应。腺垂体主要由颈内动脉分支（垂体上动脉）供血，极少数还有垂体中动脉供血。垂体上动脉在下丘脑正中隆突区形成毛细血管丛，血流从这里经门静脉穿过垂体柄到达腺垂体。神经垂体由垂体下动脉供血。正中隆突区无血—脑屏障，腺垂体仅由正中隆突区内外静脉丛提供血液。完整的垂体柄仅能保证90%腺垂体细胞的血供，切断垂体柄后90%腺垂体会坏死。垂体坏死75%以上才会出现临床症状，破坏50%以上仅处于无症状的亚临床期，破坏95%以上可危及生命。垂体激素不足，使靶腺体继发性萎缩，出现继发性靶腺体功能减退。下丘脑释放激素不足影响垂体，再影响靶腺体引起三相性靶腺体功能减退。常见的垂体功能减退症病因可分为：

（一）肿瘤

常见的有垂体瘤、鞍区肿瘤（脑膜瘤、生殖细胞瘤、室管膜瘤、胶质瘤）、Rathke′s 囊肿、颅咽管瘤、下丘脑神经节细胞瘤、垂体转移性肿瘤（乳腺癌、肺癌、结肠癌）、淋巴瘤、白血病等。垂体瘤是成年人最常见的脑部肿瘤（约占10%），直径大于1 cm的称大腺瘤，小于1 cm的称微腺瘤，瘤细胞根据有无分泌功能分为有分泌性腺瘤（可出现相应的内分泌症状）和无功能腺瘤。大腺瘤可有占位效应，压迫视神经影响视力、视野；压迫垂体引起垂体功能减退（尤其是无功能性腺瘤）；牵引硬脑膜而增高颅内压出现头痛；压迫海绵窦引起第Ⅲ、第Ⅳ、第Ⅴ、第Ⅵ颅神经损伤。除泌乳素瘤药物治疗有效外，首选手术（包括γ刀等）治疗。

（二）脑损伤

包括颅脑外伤（TBI）、蛛网膜下隙出血（SAH）、神经外科手术、放射治疗（RT）、脑卒中（出血和缺血）、希恩综合征等。

垂体瘤手术后垂体功能减退症的发生率与肿瘤的大小、年龄、手术方式等因素有关。以往大腺瘤手术后暂时性尿崩症和垂体功能减退症发生率高达20%，近年来，开展经蝶手术、经鼻三维内镜下手术后，该病的发生率明显减少。

鞍区放疗（RT）以往报道手术后加常规放疗，放疗总量50 Gy（500 rad），10 年内引起垂体功能减退（PD）发生率高达50%，主要表现为GH、ACTH、TSH 和 GnH 一到多项的不足。近年来采用立体定向放射手术（SRS，即伽马刀），单剂量9～30 Gy（平均25 Gy），视交叉、晶状体等敏感区照射量分别为≤8 Gy，≤0.6 Gy，3 年内出现PD 的发生率为5.7%，5 年内为27.3%，放疗数年后PD 增加的原因尚未明确，除肿瘤复发外，可能与RT 引起门脉血管炎及无菌性炎症损伤有关。损伤与剂量、年龄、组织的易损性有关，一般儿童、青春期敏感，血管等组织也较敏感。

卒中，尤其是垂体卒中多因无功能的大垂体瘤瘤体内梗死或出血所致，也可发生在正常垂体内如妊娠妇女增生肥大的垂体，而产后大出血、DIC、未控制的糖尿病、抗凝治疗、气脑造影、机械通气、寒冷、疲劳、感染、手术、手术麻醉等诱使垂体卒中出现PD 危象。危象时患者可有剧烈头痛（眶后）、恶心、呕吐、视力减退、视野缺损、单眼下垂、复视、眼睑下垂、瞳孔散大（第Ⅲ、第Ⅳ、第Ⅵ和第Ⅴ颅神经第一分支麻痹）、发热、神志不清、抽搐、血压下降、低体温、低血压、低血钠，如血液进入蛛网膜下隙则出现脑膜刺激症状，颅内压增高、惊厥、偏瘫等半球症状。冠状面CT 检查可见垂体内有高密度出血灶，MRI 示 T_1 加权高信号，宜立即钻洞减压，药物抢救。产后因垂体梗死或出血引起的PD 又称希恩综合征，近年来已明显减少。

（三）浸润或炎症

淋巴细胞性垂体炎（LYH）、血色病、结节病、组织细胞增多症X、肉芽肿病性垂体炎、组织胞浆菌、寄生虫（弓形体病）、结核杆菌、卡氏肺孢子虫病等。LYH 又称自身免疫性垂体炎（AH），女性较多见（女：男约为6 ：1），女性好发于妊娠后期或产后1～2 个月，也有报道在更年期发病，并同时伴有空泡蝶鞍者。病变可累及腺垂体、垂体柄、神经垂体及下丘脑。组织学上以淋巴细胞、浆细胞浸润为主，个别出现淋巴滤泡生发中心、灶性坏死和纤维化。仅少数病例血清中找到垂体分泌细胞（ACTH、TSH、GnH、GH）的抗体。患者有突发性的头痛、视力减退。内分泌功能受损顺序是ACTH、TSH、GnH，而GH 及PRL 受累较少，垂体柄受累可出现高泌素血症，神经垂体受损出现垂体性尿崩症，而垂体瘤、脑外伤、放疗引起的PD 常有GHD，因此测定GH 也有助于鉴别AH。AH 还可合并自身免疫性甲状腺炎、卵巢炎、肾上腺炎、萎缩性胃炎、系统性红斑狼疮等。影像学上AH 不易与垂体瘤鉴别，AH 的特征是MRI 上见均质增强肿大的腺体，Gd-DTPA 示信号增强（因早期弥漫性摄取Gd-DTPA 之故），不同于垂体瘤内有出血或缺血、囊性变等不均匀病灶；T_1 加权神经垂体高密度亮点（富有磷脂）消失；垂体柄增粗等。糖皮质激素如甲基泼尼松120 mg/d 冲击后，改用泼尼松20～60 mg/d 既能替代ACTH 不足所致的肾上腺皮质功能减退症，也有利于抗炎、降低颅内压等，疗效尚在研究中。其他免疫抑制剂如硫唑嘌呤、甲氨蝶呤、环孢霉素疗效更不肯定。如有视力减退，不能排除肿瘤可能者主张经蝶三维内镜下手术，尚可活检明确诊断。结节病、血色病、组织细胞增多症X 等累及全身脏器的疾病，也可以PD 为首发症状，结节病与组织细胞增多症X 常伴垂体性尿崩症，血色病较早出现性功能减退，继而出现TSH、GH、ACTH 的不足。

（四）发育不良

转录因子缺陷，垂体发育不良/不发育，先天性中枢性占位，脑膨出，原发性空泡蝶鞍，先天性下丘脑疾病，产伤等。垂体由胚胎时鼻咽部的Rathke's 袋发育而成，此袋有多能干细胞，pit-1 结合于GH、PRL、TSH 基因的调节元件上，也即结合于这些启动子的识别位点上，它决定了这些细胞株的分化和定向发育。促甲状腺胚胎因子（TET）诱导TSH 表达，促性腺素细胞受固醇类因子（SF-1）调控。

胚胎发育最初 3 个月内基因突变，Rathke′s 袋中线细胞移行不全，透明膈、胼胝体发育不全。分娩时产伤，包括颅内出血、窒息、臀位产等均可能引起 PD。

（五）原因不明

包括心理障碍、极度营养不良（神经性厌食，不适当减肥）、大脑皮质功能改变可影响下丘脑神经介质和细胞因子的释放，从而改变下丘脑—垂体轴。

二、临床表现与诊断

垂体功能减退症伴随肿瘤、创伤、感染等时，原发疾病常掩盖了 PD 的临床表现，除应激时出现垂体危象外，疾病常呈慢性隐匿性起病，垂体受累的激素有单一的、部分的、全部的，甚至影响到后叶。靶腺受损程度轻重不一，因此该病的临床表现可以是非特异的、多样化的（表 5-2）。

表 5-2　垂体功能减退症的临床特征及实验室发现

受累激素	临床表现	实验室发现
ACTH	慢性：乏力，苍白，厌食，消瘦 急性：衰弱，眩晕，恶心，呕吐，虚脱，发热，休克 儿童：青春期延迟，生长缓慢	低血糖，低血压，贫血，低钠血症 淋巴细胞，嗜酸性粒细胞增多
TSH	疲劳，畏寒，便秘，毛发脱落，皮肤干燥，声音嘶哑，认识迟钝	体重增加，窦性心动过缓，低血压
Gn	女性：闭经，性欲丧失，性交困难，不育 男性：性欲丧失，阳痿，早泄，情绪低落，性毛、胡须脱落，不育 儿童：青春期延迟	女性：骨质疏松 男性：骨质疏松，肌肉不发达 贫血
GH	肌肉减少，无力，腹型肥胖，易疲劳、生活质量降低，注意力及记忆力衰退	血脂异常
PRL	女性：闭经，溢乳 男性：乳房发育	PRL 升高

三、功能试验

垂体激素的分泌均有生理节奏（昼夜曲线），如 ACTH 清晨水平最高，半夜最低；GH 入睡后最高。因此，测定清晨一次基础值并不能反映该激素分泌细胞的储备能力。ACTH、GH 尚须作激发试验来协助诊断。

（1）ACTH：对于有肾上腺皮质功能不全临床表现的患者，首先测定清晨 8 时血皮质醇（F）水平，如血皮质醇 >400 nmol/L（14.5 mg/dL），提示下丘脑—垂体—肾上腺轴（H-P-A 轴）功能完好，可排除皮质醇功能减退的诊断。其他的患者须行 ACTH 兴奋试验，ACTH 250 μg，静脉或肌内注射后，30 分钟后测血皮质醇，如 >550 nmol/L（20 mg/dL），可排除皮质功能减退。由于在垂体停止分泌 ACTH 数周后，肾上腺才开始萎缩，其对外源性 ACTH 的反应性也才开始减弱，所以对新发的垂体功能不全的患者进行 ACTH 兴奋试验可能出现假阴性结果。对诊断尚不明确的患者，可进一步行胰岛素低血糖激发试验以明确诊断（它是测定垂体-肾上腺轴的金标准）。静脉注射短效胰岛素 0.1 ~ 0.15 U/kg，在 0、30、45、60、90、120 分钟采血，如血糖 <2.2 mmol/L（同时有出汗、手抖、乏力、饥饿、心悸等低血糖症状）提示试验成功，此时如血皮质醇 >500 nmol/L（18 mg/dL）可排除此症。有缺血性心脏病史、惊厥史和严重的垂体功能减退（晨 8 点血皮质醇 <180 nmol/L 或 6.5 mg/dL）的患者不宜做此试验。对于诊断困难的病例尚可行甲吡酮试验或 CRH 试验，但这两个试验在临床上目前很少应用。

在明确肾上腺皮质功能减退后，可通过测定基础 ACTH 水平，鉴别病变部位。如 ACTH 正常或降低，提示存在垂体功能减退，为继发性肾上腺皮质功能不全。也可以通过延长 ACTH 兴奋试验或 CRH 兴奋试验行鉴别诊断。

（2）GH：除同时在清晨测定 IGF-1 外，也可做胰岛素低血糖激发试验。成年人低血糖时 GH≤3 μg/L，儿童≤10 μg/L，青春前期≤5.0 ~ 6.1 μg/L 为诊断 GH 不足的切点。严重 PD 者不宜做此试验时可用 GHRH 1 μg/kg 加 30 g 精氨酸（静滴 30 分钟），GH 高峰 <9 μg/L（BMI <25 时）、<8 μg/L（BMI 25 ~ 30 时）、<4.2 μg/L（BMI >30 时）作为诊断 GHD 切割点。

（3）TSH 正常或偏低，而 FT_3、FT_4 降低可确诊中枢性甲状腺功能减退，不需作 TRH 兴奋试验。

（4）LH/FSH 低，在除外高泌乳素血症时也可确诊继发性性功能减退。

四、影像学检查

（一）冠状面 CT

正常人垂体高度分别为：儿童≤6 mm，成人≤8 mm，孕期可达 10 ~ 12 mm，垂体上缘扁平，如呈弧形要考虑垂体增大可能。大腺瘤有鞍背上翘，鞍底吸收。

（二）头颅 MRI

分辨率高，能更好显示软组织包括周围血管、视交叉、垂体柄。正常人垂体组织 T_1 加权信号同脑组织，也可稍有不均匀，小腺瘤直径小于 10 mm，信号低，T_2 加权上腺瘤信号增强。大腺瘤可呈倒雪人状（肿瘤向鞍上生长）。

五、治疗

由垂体瘤引起的垂体功能减退症凡有视力减退及占位效应首先考虑手术。文献报道 720 例无功能垂体瘤经蝶和经额手术后垂体功能恢复率分别为 50% 和 11%，恶化的分别有 2% 和 15%。泌乳素瘤多巴类药物治疗恢复垂体功能者有 60% ~75%。垂体功能减退患者有应激时促发危象危及生命的危险，宜随时携带治疗卡。

（一）激素替代疗法

1. 肾上腺皮质激素

如遇全垂体功能减退者首先宜补充肾上腺皮质激素，因甲状腺素的应用会加速皮质激素的代谢，而加重其不足。放射性核素研究示正常成年人可的松的每天分泌量是 5.7 mg/m^2，而不是 12 ~ 15 mg/m^2。考虑到肝脏的首过效应及生物利用度的差异，通常给醋酸可的松 25 mg/d，或醋酸氢化可的松 20 mg/d，根据激素的昼夜节律宜在早晨 8 时给全日量的 2/3，下午 2 时给余下的 1/3。反映替代治疗的充分性的实验室检查较困难，临床上通常根据患者自身感受（如体重、乏力的改善情况）来调整治疗剂量。由于醛固酮并不依赖 ACTH，一般不须补充盐皮质激素。皮质激素有利尿作用，如病变累及下丘脑、垂体柄，皮质激素的替代会激发或加重垂体性尿崩症。

2. 甲状腺激素

垂体性甲状腺功能减退症较原发性甲状腺功能减退症轻，所需替代剂量也低些，常用的制剂为 50 μg左甲状腺素片，成年人如无缺血性心脏病可从每天半片开始，逐渐增加至最适当剂量，并随访心电图，定期检测血清甲状腺激素浓度。一般需要量不超过每天 2 ~ 3 片。

3. 性腺激素

女性生育年龄可用人工周期疗法，雌激素应用 21 天，从月经第 5 天起，如无月经可从任何一天起，服药第 16 天或第 21 天加用孕激素 5 天。常用的雌激素有己烯雌酚 0.2 mg/d，炔雌醇 25 ~ 50 μg/d，妊马雌酮（雌酮和马烯雌酮，倍美力）0.625 ~ 1.25 mg/d，皮肤贴片有妇舒宁（17-β 雌二醇）、得美素（雌二醇）等，分别有 25 μg/片、50 μg/片、100 μg/片。雌激素的不良反应有乳房胀痛、肝损害、抑郁、头痛、皮肤过敏、血栓性静脉炎和静脉血栓形成，长期单用有致乳腺癌、子宫内膜癌之虞。宜定期（6 个月 1 次）随访乳房钼靶摄片及子宫内膜厚度（阴道 B 超）。有文献提出更年期后不须替代雌激素。孕激素有甲羟孕酮（安宫黄体酮）2 ~ 4 mg/d，甲地孕酮 5 ~ 10 mg/d，不良反应有水钠潴留、倦怠等。垂体性闭经，促排卵可用喜美康（人绝经后尿促性腺激素，HMG），含 FSH、LH 各 75 IU/支，75 ~ 150 IU/次，肌内注射，7 ~ 12 天，然后肌内注射绒毛膜促性腺素（hCG）5 000 ~ 10 000 IU/d（国外剂量较大，国内 3 000 ~ 5 000 U/d）1 ~ 3 天；或在 B 超监测卵泡成熟后用。不良反应有局部疼痛、皮疹、瘙痒，胃肠道反应如恶心、呕吐，头痛及多胎妊娠等。下丘脑性闭经如需生育者，有报道用戈那瑞林，采用便携式输液泵模拟正常人 GnRH 脉冲式释放，每次 20 ng/kg（成人每次 5～25 μg），每 90 分钟 1 次，静脉注射，昼夜不停，连续 14 天，治疗期间阴道 B 超监测卵泡发育情况，排卵后 2 天改用肌内注射 hCG 1 000 U/次，每周 2 次，共 3～4 次，支持黄体功能。用 6 个月或直至怀孕，排卵率约 90%，妊娠率为 50%～60%，也可用氯米芬，含有顺式和反式旋光异构体，顺式有抗雌激素作用，反式保留部分雌激素作用，它与雌激素受体结合（下丘脑），使下丘脑释放 GnRH，使 FSH 释放而促排卵，月经第 5 天起，每天 50 mg，共 5 天或逐渐增加到 150 mg/d，不良反应有多胎妊娠、卵巢囊肿、血管舒缩、视力减退（出现闪光盲点时应停药）。

男性患者应用雄性激素可促进蛋白质合成，肌肉有力，精力充沛，常用肌内注射丙酸睾酮 50～100 mg，每周 1～2 次；庚酸睾酮 250 mg，每 1～4 周 1 次或口服十一酸睾酮 40～120 mg/d。不良反应有痤疮、抑制精子形成、肝损害，前列腺增生等，后者因淋巴吸收肝损害少，对前列腺的影响也小。睾酮的皮肤贴片（贴于阴囊皮肤或非阴囊皮肤），每天释出睾酮 4～6 mg，但费用较贵。阳痿者可在性活动前 0.5～1 小时服西地那非 50 mg/次，不良反应有头痛、鼻塞、面潮红、消化不良、视觉异常、皮疹等。不能与硝酸酯同时服用，有心绞痛、心力衰竭者禁用。

低促性腺激素的成年男性为维持正常的睾酮水平也可肌内注射 hCG 1 000～2 000 U，每周两次或三次。如需诱导生精可给 hCG 2 000 U/次，每周 3 次，待睾酮达正常水平。hCG 治疗 6 个月后，可加给 HMG 或重组 FSH 75 IU/次，每周 3 次以促进生精。6 个月后，如疗效不佳，可考虑 HMG 或重组 FSH 剂量加倍。总疗程需 12 个月以上。部分促性腺激素不足者因有 FSH 不须加用 HMG，长时间应用 HMG 可产生抗体，影响疗效。氯米芬也有促使精子生成作用，适用于选择性 FSH 缺陷或特发性不育症，25～50 mg/d,或 100 mg 隔日 1 次，连服 3 个月，用药后应测定睾酮和 FSH，检查精液。他莫昔芬作用同上，更适用于男性不育，10～20 mg，每日 2 次。垂体功能正常的患者可采用脉冲式戈那瑞林皮下泵治疗，起始剂量为每 2 小时 5～25 ng/kg，监测 LH 和 T 水平并调整剂量，维持 LH 及 T 在正常范围。脉冲式戈那瑞林泵治疗较传统 hCG 联合 HMG 更有效，并可减少男性乳房发育的发生。青春期后发病，睾丸体积 > 8 mL，疗效较好，无精原细胞者治疗无效。

4. 生长激素

成人生长激素缺乏可使肌肉无力，脂肪堆积，红细胞生成减少，抵抗力减弱，血容量不足而出现直立性低血压，易出现低血糖等。这些均是非特异性的症状，以往容易被忽视。有报道每周 rhGH 0.125～0.25 U/kg，肌内注射或皮下注射，1 个月后已使血清 IGF-1 升高，体重增加，肌肉有力，腹部脂肪减少，伤口愈合加速，并有实验资料提示细胞免疫功能增强，如刺激单核细胞的移行，中性粒细胞和巨噬细胞产生超氧化离子、细胞因子等。GH 可能增加心肌收缩力，心搏出量，降低外周血管阻力，增加骨密度。但价格昂贵，对于肿瘤术后患者应用的安全性尚待研究。

（二）危象处理

垂体功能减退性危象（简称危象）是垂体功能减退时，肾上腺激素和甲状腺激素缺乏，机体应激能力下降，在各种应激如感染、败血症、腹泻、呕吐、失水、饥饿、寒冷、急性心肌梗死、脑血管意外、手术、外伤、麻醉及使用镇静药等情况下，如未充分进行激素替代，可诱发垂体危象。临床呈现：①高热型（>40 ℃）。②低温型（<30 ℃）。③低血糖型。④低血压、循环虚脱型。⑤水中毒型。⑥混合型。各种类型可伴有相应的症状，突出表现为消化系统、循环系统和神经精神方面的症状，诸如高热、循环衰竭、休克、恶心、呕吐、头痛、神志不清、谵妄、抽搐、昏迷等严重垂危状态。

为防止危象发生，凡有腺垂体功能减退危险者，宜及时检测激素水平并加作垂体功能试验，防止遗漏亚临床垂体功能减退。对于已确诊的患者，在寒冷、感染、创伤、手术前，一般糖皮质激素的剂量宜加倍。发热、疾病、手术前醋酸可的松 25 mg，每天 3～4 次，或肌内注射每 6 小时 1 次；或氢化可的松 100 mg/次，每天 2 次。危象时抢救：①快速静脉注射 50% 葡萄糖注射液 40～60 mL 后，继以静脉滴注 5% 葡萄糖，每分钟 20～40 滴，不可骤停，以防止继发性低血糖。②补液中须加氢化可的松，每天 300 mg 以上。③若有周围循环衰竭、感染者，治疗参见有关章节。④低温者，可用电热毯等将患者体温回升至

35 ℃以上，并开始用小剂量甲状腺素制剂。⑤高热者，用物理和化学降温法，并及时去除诱发因素。⑥低钠血症，一般在补充糖皮质激素后能纠正，如系失盐性低钠血症补钠不宜过快，以防渗透压急剧升高引起脑桥脱髓鞘改变。水中毒者应记录出入量，严格控制入液量，每天水平衡保持在负 1L 内。⑦去除诱因，如因垂体瘤卒中所致宜钻洞减压等。

第七节　尿崩症

尿崩症是指抗利尿激素（ADH）分泌不足（又称中枢性或垂体性尿崩症），或肾脏对血管升压素反应缺陷（又称肾性尿崩症）而引起的一组症群，其特点是多尿、烦渴多饮、低比重尿和低渗尿。

一、病因与发病机制

（一）ADH 的作用机制

ADH 源自血管升压素（VP），它们在下丘脑视上核、室旁核神经元内合成，其最初产物是前激素原。进入高尔基体内形成激素原并被包裹在神经分泌囊泡内。囊泡沿神经垂体束轴突流向神经垂体，在流动过程中通过酶的作用产生活性九肽，即 ADH，也称为精氨酸血管升压素（AVP）和一种分子量为 10 000 kDa 的 39 肽运载蛋白，又称神经垂体后叶素（VNP）以及一种由 39 个氨基酸组成的糖肽（vasopressin glycopeptide，VGP）。AVP 沿丘脑一神经垂体束下行至末梢，贮存于神经垂体中。近年来发现 AVP 纤维也见于正中隆起外侧带，并可以分泌到垂体门脉系统、第三脑室底部及脑干血管运动中枢等处。

AVP 的主要生理作用是促进肾集合管和远曲小管后段对水分子的重吸收，AVP 通过与集合管细胞膜上的 V_2 受体结合而激活腺苷酸环化酶起作用，促进水从管腔向间质流动，而不影响溶质的排出，浓缩尿液成为高渗，维持渗透压和体液容量的恒定。其作用机制与其他蛋白质激素相同，须通过 cAMP 系统，AVP 在血浆中的浓度很低，并无血管活性作用，但高浓度的 AVP 可作用于 V_1 受体引起血管收缩，可能是对严重低血压和低血容量的反应。

血浆和尿液中的 AVP 浓度可以用放免方法测定。在随意摄入液体的情况下，神经垂体含有近 6 单位或 18 nmol（20 μg）的 AVP，外周血 AVP 浓度在 2.3 ~ 7.4 pmol/L（2.5 ~ 8 ng/L）。血浆 AVP 浓度具有昼夜节律变化特点，深夜及清晨最高，午后最低。正常给水时，健康人 24 小时从垂体释放 AVP 370 ~ 1 400 pmol（400 ~ 1 500 ng），从尿中排出 23 ~ 80 pmol（25 ~ 90 ng）。禁水 24 ~ 48 小时后，AVP 的释放增加 3 ~ 5 倍，血和尿中水平持续增加。AVP 主要在肝脏灭活，近 7% ~ 10% 的 AVP 以活性形式从尿中排出。

（二）AVP 释放的调节

1. 渗透压感受器

AVP 的释放受多种刺激的影响。正常情况下 AVP 的释放主要由下视丘的渗透压感受器调节。渗透压变化刺激 AVP 的产生与释放。血浆渗透压变化与 AVP 释放的反馈调节机制使血浆渗透压维持在狭小范围内。正常人 AVP 释放的渗透压阈值是 280 ~ 284 mOsm/（kg · H_2O）。发生利尿时的 AVP 释放的渗透压阈值是 287 mOsm/（kg · H_2O）。开始口渴的血浆渗透压阈值是 290 ~ 294 mOsm/（kg · H_2O），此时的 AVP 浓度可达到 5 ng/L，而肾脏也达到了最大的抗利尿效果。此后，即使 AVP 浓度再升高，抗利尿效果也不再增强。

2. 容量调节

血容量下降刺激左心房和肺静脉张力感受器，通过减少来自压力感受器对下视丘的张力抑制性冲动而刺激 AVP 释放。除此之外，正压呼吸、直立、温热环境所致的血管舒张均可激发这一机制恢复血容量。血容量减少可以使循环 AVP 浓度达到高渗透压所致的 AVP 浓度的 10 倍。

3. 压力感受器

低血压刺激颈动脉和主动脉压力感受器，可以刺激 AVP 释放。失血所致的低血压是最有效的刺激。

此时血浆 AVP 浓度明显增加，同时可以导致血管收缩，起到恢复血容量、维持血压的作用。通常血容量减少 10% 时，就可通过反射机制促发 AVP 的释放，随血容量降低的程度，血中的 AVP 浓度可达到正常的 10 倍。

4. 神经调节

下视丘许多神经递质和神经肽具有调节 AVP 释放的作用。如乙酰胆碱、血管紧张素Ⅱ、组胺、缓激肽、γ-神经肽等均可刺激 AVP 的释放。随着年龄增高，AVP 对血浆渗透压增高的反应性增强，血浆 AVP 浓度呈进行性增高，这些生理变化可能使老年人发生水钠潴留和低钠血症的危险性增高。

5. 药物影响

能刺激 AVP 释放的药物，包括烟碱、吗啡、长春新碱、环磷酰胺、氯贝丁酯、氯磺丙脲及某些三环类抗抑郁药。乙醇可以通过抑制神经垂体功能产生利尿作用。苯妥英钠、氯丙嗪可抑制 AVP 的释放而产生利尿作用。

（三）AVP 对禁水和水负荷的反应

禁水可以使渗透压增高而刺激加压素释放。禁水后最大渗透压随着肾髓质渗透压的变化而改变。正常人禁水 18 ~24 小时后，血浆渗透压很少超过 292 mOsm/（kg · H_2O），此时血浆 AVP 浓度增加到 14 ~23 pmol/L（15 ~25 ng/L）。禁水后可抑制 AVP 释放，正常人饮水 20 mL/kg 的水负荷后，血浆渗透压至 281. 7 mOsm/（kg · H_2O）。

（四）AVP 释放和渴觉的关系

正常情况下，AVP 的释放和口渴的感觉协调一致，两者均由血浆渗透压轻度升高所引起。当血浆渗透压上升至 292 mOsm/（kg · H_2O）以上时，口渴感逐渐明显，直到尿浓缩达到最大限度时才刺激饮水。因此，正常情况下，失水引起的轻度高钠可以增强渴觉，增加液体摄入，以恢复和维持正常血浆渗透压。相反，当渴觉丧失时，体液的丧失不能通过饮水得到及时纠正，尽管此时 AVP 释放达到最大限度，仍然会导致高钠血症的发生。

（五）糖皮质激素的作用

肾上腺皮质激素和 AVP 在水的排泄方面有拮抗作用。可的松可提高正常人输入高渗盐水引起的 AVP 释放的渗透压阈值。糖皮质激素可以防止水中毒，并且可以对抗肾上腺皮质功能减退时对水负荷的异常反应。肾上腺皮质功能减退时，尿液稀释能力下降可能部分是由于循环中 AVP 过多所致。但糖皮质激素在 AVP 缺乏时可以直接作用于肾小管，降低水的通透性，在 AVP 缺乏的情况下增加自由水的排泄。

（六）AVP 作用的机制

AVP 是一个九肽，其中六个氨基酸由一个二硫键构成环状结构，C 端由三肽连接。AVP 最主要的作用是调节水代谢，通过增加肾远曲小管和髓质集合管细胞对水的渗透作用而浓缩尿液。AVP 缺乏时，水分子不能通过肾小管细胞进行重吸收，因而引起多尿，最大尿量可达 0. 2 mL/（kg · min）；尿液呈最大限度稀释，最低尿比重至 1. 000。AVP 与小管细胞浆膜面 G 蛋白偶联的 V_2 受体结合，激活腺苷酸环化酶，并插入小管细胞管腔面细胞膜水通道，组成水通道蛋白 2。编码 V_2 受体和水通道 2 基因以被克隆，可特异性地在肾小管细胞腔面表达。AVP 的类似物与 V_2 受体结合后可表现为激活或抑制作用（激动剂或拮抗剂），用来治疗 AVP 不足或 AVP 过量引起的不同疾病。许多离子和药物能影响 AVP 的作用。钙和锂抑制腺苷酸环化酶对 AVP 的反应，也抑制依赖 cAMP 的蛋白激酶。相反，氯磺丙脲增强 AVP 诱导的腺苷酸环化酶的激活作用。AVP 在高浓度条件下还有其他作用：引起皮肤、胃肠道血管平滑肌收缩、肝脏糖原分解、通过刺激 CRF 促进 ACTH 释放导致糖皮质激素分泌增多。这些作用由 AVP 受体 1a（V_1a）和 1b（V_1b）介导，与磷脂酶 C 偶联。V_2 受体也已被克隆和测序，并发现在多种器官内表达（血管、腺垂体、神经垂体和大脑其他部位），它们在人类不同组织表达的生理和病理生理意义尚未肯定。近年研究发现 AVP 的作用与集合管内皮的 aquaporin-Ⅱ（AQP-Ⅱ）有关，AQP-Ⅱ是一种存在于集合管上皮细胞胞浆囊泡内的一种蛋白质，当 AVP 作用于上皮细胞时，AQP-Ⅱ向管腔侧细胞膜移动并开放水通道，AVP 作用消失后，AQP-Ⅱ可重新返回囊泡并有部分分泌至尿液。因此认为尿 AQPⅡ浓度与血 AVP 浓度呈正相关，而中枢性尿崩症患者由于 AVP 的缺乏，尿 AQP 浓度极低，可用于尿崩症的诊断。

二、病因学

根据发病原因的不同目前国际上将其分为四类，其病因和治疗各不相同：①中枢性尿崩症，也称神经源性或下丘脑、垂体性尿崩症，是由于 ADH 或血管紧张素缺乏所致。②肾性尿崩症，也称血管紧张素抵抗性尿崩症，是由于肾脏对 ADH 作用不敏感所致。③先天性渴感异常尿崩症，由于渴感异常或水摄入过多所致。④妊娠性尿崩症，特指在妊娠期 ADH 缺乏所致的尿崩症。

1. 中枢性尿崩症

中枢性尿崩症的主要原因是由于各种原因导致的 AVP 合成和释放减少，造成的尿液浓缩障碍，表现为多饮、多尿、大量低渗尿，血浆 AVP 水平降低，应用外源性 AVP 有效。引起中枢性尿崩症的因素有多种，可分为原发性或继发性，约 30% 的患者为原发性尿崩症（原因不明或特发性），其余的约 25% 与脑部、垂体-下丘脑部位的肿瘤有关（包括良、恶性肿瘤），16% 继发于脑部创伤，20% 发生于颅脑部手术后。一个儿童尿崩症回顾性研究资料表明：儿童发生的尿崩症中，脑部肿瘤占 60%，脑部畸形占 25%。

引起尿崩症的原发性颅内肿瘤常常是颅咽管瘤和松果体瘤；最常见的转移瘤是肺癌和乳腺癌。颅内病变的其他临床表现常发生较晚，有的可在尿崩症发生 10 年之后才出现其他症状。因此对于诊断为原发性尿崩症的患者应该进行长期随访，找不到各种继发因素的时间越长，原发性尿崩症的诊断越肯定。另外，组织细胞病，如嗜酸性肉芽肿、韩雪柯氏病（Hand-Schuller-Christian Disease）脑炎或脑膜炎，肉芽肿性疾病（如结节病、Wegener's 肉芽肿），淋巴性垂体炎，脑室内出血均可引起中枢性尿崩症。

2. 肾性尿崩症

肾性尿崩症与中枢性尿崩症相比，均有多尿、低渗尿的特点，但对外源性 AVP 缺乏反应，血浆 AVP 水平正常或升高。也由原发性和继发性因素所致。

家族性尿崩症的基因变异与尿崩症的类别有关，在肾性尿崩症，基因突变可表现为 X 染色体的 ADH 受体编码突变或常染色体隐性遗传，近年还发现水通道蛋白 aquaporin-Ⅱ基因突变引起的常染色体隐性遗传和肾脏 V_2 受体基因突变或缺失引起的肾性尿崩症。与中枢性尿崩症有关的基因突变多与 ADH 编码及其相关蛋白有关，呈染色体显性遗传。基因研究发现了几种 AVP 神经垂体后叶素基因突变（*AVP-NP*）。AVP 和神经垂体后叶素由同一个基因编码，翻译后 AVP 与神经垂体后叶素分离。目前还没有发现编码 AVP 本身区域的基因突变，但编码信号肽区域或神经垂体后叶素区域的突变更为常见。这些突变引起的 AVP 释放缺陷的机制尚不明确。ADNDI 的致病基因位于 20 号染色体的 *AVP-NPⅡ* 前体基因，该基因编码产物包括一个信号肽，AVP 和 NPⅡ，NPⅡ是 AVP 的运输蛋白，由两个 β 片层组成，可以形成与 AVP 结合的袋状结构。由于突变引起的神经垂体后叶素结构异常，可以损伤前体蛋白的水解，致使 AVP 与神经垂体后叶素不能分离，形成 AVP-神经垂体后叶素复合物，这一前提物质异常堆积可能对大细胞神经元具有毒性作用，从而使下丘脑产生 AVP 的细胞减少，最终导致 ADNDI 患者 MRI 神经垂体高信号消失。中枢性尿崩症可因 X 染色体的隐性遗传所致，只在男性发病，女性为携带者。

Wolfram 综合征是一种罕见和复杂的常染色体隐性遗传基因缺陷型疾病，突变位点位于第四染色体的短臂（4p16.1），该基因负责编码线粒体机构和功能蛋白，多有母系遗传。它也被称为 DIDMOAD（尿崩症-糖尿病神经萎缩耳聋），属于一种进行性的神经退行性疾病。病变原发于神经系统，几乎所有的患者均伴有视神经萎缩和年幼起病的糖尿病，约 75% 的患者伴有尿崩症。

3. 妊娠期尿崩症

指在妊娠期发生的尿崩症，症状常在妊娠后 3 个月发生，多在分娩后几周消失或明显好转。发生于妊娠期的尿崩症十分少见，妊娠期尿崩症具有中枢性尿崩症和肾性尿崩症的特点。通常认为是妊娠时的 ADH 相对不足或胎儿血中的半胱氨酸氨基肽酶增高，使 AVP 降解增加所致。在某些患者，也可能是由于神经垂体的功能障碍所致。该病患者血浆 AVP 水平降低，但对外源性 AVP 无反应。半胱氨酸氨基肽酶可以降解 AVP，但不能降解去氨加压素，因此这些患者对去氨加压素有效。较少见的一种妊娠性尿崩症是由于渴感异常所致，这种患者应用去氨加压素治疗常会导致水中毒。

三、病理生理

在 AVP 生成和释放的任何一个环节发生功能障碍均可导致发病。通过比较正常饮水、水负荷、禁水情况下血浆和尿液渗透压的变化，可以将中枢性尿崩症归纳为四型：1 型，禁水时血浆渗透压明显增高时，而尿渗透压很少升高，注射高渗盐水时没有 AVP 释放，这种类型确实存在 AVP 缺乏。2 型，禁水时尿渗透压突然升高，但在注射高渗盐水时，没有渗透压阈值。这些患者缺乏渗透压感受机制，仅在严重脱水导致低血容量时才能够刺激 AVP 释放。3 型，随着血浆渗透压上升，尿渗透压略有升高。这些患者 AVP 释放阈值升高，但仍有缓慢的 AVP 释放机制，或者说渗透压感受器敏感性降低。4 型，血和尿渗透压曲线均移向正常的右侧，这种患者在血浆渗透压正常时即开始释放 AVP，但释放量低于正常。2～4 型患者对尼古丁（烟碱）、乙酰胆碱、氯磺丙脲、氯贝丁酯（安妥明）有很好的抗利尿作用。提示 AVP 的合成和储存是存在的，仅在适当的刺激下才释放。在极少数情况下，2～4 型患者可表现为无症状的高钠血症，而尿崩症却很轻微，甚至缺乏尿崩症的依据。

四、临床表现

中枢性尿崩症可见于任何年龄，通常在儿童期或成年早期发病，男性较女性多见，男女之比约 2∶1。中枢性尿崩症症状的严重程度取决于引起 AVP 合成与分泌受损的部位和程度。视上核、室旁核内大细胞神经元消失 90% 以上时，才会出现尿崩症症状，因此，根据视上核、室旁核内大细胞神经元消失的程度，临床症状呈现从轻到重的移行过程，可以表现为亚临床尿崩症、部分性中枢性尿崩症和完全性中枢性尿崩症。

一般起病突然，日期比较明确。大多数患者均有多饮、烦渴、多尿。排尿频繁，尿色清淡，夜尿显著增多。一般尿量常大于 4 L/d，在 16～24 L，最多有达到 39 L/d 者。尿比重比较固定，呈持续低比重尿，尿比重小于 1.010，部分性尿崩症在严重脱水时可以达到 1.010。尿渗透压多数 <200 mOsm/（kg·H_2O）。渴觉中枢正常者摄入水量和水排泄量大致相等。口渴常很严重，喜冷饮。如果饮水不受限制，可影响到睡眠、消化系统甚至引起肾脏的病理改变，患者常表现为注意力不集中、体力下降、食欲缺乏，乃至工作、学习效率降低。但智力、体格发育接近正常。烦渴、多尿在劳累、感染、月经期和妊娠期加重。

渴感中枢的正常反应保证了患者摄入足够的水分来补偿多尿引起的水分丧失，维持体内的水分平衡，以致不会发生脱水。一般情况下，血清钠和渗透压仅轻度升高。但如果患者因病情和条件所限不能摄入足够的水分，尤其是在儿童，则会发生严重的脱水症状，如皮肤无弹性、失去光泽，患者表现为无力、食欲缺乏、精神异常、虚脱，甚至危及生命。实验室检查伴有严重的高血钠和血浆渗透压的升高。如遗传性尿崩症者常于幼年起病，因渴觉中枢发育不全，可引起严重脱水和高钠血症，常危及生命。肿瘤和颅脑外伤及手术累及渴觉中枢时，也可出现高钠血症，表现为谵妄、痉挛、呕吐等。当尿崩症合并腺垂体功能不全时，尿崩症症状会减轻，糖皮质激素替代治疗后症状再现或加重。头部损伤和颅内手术损伤垂体和下丘脑引起的尿崩症可有三种不同的临床表现：暂时性、持续性和三相性。暂时性尿崩症常在术后第一天突然发生，在几天以内可以恢复，此类型最为常见，占 50%～60%。持续性者也于术后突然发生，但持续时间长，可达数周或为永久性。三相性的特征包括：急性期、中间期和持续期。急性期在损伤后发生，尿量突然增多，尿渗透压下降，持续 4～5 天；中间期尿量突然减少，尿渗透压增高，持续 5～7 天；接着进入持续期，表现为永久性尿崩症。对于三相性表现的病理生理机制一般认为：第一阶段是由于损伤造成神经源性休克，而不能释放 AVP，或由受损神经元释放无生物学活性的前体物；第二阶段表现的少尿、尿渗透压增高，是由于 AVP 从变性损伤的神经元中溢出，使循环中 AVP 突然增多所致；持续性中枢性尿崩症的出现是产生 AVP 的神经元永久性损害的结果。无论先天性尿崩症还是获得性尿崩症，都可能存在不同程度的腺垂体功能异常，部分中枢性尿崩症或者可伴有泌乳素增高或泌乳。

肾性尿崩症的症状相对较轻，临床表现多变，尿量波动较大，多伴有原发的肾脏疾病引起的症状，如低血钾、高血钙症状，在原发性疾病治愈后症状会减轻或消失。

五、辅助检查

1. 尿比重

常低于1.005，尿渗透压降低，常低于血浆渗透压。血钠增高，严重时血钠可高达160 mmol/L以上。

2. 血浆渗透压和尿渗透压关系的估价

如果一个多尿患者数次同时测定血浆和尿液渗透压值均落在阴影的右侧，则这个患者可能患有中枢性尿崩症或肾性尿崩症。如果对注射血管升压素的反应低于正常（见下述禁水加压试验）或者血或尿AVP浓度增高，则诊断为肾性尿崩症。相反，注射血管升压素后，尿渗透压明显增高、血浆渗透压下降，则诊断为中枢性尿崩症。血、尿渗透压的关系很有用处，尤其在神经外科手术后或头部外伤后，运用两者的关系可以很快鉴别尿崩症与胃肠道外给予的液体过量。对这些患者的静脉输液速度可以暂时放慢，通过反复测量血、尿渗透压，判断二者的关系是否正常。

3. 禁水加压试验

比较禁水后与使用血管升压素后的尿渗透压的变化，是确定尿崩症及尿崩症鉴别诊断简单可行的方法。

（1）原理：正常人禁水后血浆渗透压升高，循环血量减少，两者均刺激AVP释放，使尿量减少，尿渗透压增高，尿比重升高，而血浆渗透压变化不大。

（2）方法：禁水时间6～16小时。中等程度多尿患者的禁水试验可以从夜间开始，中度多尿者的禁水试验应该在白天，在医生严密观察下进行。试验前测定体重、血压、血渗透压、尿渗透压和尿比重。禁水开始后，每小时测定一次上述指标。当连续两次尿量和尿比重变化不大、尿渗透压变化<30 mOsm/（kg·H_2O）或体重下降3%时，于皮下注射水剂血管升压素5 U，于注射后60分钟测定血、尿渗透压和尿量、尿比重。

（3）结果分析：正常人禁水后体重、血压、血浆渗透压变化不大，而尿渗透压可以超过800 mOsm/（kg·H_2O），注射水剂加压素后，尿渗透压上升不超过9%。原发性多饮（精神性烦渴）患者在禁饮后尿量可见减少，尿比重上升，但不超过1.020。尿渗透压也可上升，但由于这种患者长期多饮造成的水利尿状态，使肾髓质高渗透压梯度降低，使尿液最大浓缩受限，因此禁水后尿渗透压上升幅度较小，但仍存在最大限度内源性AVP释放，表现为应用外源性AVP后，尿渗透压可以继续上升，但上升幅度<9%。完全性中枢性尿崩症患者于禁水后，尿渗透压上升不明显，在给予外源性AVP后，尿渗透压迅速升高，上升幅度可以超过50%。尿量明显减少，尿比重可上升至1.020。部分性中枢性尿崩症者，于禁饮后尿液有一定程度的浓缩，但注射AVP后尿渗透压上升幅度至少达到10%。部分性中枢性尿崩症患者在禁水后，尿渗透压峰值随着进一步禁水而下降，提示原有有限的内源性AVP储存在第一次禁水刺激下释放耗竭，继续禁水时没有内源性AVP释放，使尿渗透压峰值下降。肾性尿崩症患者在禁水和应用外源性AVP后尿渗透压不会升高，尿量不能减少。

（4）试验特点：对原发性多饮患者进行禁水加压试验时，他们有可能做不到完全禁饮（可能会悄悄地饮水），如果没有注意到这种情况，在注射加压素后很容易发生水中毒。完全性尿崩症患者在禁水过程中，如体重下降>3%、严重者出现血压下降和烦躁等表现时，应立即注射水剂加压素，尽快终止试验。

4. 高渗盐水试验

在诊断尿崩症时很少用这一试验。当需要证明AVP释放的渗透压阈值改变时，常采用该试验，并且在分析某些低钠、高钠血症时具有一定的价值。

5. 血浆AVP测定

部分性尿崩症和精神性烦渴患者因长期多尿，肾髓质渗透梯度降低，影响肾脏对内源性AVP的反应性，故不易与部分性肾性尿崩症相鉴别，此时在作禁水试验的同时，做血浆 AVP 测定、血渗透压、尿渗透压测定有助于鉴别诊断。

6. 影像学检查

利用影像学检查对进一步确定中枢性尿崩症患者下丘脑—垂体部位有无占位性病变具有重要价值。垂体磁共振（MRI）T_1 加权影像在正常人可见神经垂体部位有一个高密度信号区域，中枢性尿崩症患者该信号消失，而肾性尿崩症和原发性多饮患者中，该信号始终存在。有时垂体 MRI 还可见垂体柄增厚或有结节，提示原发性或转移性肿瘤。因此，MRI 可作为鉴别中枢性尿崩症、肾性尿崩症和原发性多饮的有用手段。

六、诊断与鉴别诊断

根据上述患者烦渴、多饮、多尿，持续低比重尿的临床表现，结合实验室检查结果，不难作出尿崩症的诊断。尿崩症确立后，必须将中枢性尿崩症、肾性尿崩症、溶质性利尿、精神性多饮和其他原因引起的多尿相鉴别。

1. 水摄入或排除过多的原发性疾病

（1）水摄入过量。

1）精神性烦渴。

2）下丘脑疾病：炎症、肿瘤、感染、肉芽肿性疾病。

3）药物性多饮：硫利达嗪、氯丙嗪、抗胆碱类药物。

（2）肾小管对水的重吸收减少。

1）AVP 缺乏：①中枢性尿崩。②药物所致的 AVP 释放受抑制。

2）肾小管对 AVP 无反应：①肾性尿崩症（先天性和家族性）。②肾性尿崩症（获得性）：a. 多种慢性肾脏疾病、尿路梗阻、肾动脉狭窄、肾移植术后、急性肾小管坏死。b. 低钾、原发性醛固酮增多症。c. 慢性高钙血症，包括甲状旁腺功能亢进。d. 药物，锂盐、甲氧氟烷、地美环素。e. 全身多种疾病，多发性骨髓瘤、淀粉样变性、镰刀红细胞性贫血、干燥综合征。

2. 原发性肾脏溶质吸收不良性疾病（渗透性利尿）

（1）葡萄糖（糖尿病、高糖负荷后）。

（2）盐类，尤其是氯化钠。

1）各种慢性肾脏疾病，尤其是慢性肾盂肾炎。

2）使用各种利尿剂后。

在临床上的主要问题是对部分性尿崩症与渴感异常和多发性烦渴的鉴别。有两种方法可以应用，一是通过 AVP 的激发试验（如禁水试验和高渗盐水试验）来测定血中 AVP 浓度。是否应用高渗盐水试验取决于患者对禁水试验的反应，如果尿渗透压在血渗透压改变或 Na^+ 浓度改变前出现升高，则给予高渗盐水后再检测血 AVP。另一个方法是在 24～48 小时给予足够的去氨加压素，如果患者的渴感和水分摄入减少并不出现低钠血症，则 95% 的患者为中枢性或部分性中枢性尿崩症，若患者对治疗无反应，则多为肾性尿崩症。如果患者出现低钠血症，则考虑患者为渴感中枢异常性尿崩症或某种程度的多发性烦渴。通常在禁水试验后给予 AVP，完全性中枢性尿崩症患者的尿渗透压会升高超过 50%，而部分性尿崩症或肾性尿崩症患者则少于 50%，而渴感异常所致尿崩症尿渗透压的升高会少于 9%。

中枢性尿崩症诊断一旦成立，应进一步明确部分性还是完全性；无论是部分性还是完全性中枢性尿崩症，都应该努力寻找病因学依据，可测定视力、视野，脑部检查包括下丘脑—垂体部位 CT 和 MRI 检查。如果确实没有确切的脑部和下丘脑垂体部位器质性病变的依据，才可以考虑原发性中枢性尿崩症的诊断。重要的是对这部分患者进行长期随访，找不到各种继发因素的时间越长，原发性尿崩症的诊断越肯定。在绝大多数的中枢性尿崩症患者，MRI 表现为神经垂体的亮点消失。但应注意，在 10%～30% 的正常人或其他类型的尿崩症也会出现类似表现，所以，该现象并不代表中枢性尿崩症的确诊依据。

先天性肾性尿崩症是一种少见病，由于肾小管对 AVP 无反应所致，常有家族性积聚特点，女性较男性病情较轻，在禁水时可浓缩尿液，用大量去氨加压素治疗有效。其基因突变的位点位于 X 染色体短臂。大多数患者存在 V_2 受体异常，有些患者存在受体后缺陷，这些患者中 V_1 受体功能均正常。

当肾性尿崩症与中枢性尿崩症不能通过渗透压测定来鉴别时，与血浆渗透压相关的血或尿 AVP 浓度的升高可以明确肾性尿崩症的诊断。

原发性多饮或精神性烦渴有时很难与尿崩症相鉴别，有时可能两种形式都存在。长期水摄入过多导致低渗性多尿，易与尿崩症相混淆。但这些患者多饮、多尿常常是不稳定的，且常无夜间多尿。结合血、尿渗透压之间的关系，常可作出鉴别诊断。禁水试验时，患者尿渗透压可以增高，但由于长期饮水造成的肾髓质浓缩功能障碍，使尿液浓缩受限，不能达到正常人禁饮后水平。当禁饮后，尿渗透压稳定时注射外源性血管升压素后，尿渗透压不升高或升高很少。由于长期大量饮水抑制 AVP 释放及长期多尿导致肾脏髓质渗透压梯度丧失，尿渗透压和血渗透压相比可以低于正常。

七、治疗

对各种类型症状严重的尿崩症患者，都应该及时纠正高钠血症，积极治疗高渗性脑病，正确补充水分，恢复正常血浆渗透压。纠正高渗状态不宜过快，如果原来的高渗透压下降太快，容易引起脑水肿。液体补充的速度以血清 Na^+ 每 2 小时下降 1 mmol/L 为宜。究竟补充哪一种液体，可根据以下因素进行选择：有无循环衰竭，高钠血症发展的速度和程度。如果有循环衰竭或严重高钠血症，可输注低渗盐水，意识清醒者可经口服。如不存在循环衰竭仅有高钠血症者，可输注 5% 的葡萄糖注射液，输注速度应低于葡萄糖代谢速度，以避免高血糖发生和渗透性利尿。但是对于严重高钠血症伴循环衰竭逐渐发展超过 24 小时者，应补充等渗溶液。其原因有二：其一，等渗溶液也能相对稀释高渗状态时的细胞外液，以减少渗透压下降过快导致的脑水肿；其二，等渗溶液也可以有效地恢复血容量。婴幼儿尿崩症的治疗比较困难，因他们难以摄入足够的水分且治疗会导致水中毒。因此，对于婴幼儿患者在保证足够数量的水分摄入（10～30 mL/kg 体重）同时，应减少加压素的应用剂量。

1. 中枢性尿崩症的治疗

（1）水剂加压素：尿崩症可用激素替代治疗。注射剂血管升压素口服无效。水剂加压素皮下注射 5～10 U，可持续 3～6 小时。该制剂常用于颅脑外伤或术后神志不清的尿崩症患者的最初治疗。因其药效短暂，可有助于识别神经垂体功能的恢复，防止接受静脉输液的患者发生水中毒。

（2）粉剂垂体后叶粉（尿崩停）：赖氨酸加压素是一种鼻腔喷雾剂，使用一次可维持 4～6 小时的抗利尿作用。在呼吸道感染或过敏性鼻炎时，鼻腔黏膜水肿，对药物吸收减少而影响疗效。

（3）鞣酸加压素（长效尿崩停）：长效尿崩停是鞣酸加压素制剂，需要深部肌内注射。应从小剂量开始。初始剂量为每日 1.5 U，剂量应根据尿量逐步调整。体内 24～48 小时可以维持适当的激素水平，一般每周注射两次，但有个体差异，每例应做到个体化给药，切勿过量引起水中毒。注射前适当保温、充分摇匀。

（4）人工合成 1-脱氨-8-右旋精氨酸血管升压素（DDAVP）：DDAVP 增加了抗利尿作用，而缩血管作用只有 AVP 的 1/400，抗利尿与升压作用之比为 4 000 ∶ 1，作用时间达 12～24 小时，是目前最理想的抗利尿剂。该药目前已有口服剂型（如去氨加压素片剂），0.1 mg/片，口服 0.1～0.2 mg，对多数患者可维持 8～12 小时抗利尿作用。初始剂量可从每天 0.1 mg 开始，逐步调整剂量，防止药物过量引起水中毒。该药与经鼻腔用药相比，片剂口服后的生物利用度约为 5%。该药还有注射剂和鼻喷剂，1～4 μg皮下注射或 10～20 μg 鼻腔内给药，大多数患者可维持 12～24 小时抗利尿作用。

（5）其他口服药物：具有残存 AVP 释放功能的尿崩症患者，可能对某些口服的非激素制剂有疗效。

氯磺丙脲可以刺激垂体释放 AVP，并加强 AVP 对肾小管的作用，可能增加肾小管 cAMP 的形成，但对肾性尿崩症无效。200～500 mg，每日一次，可起到抗利尿作用，可持续 24 小时。该药可以恢复渴觉，对渴觉缺乏的患者有一定作用。另外，因为该药是降糖药，有一定的降血糖作用，因此必须告知服药患者，服药时必须按时进餐，可以避免低血糖的发生。该药其他不良反应包括肝细胞损害、白细胞减少等。

氢氯噻嗪的抗利尿机制不明。一般认为是盐利尿作用，造成轻度失盐，细胞外液减少，增加近曲小管对水分的再吸收，使进入远曲小管的初尿减少，而引起尿量减少。该药对中枢性和肾性尿崩症均有效，可使尿量减少50%左右。与氯磺丙脲合用有协同作用。剂量每日 50～100 mg，分 3 次服用。服药时用低盐饮食，忌饮用咖啡、可可类饮料。

氯贝丁酯（安妥明）能刺激 AVP 释放，每日 200～500 mg，分 3～4 次口服。不良反应包括肝损害、肌炎及胃肠道反应。

卡马西平（酰氨脒嗪）可以刺激 AVP 释放，产生抗利尿作用，每日 400～600 mg，分次服用。因不良反应较多，未广泛使用。

继发性中枢性尿崩症应首先考虑病因治疗，如不能根治，可选择上述药物治疗。

2. 肾性尿崩症的治疗

肾性尿崩症对外源性 AVP 均无效，目前还没有特异性的治疗手段，但可采用以下方法控制症状：

（1）恰当地补充水分，避免高渗和高渗性脑病。儿童和成人可以口服，对婴儿应及时经静脉补充。

（2）非甾体消炎药：吲哚美辛可使尿量减少。但除吲哚美辛以外的该类其他药物疗效不明显。

（3）噻嗪类利尿剂：氢氯噻嗪，每日 50～100 mg 口服，必须同时应用低盐饮食，限制氯化钠摄入，可使尿量明显减少。该药有明显排钾作用，长期服用时，应定期检测血钾浓度，防止低钾血症。阿米洛利（amiloride）与氢氯噻嗪联合应用可避免低钾血症。阿米洛利用于锂盐诱导的肾性尿崩症时有特异疗效。

3. 妊娠期尿崩症的治疗

原有中枢性尿崩症的妇女妊娠时，一般应用 DDAVP。如果尿崩症是由希恩综合征所致，则在治疗尿崩症的同时，补充腺垂体激素的缺乏。妊娠性尿崩症的治疗中应注意区分 ADH 分泌不足引起的尿崩症和渴感异常引起的尿崩症，后者应用 DDAVP 治疗常可引起水中毒，所以最好测定血中的 AVP 含量来指导治疗。在尿崩症妊娠中没有必要停用药物治疗，相反应适量增加药物剂量。哺乳期也没有必要停用药物，因乳汁中的含量极微。由于妊娠期尿崩症随分娩后自然缓解，分娩后密切注意尿量变化，及时减少剂量和停药，以防止水中毒发生。

第八节　甲状腺功能亢进症

甲状腺功能亢进症（简称甲亢）是一种十分常见的内分泌疾病。它是由于体内甲状腺激素（TH）合成或分泌过多而引起的以神经、循环、消化等系统兴奋性增高和代谢亢进为主要表现的一组疾病的总称。甲亢不是一种单一的疾病，许多疾病都可以引起甲亢，具体病因见表 5-3。

表 5-3　引起甲亢的疾病

1. 甲状腺性甲亢	3.1　恶性肿瘤（肺、胃、肠、胰腺等）伴甲亢（分泌 TSH 类似物）
1.1　弥漫性甲状腺肿伴甲亢（Graves 病）	3.2　HCG 相关性甲亢（绒毛膜癌、葡萄胎、多胎妊娠等）
1.2　多结节性甲状腺肿伴甲亢	4. 卵巢甲状腺肿伴甲亢
1.3　毒性甲状腺腺瘤	5. 医源性甲亢（服用较多甲状腺激素）
1.4　多发性自身免疫性内分泌综合征伴甲亢	6. 暂时性甲亢
1.5　甲状腺癌（滤泡性腺癌）	6.1　亚急性甲状腺炎
1.6　新生儿甲亢	6.1.1　亚急性肉芽肿性甲状腺炎
1.7　碘甲亢	6.1.2　亚急性淋巴细胞性甲状腺炎（产后、药物所致，如干扰素-α、白介素-2）
1.8　TSH 受体基因突变致甲亢	
2. 垂体性甲亢	6.1.3　亚急性损伤性甲状腺炎（手术、活检）
2.1　垂体 TSH 瘤	6.1.4　亚急性放射性甲状腺炎
2.2　选择性垂体甲状腺激素抵抗综合征	6.2　慢性淋巴细胞性甲状腺炎
3. 伴瘤综合征和（或）HCG 相关性甲亢	

临床上以弥漫性甲状腺肿伴甲亢（Graves 病）最常见，约占所有甲亢患者的85%，其次为结节性甲状腺肿伴甲亢（也称毒性结节性甲状腺肿）和亚急性甲状腺炎。本文主要讨论 Graves 病。

Graves 病（GD），又称毒性弥漫性甲状腺肿，是一种伴有 TH 分泌增多的器官特异性自身免疫性疾病。

该病以女性多发，估计其发病率占女性人群的1.9%，男女比为1 ：（4~6），以20~40 岁多见。典型的 GD 除有甲状腺肿大和高代谢症群外，还有眼球突出。一般认为25% ~50% GD 患者伴有不同程度的眼病。少数患者可有皮肤病变（胫前黏液性水肿以及指端粗厚等）。不典型者可仅有1~2 项表现，如甲亢不伴有突眼或有严重突眼而临床无甲亢表现。

一、病因和发病机制

1. 免疫功能异常

GD 的确切病因目前还不完全清楚，但近年来的研究提示，该病为一种器官特异性自身免疫性疾病。GD 患者由于体内免疫功能紊乱，致使机体产生了针对自身甲状腺成分——甲状腺刺激素受体（TSHR）的抗体 TRAb。该抗体与 TSHR 结合后，和 TSH 一样具有刺激和兴奋甲状腺的作用，引起甲状腺组织增生和功能亢进，TH 产生和分泌增多。目前认为，自身抗体的产生主要与存在基因缺陷的抑制性 T 淋巴细胞（Ts）的功能降低有关。Ts 功能缺陷导致辅助性 T 淋巴细胞（Th）的不适当致敏，并在 IL-1、IL-2 等细胞因子的参与下，使 B 细胞产生抗自身甲状腺的抗体。

GD 的发病与 TRAb 的关系十分密切。TRAb 是一组多克隆抗体，作用在 TSH 受体的不同结合位点。TRAb 可分为兴奋型和封闭型两类。兴奋型中有一类与 TSH 受体结合后，刺激甲状腺组织增生及 TH 的合成和分泌增多，称为甲状腺刺激抗体（TSAb），为 GD 的主要自身抗体；另一类与 TSH 受体结合后，仅促进甲状腺肿大，但不促进 TH 的合成和释放，称为甲状腺生长刺激免疫球蛋白（TGI）。封闭型自身抗体与 TSH 受体结合后，阻断和抑制甲状腺功能，因此称为甲状腺刺激阻断抗体（TSBAb）。

2. 细胞免疫异常

GD 患者外周血活化 T 淋巴细胞数量增多，甲状腺内的抑制性调节环路不能发挥正常的免疫抑制功能，致使自身反应性器官特异性 Th 细胞得以活化、增殖，产生各种细胞因子，作用于甲状腺组织、单核细胞，诱导 B 淋巴细胞活化，产生抗甲状腺的自身抗体，最终引起甲状腺结构与功能的病理变化及出现临床特征。另外，GD 患者甲状腺和眼球后组织均有明显的淋巴细胞浸润，甲状腺的淋巴细胞通过细胞间黏附分子/白细胞功能相关抗原，介导淋巴细胞与 GD 患者甲状腺细胞相互黏附，引起甲状腺细胞增生及甲状腺肿大。

3. 遗传因素

部分 GD 有家族史，同卵双生相继发生 GD 者达30% ~60%；异卵双生仅为3% ~9%。流行病学调查也发现，GD 亲属中患另一自身免疫性甲状腺病，如桥本甲状腺炎的比率和 TSAb 的检出率均高于一般人群。这些都说明 GD 具有遗传倾向。通过对人类白细胞膜上组织相容性抗原（HLA）的研究发现，高加索人中的 HLA-B8，日本人中的 HLA-B35，中国人身体中的 HLA-BW46 为本病的相对危险因子。Chen 等发现，非洲后裔的美国人 GD 的易感基因为 *DQA * 0501*，定位于 HLA 抗原 DR-B3 而非 DR-B1。但 GD 究竟以单基因遗传，还是以多基因遗传，以及以何种方式遗传目前仍不清楚。

4. 环境因素

感染、应激及刺激等均可能为本病的诱发因素。尤以精神因素为重要，强烈的精神刺激常可诱发甲亢的发病。精神应激可能使患者血中肾上腺皮质激素升高，进而改变 Ts 或 Th 细胞的功能，引起异常免疫反应从而引发甲亢。

二、病理

1. 甲状腺

GD 的甲状腺呈对称性、弥漫性增大，甲状腺内血管增生，血供丰富，使甲状腺外观为红色。滤泡细胞增生肥大，细胞呈立方或柱状，滤泡细胞由于过度增生而形成乳头状折叠凸入滤泡腔内，细胞高尔基体肥大，附近有许多囊泡，内质网发育良好，有很多核糖体，线粒体数目增多。滤泡腔内胶质减少甚或消失。甲状腺内可有淋巴细胞浸润或形成淋巴滤泡或出现淋巴组织生发中心。经治疗后甲状腺的形态结构可发生相应的变化。短期使用大剂量碘剂后，甲状腺可迅速缩小，腺泡中胶质含量增多，滤泡细胞变为立方状或扁平状，乳头状结构消失，血管减少。长时间使用硫脲类抗甲状腺药物后，可使甲状腺组织呈退行性改变，滤泡增大富含胶质，大部分滤泡细胞呈扁平或矮立方形，少部分滤泡细胞仍肥大，或可见到上皮嵴及短小乳头状结构。此时活检标本不易与甲状腺肿鉴别。

2. 眼

GD 仅有良性眼病时常无异常病理改变。在浸润性突眼患者中，球后组织中脂肪组织及纤维组织增多，黏多糖沉积与透明质酸增多，淋巴细胞及浆细胞浸润；眼肌纤维增粗，纹理模糊，脂肪增多，肌纤维透明变性，断裂及破坏，肌细胞内黏多糖及透明质酸也增多，可出现球结膜充血、水肿。早期的病变以炎性细胞浸润和脂肪增多为主，后期可出现纤维组织增生和纤维化。

3. 胫前黏液性水肿

光镜下病变皮肤可见黏蛋白样透明质酸沉积，伴肥大细胞、吞噬细胞和内质网粗大的成纤维细胞浸润，皮层增厚及淋巴细胞浸润；电镜下见大量微纤维伴糖蛋白及酸性葡聚糖沉积，与重度甲减（黏液性水肿）的皮下组织黏多糖浸润的组织学相似。

4. 其他

心脏可扩大，心肌变性。肝、脾、胸腺和淋巴结可增生肿大，外周血淋巴细胞可增多。重度甲亢未予有效治疗者可出现肝脏局灶性或弥漫性坏死，以致发展为肝脏萎缩，甚至肝硬化。甲状腺功能亢进时破骨细胞活性增强、骨吸收多于骨形成，可引起骨质疏松。

三、病理生理

TH 分泌增多的病理生理作用是多方面的。TH 可促进氧化磷酸化，主要通过刺激细胞膜上的 Na^+-K^+-ATP酶，促进 Na^+ 的主动运输，维持细胞内外 Na^+-K^+ 的梯度。在此过程中需要消耗大量的能量，以致 ATP 水解增多，从而促进线粒体氧化磷酸化反应，使耗氧量及产热增加，引起患者怕热多汗等症状。高水平 TH 可增加基础代谢率，加速多种营养物质的消耗，肌肉也易被消耗，出现消瘦乏力等。TH 与儿茶酚胺协同作用，可加强儿茶酚胺对神经、心血管及胃肠道等脏器的兴奋和刺激；TH 对肝脏、心肌及肠道还具有直接的兴奋作用，使神经、心血管与消化等系统的症状更为突出。

四、临床表现

GD 可发生于任何年龄，但高峰发病年龄在 20～40 岁。女性多于男性，男女之比为 1 ：（4～6）。本病起病多数缓慢，多在起病后 6 个月到 1 年就诊。

1. 一般表现

GD 的临床表现与患者发病时的年龄、病程和 TH 分泌增多的程度有关。一般患者均有神经质、怕热多汗、皮肤潮湿、心悸乏力和体重减轻等。部分患者可有发热，但一般为低热。

2. 甲状腺表现

不少患者以甲状腺肿大为主诉，甲状腺呈弥漫性对称性肿大，质软、吞咽时上下移动，少数患者的甲状腺肿大不对称或肿大不明显。由于甲状腺的血流量增多，故在上、下极外侧可听到连续性或以收缩期为主的吹风样血管杂音，可扪及震颤（以腺体上部较明显）。杂音明显时可在整个甲状腺区听到，但以上、下极明显，杂音较轻时仅在上极或下极听到。触到震颤时往往可以听到杂音，但杂音较弱时可触不到震颤。杂音和震颤的发现对诊断本病具有重要意义，因为其他甲状腺疾病罕有出现此体征者。

3. 眼部表现

甲亢引起的眼部改变大致分两种类型，一类称为非浸润性突眼，系由于交感神经兴奋眼外肌群和上睑肌所致，临床无明显自觉症状。体征有：①上眼睑挛缩。②眼裂增宽（Dalrymple 征）。③上眼睑移动滞缓（von Graefe 征）：眼睛向下看时上眼睑不能及时随眼球向下移动，可在角膜上缘看到白色巩膜。④瞬目减少和凝视（Stellwag 征）。⑤向上看时，前额皮肤不能皱起（Joffroy 征）。⑥两眼看近物时，辐辏不良（Mobius 征）。甲亢控制后可完全恢复正常。

另一类为 GD 所特有，为眶内和球后组织体积增加、淋巴细胞浸润和水肿所致，称为浸润性突眼。浸润性突眼患者常有明显的自觉症状，如畏光、流泪、复视、视力减退、眼部胀痛、刺痛、异物感等。突眼度一般在 18 mm 以上。由于眼球高度突出，使眼睛不能闭合，结膜、角膜外露而引起充血、水肿、角膜溃疡等。重者可出现全眼球炎，甚至失明。

浸润性突眼的轻重程度与甲状腺功能亢进的程度无明显关系。在所有眼病中，约 5% 的患者仅有浸润性突眼而临床无甲亢表现，将此称为甲状腺功能正常的 GD 眼病（EGO）。该类患者尽管临床上无甲亢表现，但多有亚临床甲亢，TSH 水平降低。

4. 心血管系统表现

甲亢时由于 TH 对心血管系统的作用，以及交感神经兴奋性增高等，常使患者有明显的临床表现，心悸、气促是大部分甲亢患者的突出主诉。

（1）心动过速：是心血管系统最早最突出的表现。绝大多数为窦性心动过速，心率在 90 ~ 120 次/分。心动过速为持续性，在睡眠和休息时有所降低，但仍高于正常。

（2）心律失常：房性期前收缩最常见，其次为阵发性或持续性心房颤动。也可见室性或交界性期前收缩，偶见房室传导阻滞。有些患者可仅表现为原因不明的阵发性或持续性心房纤颤，尤以老年人多见。

（3）心音改变：由于心肌收缩力加强，使心搏增强，心尖部第一心音亢进，常有收缩期杂音，偶在心尖部可听到舒张期杂音。

（4）心脏扩大：多见于久病及老年患者。当心脏负荷加重、合并感染或应用 β 受体阻滞药可诱发充血性心力衰竭。持久的房颤也可诱发慢性充血性心力衰竭。出现心脏扩大和心脏杂音可能是由于长期高排出量使左心室流出道扩张所致。

（5）收缩压升高、舒张压下降和脉压增大：有时可出现毛细血管搏动、水冲脉等周围血管征。发生原因系由于心脏收缩力加强，心排血量增加和外周血管扩张、阻力降低所致。

（6）甲亢性心脏病：甲亢伴有明显心律失常、心脏扩大和心力衰竭者称为甲亢性心脏病。以老年甲亢和病史较久未能良好控制者多见。其特点为甲亢完全控制后心脏功能可恢复正常。

5. 消化系统表现

食欲亢进是甲亢的突出表现之一。但少数老年患者可出现厌食，甚至恶病质。也有少数患者呈顽固性恶心、呕吐，以致体重在短期内迅速下降。由于过多 TH 的作用，使肠蠕动增加，从而使大便溏稀、次数增加，甚至呈顽固性腹泻或脂肪痢。TH 对肝脏也可有直接毒性作用，致肝肿大，甲亢引起明显肝脏受损者少见，少数可出现肝功能异常，转氨酶升高甚或黄疸。

6. 血液和造血系统表现

周围血液中白细胞总数偏低、淋巴细胞百分比和绝对值及单核细胞增多，血小板寿命缩短，有时可出现皮肤紫癜。由于消耗增加、营养不良和铁的利用障碍偶可引起贫血。

7. 肌肉骨骼系统表现

甲亢时多数表现为肌无力和肌肉萎缩。由于神经肌肉兴奋性增高，可出现细震颤、腱反射活跃和反射时间缩短等。部分患者可出现如下特殊的肌肉病变。

（1）慢性甲亢性肌病：相对多见。起病缓，主要累及近端肌群和肩胛、骨盆带肌群。表现为进行性肌肉萎缩和无力。患者在登楼、蹲位起立和梳头等动作时有困难。类似于多发性肌炎表现，但肌活检正常或仅有肌肉萎缩、变性等改变。

（2）甲亢性周期性瘫痪：主要见于东方国家的青年男性患者，日本和我国较常见。发作时血钾显著降低。周期性瘫痪多与甲亢同时存在，或发生于甲亢起病之后。也有部分患者以周期性瘫痪为首发症状就诊才发现甲亢。多在夜间发作，可反复出现，甲亢控制后症状可缓解。周期性瘫痪的发生机制可能与过多 TH 促进 Na^+-K^+-ATP 酶活性，使 K^+ 向细胞内的不适当转移有关。

（3）甲亢伴重症肌无力：甲亢伴重症肌无力的发生率约为1%，远高于一般人群的发生率。重症肌无力主要累及眼肌，表现为眼睑下垂、眼外肌运动麻痹、复视和眼球固定等。少数也可表现为全身肌肉无力、吞咽困难、构音不清及呼吸浅短等。甲亢控制后重症肌无力可减轻或缓解。

8. 生殖系统表现

20%左右的女性患者有月经稀少，周期延长，甚至闭经。男性多阳痿，偶见乳腺发育，与雄激素转化为雌激素增加有关。

9. 皮肤、毛发及肢端表现

皮肤光滑细腻，缺乏皱纹，触之温暖湿润。年轻患者可有颜面潮红，部分患者面部和颈部可呈红斑样改变，压之褪色，尤以男性多见。多数患者皮肤色素正常，少数可出现色素加深，以暴露部位明显，但口腔、乳晕无色素加深。也有部分患者色素减退，出现白癜风。甲亢时可出现毛发稀疏脱落，少数患者可出现斑秃。

约5%GD患者可有典型局限性黏液性水肿，常与浸润性突眼同时或之后发生，有时不伴甲亢而单独存在，是本病的特异性表现之一。多见于小腿胫前下1/3部位，有时可延及足背和膝部，也可见于面部上肢等。初起时呈暗紫红色皮损，皮肤粗厚，以后呈片状或结节状隆起，最后呈树皮状，可伴继发感染和色素沉着。在少数患者中尚可见到指端软组织肿胀，呈杵状，掌指骨骨膜下新骨形成，以及指或趾甲的邻近游离边缘部分和甲床分离（Plummer 甲），也为 GD 的特征性表现之一。

10. 甲亢危象

系甲亢的一种严重表现，可危及生命。主要诱因为精神刺激、感染、甲状腺手术前准备不充分等。早期表现为患者原有的甲亢症状加剧，伴中等发热，体重锐减，恶心、呕吐，以后发热可达40 ℃或更高，心动过速，心率常在160次/分以上，大汗、腹痛、腹泻，甚而谵妄、昏迷。死亡原因多为高热虚脱、心力衰竭、肺水肿和严重水、电解质代谢紊乱等。

五、特殊类型的甲亢

1. 淡漠型甲亢

该型特点为：①发病较隐匿。②以老年人多见，尤其是60岁以上者。③临床表现不典型，常以某一系统的表现为突出（尤其是心血管和胃肠道症状），由于年迈伴有其他心脏病，不少患者合并心绞痛，有的甚至发生心肌梗死。心律失常和心力衰竭的发生率可达50%以上。患者食欲减退伴腹泻较多，肌肉萎缩，肌无力。④眼病和高代谢症群表现较少，多数甲状腺无明显肿大。⑤全身情况差，体重减轻较明显，甚至出现全身衰竭、恶病质。⑥血清 TT_4 可以正常，FT_3、FT_4 常增高，TSH 下降或测不出，但 ^{131}I 摄取率增高。

2. 亚临床型甲亢

该型特点是血 T_3、T_4 正常，但 TSH 显著降低。本症可能是 GD 早期、GD 经手术或放射碘治疗后、各种甲状腺炎恢复期的暂时性临床现象；但也可持续存在，少数可进展为临床型甲亢。患者无症状或有消瘦、失眠、轻度心悸等症状，并可导致心血管系统或骨代谢的异常。排除下丘脑—垂体疾病、非甲状腺疾病所致的 TSH 降低后可诊断为本症，并需作出相应的病因诊断。亚临床型甲亢一般不需治疗，但应定期追踪病情变化。对于老年患者，已有轻度甲亢表现的患者以及具有心血管和骨骼系统病变危险因素者，宜采用适当的抗甲状腺治疗。

3. 新生儿甲亢

新生儿甲亢分为暂时型和持续型两种，前者较为常见，多由于母亲妊娠时患 GD，母体内的 TSAb 通过胎盘到达胎儿使之发生甲亢，故出生时已有甲亢表现，生后1~3个月自行缓解，血中 TSAb 也随之消失。临床表现为多动，易兴奋、多汗、呕吐、腹泻和发热等。哺乳量增加而体重不增加，可出现呼吸衰竭、心动过速、心律失常，易发生心力衰竭。实验室检查显示 FT_4 升高，T_3 显著升高，TSH 通常低下（与正常新生儿出生时 TSH 水平增高相反）。

持续型新生儿甲亢较罕见，系 TSHR 突变所致。其特点是：①常有阳性家族史，为常染色体显性遗传，但母亲在妊娠时未必一定有甲亢。②男女比例约为 1 ∶ 2，明显高于成年人 GD 甲亢。③缺乏眼征。④缺乏甲状腺免疫学异常的证据（血中无抗甲状腺抗体）。⑤大部分病例在开始为甲状腺肿，逐渐出现甲亢的其他表现。⑥甲亢不能自行缓解，患者常有颅骨缝早期融合、前囟突出及智力障碍等后遗症。

新生儿甲亢的诊断主要根据血 T_3、T_4 和 TSH 值进行判断。T_3、T_4 升高，TSH 降低即可作出甲亢的诊断。对于持续型新生儿甲亢可作 TSHR 基因分析，以查明病因。

4. 妊娠期甲亢

妊娠期甲亢主要见于以下两种情况。

（1）妊娠合并甲亢：正常妊娠时由于腺垂体生理性肥大和胎盘激素分泌，可有高代谢症群表现，如心率可增至 100 次/分，甲状腺稍增大，基础代谢率在妊娠 3 个月后较前增加可达 20% ~30%，此时由于雌激素水平增高，血中甲状腺素结合球蛋白（TBG）较妊娠前增高，故血清 TT_3、TT_4 也较正常增高，因此易与甲亢混淆。患者体重不随妊娠月份而相应增加，或四肢近端肌肉消瘦，或休息时心率在 100 次/分以上者应疑及甲亢。如血 FT_3、FT_4 升高，TSH <0.5 mU/L 可诊断为甲亢。同时伴有眼征、弥漫性甲状腺肿、甲状腺区震颤或血管杂音、血 TSAb 阳性即可确定 GD 的诊断。

（2）HCG 相关性甲亢：HCG 与 TSH 的 α 亚基相同；两者的受体分子又十分类似，故 HCG 和 TSH 与 TSH 受体结合存在交叉反应。当 HCG 分泌显著增多（如绒毛膜癌、葡萄胎、妊娠剧吐、多胎妊娠等）时，可因大量 HCG 刺激 TSH 受体而出现甲亢。患者的甲亢症状轻重不一，血 FT_3、FT_4 升高，TSH 降低或测不出，但 TSAb 和其他甲状腺自身抗体阴性，血 HCG 显著升高。HCG 相关性甲亢往往随血 HCG 浓度的变化而消长，属一过性，终止妊娠或分娩后消失。

六、辅助检查

1. 血清 TH 测定

（1）血清 FT_3、FT_4：血清中 FT_3、FT_4 不受血中 TBG 变化的影响，直接反映甲状腺功能状态。成人正常参考值：RIA 法：FT_3 3 ~9 pmol/L（0.19 ~0.58 ng/dL），FT_4 9 ~25 pmol/L（0.7 ~1.9 ng/dL）；ICMA 法：FT_3 2.1 ~5.4 pmol/L（0.14 ~0.35 ng/dL），FT_4 9.0 ~23.9 pmol/L（0.7 ~1.8 ng/dL）。

（2）血清 TT_3、TT_4：血清中 TT_3、TT_4 与蛋白结合达 99.5% 以上，故 TT_3、TT_4 水平受 TBG 的影响。TT_3 浓度的变化常与 TT_4 的改变平行。TT_3、TT_4 测定方法稳定，在无影响血中 TBG 浓度变化的因素存在时是反映甲状腺功能的良好指标。引起 TBG 升高的主要因素为妊娠、使用雌激素等，故妊娠时血中 TT_3、TT_4 常常升高，但 FT_3、FT_4 正常。成年人正常参考值：RIA 法：TT_3 1.8 ~2.9 nmol/L（115 ~190 ng/dL），TT_4 65 ~156 nmol/L（5 ~12 μg/dL）；ICMA 法：TT_3 0.7 ~2.1 nmol/L（44.5 ~136.1 ng/dL），TT_4 58.1 ~154.8 nmol/L（4.5 ~11.9 μg/dL）。

2. TSH 测定

TSH 是反映甲状腺功能十分敏感的指标，轻度甲状腺功能异常，T_3、T_4 尚在正常范围内变化时 TSH 就会出现异常。原发性甲状腺功能减退时升高，甲状腺功能亢进时降低。普通 TSH 测定不能反映降低，现在大部分实验室测定的为敏感 TSH（sTSH）或超敏感 TSH（uTSH），两者特异性、敏感性均很高。

3. TSH 受体抗体测定

测定方法较多，易出现假阴性和假阳性结果。TRAb 的常规测定方法是用放射受体法来测定 TSH 的结合抑制活性（猪的 TSH 受体被包被为固相），第二代 TRAb 测定法用重组的人 TSH 受体代替猪 TSH 受体，其敏感性从 70% 提高到 86.7%，但仍有假阳性。所测结果为总 TRAb，不能反映 TSAb 的多寡。生物学方法可测定 TSAb，一般采用培养的大鼠甲状腺细胞（FTRL-5）或表达人 TSHR 的中国仓鼠卵细胞（CHO）与患者的血清孵育，通过检测 cAMP 的生成量来判定。未经治疗的 GD 患者，血 TSAb 阳性检出率可达 80% ~100%。TSAb 测定对于 GD 早期诊断、判断病情活动及预测复发等具有较高价值；还可作为治疗后停药的重要指标。

4. ^{131}I 摄取率

本法虽然诊断甲亢的符合率达 90%，但不能反映病情严重程度与治疗中的病情变化。可用于鉴别不同病因的甲亢，如^{131}I 摄取率降低可能为亚急性甲状腺炎、桥本甲状腺炎的一过性甲亢、碘甲亢或外源 TH 引起的甲亢等。应注意本方法受含碘食物和药物的影响。正常参考值：3 小时及 24 小时值分别为 5% ~25% 和 20% ~45%，高峰在 24 小时。Graves 甲亢时甲状腺^{131}I 摄取率升高，且高峰前移。由于 T_3、T_4 和 TSH 测定方法的不断改善，敏感性与特异性进一步提高，目前已很少用甲状腺^{131}I 摄取率来诊断甲亢。

5. 影像学检查

（1）超声检查：GD 患者甲状腺呈弥漫性、对称性、均匀性增大（可增大 2 ~3 倍），边缘多规则，内部回声多呈密集、增强光点，分布不均匀，部分有低回声小结节状改变。多普勒彩色血流显像示患者甲状腺腺内血流丰富，血流速度增快，同时可见显著低阻力的动脉频谱和湍流频谱。甲状腺上、下动脉管径明显增宽。眼球后 B 超有助于 GD 眼病的诊断。

（2）CT 或 MRI 检查：主要用于评估甲亢眼病眼外肌受累的情况，也可以排除其他原因所致的突眼。

七、诊断

典型病例经详细询问病史，依靠临床表现即可诊断。不典型病例，尤其是小儿、老年人或伴有其他疾病的轻型甲亢或亚临床型甲亢病例易被误诊或漏诊，需进行相关检验检查确定诊断。在临床上，对不明原因的体重下降、低热、腹泻、手抖、心动过速、心房纤颤、肌无力等均应考虑甲亢的可能。

1. 功能诊断

血 FT_3、FT_4（或 TT_3、TT_4）增高及 TSH 降低（<0.1 mU/L）者符合甲亢；仅 FT_3 或 TT_3 增高而 FT_4、TT_4 正常可考虑为 T_3 型甲亢；血 TSH 降低，FT_3、FT_4 正常为亚临床型甲亢。

2. 病因诊断

在确诊甲亢后应进一步确定引起甲亢的病因。患者有眼征、弥漫性甲状腺肿、血 TSAb 阳性等，可诊断为 GD。有结节者需与自主性高功能甲状腺结节、多结节性甲状腺肿伴甲亢、毒性腺瘤、甲状腺癌等相鉴别。多结节毒性甲状腺肿和毒性腺瘤患者一般无突眼，甲亢症状较轻，甲状腺扫描为“热”结节，结节周围甲状腺组织的摄碘功能受抑制。亚急性甲状腺炎伴甲亢症状者，甲状腺^{131}I 摄取率明显降低。碘甲亢者有过量碘摄入史，甲状腺^{131}I 摄取率降低，停用碘摄入后甲亢症状可逐渐改善。

八、鉴别诊断

1. 与非甲状腺性疾病的鉴别

（1）神经官能症：此类患者有许多症状与甲亢类似，如焦虑、心动过速、过分敏感、易兴奋失眠、体重减轻、乏力等。但无甲状腺肿及突眼。甲状腺功能检查正常。

（2）更年期综合征：更年期妇女有情绪不稳定、烦躁失眠、阵发性出汗、血压波动及月经不调等症状，但甲状腺不大，甲状腺功能化验正常。

（3）单侧突眼：需注意与眶内肿瘤、炎性假瘤等鉴别，眼球后超声检查或 CT 即可明确诊断。

（4）抑郁症：老年人甲亢多为隐匿起病，表现为体虚乏力、精神忧郁、表情淡漠、原因不明的消瘦、食欲缺乏，恶心、呕吐等表现，与抑郁症相类似，测定甲状腺功能可帮助鉴别。忧郁症患者甲状腺功能正常。

（5）心血管疾病：少数患者（常为中老年人）以心血管表现为突出表现，因此，不明原因的心悸、气促、心动过速，或伴有房颤者，应查找是否存在甲亢。

（6）消化系统疾病：甲亢可致肠蠕动加快，消化吸收不良，大便次数增多，临床常被误诊为慢性结肠炎。但甲亢少有腹痛、里急后重等肠炎表现，粪便镜检无红细胞、白细胞。有些患者消化道症状明显，可有恶心、呕吐，甚至出现恶病质。对这些患者在进一步检查排除消化道器质性病变的同时应进行甲状腺功能检测。

（7）慢性甲亢性肌病：突出表现为骨骼肌受累，通常发生于严重甲状腺毒症患者，表现为肌无力、肌萎缩，应与多发性肌炎、进行性肌萎缩和重症肌无力鉴别。

2. 与其他甲亢的鉴别（病因鉴别）

引起甲亢的病因很多，临床上应先排除非 GD 性甲亢后，GD 的诊断才能成立。

（1）亚急性甲状腺炎：该病以女性多见，发病前常有上呼吸道感染病史，随后甲状腺肿大并伴有甲状腺疼痛，疼痛可放射至下颌、耳后、颞枕等部位。可出现甲亢的症状，如心悸、气短、消瘦、食欲亢进、易激动和大便次数增加等，多有发热，体温在 38 ℃左右。白细胞计数轻度升高，中性粒细胞正常或稍高。甲状腺^{131}I 摄取率降低，与 TT_3、TT_4，FT_3、FT_4 升高呈背离现象。甲状腺扫描发现甲状腺双侧或单侧不显影。

（2）慢性淋巴细胞性甲状腺炎伴甲亢：该病以中年女性多见，由于起病缓慢，多无症状，常因甲状腺肿大而就诊。甲状腺弥漫性肿大、质韧或有表面不平的结节；甲状腺扫描放射性分布不均匀，有不规则浓聚及稀疏区；60% ~70% 患者甲状腺球蛋白抗体（TGAb）阳性，95% 的患者甲状腺微粒体抗体（TMAb）或甲状腺过氧化物酶抗体（TPOAb）阳性。部分患者在疾病初期由于甲状腺滤泡细胞的破坏、TH 的释放增加而出现甲亢症状，通常为一过性，随疾病进展 T_3、T_4 水平逐渐下降。有学者称为“桥本一过性甲亢”。

（3）无痛性甲状腺炎：女性发病率为男性的 2 倍，以青、中年居多。部分患者在产后发病。故临床可分为产后型无痛性甲状腺炎和散发型无痛性甲状腺炎。其特征为甲状腺无痛性肿大伴暂时性甲状腺功能异常。该病一般分为 3 个阶段：甲亢阶段、甲减阶段和恢复阶段。甲状腺功能检查因临床所处的发病阶段不同而不同。85% 患者 TPOAb 阳性，细胞学检查为淋巴细胞性甲状腺炎。

（4）垂体性甲亢：由于垂体因素导致 TSH 的持续分泌过多所引起的甲亢，很少见。包括垂体 TSH 分泌瘤和选择性垂体甲状腺激素抵抗综合征（PRTH）两种类型。临床表现轻重程度不一，一般都有甲状腺肿大，可有血管杂音，如系垂体瘤引起的甲亢，CT 或 MRI 可发现垂体占位病变。实验室检查特点为血清 T_3、T_4 水平升高，TSH 正常或升高。

九、治疗

1. 一般治疗

应予以适当休息。合理安排饮食，需要高热量、高蛋白质、高维生素和低碘饮食。精神紧张、不安或失眠较重者，可给予安定类镇静药。

2. 药物治疗

（1）抗甲状腺药物及作用机制：抗甲状腺药物分为两类：硫脲类的丙硫氧嘧啶（PTU）；咪唑类的甲巯咪唑（methimazole，MM，商品名他巴唑）和卡比马唑（CMZ，商品名甲亢平）。PTU 和 MM 是目前治疗甲亢的两种最主要的抗甲状腺药物。MM 与 PTU 的药理等效比为1 ∶ 10，但 MM 的半衰期明显长于 PTU，且实际效能也强于 PTU，故 MM 可使甲功较快恢复正常。在维持治疗阶段较小剂量的 MM 每日一次服药即可将甲状腺功能维持在良好状态。它们的作用机制相同，主要为抑制甲状腺内的过氧化酶系统，使被摄入到甲状腺细胞内的碘化物不能氧化成活性碘，使酪氨酸不能被碘化，同时使一碘酪氨酸和二碘酪氨酸的缩合过程受阻而抑制 TH 的合成。

（2）适应证和优缺点：抗甲状腺药物适应于甲亢病情较轻，病程短，甲状腺较小者。儿童、青少年甲亢及甲亢伴有妊娠者也宜首选抗甲状腺药物治疗。其优点是：①疗效较肯定。②不会导致永久性甲减。③方便、经济、使用较安全。缺点：①疗程长，一般需 2 年以上。②停药后复发率较高。③可引起肝损害或粒细胞缺乏等。

（3）剂量与疗程：一般情况下，抗甲状腺药物的初始剂量为：PTU 300 ~450 mg/d，MM 或 CMZ 30 ~45 mg/d，分 3 次口服。至症状缓解、血 TH 恢复正常后逐渐减量。每 4 ~8 周减量一次，PTU 每次减 50 ~100 mg，MM 或 CMZ 每次减 5 ~10 mg。减量至能够维持甲状腺功能正常的最小剂量后维持治疗

1 年半至 2 年。维持治疗期间每 3 ~ 5 个月化验甲状腺功能，根据结果适当调整抗甲状腺药物的剂量，将甲状腺功能维持在完全正常状态（即 TSH 在正常范围）。

（4）不良反应：抗甲状腺药物发生率相对较高且较严重的不良反应为粒细胞缺乏，其发生率约为 0.4%。大部分粒细胞缺乏发生在抗甲状腺药物大剂量治疗的最初 2 ~ 3 个月内或再次用药的 1 个月内。因此，为了防止粒细胞缺乏的发生，在早期应每 1 ~ 2 周查白细胞 1 次，当白细胞少于 $2.5 \times 10^9/L$、中性粒细胞少于 $1.5 \times 10^9/L$ 时应考虑停药观察。甲亢本身可有白细胞减少。因此，治疗之前白细胞的多少并不影响抗甲状腺药物的治疗。一旦发生粒细胞缺乏应立即停用抗甲状腺药物，由于抗甲状腺药物之间可能有交叉反应，故禁止使用其他抗甲状腺药物。抗甲状腺药物可引起肝脏损害，MM 引起的肝脏损害以胆汁淤积为主，而 PTU 引起者多为免疫性肝细胞损害，肝酶升高较明显，且预后较差。近年来的临床观察发现，PTU 可诱发机体产生抗中性粒细胞胞浆抗体（ANCA），多数患者无临床表现，仅部分呈 ANCA 相关性小血管炎，有多系统受累表现，如发热、肌肉关节疼痛及肺和肾损害等。

（5）停药与复发：抗甲状腺药物治疗 GD 最主要的缺点是复发率高。为了降低复发率，在停药之前还应认真评估后再决定是否停药。如果甲状腺不大、TRAb 阴性或最后阶段抗甲状腺药物维持剂量很小时停药后复发率低。反之，复发率较高，延长疗程可提高治愈率。由于抗甲状腺药物治疗停药后复发率较高，故停药后还应定期检测甲状腺功能，如有复发迹象即再次给予治疗。

（6）其他药物治疗。

1）复方碘溶液：大剂量碘可减少甲状腺充血、阻抑 TH 释放，也可抑制 TH 合成及外周 T_4 向 T_3 转换，但属暂时性，于给药后 2 ~ 3 周症状渐减轻，之后甲亢症状加重。碘的使用可减弱抗甲状腺药物的疗效并延长抗甲状腺药物控制甲亢症状所需的时间。临床仅用于术前准备和甲亢危象的治疗。

2）β 受体阻滞药：可阻断 TH 对心脏的兴奋作用，还可抑制外周组织 T_4 转换为 T_3。主要在甲亢治疗的初期使用，以较快改善症状。可与碘剂一起使用行术前准备，可用于 ^{131}I 治疗前后及甲亢危象时。有支气管哮喘或喘息型支气管炎者宜选用选择性 β 受体阻滞药，如阿替洛尔、美托洛尔等。

3. 放射性 ^{131}I 治疗

（1）作用机制：利用甲状腺高度摄取和浓集碘的能力及 ^{131}I 释放出的 β 射线对甲状腺的生物效应，破坏甲状腺滤泡上皮，达到治疗目的（β 射线在组织内的射程约 2 mm，故电离辐射仅限于甲状腺局部而不累及毗邻组织）。此外，^{131}I 可损伤甲状腺内淋巴细胞使抗体生成减少，也具有治疗作用。放射性碘治疗具有迅速、简便、安全、疗效明显等优点。

（2）适应证：①中度甲亢，年龄 >25 岁者。②对抗甲状腺药物过敏，或长期治疗无效。③合并心、肝、肾疾病等不宜手术，或术后复发，或不愿手术者。④自主性高功能结节或腺瘤。

（3）禁忌证：①绝对禁忌证为妊娠、哺乳期妇女（^{131}I 可透过胎盘，进入乳汁）。②甲亢危象。③年龄 <25 岁，严重心、肝、肾衰竭等为相对禁忌证。④甲状腺摄碘低下者不适宜 ^{131}I 治疗。

治疗后 2 ~ 4 周症状减轻，甲状腺缩小。如 6 个月后仍未缓解可进行第 2 次治疗。

（4）并发症：①甲状腺功能减退，国内报道第 1 年发生率为 4.6% ~ 5.4%，以后每年递增 1% ~ 2%。早期是由于腺体破坏，后期则可能由于自身免疫反应参与。一旦发生需用 TH 替代治疗。②放射性甲状腺炎，见于治疗后 7 ~ 10 天，个别可因炎症破坏和 TH 的释放而诱发危象。故重症甲亢必须在 ^{131}I 治疗前用抗甲状腺药物治疗。一般不需要处理，如有明显不适或疼痛可短期使用糖皮质激素。③放射性碘治疗不会导致浸润性突眼的发生，也不会使稳定的浸润性突眼恶化，但可使活动性浸润性突眼病情加重，故活动性浸润性突眼患者一般不宜采用放射性碘治疗，如确需放射性碘治疗者应同时短期使用糖皮质激素预防其恶化。

4. 手术治疗

手术治疗 GD 治愈率可达 90% 左右。6% ~ 12% 的患者术后可再次复发，复发者可再次手术，但一般情况下以 ^{131}I 治疗较好。许多观察表明，复发与遗留甲状腺组织多寡明显相关，剩余甲状腺组织越多，甲亢复发概率越高。现主张一侧甲状腺全切，另一侧次全切，保留甲状腺组织 4 ~ 6 g。也有主张仅保留 2 g 甲状腺组织者。也可行双侧甲状腺次全切除，每侧保留甲状腺组织 2 ~ 3 g。GD 术后甲减的发生率为6%～75%。与甲减发生有关的因素主要为保留甲状腺组织较少，以及甲状腺组织中有较多淋巴细胞浸润。手术后甲减的发生随着时间的推移而减少，此不同于^{131}I治疗后甲减的发生。但也应终身对甲状腺功能进行监测。

5. 甲亢治疗方法的选择及评价

一般来说，甲亢都可以通过上述3种治疗方法之一对其进行有效治疗，它们三者的适应证之间也没有绝对的界线。在实际工作中究竟选择何种方法为好，要考虑多种因素。初发甲亢，尤其青少年、甲状腺轻度肿大、病情较轻者应首选抗甲状腺药物治疗。经药物治疗后复发、甲状腺肿大较明显且伴有甲亢性心脏病或肝功能损害、中老年甲亢宜采用^{131}I治疗。甲状腺巨大、结节性甲状腺肿伴甲亢、甲亢合并甲状腺结节不能除外恶性者，且有经验丰富的手术者时，应积极采用手术治疗。积极寻找疗程短、治愈率高，又不以甲减为代价的新的治疗方法是甲亢治疗领域面临的重要课题。

6. 甲亢危象的治疗

甲亢危象是可以预防的，去除诱因、积极治疗甲亢及避免精神刺激等是预防危象发生的关键，尤其要注意积极防治感染和做好充分的术前准备。一旦发生危象则需积极抢救。

（1）抑制TH合成：诊断确定后立即给予大剂量抗甲状腺药物抑制TH的合成。首选PTU，首次剂量600 mg口服或经胃管注入。如无PTU时可用MM（或CMZ）60 mg口服或经胃管注入。继用PTU 200 mg或MM（或CMZ）20 mg，每6小时一次口服，待症状减轻后减至一般治疗剂量。

（2）抑制TH释放：服PTU（或MM）1小时后再加用复方碘溶液，首剂30～60滴，以后每6～8小时服用5～10滴。或用碘化钠0.5～1.0 g加入5%葡萄糖盐水中静脉滴注12～24小时，以后视病情逐渐减量，一般使用3～7天停药。如患者对碘剂过敏，可改用碳酸锂0.5～1.5 g/d，分3次口服，连服数日。

（3）地塞米松2 mg，每6小时1次，大剂量地塞米松可抑制TH的释放及外周T_4向T_3的转化，还可增强机体的应激能力。

（4）如无哮喘或心功能不全加用β受体阻断药，如普萘洛尔30～50 mg，每6～8小时口服1次，或1 mg稀释后缓慢静脉注射。

（5）降低血TH浓度：在上述常规治疗效果不满意时，可选用血液透析、腹膜透析或血浆置换等措施迅速降低血TH浓度。

（6）支持治疗：应监护心、肾、脑功能，迅速纠正水、电解质和酸碱平衡紊乱，补充足够的葡萄糖、热量和多种维生素等。

（7）对症治疗：包括供氧、防治感染，高热者给予物理降温，必要时，可用中枢性解热药，如对乙酰氨基酚（扑热息痛）等，但应注意避免应用乙酰水杨酸类解热药（因可使FT_3、FT_4升高）。利舍平1 mg，每6～8小时肌内注射一次。必要时可试用异丙嗪、哌替啶各50 mg静脉滴注。积极治疗各种并发症。

危象控制后，应根据具体病情，选择适当的甲亢治疗方案，并防止危象再次发生。

7. 妊娠期甲亢的治疗

（1）治疗目的：甲亢合并妊娠时的治疗目标为母亲处轻微甲亢状态或甲状腺功能达正常上限，并预防胎儿甲亢或甲减。

（2）治疗措施。

1）抗甲状腺药物：剂量不宜过大，首选PTU，50～100 mg，每日1～2次，每月监测甲状腺功能，依临床表现及检查结果调整剂量。一定要避免治疗过度引起母亲和胎儿甲状腺功能减退或胎儿甲状腺肿；由于PTU通过胎盘慢于和少于MM，故妊娠期甲亢优先选用PTU。

2）由于抗甲状腺药物可从乳汁分泌，产后如需继续服药，一般不宜哺乳。如必须哺乳，应选用PTU，且用量不宜过大。

3）普萘洛尔可使子宫持续收缩而引起胎儿发育不良、心动过缓、早产及新生儿呼吸抑制等，故应慎用或禁用。

4）妊娠期一般不宜做甲状腺次全切除术，如择期手术治疗，宜于妊娠中期（即妊娠第4～6个月）施行。

5）^{131}I禁用于治疗妊娠期甲亢。

十、展望

尽管半个多世纪以来，甲亢的基本治疗方法没有变化，但通过大量的临床观察和研究，以及一些治疗理念的更新，使本病的治疗效果及预后发生了重大变化。未来检验医学、基因组学及免疫学技术等学科的发展有可能为本病的指导治疗、预测预后等提供更为可靠和实用的指标。近年来GD的基础研究也取得了重要进展，特别是GD动物模型的成功制备为本病的发病机制和预防治疗提供了良好的研究工具。相信随着对GD发病机制研究的不断深入，将有可能找到从本病发病的根本环节上进行治疗和预防的关键靶点，从而给本病的防治带来新的希望。

第九节　甲状腺功能减退症

甲状腺功能减退症（简称甲减）是由各种原因导致的甲状腺激素合成和分泌减少或组织利用不足而引起的全身性低代谢综合征，其病理特征是黏多糖在组织和皮肤堆积，表现为黏液性水肿。在引起甲减的病因中，原发性甲减约占99%，而继发性甲减或其他原因只占1%。

一、流行病学

各个地区甲减的患病率有所差异。国外报道的临床甲减患病率为0.8%～1.0%，发病率为3.5‰。在美国，临床甲减患病率为0.3%，亚临床甲减患病率为4.3%。我国学者报道临床甲减患病率为1.0%，发病率为2.9‰。新生儿甲减筛查系统显示，甲减（几乎全为原发性甲减）的患病率为1/3 500。成年后甲减患病率上升，女性较男性多见。老年人及一些种族和区域甲减患病率升高。

二、分类

1. 根据病变发生的部位分类

（1）原发性甲减：由于甲状腺腺体本身病变引起的甲减，占全部甲减的99%。其中90%以上原发性甲减是由自身免疫、甲状腺手术和甲亢^{131}I治疗所致。

（2）中枢性甲减：由下丘脑和垂体病变引起的促甲状腺激素释放激素（TRH）或者促甲状腺激素（TSH）合成和分泌减少所致的甲减。垂体外照射、垂体大腺瘤、颅咽管瘤及产后大出血是其较常见的原因。由于下丘脑病变使TRH分泌减少，导致垂体TSH分泌减少引起的甲减又称三发性甲减，主要见于下丘脑综合征、下丘脑肿瘤、炎症、出血等。

（3）甲状腺激素抵抗综合征（RTH）：由于甲状腺激素在外周组织实现生物效应障碍引起的综合征。

2. 根据病变的原因分类

自身免疫性甲减、药物性甲减、^{131}I治疗后甲减、甲状腺手术后甲减、特发性甲减、垂体或下丘脑肿瘤手术后甲减、先天性甲减等。

3. 根据甲状腺功能减低的程度分类

临床甲减和亚临床甲减。临床甲减：实验室检查表现为血清TSH升高和FT_4或TT_4降低。亚临床甲减：临床上可无明显甲减表现，血清TSH升高，FT_4或TT_4正常。

三、病因

甲状腺功能减退症的病因见表5-4。

表 5-4　甲状腺功能减退症病因

一、原发性甲减

1. 获得性

桥本甲状腺炎

碘缺乏（地方性甲状腺肿）

药源性：T_4 合成或释放障碍（如锂、乙硫异烟胺、硫胺类药剂、碘化物）

致甲状腺肿的食物、污染物

细胞因子（干扰素 α，白细胞介素 2）

甲状腺浸润（淀粉样变、血红蛋白沉着病、Riedel 甲状腺肿、结节病、硬皮病、胱氨酸贮积症）

放射碘治疗后，甲状腺放射治疗后，甲状腺手术后

2. 先天性

碘化物转运或利用障碍

碘酪氨酸胶碘酶缺乏

有机化异常（TPO 缺乏或损伤）

甲状腺球蛋白合成或生成障碍

甲状腺发育不良或异常

TSH 受体缺陷

甲状腺 Gs 蛋白异常（假性甲状旁腺功能减退症 1a 型）

特发性 TSH 无应答

二、暂时性（甲状腺炎后）甲减

亚急性甲状腺炎

无痛性甲状腺炎

产后甲状腺炎

三、损耗性甲减

由大的血管瘤与血管内皮瘤引起的 D_3 表达所导致的甲状腺激素被快速破坏

四、甲状腺素向三碘甲状腺原氨酸转换缺陷所致甲减

SECIS-BP2 缺陷

五、药物引起的甲减

酪氨酸激酶抑制药

六、中枢性甲减

1. 后天性

垂体性（继发性）

下丘脑性（三发性）

贝沙罗汀（视黄醇类 X 受体激动药）

多巴胺和（或）严重疾病

2. 先天性

TSH 缺陷或结构异常

TSH 受体缺陷

七、甲状腺激素抵抗

全身性

垂体性

1. 获得性甲减

治疗后甲状腺功能减退是成人患者的常见病因。其一是甲状腺癌患者甲状腺全切术后，尽管通过放射碘扫描证明可残存有功能的甲状腺组织，但仍然会发展为甲减。另一个病因是弥漫性甲状腺肿 Graves 病患者或结节性甲状腺肿患者进行甲状腺次全切除后，是否发展为甲减取决于有多少组织剩余，但是 Graves 病患者自身免疫对剩余甲状腺的持续损害也可能是一个病因。放射性碘破坏甲状腺组织造成甲减很常见。放射性碘的剂量、甲状腺对放射性碘的摄取量决定甲减发生概率，但也受年龄、甲状腺体积、甲状腺激素升高幅度、抗甲状腺药物的应用等因素的影响。对于甲亢患者，由于治疗前 TSH 的合成长期受到抑制，尽管治疗后患者游离 T_4 浓度降低，但是手术或 ^{131}I 治疗后几个月内 TSH 仍然会处于较低水平。

2. 先天性甲减

甲状腺发育异常可能是甲状腺完全缺如或是在胚胎时期甲状腺未适当下降造成。甲状腺组织缺如或异位甲状腺可经放射核素扫描确定。与甲状腺发育不全有关的原因包括甲状腺特异性转录因子 *PAX8* 基因、甲状腺转录因子 2 基因突变；Gs 蛋白 α 亚基变异导致促甲状腺激素受体反应性下降；*SECIS-BP2* 基因突变导致甲状腺素向 T_3 活化缺陷。

3. 暂时性甲减

暂时性甲减常发生在临床患有亚急性甲状腺炎、无痛性甲状腺炎或产后甲状腺炎的患者。暂时性甲减患者有可能被治愈。低剂量左甲状腺素（L-T_4）应用 3～6 个月能使甲状腺功能恢复。

4. 损耗性甲减

损耗性甲减是由于肿瘤等原因引起的甲减。尸检显示增殖性皮肤血管瘤中 D3 活化水平高于正常的 8 倍左右。这样的甲减患者血清反 T_3 急剧升高，同时血清甲状腺球蛋白水平明显升高。

5. 中枢性甲减

中枢性甲减由下丘脑与垂体疾病引起 TSH 减少所致，其原因有获得性和先天性。在许多情况下，TSH 的分泌减低伴随着其他垂体激素的分泌减低，如生长激素、促性腺激素、促肾上腺皮质激素减少。单一的 TSH 明显减低少见。垂体性甲减的表现轻重不同，轻者由于性腺和肾上腺皮质激素不足的表现而掩盖了甲减的症状，重者有甲减的显著特点。中枢性甲减临床症状不如原发性甲减严重。

6. 甲状腺激素抵抗

少见，多为家族遗传性疾病。由于血中存在甲状腺激素结合抗体，或甲状腺激素受体数目减少以及受体对甲状腺素不敏感，使甲状腺激素不能发挥正常的生物效应。大约 90% RTH 的患者是甲状腺激素受体 b（*TRb*）基因突变，影响了甲状腺激素受体对 T_3 正常反应的能力。*TRb* 基因突变的性质决定了甲状腺激素抵抗的临床表现。

7. 碘缺乏

中度碘缺乏地区，血清 T_4 浓度通常在正常范围的低值；而重度碘缺乏地区 T_4 浓度就会降低，然而这些地区的大多数患者却不表现为甲状腺功能低下，因为在 T_4 缺乏时 T_3 合成会增加，同时甲状腺内脱碘酶-1 和脱碘酶-2 的活性也会增加。TSH 水平处于正常范围的高值。

8. 碘过量

碘致甲状腺肿和甲状腺功能减退只在一定的甲状腺功能紊乱的情况下发生。易感人群包括自身免疫甲状腺炎患者、接受过放射碘治疗后的 GD 患者、囊性纤维化病患者。甲状腺肿大和甲状腺功能减退，两者可以独立存在，也可以同时存在。碘过量常常都是由于长期大剂量补充有机或是无机形式的碘诱导所致，碘造影剂、胺碘酮和聚乙烯吡咯碘酮是常见的碘来源。

大剂量的碘可以快速抑制碘有机化结合。尽管长期不断地给予补碘，但是正常人可以很快地适应碘的这种抑制效应（急性 Wolff-Chaikoff 效应和逃逸现象）。碘致甲状腺肿或甲减是由于对碘有机化结合更为强烈的抑制作用和逃逸现象的失效。由于甲状腺激素合成减少和 TSH 水平的增加，碘的转运得到加强。抑制碘的有机化结合，使 TSH 水平增高，从而使甲状腺内碘的浓度不断增加，如此形成一个恶性循环。

9. 药物

服用一些可以阻断甲状腺激素合成或释放的药物可以引起甲状腺功能减退。除了治疗甲亢的药物之外，抗甲状腺的物质还包含在治疗其他疾病的药物或食品中。锂通常被用来治疗双相躁狂抑郁型精神病，服用含有锂的药物的患者可以发生甲状腺肿大，伴或不伴有甲状腺功能减退。与碘相似，锂可以抑制甲状腺激素释放，高浓度的时候可以抑制碘的有机化结合，在抑制有机化过程中碘和锂二者有协同作用。其他药物偶尔可以引起甲减，包括对氨基水杨酸、苯基丁胺酮、氨鲁米特和乙硫异烟胺。像硫脲类药物一样，这些药物不但干扰甲状腺碘的有机化还可能在甲状腺激素合成的更晚阶段发挥作用。应用酪氨酸激酶抑制药——舒尼替尼，可引起甲状腺破坏而致甲减。

10. 细胞因子

患有慢性丙型肝炎或是各种不同恶性肿瘤的患者可能给予干扰素 α 或是白细胞介素-2 治疗。这些患者可能会产生甲减，这种甲减通常是一过性的，但也有发展为永久性的甲减。这些药物主要激活免疫系统，使一些潜在的自身免疫性疾病恶化，如发生产后甲状腺炎，发生伴有甲亢的 Graves 病。TPOAb 阳性的患者提示已经存在甲状腺自身免疫异常，在使用上述两种细胞因子治疗的时候很容易合并自身免疫性甲状腺炎，应该加强监测甲状腺功能。

四、病理学

甲减引起皮肤和结缔组织 PALS 染色阳性的透明质酸和硫酸软骨素 B 的沉积，从而改变了真皮和其他组织中基质的构成。透明质酸是吸湿性的，可引起黏液性水肿，这可以解释所有甲减患者皮肤增厚的特征和水肿的表现。黏液性水肿的组织呈现典型的沼泽状和非腐蚀状，明显见于眼周、手和脚的背部以及锁骨上窝。黏液性水肿还可以导致舌增大和咽喉黏膜增厚。肌肉组织苍白肿大，肌纤维肿胀，失去正常的纹理，有黏蛋白沉积。心肌纤维肿胀，有 PAS 染色阳性的黏液性糖蛋白沉积以及间质纤维化，称甲减性心肌病变。

五、临床表现

在成年人，甲减常隐匿发病，典型症状经常在几个月或几年后才显现出来。这是由于甲状腺的低功能状态发展缓慢和甲状腺彻底衰退的临床表现发展缓慢两者造成的。甲减早期症状多变且不特异。

1. 能量代谢

基础体温的降低反映了能量代谢和产热量的减少。蛋白质合成和分解都会减少，而分解减少更明显，所以机体通常处于轻度正氮平衡。蛋白质合成的减少影响了骨骼和软组织的生长。

微血管对蛋白质的通透性增加是大量蛋白漏出和脑脊液中蛋白质水平升高的原因。另外，因为白蛋白分解的减少与其合成减少相比更明显，所以白蛋白水平增加。葡萄糖在骨骼肌和脂肪组织的利用减少、糖异生减少。通常，这些改变的总体效应是甲减对血糖影响轻微。胰岛素的降解减慢，并且对外源性胰岛素的敏感性可能会增强，所以，已患糖尿病的甲减患者胰岛素的需求可能减少。

甲状腺激素一方面促进肝脏胆固醇的合成，另一方面促进胆固醇及其代谢产物从胆汁中排泄。甲状腺激素不足时，虽胆固醇合成降低，但其排出的速度更低，血中总胆固醇浓度增加。久病者出现明显的脂质代谢紊乱，如高胆固醇血症、高 β-脂蛋白血症、高低密度脂蛋白胆固醇（LDL-C）血症。C 反应蛋白升高。所有这些异常改变都可通过治疗而缓解。甲状腺激素替代治疗后，LDL-C 的减少程度一般取决于最初的 LDL-C 和 TSH 水平，初始水平越高，LDL-C 的减少越明显，一般情况下会在初始水平上减少 5% ~10% 。

2. 皮肤及附属器

黏液水肿，这个词以前用来作为甲状腺功能减退的同义词，指的是患者在严重甲减的状态下，皮肤和皮下组织的表现。这种严重的甲减现今已十分少见，但是仍然保留黏液水肿这个词用来描述皮肤的体征。

皮肤黏液水肿为非凹陷性，见于眼周、手和脚的背部以及锁骨上窝。黏液性水肿面容可以形容为虚肿面容、表情呆板、淡漠，呈“假面具样”，鼻、唇增厚。舌大而发音不清，言语缓慢，音调低哑。由于表皮血管收缩，皮肤苍白且凉。贫血可以导致皮肤苍白；高胡萝卜素血症使皮肤呈蜡黄色，但不会引起巩膜黄染。汗腺和皮脂腺分泌减少，导致皮肤干燥和粗糙。皮肤伤口愈合的趋势缓慢。由于毛细血管脆性增加，皮肤易擦伤。头发干且脆，缺少光泽，易脱落。眉毛常颞侧脱落，男性胡须生长缓慢。指甲脆且生长缓慢，表面常有裂纹。腋毛和阴毛稀疏脱落。

3. 精神神经系统

甲状腺激素对中枢神经系统的发育十分重要。胎儿期或者出生时的甲状腺激素缺乏会影响神经系统的发育，如果这种缺乏没有在出生后及时补足会导致不可逆的神经损害。成年人出现的甲状腺激素缺乏往往表现为反应迟钝，理解力和记忆力减退。嗜睡症状突出，在老年患者中由此造成的痴呆可能被误诊为老年痴呆症。精神错乱可以是躁狂和抑郁型的，从而引起焦虑、失眠。经常会有头痛的症状。血液循环所致的大脑缺氧可能诱发癫痫性发作和晕厥，这种发作可能持续时间较长或者导致木僵或休克。上述症状更容易发生在寒冷、感染、创伤、通气不足造成的二氧化碳潴留和服用抗抑郁药物的患者。

夜盲是由于缺乏合成暗适应所需色素。感觉性耳聋多是由于第Ⅷ对脑神经黏液水肿和浆液性中耳炎，也可能不是甲减本身引起的。行动缓慢并且动作笨拙，而且可能会出现小脑共济失调。四肢骨骼的麻木和刺痛常见，这些症状可能是由于黏多糖沉积在腕管正中神经及其周围（腕管综合征）造成挤压而造成的。腱反射变化具有特征性，反射的收缩期往往敏捷，而松弛期延缓，跟腱反射减退，大于 350 ms 有利于诊断（正常为 240 ~ 320 ms）。这种现象是因为肌肉收缩和舒张频率减慢而不是神经传导延迟。膝反射多正常。

脑电图变化包括慢 α 波活动和广泛的波幅丢失。脑脊液中蛋白质的浓度增加，但是脑脊液的压力正常。

4. 肌肉和关节

肌肉松弛无力，主要累及肩、背部肌肉。肌肉僵硬和疼痛，寒冷时加重。由于间质的黏液水肿，肌块会渐渐增大，并且变硬。缓慢的肌肉收缩和舒张导致活动迟缓和腱反射延迟。还可能有肌痉挛。肌电图可能是正常的或显示杂乱的电释放、高易激性和多相动作电位。关节也常疼痛，活动不灵，有强直感，受冷后加重。发育期间骨龄常延迟，骨质代谢缓慢，骨形成与吸收均减少。

5. 心血管系统

由于每搏量减少和心率减慢，静息时心排血量降低，外周血管阻力增加，血容量减少。这些血流动力学的改变导致脉压减小，循环时间延长以及组织血供减少。由于组织耗氧量和心排血量的减低相平行，故心肌耗氧量减少，很少发生心绞痛和心力衰竭。但是，甲减患者在应用甲状腺激素治疗中心绞痛会出现或者加重。严重的原发性甲减心脏轮廓扩大，心音强度减弱，这些表现大多是富含蛋白质和黏多糖的心包液渗出的结果，同时心肌也会扩张。但是甲减所致的心包积液很少能达到引起心脏压塞的程度。10% 患者伴有血压增高。久病者易并发动脉粥样硬化。

心电图改变包括窦性心动过缓，P-R 间期延长，P 波和 QRS 波群低电压，ST 段改变，T 波低平或倒置。严重的甲减患者，心包积液很可能是低电压的原因。超声心动图显示静息左心室舒张期功能障碍。这些表现在甲减治疗后可恢复正常。

甲减患者，血清同型半胱氨酸、肌酸激酶、谷草转氨酶和乳酸脱氢酶水平增高。同工酶的构成表明肌酸激酶和乳酸脱氢酶的来源是骨骼肌，而不是心肌。治疗后所有酶的水平会恢复正常。

心脏扩大、血流动力学、心电图的改变以及血清酶的变化，这些联合起来称为黏液水肿性心脏病。在经甲状腺激素治疗后，如没有并存的器质性心脏病，可纠正黏液水肿性心脏病的血流动力学、心电图以及血清酶的改变，同时使心脏大小恢复正常。

6. 消化系统

食欲减退，体重增加，潴留在组织里的亲水白蛋白导致体重增加但是增长幅度不会超过体重的 10% 。肠道蠕动减慢和进食减少常导致便秘，偶尔会导致黏液水肿性巨结肠或麻痹性肠梗阻。甲减通常不会引起腹水。1/3 的患者抗胃壁细胞抗体阳性，从而导致胃黏膜萎缩。50% 患者胃酸缺乏或无胃酸。

12% 的患者有恶性贫血。恶性贫血和诸如原发性甲减在内的其他自身免疫病同时存在，说明自身免疫在这些疾病发病机制中起着重要作用。肝脏功能检查通常正常。氨基转氨酶升高可能是因为清除功能障碍。胆囊运动减慢和扩张，甲减与胆结石的关系尚不明确。

7. 呼吸系统

可有胸腔积液，只在极少情况下才引起呼吸困难。肺容量通常正常，但最大换气量和弥散量减少。严重的甲减，呼吸肌黏液性水肿、肺泡换气不足和二氧化碳潴留，会导致黏液水肿性昏迷。阻塞性睡眠呼吸暂停比较常见，而且在甲状腺功能恢复正常后是可逆的。

8. 生殖系统

无论男性还是女性，甲状腺激素都会影响性腺的发育及功能。婴儿期甲减如果不及时治疗将会导致性腺发育不全。幼年期甲减会造成无排卵周期、青春期延迟。但是，在少数情况下，甲减也可能引起性早熟，这大概是由于过高的 TSH 分泌刺激了 LH 受体的原因。

在成年女性，重度甲减可能伴发性欲减退和排卵障碍。由于 LH 分泌不足和（或）分泌频率及幅度紊乱，致使黄体酮不适当分泌和子宫内膜持续性增生，可造成月经周期紊乱和经血增多。继发性甲减可能导致卵巢萎缩和闭经。即使大多数甲减患者会成功妊娠，然而总体上生育率下降，自然流产和早产概率增加。原发性卵巢功能衰竭作为自身免疫内分泌病的一部分也可发生于桥本甲状腺炎患者。男性甲减可致性欲减退、阳痿和精子减少。

9. 内分泌系统

长期甲减可引起腺垂体肥大，在影像学上可看到垂体凹变大。垂体增大影响其他垂体细胞的功能并引起垂体功能低下或视野缺损。重度甲减患者由于受高水平的血清 TRH 分泌的刺激可有催乳素水平升高，且部分患者可有泌乳现象。甲状腺激素替代治疗可使催乳素和 TSH 水平降至正常，并使泌乳现象消失。

在啮齿类动物，甲状腺激素直接调节生长激素的合成。而在人类，甲状腺激素不直接对生长激素进行调节，但甲状腺激素会影响生长激素轴。甲状腺功能减退的儿童生长发育迟缓，而且生长激素对刺激的反应可能是低下的。

由于肝 11-β 羟基固醇脱氢酶-1（11-β-HSD-1）的减少导致的皮质醇代谢速度减慢，24 小时尿皮质醇和 17-羟皮质类固醇水平也相应下降，但由于外源性促肾上腺皮质激素和美替拉酮的作用使血浆 17-羟皮质类固醇常在正常水平或者也可能下降，血皮质醇对胰岛素诱导的低血糖的反应可能会受损。如本病伴特发性肾上腺皮质功能减退症和 1 型糖尿病属多发性内分泌腺自身免疫综合征的一种，称为 Schmidt 综合征。醛固酮的代谢率可下降，血管紧张素-Ⅱ的敏感性也可能减低。交感神经的活性在甲状腺激素缺乏时降低，胰岛素降解率下降且患者对胰岛素敏感性增强。

10. 泌尿系统及水电解质代谢

肾血流量、肾小球滤过率以及肾小管最大重吸收和分泌量都会减少，尿量减少。也有可能出现轻微的蛋白尿，血尿素氮和血肌酐水平正常，尿酸水平可能会升高。尽管血浆容量减少，但是，肾排水功能受损，以及组织中亲水物质引起的水潴留都会导致体内水的增加，这就解释了偶然发现的低钠血症。血清钾水平通常正常，血清镁浓度可能会增加。

11. 血液系统

由于需氧量减少以及促红细胞生成素生成不足，红细胞的数量减少，发生大细胞性和正色素性贫血。临床和亚临床甲减患者伴有恶性贫血的患病率分别为 12% 和 15%。由于吸收不良或者摄入不足所致叶酸缺乏也可能引起大细胞性贫血。频繁的月经过多和因胃酸缺乏导致铁吸收不足将会引起小细胞性贫血。

白细胞总数和分类计数通常正常，尽管血小板黏附功能可能会受损，但是血小板的数量正常。血浆凝血因子Ⅷ和Ⅸ浓度下降，加之毛细血管脆性增加以及血小板黏附功能下降，都可以解释发生的出血倾向。

12. 骨骼系统和钙磷代谢

骨骼正常的生长和成熟需要甲状腺激素。甲状腺激素在青春期之前对骨骼的成熟起着重要作用。婴幼儿期甲状腺激素的缺乏会引起发育异常，骨化过程中次级骨化中心有斑点状的表现（骨骼发育不全）。线性生长受损导致侏儒。持续一段时间的甲减患儿即使得到了恰当的治疗，也不会达到根据父母身高计算出来的高度。

随着肾小球滤过率的变化，尿钙排泄减少，但是肠道钙磷排泄不变。血清中钙磷的水平通常正常，有时可能会轻微升高。钙的排泄更新速度减慢反映了骨形成和吸收的减慢。血清甲状旁腺激素和1，25（OH）$_2$ 胆固醇常升高。婴幼儿和青少年中碱磷酶积分常降低，骨密度可能会增加。

六、辅助检查

1. 激素水平、功能试验及抗体检测

（1）血清TSH：血清TSH是最有用的检测指标，对甲减诊断有极重要意义。原发性甲减，TSH升高是最敏感和最早期的诊断指标；垂体性或下丘脑性甲减，根据下丘脑—垂体病情轻重，TSH可正常、偏低或明显降低；周围性甲减，TSH增高或减低（表5-5）。

表5-5　怀疑甲状腺功能减退症患者的实验室检查

FT_4	TPOAb	怀疑疾病
低	+	自身免疫性甲状腺疾病导致的 原发性甲减
正常低值	+	自身免疫所致的原发性“亚临床”甲状腺功能减退症
低或正常 低值	−	全身性疾病的恢复期 外源性照射，药物诱导，先天性甲减 碘缺乏 血清反应阴性的自身免疫性甲状腺疾病 少见的甲状腺疾病（淀粉样变、肉瘤样变等） 亚急性肉芽肿性甲状腺炎的恢复期
正常	+，−	TSH或 T_4 检测的失误造成的假象
升高	−	甲状腺激素抵抗，先天性5′脱碘酶缺陷，T_4 转变为 T_3 受阻（胺碘酮） 检测误差
TSH 5～10 mU/L		
FT_4	TPO Ab	
低，正常低值	+	原发性自身免疫性甲减的早期
低，正常低值	−	非自身免疫性甲减的轻度形式 TSH生物活性受损的中枢性甲减
升高	−，+	甲状腺激素抵抗 T_4 转变为 T_3 受阻
TSH 0.5～5 mU/L		
FT_4	TPO抗体	
低或正常低值	−（+）	中枢性甲减 应用于水杨酸或苯妥英钠治疗 干甲状腺片或 T_3 替代治疗
TSH <0.5 mU/L		
低，正常低值	−（+）	“甲亢后”、（^{131}I、手术） 中枢性甲减 T_3 或干甲状腺片过量 L-T_4 过量停药后

（2）血清甲状腺激素（T_3、T_4）：不管何种类型甲减，血清 TT_4 和 FT_4 减低是临床甲减诊断必备的

条件。轻症患者血清 TT_3、FT_3 可在正常范围，重症患者则降低。T_4 降低而 T_3 正常可视为早期甲减的表现。但是，部分患者血清 T_3 正常而 T_4 降低，也可能是甲状腺在 TSH 刺激下或碘不足情况下合成生物活性较强的 T_3 相对增多，或周围组织中的 T_4 较多地转化为 T_3 的缘故。此外，在患严重疾病且甲状腺功能正常的患者及老年正常人中，血清 T_3 可降低，故 T_4 浓度在诊断上比 T_3 浓度更为重要。由于总 T_3、T_4 受 TBG 的影响，故测定 FT_3、FT_4 比 TT_3、TT_4 更敏感、准确。亚临床型甲减患者仅有血清 TSH 升高，TT_4 或 FT_4 正常。

（3）反 T_3（rT_3）：在甲状腺性及中枢性甲减中降低，在周围性甲减中可能增高。

（4）甲状腺摄碘率试验（RAIU）：在甲减的评估中常不需要。使用放射性碘来评估甲状腺功能的实验易变，主要取决于甲状腺本身功能减退程度。如果饮食中碘的摄入量相对较高，就减少了放射碘的摄取剂量，并且同一个体每天的碘摄入量也是变化的，低 RAIU 就会使得这项试验的诊断价值降低。当甲减主要是由于甲状腺激素的合成障碍，而不是由甲状腺细胞的破坏所导致的甲状腺代偿性增大造成时，RAIU 很可能是正常，甚至是升高的。

（5）促甲状腺激素释放激素兴奋试验（TRH 兴奋试验）：原发性甲减时基础 TSH 升高，TRH 刺激后 TSH 升高更明显；垂体性（继发性）甲减时基础 TSH 正常、偏低或偏高，TRH 刺激后血中 TSH 不升高或呈低（弱）反应，表明垂体 TSH 贮备功能降低；下丘脑性（三发性）甲减时基础 TSH 正常或偏低，在 TRH 刺激后 TSH 升高，并呈延迟反应。

（6）抗体测定：血清抗甲状腺球蛋白抗体（TgAb），抗甲状腺过氧化物酶抗体（TPOAb）阳性，提示甲减是由于自身免疫性甲状腺炎所致。

2. 生化检查和其他检查

（1）血红蛋白及红细胞减少，多为轻、中度正常细胞性贫血，小细胞低血红蛋白性，大细胞性贫血也可发生。

（2）生化检查：血清胆固醇明显升高，甘油三酯增高，LDL-C 增高，HDL-C 降低，同型半胱氨酸增高，血清 SGOT、磷酸肌酸激酶（CPK）、乳酸脱氢酶（LDH）增高。

（3）糖耐量试验呈低平曲线，胰岛素反应延迟。

（4）心电图示低电压、窦性心动过缓、T 波低平或倒置，偶有 P-R 间期过长（A-V 传导阻滞）及 QRS 波时限增加。

（5）X 线检查：骨龄的检查有助于呆小病的早期诊断。X 线片上骨骼的特征有：成骨中心出现和成长迟缓（骨龄延迟），成骨中心骨化不均匀，呈斑点状（多发性骨化灶）。骨骺与骨干的愈合延迟。胸部 X 线可见心脏向两侧增大，可伴心包积液和胸腔积液。

（6）心脏超声检查示心包积液，治疗后可完全恢复。初始测定：血清 TSH、血清 FT_4、TPOAb 或 TgAb。$TSH > 10\ mU/L$。

（7）必要时做垂体增强磁共振，以除外下丘脑垂体肿瘤。

（8）脑电图检查：某些呆小病患者脑电图有弥漫性异常，频率偏低，节律失常，有阵发性双侧 Q 波，无 α 波，表现为脑中枢功能障碍。

七、诊断

1. 病史

详细地询问病史有助于本病的诊断。如甲状腺手术、甲亢 ^{131}I 治疗，Graves 病、桥本甲状腺炎病史和家族史等。

2. 临床表现

本病发病隐匿，病程较长，不少患者缺乏特异症状和体征。症状主要表现为以代谢率减低和交感神经兴奋性下降为主，病情轻的早期患者可以没有特异症状。典型患者畏寒、乏力、手足肿胀感、嗜睡、记忆力减退、少汗、关节疼痛、体重增加、便秘、女性月经紊乱，或者月经过多、不孕。

3. 体格检查

典型患者可有表情呆滞、反应迟钝、声音嘶哑、听力障碍，面色苍白、颜面和（或）眼睑水肿、唇厚舌大、常有齿痕，皮肤干燥、粗糙、脱皮屑，皮肤温度低、水肿，手脚掌皮肤可呈姜黄色，毛发稀疏干燥，跟腱反射时间延长，脉率缓慢。少数病例出现胫前黏液性水肿。本病累及心脏可以出现心包积液和心力衰竭。重症患者可以发生黏液性水肿昏迷。

4. 实验室诊断

血清 TSH 是诊断甲减的第一线指标。因为原发性甲减通常是 TSH 升高的原因。如果 TSH 升高了，应该进行 FT_4 的检查。随着甲减的进展，血清 TSH 进一步增加，血清 FT_4 下降，到了严重的阶段，血清 T_3 水平也可能低于正常。血清正常 T_3 的维持，在一定程度是因为受到升高的 TSH 的影响，残存工作的甲状腺组织对 T_3 优先合成和分泌。另外，当血清 T_4 下降时，T_4 在 D2 的作用下转变为 T_3 的效率会增加。最终使血清 T_3 的浓度维持在正常范围内。原发性甲减血清 TSH 增高，TT_4 和 FT_4 均降低。TSH 增高，TT_4 和 FT_4 降低的水平与病情程度相关。血清 TT_3、FT_3 早期正常，晚期减低。因为 T_3 主要来源于外周组织 T_4 的转换，所以不作为诊断原发性甲减的必备指标。亚临床甲减仅有 TSH 增高，TT_4 和 FT_4 正常。

TPOAb、TgAb 是确定原发性甲减病因的重要指标和诊断自身免疫甲状腺炎（包括桥本甲状腺炎、萎缩性甲状腺炎）的主要指标。一般认为 TPOAb 的意义较为肯定。日本学者经甲状腺细针穿刺细胞学检查证实，TPOAb 阳性者的甲状腺均有淋巴细胞浸润。如果 TPOAb 阳性伴血清 TSH 水平增高，说明甲状腺细胞已经发生损伤。我国学者经过对甲状腺抗体阳性、甲状腺功能正常的个体随访 5 年发现：当初访时 TPOAb >5 U/mL 和 TgAb >40 U/mL，临床甲减和亚临床甲减的发生率显著增加。

5. 其他检查

轻中度贫血，血清总胆固醇、心肌酶谱可以升高，部分病例血清泌乳素升高、蝶鞍增大，需要与垂体催乳素瘤鉴别。

八、鉴别诊断

尽管程度较重的甲减的临床症状具有特征性，但是在没有考虑这个诊断的情况下，即使是经验丰富的临床医生也可能会忽视这种异常。只有高度怀疑这种疾病就会避免对这种疾病的漏诊。

（1）甲减是由于甲状腺本身的功能衰竭还是因为下丘脑或者是垂体疾病引起的 TSH 分泌下降（中枢性或继发性甲减），对其进行鉴别诊断非常关键。中枢性甲减的一些患者，基础血清 TSH 水平（和对 TRH 的反应）很可能会升高，更需要和原发性甲减鉴别。

（2）正常甲状腺病态综合征（ESS）：又称低 T_3 综合征。指非甲状腺疾病原因引起的伴有低 T_3 的综合征。严重的全身性疾病、创伤和心理疾病等都可导致甲状腺激素水平的改变，它反映了机体内分泌系统对疾病的反应。主要表现为血清 TT_3、FT_3 水平减低，血清 rT_3 增高，血清 TT_4、FT_4、TSH 水平正常。疾病的严重程度一般与 T_3 降低的程度相关，疾病危重时也可出现 T_4 水平降低。ESS 的发生是由于：①5′脱碘酶的活性被抑制，在外周组织中 T_4 向 T_3 转换减少。②T_4 的内环脱碘酶被激活，T_4 转换为 rT_3 增加。

（3）在由 ^{131}I、手术或者抗甲状腺药物等所造成的甲亢后甲减的早期阶段，即使此时出现了甲减，因为血清 TSH 水平一直处于被抑制状态，致使血清 TSH 水平并未能表现升高。

（4）在 TSH 水平升高，FT_4 降低的患者中，应该明确 TPOAb 是阳性还是阴性。TPOAb 阳性通常是甲状腺自身免疫病（桥本病），也是甲减的原因。另外，虽然有将近 10% 的桥本病患者不能监测到 TPOAb，但是当 TPOAb 是阴性时需要查看一些少见的引起甲减的原因，例如暂时性的甲减、浸润性的甲状腺疾病、外源性的放射等。

（5）对于轻度的甲减，临床表现在很大程度上与其他疾病有相似之处。老年人经常体温偏低，出现精神和体力活动减少，皮肤干燥，脱发，而这些症状在甲减中也有相似的表现。慢性肾功能不全的患者，出现了厌食症、反应迟钝、眼睑水肿、面色发黄和贫血可能提示出现了甲减，这时需要特殊检查。

仅仅通过临床查体来鉴别肾脏疾病和甲状腺功能减退症很困难。这种疾病，出现了苍白、水肿、高胆固醇血症和低代谢很可能提示了患有甲减。

在恶性贫血的患者出现的精神异常、苍白、肢端麻木在甲减中也有相似的临床表现，虽然甲减和恶性贫血在临床和免疫学等方面有很多相似之处，但要注意鉴别。严重的患者，尤其是老年患者要考虑低 T_3 血症。在严重疾病恢复后，血清 TSH 会暂时性升高（高达 20 mU/L）。

伴泌乳者需与垂体催乳素瘤相鉴别。心包积液，需与其他原因的心包积液相鉴别。做有关甲状腺功能测定，以资鉴别。

（6）唐氏综合征：呆小病的特殊面容应注意和先天性愚呆（伸舌样痴呆称唐氏综合征）鉴别。呆小病的早期诊断极为重要，TSH 应列为新生儿常规检测项目。为了避免或尽可能减轻永久性智力发育缺陷，治疗应尽早开始，因此必须争取早日确诊。婴儿期诊断本病较困难，应仔细观察婴幼儿生长、发育、面貌、皮肤、饮食、睡眠、大便等各方面情况，必要时做有关实验室检查，对疑似而不能确诊的病例，实验室条件有限者，可行试验治疗。

九、治疗

甲减一般不能治愈，需要终生替代治疗。但是也有桥本甲状腺炎所致甲减自发缓解的报告。通常使用左甲状腺素（L-T_4）。L-T_4 治疗主要的优点是在周围组织 L-T_4 作为“激素原”可以在正常生理范围内继续通过脱碘机制保持组织对 T_3 的需求。

L-T_4 的半衰期是 7 天，大约 80% 的激素在其分布容积里被相对均衡地吸收，这样就可以避免游离 T_4 的浓度有大的波动，因为其半衰期较长，这样，如果患者偶尔一天忘记吃药，也不会有明显的影响。

1. 治疗目标

临床甲减症状和体征消失，TSH、TT_4、FT_4 值维持在正常范围内。近年来一些学者提出应当将血清 TSH 的上限控制在 <3.0 mU/L。继发于下丘脑和垂体的甲减，不能把 TSH 作为治疗指标，而是把血清 TT_4、FT_4 达到正常范围作为治疗的目标。

2. 治疗剂量

治疗的剂量取决于患者的病情、年龄、体重和个体差异。成年患者 L-T_4 替代剂量为 50～200 μg/d，平均为 125 μg/d。按照体重计算的剂量是 1.6～1.8 μg/（kg·d）；儿童需要较高的剂量，大约 2.0 μg/（kg·d）；老年患者则需要较低的剂量，大约 1.0 μg/（kg·d）；妊娠时的替代剂量需要增加 30%～50%；甲状腺癌术后的患者需要大剂量替代，大约 2.2 μg/（kg·d），控制 TSH 在防止肿瘤复发需要的水平。肥胖者不应根据其体重提高药物剂量，而应根据其净体重给药。由于药物并不能被完全吸收，L-T_4应比相同剂量 T_4 多 20%。对于原发性甲减患者，这个用量通常在血清结果正常范围内的促甲状腺激素浓度。根据个体吸收情况，和其他情况或其他相关用药情况，部分患者需要甲状腺激素的剂量可能比常规剂量稍低或稍高。L-T_4 主要在胃和小肠内吸收，但完全吸收需要胃酸的正常分泌。胃酸分泌不够充足的患者，L-T_4 需要高出 22%～34% 的用量才能使血清 TSH 维持在比较理想的水平。因 L-T_4 半衰期为 7 天，可以每天早晨服药　次，大概需要 6 周的时间才能使 L-T_4 的生物作用与游离 T_4 完全平衡。

干甲状腺片是动物甲状腺的干制剂，因其甲状腺激素含量不稳定和 T_3 含量过高已很少使用。但是，过去几十年里，干甲状腺片成功治疗了甲减患者。干甲状腺片里 T_3 与 T_4 的比值明显高于正常人类甲状腺内的比值（1 ∶ 11）。因此，这些非自然制剂可能会在吸收后立即使甲状腺球蛋白释放 T_3 从而引起 T_3 水平的升高，然而，T_3 达到均衡分布需要一天时间。可以通过以下方法评估 L-T_4 与干甲状腺片的等量关系：干甲状腺片中 12.5 μg 的 T_3 可以被完全吸收，L-T_4 最多可以有 80% 被吸收，40 μg L-T_4 中大约有 36% 转化为 T_3，T_3 的分子量（651）为 T_4（777）的 84%。因此，1 g 的片剂中可提供 25 mg T_3，100 μg 的 L-T_4 可以提供相同的剂量。这个等量比可以初步指导患者由于甲状腺片换成 L-T_4。

如果将 T_3 与 T_4 制成混合制剂，6 μg T_3 在 24 小时内将持续释放，这与常规 T_3 的迅速吸收并与 2～

4 小时达到峰值的情况完全不同。所以，就目前而言，尽管单独使用 L-T_4 虽不能理想地替代正常生理需要，但对大多数患者来说是满意的。

3. 服药方法

起始的剂量和达到完全替代剂量的需要时间要根据年龄、体重和心脏状态确定。<50 岁，既往无心脏病史患者可以尽快达到完全替代剂量。>50 岁患者服用 L-T_4 前要常规检查心脏状态。一般从 25～50 μg/d 开始，每 1～2 周增加 25 μg，直至达到治疗目标。

患者甲减的程度、年龄及全身健康状况决定了 L-T_4 起始剂量。青年或中年，不伴有心血管疾病或其他异常，轻度到中度甲减（TSH 浓度在 5～50 mU/L）的患者，可给予完全起始替代量 1.7 μg/kg（理想体重）。血清 T_4 恢复到正常需 5～6 周，同时 T_3 的生理效应足够，药物不良反应也不明显。对伴有心脏疾病，特别是心绞痛、冠状动脉病变的老年患者，起始剂量宜小（12.5～25 μg/d），调整剂量宜慢，防止诱发和加重心脏病。理想的 L-T_4 的服药方法是在饭前服用，与一些药物的服用间隔应当在 4 小时以上，因为有些药物和食物会影响到 T_4 的吸收和代谢，如肠道吸收不良，氢氧化铝、碳酸钙、考来烯胺、硫糖铝、硫酸亚铁、食物纤维添加剂等均可影响小肠对 L-T_4 的吸收；苯巴比妥、苯妥英钠、卡马西平、利福平、异烟肼、洛伐他汀、胺碘酮、舍曲林、氯喹等药物可以加速 L-T_4 的清除。甲减患者同时服用这些药物时，需要增加 L-T_4 用量。

4. 监测指标

补充甲状腺激素，重新建立下丘脑—垂体—甲状腺轴的平衡一般需要 4～6 周的时间，所以治疗初期，每间隔 4～6 周测定激素指标。然后根据检查结果调整 L-T_4 剂量，直到达到治疗的目标。治疗达标后，需要每 6～12 个月复查一次激素指标。原发性甲减患者的治疗目标是使血清 TSH 浓度恢复正常，TSH 浓度反映患者甲状腺激素供给的适量。维持血清 FT_4 在正常的中到高限。在启动L-T_4 治疗 6 周后应评估血清 TSH，进行小的调整来制定最佳的个体剂量。继发性甲减患者，血清 TSH 不是足够替代量的可靠指标，血清 FT_4 应恢复到正常范围的 50%。这样的患者在应用 L-T_4 前也应评估并纠正糖皮质激素缺乏（表 5-6）。

表 5-6　改变 L-T_4 需求量的情况

1. 增加 L-T_4 需求量
妊娠
胃肠疾病：小肠黏膜病（如口炎性腹泻）、空肠搭桥和小肠切除后，胃酸分泌受损（如萎缩性胃炎），糖尿病性腹泻
2. 应用干扰 L-T_4 吸收的某种药物
考来烯胺，硫糖铝，氢氧化铝，碳酸钙，硫酸亚铁
3. 增加细胞色素 P450 酶的药物
利福平，卡马西平，雌激素，苯妥英钠，舍曲林，他汀类药物
4. 抑制 T_4 向 T_3 转化的药物
胺碘酮
5. 抑制脱碘酶合成
硒缺乏，肝硬化
6. 降低 L-T_4 需求量
高龄（≥65 岁）
雄激素治疗的妇女

治疗开始到好转的间期取决于所给剂量的强度和缺乏的程度。中到重度甲减治疗后的早期临床反应是利尿 2～4 kg。如果开始时有低钠血症，血清钠水平恢复更快。此后，脉搏和脉压增加，食欲改善，便秘消失。之后，运动能力增加，深腱反射延迟消失。声音嘶哑慢慢减轻，皮肤和头发的改变会持续几个月。在以完全替代剂量开始的个体，血清 FT_4 水平在 6 周后恢复正常，血清 TSH 水平恢复正常需稍长时间，也许要用 3 个月。

5. 预防

碘摄入量与甲减的发生和发展显著相关。我国学者发现碘超足量（尿碘中位数 MUI 201～300 μg/L）和碘过量（MUI＞300 μg/L）可以导致自身免疫甲状腺炎和甲减的患病率和发病率显著增加，促进甲状腺自身抗体阳性人群发生甲减；碘缺乏地区补碘至碘超足量可以促进亚临床甲减发展为临床甲减。所以，维持碘摄入量在尿碘 100～200 μg/L 安全范围是防治甲减的基础措施，特别是对于具有遗传背景、甲状腺自身抗体阳性和亚临床甲减等易感人群尤其重要。

十、甲状腺功能减退症的特殊问题

1. 亚临床甲减

文献报道各国普通人群中的亚临床甲减的患病率为4%～10%，美国为4%～8.5%，我国为0.91%～6.05%。患病率随年龄增长而增高，女性多见。超过 60 岁的妇女中患病率可以达到 20%。本病一般不具有特异的临床症状和体征。

因为本病主要依赖实验室诊断，所以首先要排除其他原因引起的血清 TSH 增高。①TSH 测定干扰：被检者存在抗 TSH 自身抗体可以引起血清 TSH 测定值假性增高。②低 T_3 综合征的恢复期：血清 TSH 可以增高至 5～20 mU/L，机制可能是机体对应激的一种调整。③中枢性甲减的 25% 病例表现为轻度 TSH 增高（5～10 mU/L）。④肾功能不全：10.5% 的终末期肾病患者有 TSH 增高，可能与 TSH 清除减慢、过量碘摄入、结合于蛋白的甲状腺激素的丢失有关。⑤糖皮质激素缺乏可以导致轻度 TSH 增高。⑥生理适应，暴露于寒冷中 9 个月，血清 TSH 升高 30%～50%。

本病的主要危害是：

（1）血脂代谢异常及其导致的动脉粥样硬化：部分学者认为，亚临床甲减是缺血性心脏病发生的危险因素，本病可以引起脂类代谢紊乱和心脏功能异常。一项“鹿特丹研究”认为亚临床甲减与高血压、高脂血症、高血糖等因素一样是缺血性心脏病的独立危险因素；一项荟萃分析对 13 篇本病的干预研究文献进行总结中发现，L-T_4 替代治疗可以减少亚临床甲减患者血清总胆固醇和低密度脂蛋白胆固醇水平（分别降低 8 mg/dL 和 10 mg/dL），增加高密度脂蛋白胆固醇 10 mg/dL。所以，从亚临床甲减的角度切入防治缺血性心脏病是一个被关注的问题。

（2）发展为临床甲减：单纯甲状腺自身抗体阳性、单纯亚临床甲减、甲状腺自身抗体阳性合并亚临床甲减每年发展为临床甲减的发生率分别为 2%、3% 和 5%；我国学者随访 100 例未接受甲状腺激素治疗的亚临床甲减患者 5 年，29% 仍维持亚临床甲减，5% 发展为临床甲减；其余 66% 患者甲状腺功能恢复正常。

（3）妊娠期亚临床甲减对后代智力的影响（见后述）。

对亚临床甲减的治疗问题一直存在争议。2004 年，美国甲状腺学会（ATA）、美国临床内分泌医师学会（AACE）和美国内分泌学会（TES）召开专门会议，达成下述共识，将本病划分为两种情况。第一种是 TSH＞10 mU/L，主张给予 L-T_4 替代治疗。治疗的目标和方法与临床甲减一致。替代治疗中要定期监测血清 TSH 的浓度，因为 L-T_4 过量可以导致心房纤颤和骨质疏松。第二种是 TSH 为 4.0～10 mU/L，不主张给予 L-T_4 治疗，定期监测 TSH 的变化。对 TSH 4～10 mU/L 伴 TPOAb 阳性的患者，要密切观察 TSH 的变化，因为这些患者容易发展为临床甲减。

目前对于亚临床甲减的筛查意见也不一致。部分学者建议在高危人群中筛查本病，即 60 岁以上人群，有甲状腺手术或 ^{131}I 治疗史者，有甲状腺疾病既往史者，有自身免疫疾病个人史和家族史者。

2. 妊娠与甲减

临床甲减患者生育能力减低。妊娠期母体甲减与妊娠高血压、胎盘剥离、自发性流产、胎儿窘迫、早产以及低出生体重儿的发生有关。

近年来，妊娠早期母体亚临床甲减对胎儿脑发育第一阶段的影响备受关注。在胎儿甲状腺功能完全建立之前（即妊娠 20 周以前），胎儿脑发育所需的甲状腺激素全部来源于母体，母体的甲状腺激素缺乏可以导致后代的神经智力发育障碍。

妊娠期间由于受多种因素的影响，TSH 和甲状腺激素的参考范围与普通人群不同。目前尚没有孕期特异性的 TSH 参考范围。一般认为在妊娠早期 TSH 参考范围应该低于非妊娠人群 30% ~50%。目前国际上部分学者提出 2.5 mU/L 作为妊娠早期 TSH 正常范围的上限，超过这个上限可以诊断为妊娠期亚临床甲减。由于 FT_4 波动较大，国际上推荐应用 TT_4 评估孕妇的甲状腺功能。妊娠期间 TT_4 浓度增加，大约为非妊娠时的 1.5 倍。如妊娠期间 TSH 正常（0.3 ~2.5 mU/L）、仅 TT_4 低于 100 nmol/L（7.8 μg/dL），可以诊断为低 T_4 血症。胎儿的初期脑发育直接依赖于母体循环的 T_4 水平，而不依赖 T_3 水平。

治疗：妊娠前已经确诊的甲减，需要调整 L-T_4 剂量，使血清 TSH 达到正常值范围内，再考虑怀孕。妊娠期间，L-T_4 替代剂量通常较非妊娠状态时增加 30% ~50%。既往无甲减病史，妊娠期间诊断为甲减，应立即进行 L-T_4 治疗，目的是使血清 TSH 尽快达到妊娠时特异性正常值范围。国外部分学者提出这个范围应当是 0.3 ~2.5 mU/L。达标的时间越早越好（最好在妊娠 8 周之内）。每 2 ~4 周测定一次 TSH、FT_4、TT_4，根据监测结果，调整 L-T_4 剂量。TSH 达标以后，每 6 ~8 周监测一次 TSH、FT_4 和 TT_4。对于亚临床甲减、低 T_4 血症和 TPOAb 阳性孕妇的干预的前瞻性研究正在数个国家进行，目前尚无一致的治疗意见。

上述的 3 个学会（ATA、AACE、TES）主张对妊娠妇女做 TSH 常规筛查，以及时发现和治疗临床甲减和亚临床甲减。育龄妇女亚临床甲减的患病率在 5% 左右。一些学者主张对可能患甲减的高危人群做妊娠前的筛查。甲减的高危人群包括：具有甲状腺疾病个人史和家族史者；具有甲状腺肿和甲状腺手术切除和 ^{131}I 治疗史者；有自身免疫性疾病个人史和家族史者，例如，系统性红斑狼疮、类风湿关节炎、1 型糖尿病、既往发现血清 TSH 增高或者血清甲状腺自身抗体阳性者等。要加强对已患甲减的育龄妇女进行有关甲减对妊娠和胎儿脑发育影响方面的教育。

3. 黏液性水肿昏迷

黏液性水肿昏迷是一种罕见的危及生命的重症，是由于严重、持续的甲状腺功能减退症进一步恶化所造成。多见于老年患者，通常由并发疾病所诱发。临床表现嗜睡、精神异常、木僵甚至昏迷。皮肤苍白、低体温、心动过缓、呼吸衰竭和心力衰竭等。本病预后差，死亡率达到 20%。

治疗：

（1）去除或治疗诱因：感染诱因占 35%。

（2）补充甲状腺激素：L-T_4 300 ~400 μg 立即静脉注射，继之 L-T_4 50 ~100 μg/d，静脉注射，直到患者可以口服后换用片剂。如果没有 L-T_4 注射剂，可将 L-T_4 片剂磨碎后由胃管鼻饲。如果症状没有改善，改用 T_3 静脉注射，10 μg，每 4 小时 1 次，或者 25 μg，每 8 小时 1 次。本病的甲状腺激素代谢的特点是 T_4 向 T_3 转换受到严重抑制；口服制剂肠道吸收差；补充过急、过快可以诱发和加重心力衰竭。

（3）保温：避免使用电热毯，可以导致血管扩张，血容量不足。

（4）伴发呼吸衰竭者使用呼吸机辅助呼吸。

（5）低血压和贫血严重者输注全血。

（6）静脉滴注氢化可的松 200 ~400 mg/d。

（7）其他支持疗法。

黏液性水肿昏迷是长期重度甲减的最终结局，常出现在老年患者中，易发生于冬季，致死率很高。发生黏液性水肿昏迷时，患者常伴有低体温，最低可至 23 ℃，还常会伴发心动过缓及血压过低。但此时如果患者存在反射亢进，那么典型临床表现，深腱反射的延迟在此时可能会消失。患者在昏迷期间，也可能会发作癫痫。目前，黏液性水肿昏迷的发病机制还不清楚，但是有一些因素能预示病情向黏液性水肿昏迷发展，比如，暴露在寒冷的环境中，创伤，使用中枢神经系统镇静药及麻醉药等。对于机制，可能是肺泡换气不足致二氧化碳潴留，最终导致昏迷；另外，类似于血管升压素（AVP）分泌不当时出现的稀释性低钠血症，也可能是导致患者发生黏液性水肿昏迷的原因。

4. 中枢性甲减

本病是由于垂体 TSH 或者下丘脑 TRH 合成和分泌不足而导致的甲状腺激素合成减少。典型病例的血清 TSH 和甲状腺激素的表现是：TSH 减低，TT_4 减低，但是约 20% 病例的基础血清 TSH 浓度也可以正常或者轻度升高（10 mU/L）。

本病的患病率是 0.005%。高发年龄在儿童和 30～60 岁成年人。先天性原因多由于垂体、下丘脑发育不全等；儿童的病因多源于颅咽管瘤；成年人的病因大多是垂体的大腺瘤，垂体接受手术和照射，头部损伤、席汉综合征、淋巴细胞性垂体炎等。接受多巴胺治疗时，由于多巴胺抑制垂体产生 TSH，TSH 和 T_4 的产生量可以减少 60% 和 56%；在长期 L-T_4 替代治疗的患者，撤除 L-T_4 后，垂体 TSH 抑制的状态可以持续 6 周。

中枢性甲减与原发性甲减鉴别：依靠基础 TSH 即可鉴别，前者减低，后者升高。当中枢性甲减（主要是下丘脑原因的甲减）表现为 TSH 正常或者轻度升高时，需要做 TRH 刺激试验鉴别。典型的下丘脑性甲减，TRH 刺激后的 TSH 分泌曲线呈现高峰延缓出现（注射后的 60～90 分钟），并持续高分泌状态至 120 分钟；垂体性甲减 TRH 刺激试验的 TSH 反应是迟钝的，呈现低平曲线（增高 <2 倍或者增加≤4.0 mU/L）。

5. 甲状腺激素抵抗综合征（RTH）

本病病因是位于 3 号染色体的编码甲状腺受体 β 链（TRβ）基因发生点突变，导致 T_3 与受体结合障碍，甲状腺激素的生物活性减低。这种突变的发生率是 1/50 000。本综合征有 3 个亚型：①全身型甲状腺激素抵抗综合征。②垂体选择型甲状腺激素抵抗综合征（PRTH）。③外周组织选择型甲状腺激素抵抗综合征（perRTH）。

GRTH 的临床表现有甲状腺肿、生长缓慢、发育延迟、注意力不集中、好动和静息时心动过速。本病缺乏甲减的临床表现，主要是被增高的甲状腺激素所代偿。75% 患者具有家族史，遗传方式为常染色体显性遗传。实验室检查血清 TT_4、TT_3、FT_4 增高（从轻度增高到 2～3 倍的增高）。TSH 增高或者正常。本病依据以下 4 点与垂体 TSH 肿瘤鉴别：①TRH 刺激试验，前者 TSH 增高，后者无反应。②T_3 抑制试验，前者血清 TSH 浓度下降，后者不被抑制。③前者血清 α 亚单位与 TSH 的摩尔浓度比例 <1。④垂体 MRI 检查，前者无异常，后者存在垂体腺瘤。

PRTH 临床表现有轻度甲亢症状，这是因为本病的外周 T_3 受体是正常的，仅有垂体的 T_3 受体选择性缺陷。这种缺陷导致 T_3 浓度升高不能抑制垂体的 TSH 分泌。垂体不适当地分泌 TSH，引起甲状腺肿。实验室检查血清 T_3、T_4 增高，TSH 增高或者正常。本病主要与垂体 TSH 肿瘤鉴别。依靠 TRH 刺激试验和垂体 MRI 鉴别。

perRTH 实验室检查结果取决于垂体和外周组织对甲状腺激素不敏感的程度和代偿的程度。GRTH 和 PRTH 的实验室结果都可以出现。有的患者基础 TSH 水平正常，但是相对于升高的循环 T_3、T_4 水平而言，这个 TSH 水平是不适当的。TRH 刺激试验反应正常、T_3 抑制试验可以抑制。但是临床有甲减的表现。

6. 甲状腺功能正常的病态综合征（ESS）

本征也称为低 T_3 综合征、非甲状腺疾病综合征。本征非甲状腺本身病变，它是由于严重疾病、饥饿状态导致的循环甲状腺激素水平的减低，是机体的一种保护性反应。这类疾病包括营养不良、饥饿、精神性厌食症、糖尿病、肝脏疾病等全身疾病。某些药物也可以引起本征，例如胺碘酮、糖皮质激素、PTU、普萘洛尔、含碘造影剂等。

ESS 的发生机制是Ⅰ型脱碘酶（D1）活性抑制，Ⅲ型脱碘酶（D3）活性增强。因为Ⅰ型脱碘酶（D1）负责 T_4 外环脱碘转换为 T_3。所以 T_3 产生减少，出现低 T_3 血症；Ⅲ型脱碘酶有两个功能，一个是 T_4 转换为 rT_3，另一个是 T_3 脱碘形成 T_2。本征 T_4 向 rT_3 转换增加，所以血清 rT_3 增加。

临床没有甲减的表现。实验室检查的特征是血清 TT_3 减低，rT_3 增高。TT_4 正常或者轻度增高，FT_4 正常或者轻度增高，TSH 正常。疾病的严重程度一般与 TT_3 减低的程度相关。严重病例可以出现 TT_4 和 FT_4 减低，TSH 仍然正常。称为低 T_3-T_4 综合征。患者的基础疾病经治疗恢复以后，甲状腺激素水平可以逐渐恢复正常。但是在恢复期可以出现一过性 TSH 增高，也需要与原发性甲减相鉴别。本征不需要给予甲状腺激素替代治疗。甲状腺激素治疗不适当地提高机体代谢率，可能带来不良反应。

7. 新生儿甲减

本病的发生率是1/4 000。原因有甲状腺发育不良（75%）、甲状腺激素合成异常（10%）、下丘脑—垂体性TSH缺乏（5%）、一过性甲减（10%）。一过性甲减发生的原因是由于药物性、高碘和母体甲状腺刺激阻断性抗体（TSBAb）通过胎盘，抑制胎儿甲状腺的功能。大多数的病例是散发的。发达国家和我国都实行对新生儿甲减的常规筛查制度。

目前认为测定足跟血TSH（试纸法）是最可靠的筛查方法。可疑病例的标准是TSH 20 ~ 25 mU/L。可疑病例进一步测定血清TSH和T_4。本病的诊断标准是：新生儿1 ~ 4周，TSH > 7 mU/L，TT_4 < 84 nmol/L（6.5 μg/dL）。采集标本时间应当在产后3 ~ 5天。采血过早，受到新生儿TSH脉冲分泌的影响，出现假阳性。筛查过晚则要延误启动治疗的时间，影响治疗效果。

治疗原则是早期诊断，足量治疗。甲状腺激素治疗启动得越早越好，必须在产后4 ~ 6周之内开始。随访研究发现，如果在45天内启动治疗，患儿5 ~ 7岁时的智商（IQ）与正常儿童相同，延迟治疗将会影响患儿的神经智力发育。治疗药物选择左甲状腺素（$L-T_4$）。$L-T_4$起始剂量10 ~ 15 μg/（kg · d）。治疗目标是使血清TT_4水平尽快达到正常范围，并且维持在新生儿正常值的上1/3范围，即10 ~ 16 μg/dL。为保证治疗的确切性，达到目标后要再测定FT_4，使FT_4维持在正常值的上1/3范围。血清TSH值一般不作为治疗目标值。因为增高的TSH要持续很长时间，这是因为下丘脑—垂体—甲状腺轴的调整需要时间。一过性新生儿甲减治疗一般要维持2 ~ 3年，根据甲状腺功能的情况停药。发育异常者则需要长期服药。

第十节　甲状腺相关眼病

甲状腺相关眼病（TAO）是一种由多因素造成的复杂的眼眶疾病，居成年人眼眶疾病的首位，从发现至今已经有200余年的历史。本病影响患者的容貌外观，损害视功能，给患者的生活与工作都带来极大的不便和痛苦。近年来，许多国内外的专家学者对甲状腺相关眼病进行了研究，在发病机制和诊断方法上，取得了一定的进展，但是，甲状腺相关眼病的发病机制到目前为止尚不很明确，普遍认为是遗传因素、免疫学因素及外界环境共同作用产生。甲状腺相关眼病命名较为混乱，有Graves眼病（GO）、甲状腺眼病、内分泌浸润性眼病、内分泌眼病、浸润性突眼等。

甲状腺相关眼病的主要临床表现为眼睑退缩、结膜充血水肿、眼眶疼痛、眼球突出及运动障碍、复视、暴露性角膜炎和视神经受累。TAO多为双侧性，但亦可为不对称或单侧发病。合并甲状腺功能亢进的TAO约占90%，其可与甲亢同时发生，亦可在甲亢前或后发生。根据甲状腺相关眼病的严重程度不同，有内科药物治疗、放射治疗、眼部手术治疗、整容治疗等供选择，目的是改善症状、保护视力及改善容貌，均不是针对病因的特异治疗方法。因此，只有阐明了TAO的发病机制，才能获得满意的疗效。

一、流行病学

TAO的发病率研究受诸多因素的影响，包括检测方法的敏感性等。未出现眼征的Graves病患者，25%会出现TAO，若加上已出现眼征的GD患者，比例将上升到40%。对于大部分的GD患者，经过CT、MRI或眼内压检测，都会发现亚临床的眼部异常。发展到严重程度TAO患者不超过患者总数的3% ~5%。对于总体人群而言，甲状腺相关眼病的发病率为：每年每10万人中有19人发病，男女比例为3 ∶ 16。近年来，由于一些国家吸烟率下降及医师对甲状腺相关眼病的重视及早期诊断，TAO发病率略有下降。

TAO患者的平均年龄较GD患者大，为46.4岁，而普通GD患者的平均年龄为40岁。与Graves甲亢相同，TAO好发于女性，男女比例为：轻度TAO患者为1 ∶ 9.3，中度TAO患者为1 ∶ 3.2，重度TAO患者为1 ∶ 1.4。甲状腺相关眼病在老年人及男性中更容易发展到严重状态，其原因尚不清楚，可能与吸烟这一危险因素相关。

在种族差异性方面，欧洲人比亚洲人更易患 TAO，其发病率为42%：7.7%，原因不明。一项对中国 GD 患者的研究显示，*CTLA-4* 基因上启动子区域-318C/T 多态性可能与中国 GD 患者患 TAO 的风险较低有关。

在其他方面，若 TAO 患者同时患有 1 型糖尿病，其发展为威胁视力 TAO（DON）的发病率增高，经治疗后视力恢复程度差，且在手术治疗中有更高的出血风险。

TAO 患者合并出现重症肌无力的概率是普通人群的 50 倍，若 TAO 患者眼睑上抬无力严重和（或）出现不典型的眼球运动，需考虑重症肌无力的诊断。

吸烟是 TAO 最重要的一个可改善的危险因素，在一些吸烟率降低的国家，如西欧的一些国家，其 TAO 的发病率有所下降，而吸烟率上升的国家，如波兰及匈牙利，TAO 的发病率上升。此外，甲亢的治疗方案、TSHR 抗体水平、药物、年龄的增长及压力也是可能的危险因素。

二、病因与发病机制

甲状腺相关眼病的病因至今不明。诸多研究表明，甲状腺相关眼病是一种器官特异性自身免疫性疾病，并与多种致病因素有关。目前研究认为它是一种与丘脑下部—垂体—甲状腺轴相关的眼部病变。本病与遗传有关，也是一种极其复杂的自身免疫性疾病，即 T 淋巴细胞亚群比例失调，致使 B 淋巴细胞增多，免疫球蛋白水平升高，淋巴因子增多，成纤维细胞激活，产生过多细胞外物质和胶原纤维。

1. 遗传因素

甲状腺相关眼病的遗传因素与 Graves 病有密切关系，各方研究亦多从 Graves 病着手。在研究 Graves 病的遗传倾向时，常用的有家族聚集性研究和双胞胎研究。

（1）在家系研究方面，国内彭惠民等对 GD 家族史 GD 先证者及对照人群进行了三代家族史及血统成员的研究，显示 GD 符合常染色体显性遗传，以多基因遗传为主，存在主基因效应。主基因位于 *HLA-DR3*或与其紧密连锁。证明家族性 GD 中遗传因素在其发病中起重要作用。

（2）在特异基因研究方面，HLA 复合体在抗原提呈及 T 细胞识别抗原的过程中起重要作用，与很多自身免疫性疾病的发病有关。Graves 病是一种器官特异性自身免疫病，其遗传易感性与 HLA 复合体某些等位基因密切相关。HLA-Ⅱ类的基因产物 HLA-DP、DQ、DR 呈递抗原，与甲状腺组织内 $CD4^+$ 或 $CD8^+$ T 细胞受体结合，活化 T 细胞，产生淋巴因子，并激活 B 细胞产生自身抗体，引起 GD。GD 与 HLA 的关联性研究中，显示中国人 *HLABw46* 为 GD 易感基因，男性患者 B46、DR9、DQB1 *0303 增高，女性中 DQA1 *0301 增高。

（3）*CTLA4* 基因（2q33）：*CTLA4* 与 CD28 都是免疫球蛋白超家族成员，结构相似而功能相反，CD28 起正刺激作用，*CTLA4* 为负向刺激作用，两者对维持淋巴细胞平衡起重要作用，防止自身反应 T 细胞过度激活。*CTLA4* 表达或功能降低可引起自身免疫性疾病的产生。*CTLA4* 与 TAO 的敏感性有关。对其他很多自身免疫疾病，*CTLA4* 外显子多态性都与较严重的疾病状态有关。

2. 免疫因素

Trokel 认为，Graves 病患者发生双眼眶内炎症可能是一种原因不明的器官特异性自身免疫紊乱。淋巴细胞或免疫球蛋白攻击自身抗原可能是成纤维细胞或横纹肌的表面膜抗原，也有可能是抗原抗体复合物沉积于眶内软组织，并引起淋巴细胞浸润。按照 Konishi 等的观点，甲状球蛋白、抗甲状球蛋白免疫复合物对眼外肌肌膜的亲和力比对骨骼肌、心肌、肝、肾和脾脏的亲和力强。国内有学者对 Graves 眼病眼眶组织病理与 IgA 和 IgE 表达的研究发现：IgA 和 IgE 在 Graves 眼病自身免疫反应中起重要作用，免疫反应引起组织间黏多糖的堆积和眼外肌的破坏。临床上应用皮质类固醇治疗获得良好效果，也可间接说明 Graves 病眼部病变的发病机制。

（1）共同抗原学说：很多研究表明，甲状腺相关眼病是一种器官特异性的自身免疫疾病。关于其致病原因，甲状腺和眼的共同抗原学说普遍为大家所接受。关于其共同抗原，研究较多的是促甲状腺激素（TSH）。TAO 患者体内常有多种针对自身抗原的自身抗体，如针对 TSHR、甲状腺过氧化物酶（TPO）、Tg 的自身抗体，其中以针对 TSHR 的自身抗体最为重要。TSHR 也存在于甲状腺相关眼病患者眼眶结缔组织和眼外肌中。若 TSH 就是我们要寻找的共同抗原，较难以解释眼型甲状腺相关眼病患者其甲状腺并未受累。其他可疑的共同抗原有乙酰胆碱酯酶、甲状腺过氧化物酶、促生长因子 C 等。

(2) 眼外肌抗原：眼外肌抗原是一组在眼外肌中，尤其是 TAO 患者眼外肌中发现的自身抗原。除上述可能的共同抗原外，眼外肌抗原也可能是 TAO 中的自身抗原。其中 64ku 抗原群、55ku 抗原、G_2S 的研究相对较多。GD 患者不论是否存在 TAO，均可表达甲状腺与眼眶交叉抗原的抗体。约 70% 的 TAO 患者可以表达人眼外肌膜抗原的抗体。抗体滴度与眼病的临床活动性和病程密切相关。

(3) 细胞免疫：在甲状腺相关眼病的发病过程中，至少有三种细胞参与了这一过程，即 B 细胞、T 细胞及眼眶成纤维细胞。在 TAO 发病的早期，B 细胞起主要作用，产生抗自身抗原的抗体。但是，在 TAO 的发展过程中，激活的 T 细胞浸润于眼眶组织，放大了 B 细胞的反应，与眼眶成纤维细胞相互作用，释放细胞因子，刺激成纤维细胞增生并产生 GAG，引起眼眶局部炎症反应及水肿。TAO 患者血清中存在着多种细胞因子异常，如 IL-1Ra、sIL-2R、IL-6、IFN-αRⅠ、IFN-αRⅡ、sCD30 等。IL-6在 TAO 患者的眼外肌中阳性率较高，在眼眶脂肪组织中阳性率相对较低，发现 TAO 患者眼外肌肿大程度与 TNF-α mRNA 表达正相关，眼眶容量与 IL-6 mRNA 正相关。在 TAO 患者，IL-1 由球后浸润的单核细胞、激活的 T 细胞及局部的成纤维细胞产生，分泌的 IL-1 又作用于眼眶成纤维细胞，可刺激其合成大量的葡萄糖胺聚糖（GAG）。大量的 GAG 聚集是眼眶结缔组织及眼外肌的特征性改变。

3. 环境因素

吸烟是 TAO 最重要的一个可改善的危险因素。虽然进行相关研究常有诸多限制和困难，但是仍有强有力的证据证实吸烟与 TAO 疾病发展的因果关系，包括许多大型的病例对照研究。据 EUGOGO 的研究，40% 以上的 TAO 患者都吸烟。吸烟可促进 TAO 的发生，在 TAO 患者中，吸烟者更易发展到严重状态，且 TAO 的严重程度与每天吸烟的数量多少相关，吸烟能与 IL-1 协同作用刺激眼眶组织的脂肪生成，使眼眶结缔组织容量增加，此外，吸烟使^{131}I 治疗后 TAO 进展，还会削弱药物治疗的效果。研究表明，即使总的吸烟量相当，曾吸烟但戒烟者也要比仍在吸烟的患者风险低。吸烟的 GD 患者，其发展为 TAO 的风险是不吸烟患者的 5 倍。吸烟的效应呈剂量相关：每天吸烟 1～10 支，其复视或突眼的相对风险为 1.8；每天吸烟 11～20 支，其风险为 3.8；每天吸烟大于 20 支，其相对风险将达到 7.0；对于已戒烟者，即使曾经吸烟大于 20 支/天，其风险也不会很显著。因此，戒烟是预防和治疗甲状腺相关眼病的重要措施。其可能的机制有：吸烟能导致氧化应激状态，从而引起眼部成纤维细胞增殖反应；低氧也可以刺激眼眶成纤维细胞增殖并产生 GAG；尼古丁和焦油可以使成纤维细胞在IFN-γ的作用下增强 HLA-Ⅱ型分子的表达；香烟提取物可增加 GAG 产生及脂肪生成。

4. 危险因素

除了吸烟这一危险因素外，还有下列可能的危险因素。①性别：TAO 好发于女性，但男性更可能进展到严重状态。②甲亢的治疗方案：有研究称放射碘治疗可能加重 TAO 的程度。③TSHR抗体水平：TAO 的严重性及活动性与 TSHR 抗体水平相关。④遗传、药物、逐渐增长的年龄及压力。

三、病理

大体观察，患者眼外肌肌腹明显增粗，体积可为正常的 8 倍左右，质硬，无弹性，活动度显著下降，可为苍白、粉红、褐色或暗红色，夹杂白色纤维条纹，被动牵拉试验明显受限。内直肌对视神经影响较大，通过对内直肌的厚度、面积、占眼眶断面面积比率的观察，可评估 TAO 患者眶内病变的严重程度，了解眼部病变对治疗方案的敏感度。随着肌肉纤维化，眼球活动受限，眶组织增多导致突眼，突眼加重角膜暴露导致溃疡，眼眶后压力增大，逐渐导致视神经病变以至失明。光镜下，肌纤维横断面肥大的较多，大小不均，呈圆形、梭形或不规则形。部分肌纤维界限不清，细胞可见空泡、变性、坏死。眼眶所有组织有淋巴细胞及浆细胞浸润。可见脂肪细胞浸润及组织增生，成纤维细胞活化后，葡萄糖胺聚糖（GAG）和透明质酸酶增加，GAG 造成组织水肿。眼外肌纤维增粗，可见间质炎性水肿，有淋巴细胞、单核细胞及巨噬细胞浸润。早期眼外肌纤维尚正常，后出现透明变性、GAG 沉积、透明质酸酶增加，肌肉纹理模糊、消失，组织松散。早期 T 淋巴细胞浸润为主，后期以成纤维细胞增生为主，导致组织增生及纤维化。脂肪组织积存于肌纤维间，呈链状。通常情况下，活动期 TAO 病理表现主要以葡萄糖胺聚糖的聚集和炎症细胞浸润为主，而静止期病理表现主要以组织蜕变和纤维化为主。但是对于每一个 TAO 患者活动期和静止期通常没有明确界限，所以在 TAO 患者病理表现中也会出现肌纤维的充血肿胀和萎缩纤维化共存的现象。

四、临床表现

在临床上，TAO 的发病呈双峰显示。40 岁左右为发病高峰，60 岁左右为次高峰。女性较男性多见，男女比例接近 1 ：6，严重病例常发于 50 岁以上和男性人群。

TAO 最常见的首发症状为眼睑退缩，伴或不伴突眼，发生于 70% 以上的患者。在 TAO 早期，40% 左右的患者可出现眼部激惹状态，眼部疼痛、畏光、流泪等。复视较少作为首发症状出现，但会逐渐进展，通常在行走、疲劳、长期凝视至极限时出现，可伴有疼痛。与凝视无关的眼眶疼痛较少见，可出现于有严重眼部充血时。约 5% 患者会出现视力问题，如视物模糊，可能是甲状腺视神经病变的先兆。眼球不全脱位发生于 0.1% 的患者，是一个极度危险的信号。

在体征方面，虽然 TAO 患者会出现一系列临床体征，但是很少会在一个患者身上全部表现出来。最常见的体征是上眼睑退缩，下落迟缓，发生于 90% ~98% 的 TAO 患者，具有诊断价值。其次是软组织受累的体征，如眼睑充血肿胀，球结膜充血、水肿，泪腺充血、水肿。眼球突出亦很常见，常伴随下眼睑的退缩。这些患者可能出现眼睑关闭不全，很多患者可出现角膜上皮点状脱落，尤其是本身睑缘缝隙较宽的患者。由于眼外肌的受累，大多数患者都会出现眼球多个方向上的运动限制。除此之外，还有一些不常见的体征如上角膜缘角膜结膜炎、角膜溃疡、视神经病变等（表 5-7）。

表 5-7 Graves 眼病的体征与症状

体征	患者（%）
眼睑挛缩	91
突眼	62
眼外肌功能障碍	43
视神经损伤	6
症状	
眼痛	30
流泪	23
复视	19
畏光	18
视物模糊	8
视力下降	2

1. 眼睑退缩、下落迟缓

上睑退缩、下落迟缓是具有诊断价值的眼征。睑裂宽度与种族遗传等因素有关。在甲状腺相关眼病中，通常为眼睑退缩，即上睑缘升高，若上睑缘或下睑缘达到或超过角膜缘，或当下睑缘在角膜缘下方 1 ~2 mm，就可诊断为眼睑退缩。在眼睑退缩中，上睑退缩多见。当眼球向下看时，正常人上睑随之下移；但 TAO 患者向下看时，退缩的上睑不能随眼球下转而下移或下落缓慢称其为上睑迟落。TAO 患者出现眼睑退缩的原因可能是：Muller 肌作用过度；提上睑肌或下睑缩肌与周围组织粘连。

2. 眼球突出

眼球突出也是 TAO 患者常见体征之一，眼球突出度通常用 Hertel 眼球突度计测量。眼球突出度的正常上限在正常人群中也有较大差异，即使用同样的观测者和仪器，不同的性别、年龄、种族，其眼球的正常上限都不同。有观察发现女性的突眼度测量值常比男性低，儿童的突眼度比成年人低，亚洲人较白种人低。中国人正常眼球突出度双眼在 12 ~14 mm，大于上限或双眼突出度差值超过 2 mm 时应诊断眼球突出。TAO 患者的眼球突出常伴有其他特殊的眼部改变。若为单纯的眼球突出，应考虑其他眼部病变，注意鉴别诊断。对于TAO患者，多为双侧眼球突出，可先后发病。早期多为轴性眼球突出，后期由于眼外肌的纤维化、挛缩，出现眼球突出并固定于某一眼位，影响外观。有的患者甲亢控制后，眼球突出更加明显，称为恶性突眼。此类病变发展较快，眼睑和结膜水肿明显，眼球突出加重，角膜暴露，出现溃疡甚至穿孔，若不及时治疗可导致严重后果。

3. 软组织受累

TAO患者眼眶炎性细胞大量浸润，血管通透性增加，组织间液增多，加上成纤维细胞分泌的GAGs增加，吸收大量水分，出现软组织受累，以急性期及浸润性TAO为重。软组织受累包括：眼睑充血肿胀，是引起暴露性角膜炎的主要原因；球结膜充血水肿；泪器受累，如泪阜、泪腺的充血水肿；眼眶软组织肿胀等。由于眼部软组织受累，常可引起患者的一系列临床症状，如眼部不适、眼干、胀痛、异物感、畏光、流泪、复视、视力下降等。

4. 眼外肌受累

TAO通常都会出现眼外肌病变，多条眼外肌受累，但受累程度可不同。受累较多的依次是下直肌、上直肌和内直肌，外直肌受累较少见。当眼外肌纤维化时，患者可出现明显复视。眼球向受累肌肉运动相反的方向转动障碍，如下直肌病变，眼球向上转动受限，这是由于下直肌挛缩所致，而非上直肌麻痹，称为限制性眼外肌病变。眼外肌增厚，患者多主诉复视，以及向增厚肌肉方向运动时眼球有拉力不适感。除了因眼球突出影响患者容貌外，更严重的是复视造成头痛、眼胀、生活学习和工作极端困难，其次是看近物或阅读不能持久，久后患者感到眼痛、头晕，类似青光眼的表现。

5. 角膜受累

TAO患者眼眶软组织水肿，眼睑闭合不全常可导致角膜炎、角膜溃疡等。若患者继发感染，角膜灰白，炎性浸润、坏死形成溃疡，可伴有前房积脓、化脓性眼内炎。严重时患者失明、剧痛，需摘除眼球。

6. 视神经病变

视神经病变是TAO的继发性改变，主要原因是由于眶尖眼外肌肿大对视神经压迫、眶内水肿或眶压增高所致。本病变进展较缓慢，视功能逐渐下降，很少有急性发作者。此时患者视力减退、视野缩小或有病理性暗点；眼底可见视盘水肿或苍白，视网膜水肿或渗出，视网膜静脉迂曲扩张。CT和MRI常显示患侧眼外肌明显肥厚，尤其是眶尖部，同时可见视神经增粗、眼上静脉增粗等表现。

五、自然病程

甲状腺相关眼病与Graves病关系密切，TAO可发生于Graves之前或之后，但是对于大多数的病例，TAO与GD是同时发生的。TAO极少发生于GD之前超过一年，但是可能在GD发病后的任何时间发生。除了甲亢之外，在一项120例TAO患者的发病率研究中，0.8%TAO发病与甲减有关，3.3%与桥本甲状腺炎有关。

对于未接受任何治疗TAO患者的自然病程，文献研究报道较少。最早的对TAO自然病程进行描述的是Rundle曲线。甲状腺相关眼病发病隐匿，突然起病，病变的早期为进展期，进展期至少持续数月，反映了自身免疫的进展过程——眼眶组织炎症、淋巴细胞浸润、GAG产生及水肿。病情进展到一定程度后进入平台期，平台期持续一到数年，病情自发缓慢改善，反映了炎症反应逐渐消退。随着炎症的消退，眶内组织纤维化发展，受累组织无法恢复到先前的完全健康状态，患者仍有残余症状如突眼及慢性眼外肌功能障碍。

六、辅助检查

1. 实验室检查

由于TAO患者的病情与甲状腺功能密切相关，通常应检测患者的全套甲状腺功能：血清TSH测定；血清总T_3，总T_4（TT_3，TT_4）和游离T_3；游离T_4（FT_3，FT_4）的测定。

除了甲状腺功能的测定外，通常还需进行自身抗体的检查：促甲状腺素受体抗体（TRAb）在未治疗的甲亢伴 TAO 患者中阳性为 91%，患者经过治疗症状缓解后，TRAb 明显下降。TRAb 呈阳性，代表甲亢未治愈，仍有复发可能，阴性者预示着患者可能有较长时间的缓解期。大约 50% 甲状腺功能正常的 TAO 患者可查出甲状腺刺激抗体。抗甲状腺球蛋白抗体（TgAb）滴度在 TAO 患者为 25%，正常人达 10%，正常老年女性为 10% ~20%。甲状腺过氧化物酶抗体（TPOAb）可反映甲状腺自身免疫病变的性质与程度，与 TgAb 相比假阳性率更低，桥本甲状腺炎和 GD 患者中 TPOAb 的阳性率为 95% ~100% 和 60% ~85%。除此之外，还有眼外肌自身抗体，如线粒体琥珀酸脱氢酶黄素蛋白亚基（抗 Fp 亚基）、G_2S 和肌钙蛋白等抗原抗体，后者尚未成为临床诊断依据，但有实验观察 G_2S 抗体及抗眼肌抗体在 TAO 患者激素治疗无效时水平不降低，在治疗有效者复发时水平再次升高，提示抗眼肌抗体（EMAb）及 G_2SAb 可作为激素治疗无效及复发的预测指标。炎性因子的检测：研究显示，氨基葡聚糖（GAG）在活动性眼病患者血浆和尿中水平升高，免疫抑制治疗则可降低其水平。但是否可用血浆或尿 GAG 水平评价眼病活动度，尚需进一步证实。其次，白介素-6（IL-6）在活动性 TO 患者血液中水平显著升高，经有效治疗，IL-6 可明显下降，有助于对突眼活动度及治疗反应进行判断。

2. 影像学检查

（1）超声检查：经济有效的筛选方法。

1）A 超：A 超可精确地测量眼肌的厚度，为甲状腺相关性眼病提供定量诊断依据。甲状腺相关性眼病在疾病的活动期各眼外肌肿胀，A 超提示眼肌厚度增加，此时进行药物治疗，可取得较好的疗效。当疾病进入静止期，眼外肌纤维化，A 超提示眼外肌厚度不变或减小，可根据情况选择手术治疗。A 超可反映眼外肌内部反射率，标准的 A 超可定量地测量眼外肌和视神经的宽度。也可表现为眶周及视神经鞘膜的实体性增厚，偶见泪腺水肿。与对照相比，TAO 患者的反射率较低，提示水肿。反射率低的患者对免疫抑制治疗的反应更佳，反射率≤40% 者的治疗有效预测值为 73%。但是 A 超很难直观地分析肌肉间的关系和软组织的情况，故应结合其他手段综合判断。

2）B 超：B 超可形象和准确地显示病变的位置、形态、边界等，同时，根据回声的特性可以较准确地判断病变的组织结构。对甲状腺相关眼病患者来说，眼外肌增粗临床上只能确诊 12%，但 B 超检出率是 95%。B 型超声检测眼外肌厚度，可重复性好，操作简单，患者容易接受。到目前为止，B 型超声图像直观，易于理解，对非超声波医生来说，图像简单易懂，增粗的眼外肌清晰可见。对人体无损害可反复多次检查，有利于随诊监测疾病进程，指导临床治疗。B 超的缺点是根据图像进行人工定位测量，缺乏客观的检查标准，存在更多的人为因素，结果准确性和可重复性稍差。

（2）CT：CT 分辨率较高，能清晰地显示眶内软组织和眼眶骨性结构，是 TAO 的一种简单有效的常规检查。常用检查方法有水平扫描、冠状扫描、矢状扫描。TAO 最突出的 CT 特点是单眼或双眼、一条或多条眼外肌呈梭形肿胀，下直肌最易受累，其次为内直肌、上直肌、外直肌，其肌腱正常。Wiersinga 等用 CT 扫描检查 80 例未经任何治疗的 TAO 患者，发现下直肌肥大为 60%，内直肌占 50%，上直肌占 40%，外直肌为 22%。肥大的眼外肌一般边界清楚，主要病变集中于肌肉内。但急性浸润性 TAO 中，肥大眼外肌边缘可不清，部分可结节样改变。需要注意的是，在水平扫描中，单独的下直肌肥大呈一肿块影，可能将此误认为眶尖肿瘤，此时最好加做 CT 冠状扫描，能较好地显示肥大的下直肌。此外，典型特征还有脂肪水肿、眶隔前突等，及肌肉肥大的继发改变如视神经受压、眶骨改变等。应用眼外肌 CT 三维重建技术可直观显示 4 条眼直肌形态，为评价眼外肌受累程度提供客观依据，并可与眶内软组织、眶壁、眶尖及眶周病变进行鉴别诊断。虽然 CT 扫描可清晰显示眼外肌肥大，但不能鉴别早期肌肉水肿或后期纤维化。淋巴瘤或转移癌等可引起眼外肌肥大，类似 TAO，鉴别诊断困难时，可在 CT 检查指导下进行针刺活体组织检查。

（3）MRI：MRI 也是观察眼外肌很有价值的方法。冠状位、斜矢状位及轴位扫描可以观察眼直肌的直径、走行及肌腱情况，且软组织分辨率明显高于 CT。眼眶组织能更清晰地显示，可以选择任意方位扫描。在活动性 TAO 中 T_2 弛豫时间延长，而免疫抑制治疗可缩短该时间。MRI 影像对 TAO 的诊断已不仅仅局限于眼外肌（EOMs）的形态学改变，而更多的是研究眼外肌信号的改变。有研究认为 T_2 持续时间与水的含量密切相关，T_2 时间延长表示其含水量高，为急性期；T_2 时间缩短则表明其含水量少，即纤维化期。与 CT 相比，MRI 可评价疾病活动性（T_2 脂肪抑制序列强弱可反映眼肌水肿程度），不能直接反映眶内炎症反应。但 MRI 能检查出临床不易检出的隐蔽病变部位，如 NO SPECS 2 级患者，眼睑、泪腺的内部结构改变基本无法观察，而 MRI 可表现出眼睑、泪腺、提上睑肌等软组织体积增厚，T_2WI 信号增高；MRI 可显示 3 级患者眼眶组织增厚情况，如眼眶骨壁轻度弯曲，“可口可乐瓶”征。视神经受损是 TAO 严重的临床表现，MRI 表现为眼外肌于眶尖部呈环行肥厚、视神经轴受压迫、形状扁平、局部有水肿及蛛网膜下隙形态中断等。此外，MRI 可以作为 TAO 球后放射治疗疗效预测的重要手段，信号强度比值愈高，疗效愈好。

（4）生长抑素受体显像（奥曲肽扫描）：是一种评价疾病活动性的新方法，可使炎症活动期眼眶组织细胞显像，有助于评判 TAO 的临床分期。有研究显示，通过^{99m}Tc 标记奥曲肽眼眶显像判定 TAO 的活动度，结果显示活动组的 TAO 患者眼眶的奥曲肽摄取比值明显高于非活动组。摄取比值与 CAS 评分值有良好的一致性，活动组的 TAO 患者治疗前后奥曲肽摄取比值有显著差异，也与 CAS 评分变化一致。^{111}铟（^{111}In）标记奥曲肽在活动性眼病患者眶内聚积水平高于非活动期，该方法对治疗效率的阳性预测率为 90% ~92%。生长抑素受体显像结果受眶内组织受体亚型及其表达量、循环中生长抑素水平的影响，当病变组织部表达可与生长抑素类似物特异结合的相应受体亚型或表达量很低时，易出现假阴性结果，因此，该昂贵且非特异性的技术对眼病活动性及治疗效果的评判能力有限。

七、诊断

TAO 在内分泌科及眼科都较常见，90% 以上 TAO 患者伴有 GD，根据甲状腺功能亢进病史及眼部的临床表现，一般较易诊断。甲亢的典型症状有怕热、心悸、手颤、情绪激动、体重下降、胫前水肿等。眼部典型特征有上睑退缩、下落迟缓、眼睑肿胀、疼痛、单眼或双眼突出、眼球活动受限及复视等。不典型的病例需通过相应的实验室检查、影像学检查及其他检查，可进行判断。

（1）参照 Bartley 的 TAO 诊断标准，若患者出现眼睑退缩，只要合并以下体征或检查证据之一，即可做出 TAO 诊断。①甲状腺功能异常，患者血清中 TT_3、TT_4、FT_3、FT_4 水平升高，TSH 水平下降。②眼球突出，眼球突出度≥20 mm，双眼球凸度相差 >2 mm。③眼外肌受累，眼球活动受限，CT 发现眼外肌增大。④视神经功能障碍，包括视力下降，瞳孔反射、色觉、视野异常，无法用其他病变解释。若缺乏眼睑退缩，要诊断 TAO，患者除需具备甲状腺功能异常外，还应有以下体征之一，眼球突出、眼外肌受累或视神经功能障碍，并排除其他眼病引起的类似的体征。

（2）根据 2006 年 EUGOGO 的建议，急性 TAO 的诊断标准为：①症状：无法解释的视力减退；单眼或双眼视物颜色强度或亮度改变；突发眼球“脱出”（眼球半脱位）病史。②体征：明显角膜浑浊；视盘水肿。

非急性 Graves 眼病的诊断标准：a. 近 1 ~2 个月出现畏光；严重的眼部异物感或沙砾感，经人工泪液治疗无好转；近 1 ~2 个月感到眼部或眼部后方疼痛；近 1 ~2 个月眼部或眼睑的外形出现变化；近 1 ~2 个月出现复视。b. 体征、眼睑挛缩；眼睑结膜异常水肿或充血；因复视而引起异常头位。

（3）由于甲状腺相关眼病严重程度不同，与其治疗密切相关，常用 TAO 的严重度及活动度来评价甲状腺相关眼病的病情。

美国甲状腺学会（ATF）的 TAO 眼病分级标准，即 NO SPECS 标准，见表 5-8。

表 5-8　TAO 分级标准（ATA）

分级	定义	英文缩写
0	无症状或体征	N no signs or symptoms
1	只有体征而无症状	O only signs
2	软组织受累（有症状及体征） 0 无；a 轻度；b 中度；c 重度	S soft-tissue involvement

续表

分级	定义	英文缩写
3	眼球突出 > 正常上限 3 mm，有或无症状 0 无；a > 正常上限 3 ~4 mm；b > 正常上限 5 ~7 mm；c > 正常上限 8 mm	P proptosis
4	眼外肌受累（常伴有复视及其他症状体征） 0 无；a 各方向极度注视时运动受限；b 运动明显受限；c 单或双眼固定	E extraocular muscle involvement
5	角膜受累 0 无；a 角膜点染；b 角膜溃疡；c 角膜薄翳、坏死、穿孔	C corneal involvement
6	视力变化（视神经受损） 0 无；a 视力为 0.63 ~0.5；b 视力为 0.4 ~0.1；c 视力 <0.1 ~ 无光感	S sight loss

上表是用来描述和提供眼部病变的临床细节，达到 3 级以上可以诊断为 TAO，但并非所有的 TAO 病程都是由 0 级向 6 级顺序典型发展。

根据 TAO 的严重程度的不同，通常有不同的治疗方案，2008 年 EUGOGO 对 TAO 严重性分级的最新建议见表 5-9。

表 5-9　TAO 病情严重度评估标准

级别	表现	治疗
威胁视力	DON 和（或）角膜受损	立即干预治疗
中重度	眼睑挛缩≥2 mm 中或重度软组织受累 眼球突出≥3 mm（同种族同性别正常人群） 间断或持续性复视 轻度角膜外露	TAO 尚未影响视力，但是对生活质量有很大影响，以评估外科手术或免疫抑制治疗的风险 活动期：免疫抑制治疗 非活动期：手术治疗
轻度	轻度眼睑挛缩 <2 mm 轻度软组织受累 眼球突出 <3 mm 暂时性或无复视 角膜暴露症状对润眼药有效	TAO 对生活质量影响很小，无法充分证实外科手术治疗或免疫抑制治疗风险的必要性

八、鉴别诊断

鉴别诊断见表 5-10。

表 5-10　眼外肌肥大和（或）突眼的鉴别诊断

1. Cushing 综合征	9. 横纹肌肉瘤
2. 肥胖病	10. 转移灶（乳腺癌，黑色素瘤，肺癌，胰腺癌，精原细胞瘤，类癌）
3. 眶假瘤	11. 血管疾病（动静脉血管畸形，颈动脉海绵窦瘘，血管瘤）
4. 特发性肌炎	12. 系统疾病（淀粉样变，肉瘤样病，血管炎）
5. 眶蜂窝织炎	13. Wegener 肉芽肿
6. 眶淋巴瘤	14. 嗜酸性肉芽肿
7. 脑膜瘤	15. 囊肿
8. 白血病	

1. 眼眶炎性假瘤

也称为非特异性眼眶炎症综合征，发病原因尚不明，无眼部原因，亦未发现相关全身疾病，可为急性、亚急性、慢性非感染性炎症。非特异性炎症可弥漫浸润眶内组织，或侵犯某些特异组织，如眼外肌、泪腺等。临床上一般起病突然，男女发病率无差异，可表现为眼睑红肿、有时伴疼痛、球结膜充血、眼球突出或运动受限，CT 可见眶内软组织影，可累及眼外肌，肌腹及肌腱不规则扩大，泪腺可受累肿大。病理学改变分为淋巴细胞为主型、混合细胞型、硬化型（大量结缔组织增生，少数炎性细胞浸润）。

2. 眼眶肌炎

眼眶肌炎是眼外肌的特发性炎症，广义也属于肌炎性假瘤。与甲状腺相关眼病不同的是，眼眶肌炎的疼痛较严重，通常是就医的主要原因。其发病见于所有年龄的人群，通常在数天内发病，上睑抬举无力较常见，上睑退缩少见，影像学检查方面，有时可见双眼受累，较少出现多块眼肌受累，但肌腱通常受累。

3. 眶脑膜瘤

脑膜瘤常起源于视神经蛛网膜细胞、骨膜的异位脑膜瘤或蝶骨嵴脑膜瘤，本病常见于中年妇女，临床表现为眼睑肿胀、眼球突出、视力下降，患者常有一定程度的上睑抬举无力，而不是上睑退缩。诊断方面 CT 较 MRI 更具优势。CT 可见视神经肿胀呈弥漫性，或在眶内呈球状肿块，可见钙化影，若视神经周围肿瘤发生钙化，可出现“双轨”征。

4. 颈动脉—海绵窦瘘（CCF）

本病多突然起病，且较严重，常因患者有头部外伤史，因颈动脉血高流量及高压力流入海绵窦以致发病。患者常出现严重眼痛及头痛，视力下降，眼睑肿胀、球结膜充血水肿，眼球突出，运动受限。眼眶可扪及搏动，听到杂音。CT 可见多个眼外肌肿大，内直肌多受累，其次为外直肌及上直肌。肿大的眼外肌多呈纺锤形或圆柱形，边界多清晰，肌附着处多不受累。

5. 眼眶转移性肿瘤

常指远处恶性肿瘤转移到眼眶，其中乳腺癌、肺癌、前列腺癌较常见。肿瘤转移，眼内转移较眼眶转移多见，比例大致为 1.4 ∶ 1，常见部位依次为眶外侧、上方、内侧、下方。肿瘤转移至眼眶多侵犯骨质。其临床特点：病程较短，延期突出和运动受限最常见，运动受限程度超过眼球突出程度。出现复视或眼部疼痛，最早的症状常为疼痛和麻木。CT 扫描多见单个眼外肌肌腹扩大，纺锤状或结节状，肌腱通常不受累，内直肌或外直肌受累多见，偶有相邻两肌肉或软组织受累，可见骨质破坏。

九、治疗

图 5-1 是 2008 年欧洲 Graves′眼病专家组（EUGOGO）关于甲状腺相关眼病治疗流程的共识。甲状腺相关眼病是一种多因素疾病，其治疗强调综合管理。EUGOGO 组织多学科专家讨论所达成的专家管理共识，常作为甲状腺相关眼病的指南。甲状腺相关眼病的治疗目的，一是阻止疾病的继续进展，二是改善症状及体征，避免出现或加重角膜及视神经病变，尽可能保护和恢复视力，改善容貌。根据对甲状腺相关眼病的自然病程进展的研究，约 60% TAO 患者的症状都较轻微，部分病情较重的患者，在病情进展到一定程度，也可处于稳定或缓解的阶段。临床观察发现，TAO 病程多为 1.5 ~ 3 年，发病至患病 6 个月左右为进展期，以后逐步稳定。因此，并不是所有患者都需要针对眼病进行特殊治疗。甲状腺相关眼病严重性与活动性两项指标的评估指导 TAO 的临床治疗。对于严重度的评估，现在常用的评价标准为：美国甲状腺学会（ATA）的 TAO 分级标准，即 NO SPECS 标准和 2008 年 EUGOGO 甲状腺相关眼病病情严重度评估标准。EUGOGO 建议活动性评估使用临床活动性评分。

对于 TAO 的治疗原则，目前仍未形成一致的看法，按照甲状腺相关眼病病情的评估，常将 TAO 分为轻度、中重度及威胁视力（DON）TAO。威胁视力 TAO 是指患者甲状腺功能异常伴视神经病变（DON）和（或）伴角膜脱落。对于不同的级别有不同的治疗方法。轻度 TAO 通常只需密切观察随访。TAO 是一个自限性疾病，轻度 TAO 使用糖皮质激素，风险常大于疗效，且轻度 TAO 是稳定的，一般不发展为中度和重度 TAO。对于轻度 TAO 患者，眼部的局部治疗通常有效，甲亢缓解后轻度 TAO 也会随之缓解。多数轻度 TAO 患者对自己的生活质量尚属满意，若其由于眼睑退缩，组织水肿、突眼等症状对其社会心理功能及生活质量不满，在权衡利弊后，也可进行相关的治疗。对于中重度甲状腺相关眼病的患者，除了患者无症状或不愿接受治疗的，通常都需要积极治疗。中重度患者且 CAS 评分 > 3/7 分的，常采用免疫抑制治疗，也可采用放射治疗；非活动性的中重度 TAO 患者可考虑康复手术治疗。对于威胁视力TAO（DON）患者，常用系统性的激素治疗和（或）手术治疗，眼眶减压术可快速缓解威胁视力TAO（DON）患者的症状，挽救患者眼球及视力。

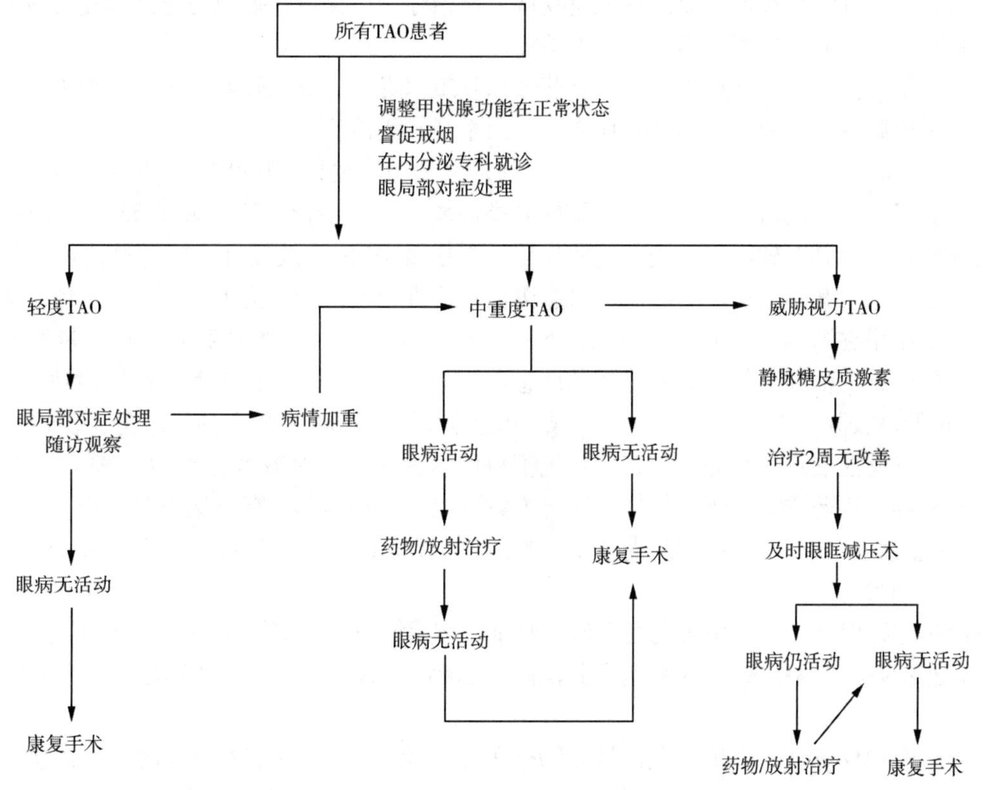

图5-1　TAO治疗流程

1. 基本治疗

（1）戒烟：吸烟是甲状腺相关眼病的重要危险因素之一。吸烟可促进TAO的发生，烟草中成分复杂，其中尼古丁可刺激交感神经兴奋，从而促进甲状腺素的释放；硫氰酸盐有抗甲状腺素的作用，苯丙蓖可加速甲状腺素的分解。烟雾中的一氧化碳对细胞的氧化损伤，会加重组织缺氧。在TAO患者中，吸烟者病情更易发展，其严重程度与吸烟的数量多少相关，此外，吸烟还会削弱激素治疗及放射治疗的敏感性。因此，每个TAO患者都应被告知吸烟的危险性。对于所有的TAO患者或GD患者，都应严禁吸烟（包括二手烟）。

（2）甲亢的控制：因为甲亢或甲减都可以促进TAO进展，所以对于TAO患者，甲状腺功能应当维持在正常范围之内，其甲亢应得到良好的控制。甲亢未控制时，一方面TSHR抗体增加，刺激成纤维细胞增生肥大，导致眶内炎性细胞浸润，组织水肿，眶内容物增加，眼球外突。另一方面，甲亢使得交感神经过度兴奋，可引起眼外肌运动不协调，引起相应眼征。甲亢应逐步控制，使TRAb逐渐减少，眼部的免疫反应逐渐稳定或减轻，交感神经兴奋性恢复正常，从而使TAO稳定或减轻。但是，同时要注意的是，甲亢的控制不可过快。甲亢控制过快，会使TSH水平迅速增加，不利于眼病的改善。

（3）一般支持治疗：支持治疗包括注意用眼卫生，眼睛多休息，具体眼部的对症治疗参见后述。

2. 免疫调节治疗

（1）皮质类固醇治疗：目前，治疗TAO最常用的免疫抑制药物是皮质类固醇。用药方法有口服、球后注射及静脉用药三种。其机制主要是：①免疫抑制作用。②非特异抗感染作用，干扰T/B淋巴细胞，减少炎症局部中性粒细胞、单核细胞、巨噬细胞的聚集，抑制免疫活性细胞、细胞介质释放。③抑制成纤维细胞分泌GAG，抑制GAG合成。如无禁忌证，处于临床活动期的中重度患者及威胁视力TAO患者均可使用。虽然激素可使患者急性眼部症状及生活质量获得显著改善，但对突眼度的改善作用有限。

Char提出全身激素治疗可用于以下5类甲状腺相关眼病患者：①激素治疗对存在急性炎性疾病的

患者有很好的疗效。②发展至甲状腺视神经病变并伴轻微视觉损失的患者（视力≥20/80）。③近期（<6 个月）伴有明显软组织炎症严重甲状腺相关眼病患者。④极少数患者尽管经过眶内放射治疗和眼眶减压手术后，还需继续激素治疗或加其他免疫调节药治疗，以保持疗效或防止疾病复发或恶化。⑤所有准备做眼眶减压术前或术中要使用全身激素治疗。

总之，全身激素治疗适用于病程短，伴显著眼部软组织炎症者效果较好，慢性病程 1 年以上，无或轻度炎症，斜视或眼球突出稳定及其后遗症通常不用全身激素治疗。

口服治疗：2008 年 EUGOGO 共识推荐的起始剂量通常为泼尼松 80 ~ 100 mg/d 或 1 mg/（kg · d），一些开放性试验或随机实验研究，比较了口服皮质类固醇与其他治疗方法，显示 33% ~63% 的 TAO 患者有较好的疗效，主要是对软组织改变、近期受累的眼肌及 DON 疗效较好。减量过快可能导致眼病复发。长期的治疗应注意其不良反应。目前，口服泼尼松的推荐起始剂量为 1 mg/（kg · d），随后可根据眼病的临床评估结果逐渐减量，平均每周减少 5 ~ 10 mg，最小维持量维持数月。在减量期间或停药后出现复发者需延长维持治疗时间。如需对活动期患者行放射性碘治疗，则应预防性使用糖皮质激素。在碘治疗后 1 ~3 天口服泼尼松 0. 3 ~0. 5 mg/（kg · d），随后逐渐减量，2 个月后停药。

静脉治疗：静脉注射皮质类固醇，其疗效优于口服激素用药。有效率分别为 80% 和 50% 。目前尚无证据证明某种静脉用药方案优于其他静脉用药方案。以下几种静脉用药方案较为常用。

1）对于中重度 TAO 患者，甲泼尼龙静滴 500 mg，每周 1 次，共 6 周；以后改为 250 mg，每周 1 次，共 6 周。总剂量 4. 5 g。

2）对于中重度 TAO 患者，甲泼尼龙静滴 500 mg，连用 3 天，每隔 4 周 1 次，共 4 次（12 周）。

3）甲泼尼龙 500 ~1 000 mg 加入生理盐水静滴冲击治疗，隔日 1 次，连用 3 次。总剂量不超过 4. 5 ~ 6. 0 g。

4）对于重度 TAO 患者，甲泼尼龙静滴 15 mg/kg，连用 2 天，每隔 2 周 1 次，共 4 次；以后改为 7. 5 mg/kg，连用 2 天，每隔 2 周 1 次，共 4 次。总疗程 14 周。合并眼眶局部放射治疗，总放射量 20 Gy,分 10 次进行，疗程 2 周。

5）对于重度 TAO 患者，甲泼尼龙静滴 1 000 mg，连用 3 天，每周 1 次，共 2 次；以后改为泼尼松口服 40 mg，连用 2 周；然后每 4 周逐渐递减 10 ~20 mg；再每周逐渐递减 2. 5 mg。

以上方案中，由于第一种方案总的用药剂量较少，不良反应小，治疗方式方便，且其疗效并不逊于其他剂量较大的静脉用药方案，故近期受到较多关注。但其长期疗效及复发率等数据还需进一步收集。

总体而言，静脉用药较口服耐受性好。建议静脉甲泼尼龙累计剂量应控制在 6 ~8 g，不要快速停用激素，且在治疗前须评估患者的肝脏功能、病毒指标、自身抗体等，并进行随访。对于威胁视力 TAO 患者，常使用大剂量静脉冲击的系统激素治疗，较口服用药疗效好，在静脉冲击治疗的 1 ~2 周，视神经病变有可能会继续进展，减量过快，也可能使 DON 复发。

球后注射或结膜下注射：有学者认为，为减少皮质类固醇所致全身不良反应，可采用球后注射法治疗活动期眼病。局部注射治疗疗效弱于口服治疗。目前尚无确切证据证明其是否会损伤眼球。

治疗有效通常定义为，在 12 周内出现下列 3 项或 3 项以上改变：①突眼度下降 >2 mm。②眼睑宽度下降 >2 mm。③眼压下降 >3 mm。④眼直肌总宽度下降 >3 mm。⑤凝视初始时无复视或复视等级降低。⑥视力增加。对于部分甲状腺相关眼病患者，疾病有可能复发。不同的治疗方案，患者的复发率也不同。到目前为止，对于激素治疗停用的时机仍无定论。

长期使用皮质类固醇，其可能的不良反应有：出现 Cushing 面容、糖尿病、抑郁、慢性病的复发、感染、高血压、低钾血症、骨质疏松、体重增加、胃溃疡、多毛、白内障等，严重者发生股骨头坏死、严重肝细胞坏死。因此使用前应取得患者的知情同意。

（2）其他免疫抑制药治疗。

1）环孢素：为避免复发及减少皮质类固醇的使用剂量，非激素免疫抑制药开始被应用于眼病治疗。其中，环孢素是目前被认为较有效的药物之一。它可通过抑制 T 淋巴细胞活性、抑制单核细胞与巨噬细胞的抗原表达、诱导 T 辅助细胞活性、抑制细胞因子的产生而影响体液免疫与细胞免疫。对缩小肿大的眼外肌、减轻突眼、改善视力、使眼球总积分下降有一定疗效，目前对其治疗 TAO 的总效果仍有争议。有研究认为，环孢素与糖皮质激素联用效果优于单用任何一种药物，特别是对单用激素抵抗以及病变持续活动需要长期干预的患者，单用任何一种药效果均差，宜联合用药。Kahaly 报道，40 例中重度 TAO 患者被随机平均分为单用口服泼尼松和口服泼尼松 + 环孢素 5 mg/（kg・d）联合治疗两组。结果显示，两组患者眼病较前均有改善，而环孢素组更显著；环孢素的主要不良反应为肝肾功能损害，不良反应较大，因此建议治疗剂量不超过 5 mg/（kg・d），并定期监测血药浓度。

2）静脉注射丙种球蛋白：Kahaly 报道，40 例重度活动性 TAO 患者被随机分为泼尼松（19 例，100 mg/d）和静脉注射丙种球蛋白（21 例，每 3 周连续 2 天予以 1 g/kg）两组，维持治疗 18 周。结果显示，两组缓解率均为 63%，静注丙种球蛋白组患者的甲状腺相关自身抗体下降水平较显著，但有患者出现发热（1 例）和头痛（1 例）两种不良反应。

3）生长抑素类似物：生长抑素可抑制许多细胞因子的生长，包括肿瘤细胞。它对甲状腺疾病患者可抑制 TRH、TSH、T_3、T_4 的分泌，也可抑制甲状腺的生长。奥曲肽为长效生长抑素类似物，有结果表明，其作用较糖皮质激素降低 TAO 积分更明显，并且减轻组织炎症和改善眼肌运动障碍，减少葡萄糖胺（GAG）的生成。但近期的随机对照研究不支持生长抑素类似物用于治疗 TAO。大剂量奥曲肽也可导致头痛、乏力、水肿、高血糖等反应。有学者提出，使用可结合所有生长抑素类似物受体亚型的生长抑素类似物（如 SOM230）可能会有一定疗效。

其他：虽有报告显示，霉酚酸酯、雷公藤、甲氨蝶呤等免疫抑制药对 TAO 也有一定疗效，但尚待大规模临床试验证实。

目前上述药物仅推荐作为皮质类固醇的辅助治疗，而不推荐单独使用。

（3）血浆置换法：血浆置换疗法适用于严重急性进展期的患者，通过血浆置换可清除或减少与本病相关的抗原、抗原抗体复合物以及某些细胞因子，还能影响血浆黏滞性及血浆内的组成成分。但目前对其确切疗效仍难以肯定，临床上常需配合使用糖皮质激素或免疫抑制药（硫唑嘌呤或环磷酰胺）。一般 5 ~ 8 天行血浆置换 4 次，置换出血浆共 10L，代之以稳定的血浆蛋白溶液。在末次置换后，加用泼尼松 40 mg/d 和硫唑嘌呤 100 mg/d，三四周后逐渐减至维持量，总疗程 3 个月。近年来应用血浆置换治疗 TAO 也有报道，但相关报道不多。

3. 放射治疗

对 TAO 患者的放射治疗，通常有单纯眶部放射治疗及眶部放射治疗联合皮质类固醇治疗两种。对于中重度 TAO 患者适用。威胁视力 TAO 患者并不推荐使用放射治疗。眶部放射治疗的机制是射线照射眶内组织，杀伤眶部浸润的淋巴细胞及炎性细胞，从而抑制细胞因子的释放，使眼眶成纤维细胞增殖及 GAGs 形成减少。对于 TAO 患者的眶部放射治疗，累计剂量通常为 20 Gy，分成 10 次剂量在 2 周内完成，是最常使用的方法；也可以每天 2 Gy 在 20 周内完成，有效且易于耐受。

（1）单纯眶部放射治疗：临床数据及经验均支持小剂量、长程眶部放疗，但仅适用于≥35 岁患者。一项研究中，TAO 患者随机分为口服泼尼松（3 个月） + 0 Gy 放疗和口服安慰剂 + 眶部放疗（总剂量 20 Gy）两组，缓解率分别为 50% 和 46%（$P > 0.05$）；但口服泼尼松治疗起效快，且缓解软组织症状效果较好，而放疗则可较好地改善眼肌活动度。长期随访研究显示，眶部放疗较安全，未见相关肿瘤发生，但存在引起糖尿病患者视网膜病变的风险，在糖尿病合并严重高血压者中尤其如此。

（2）皮质类固醇联合眶部放射治疗：大量研究显示，口服皮质类固醇联合眶部放疗较任何一种单一治疗更有效且更持久。联合治疗可以有效地利用激素的快速起效特征和放疗的持久作用。此外，激素可预防放疗引起的一过性炎症加重效应，而放疗则可降低激素停用后的复发率。因此，对严重病例如选用保守疗法而不是眼减压手术，建议采用联合治疗策略。目前尚缺乏眶部放疗联合静脉皮质类固醇与单用静脉皮质类固醇疗效比较的研究。

4. 眼科治疗

无论甲状腺相关眼病患者病情严重程度如何，眼科用药治疗都是必不可少的。

（1）对于患者的眼部症状，如异物感、流泪等，可用人工泪液，如 0.5% ~1% 的甲基纤维素滴眼剂。畏光者可配戴太阳镜，单侧眼罩可减轻复视。

（2）若患者有眼部充血水肿、角膜上皮脱落、荧光素染色阳性者，可用抗菌消炎滴眼液或眼膏，通常白天用眼液3次/天，夜晚睡前用眼膏，如0.4%阿米卡星滴眼液、红霉素眼膏等，眼睑闭合不全者需加盖眼罩，以防止发生结膜炎、角膜炎。也可与糖皮质激素滴眼液交替使用。

（3）改变患者睡眠时的体位，床头抬高仰卧，以减轻眼睑及眶周软组织肿胀。也可服利尿药，但对其效果尚有争议。

（4）眼睑退缩：对甲状腺相关眼病患者一般使用5%硫酸胍乙啶眼液（guanethidine sulfate drops），3次/天，可使眼睑退缩减轻或消失，该药为去甲肾上腺素能神经阻滞药，通过耗竭交感神经末梢存储的去甲肾上腺素来治疗TAO的眼睑挛缩症状。不良反应有结膜充血、瞳孔缩小。

（5）眼压升高：一部分TAO患者可能出现眼压升高，需定期观察随访，常用降眼压药有噻吗洛尔、毛果芸香碱眼液等。

（6）肉毒杆菌毒素：可选择性地作用于周围胆碱能神经末梢，抑制乙酰胆碱的释放，使肌肉麻痹，起去除神经支配的作用，治疗上睑退缩时，退缩的程度不同，药量也不同。

5. 外科治疗

对于甲状腺相关眼病的外科手术治疗，其目的通常是改善患者眼部症状、保护视力及改善容貌。常用的治疗TAO的手术有眼睑退缩矫正术、眼肌手术及眼眶减压术。

甲状腺相关眼病的显著特征之一就是眼睑退缩，尤其是上睑退缩。眼睑退缩矫正术最常见的指征就是上睑退缩，伴有上睑闭合不全并影响容貌。当眼睑显著退缩>1 mm且两侧不对称时推荐手术。眼眶间脂肪增加也可作为手术指征。行眼睑退缩矫正术需注意辨别是真性眼睑退缩还是由下直肌纤维变形导致的假性退缩。

当眼外肌受累导致眼球运动受限甚至出现复视时，可以考虑行眼肌手术。TAO患者眼外肌受累时，还可因为斜视而出现异常的头部姿势，这也是手术指征之一。为了改善患者容貌，眼肌手术也可考虑。

眼眶减压术是TAO患者治疗常用的手术之一。保守的眼眶减压术只切除脂肪组织，若效果不佳，可采用切除部分骨性眼眶，有不同的进入术式如经眶式、经窦式、经颅式等。其手术指征是：眼球前突导致的角膜炎或角膜溃疡；眼外肌肥大及脂肪增加压迫视神经导致的视神经病变、视野缺损、视力下降等；患者难以接受外貌改变时；严重的浸润性突眼。

十、生活质量评估

随着生活水平的提高，医生及患者对自身的健康感受及生活质量（QL）的关注度也在增加。也有很多人使用健康相关生活质量（HRQL）这一术语。HRQL可描述患者的疾病严重性，也是治疗成功的重要特征。对于甲状腺相关眼病患者的HRQL评价，常用的是甲状腺相关眼病的生活质量问卷（TAO-QOL）。TAO-QOL是专门为TAO患者设计的，在临床研究中可以做TAO治疗结果的分析判断。问卷由两部分组成，前一部分8道问题与视功能受限有关，后一部分8道问题与社会心理能力受限有关，如外貌改变的影响。与正常人相比，TAO患者的HRQL在所有方面都有明显下降。对于TAO不同的治疗方式，如激素治疗、放射治疗或手术治疗，患者的HRQL也有不同。HRQL的测定，可较全面衡量TAO患者的功能状态、生活能力及健康感受，结合临床指标，可更准确地判断患者病情的严重程度和治疗效果的好坏，有利于提高患者的生活质量。

第十一节　糖尿病

一、概述

糖尿病（DM）是一组以长期高血糖为主要特征的代谢综合征，由于胰岛素缺乏和（或）胰岛素生物作用障碍导致糖代谢紊乱，同时伴有脂肪、蛋白质、水、电解质等代谢障碍，并可并发眼、肾、神经、心血管等多脏器的慢性损害。2013 年，中华医学会糖尿病分会推荐在中国人中采用世界卫生组织（WHO）1999 年提出的糖尿病诊断标准：糖尿病症状 + 任意时间血浆葡萄糖水平≥11.1 mmol/L（200 mg/dL）或空腹血浆葡萄糖（FPG）水平≥7.0 mmol/L（126 mg/dL）或口服葡萄糖耐量试验（OGTT）中，2 小时 PG 水平≥11.1 mmol/L（200 mg/dL）。儿童的糖尿病诊断标准与成人一致。糖尿病的临床阶段分为：①正常血糖一正常糖耐量阶段。②高血糖阶段。a. 糖调节受损。b. 糖尿病。糖尿病的病因分型分为：1 型糖尿病（T1DM）；2 型糖尿病（T2DM）；其他特殊类型糖尿病，包括八个亚型；2013 年 WHO 发表了《妊娠期新诊断的高血糖诊断标准和分类》，将妊娠期间发现的高血糖分为两类，妊娠期间的糖尿病，妊娠期糖尿病（GDM）。妊娠期间的糖尿病诊断标准与 1999 年 WHO 的非妊娠人群糖尿病诊断标准一致，即空腹血糖≥7.0 mmol/L，或餐后 2 小时 PG≥11.1 mmol/L，或有明显糖尿病症状者随机血糖≥11.1 mmol/L，妊娠期糖尿病的诊断标准：空腹血糖≥5.1 mmol/L，餐后 1 小时≥10.0 mmol/L，2 小时≥8.5 mmol/L，上述任何一点达到标准即可诊断妊娠期糖尿病。与糖尿病相关的急性并发症包括：糖尿病酮症酸中毒；糖尿病高血糖高渗性综合征；乳酸性酸中毒；糖尿病低血糖症。糖尿病慢性并发症包括大血管并发症：心血管、脑血管、外周血管；微血管并发症：糖尿病视网膜病变，糖尿病肾脏病，糖尿病神经病变、糖尿病足。

二、治疗

随着糖尿病临床研究循证依据的增多和针对发病机制药物的开发，目前对于糖尿病的治疗强调个体化治疗，个体化体现在血糖达标目标个体化、治疗方案个体化，根据患者的态度和期望的治疗结果、低血糖和其他不良反应的潜在风险、糖尿病病程、预期寿命、主要的并发症、已有的血管疾病、资源及支持系统来决定患者的达标目标和治疗方案。

血糖控制目标一般为 HbA1c＜7.0%［平均血糖：150～160 mg/dL（8.3～8.9 mmol/L）］，餐前血糖＜130 mg/dL（7.2 mmol/L），餐后血糖＜180 mg/dL（10.0 mmol/L），个体化的控制目标非常重要：更年轻、更健康的患者需要更严格的血糖控制（6.0%～6.5%）；老年，伴发疾病较多，容易发生低血糖等患者需要更宽松的血糖控制（7.5%～8.0%），在降糖过程中尽量避免低血糖的发生。

（一）DM 基础知识教育

其教育内容应包括：①糖尿病的诊断标准、特点和流行病学。②胰岛素分泌与胰岛素抵抗的概念和发病机制。③代谢控制不良的后果，包括心理、精神、大血管病变（动脉硬化等）和微血管病变（视网膜病变、肾脏病变、神经病变）以及急性并发症（糖尿病酮症、糖尿病非酮症高渗昏迷等）。④胰岛素使用方法和低血糖的防治以及胰岛素笔的应用知识。⑤口服降糖药的疗效和使用方法。⑥DM 饮食的配制和配制原则。⑦糖尿病的运动。⑧低血糖的防治等。⑨告诉患者糖尿病的控制目标。教育形式可选择在门诊或病房组织患者上课；建议患者阅读健康的、正确的有关糖尿病防治的书籍、杂志或小手册；在病房查房过程中除了解患者的病情变化，每天应该给患者灌输一点糖尿病防治的知识。通过教育希望能达到下列目的：①认识自己所患 DM 的类型及其并发症。②能正确掌握饮食治疗和自己调整食谱的基本技能。③认识 DM 控制不良的严重后果及其 DM 控制的重要性。④能自己观察病情变化，自我监测血糖、尿糖，并能根据结果进行饮食和药物的必要调整。⑤能自己使用胰岛素，并能根据血糖和尿糖结果调整胰岛素用量。⑥能充分认识和预防低血糖症的发生，一旦发生能自己进行及时的处理。⑦提高 DM 治疗和监测病情的顺从性，能主动与医务人员配合，病情变化时能及时复诊，并按要求定期复查追踪，以达到良好控制病情的根本目的。⑧能对社会上不实和伪科学的宣传、广告有正确的判断力，提高向他人宣传教育的知识水平。

（二）饮食治疗

饮食治疗是糖尿病的基础治疗。饮食治疗的目的是维持标准体重，纠正已发生的代谢紊乱，减轻胰岛 B 细胞负担。在实际工作中，因人而异控制饮食量（每日总热量摄入），长期维持合理的饮食结构搭配，既保证患者的生活质量又能让饮食得到恰当地控制。饮食控制不能采取禁吃或偏食等强制性措施，否则会使患者营养失衡，对生活失去信心，降低生活质量，反而影响血糖控制。

1. 饮食控制的方法

热量计算与运用：根据标准体重及活动量计算每日所需总热量。标准体重［kg（体重）］的计算方法是：40 岁以下者为身高（cm）-105；年龄在 40 岁以上者为身高（cm）-100，或［身高（cm）-100］×0.9。成人每天每千克标准体重的总热量估计：休息状态下为 105～126 kJ，轻体力劳动者为 126～147 kJ、中度体力劳动者为 147～167 kJ，重体力劳动者为 167 kJ 以上。

18 岁以下青少年每日每千克标准体重所需热量（kJ）=90-3×年龄（岁）。儿童因生长代谢旺盛，为保证其生长发育，所需的热量相应增加，一般与同龄健康儿童摄取的总热量相同。但要注意避免过食和肥胖。

在妊娠的后期所需热量应增加 15% 左右，哺乳母亲热量供给要增加 30% 左右。DM 合并妊娠的饮食治疗目的是达到良好控制 DM 病情，使血糖尽量恢复正常，这是确保胎儿和母亲安全的关键。提供充足的各种营养素，而不引起餐后高血糖和酮症至关重要。饮食治疗要与运动疗法结合进行，并随着妊娠的继续进行合理地调整。妊娠并非运动疗法的禁忌证，但必须在医护人员的指导下进行，协助控制血糖。

老年人和伴有其他并发症的患者，应根据具体情况酌情减肥。肥胖者（超过标准体重 20%）应严格控制总热量，以期体重下降至正常标准的 ±5% 左右。而低于标准体重 20% 的消瘦患者，或低于标准体重 10% 的体重不足患者，则应适当放宽总热量，达到增加体重的目的。

2. 合理分配营养成分比例

营养物质分配的原则是高碳水化合物、高纤维素、低脂肪饮食。一般碳水化合物占总热量的 50%～60%，蛋白质占总热量的 15%～20%（每日每千克体重 0.8～1.0 g）；脂肪约占总热量的 20%～25%（每日需要量 0.6～1.0 g/kg 体重），饱和脂肪酸摄入 <7%。许多患者用严格控制碳水化合物的摄入量，同时增加脂肪和蛋白质摄取以求达到控制血糖的目的，这是错误和无益的。低碳水化合物饮食可抑制内源性胰岛素的释放。如对主食控制过严，使患者处于半饥饿状态，可使糖耐量减低，体内供能势必依靠脂肪和蛋白质的分解，而导致酮症，病情反而难以控制。近年来，一些研究认为高蛋白饮食引起肾小球滤过压增高，易发生 DM 肾病。而低蛋白饮食可明显延缓 DM 和非 DM 肾病的发展，减少了肾病和死亡的危险。肾移植术后接受低至中等蛋白（0.7～0.8 g/kg）饮食还可延缓或减轻慢性移植排斥反应。老年人和妊娠妇女一般不需要人为地增加蛋白质的摄入量。事实上，过多的蛋白质摄入可能对 DM 不利。除非存在蛋白质需要量明显增加或蛋白质丢失过多等情况而需要增加蛋白质的摄入量外，在一般情况下，DM 患者不要过分强调蛋白质的补充，当患者伴有高能量消耗时，一般每日也不超过 1.5 g/kg。另外，除数量外，要多考虑摄入高质量的蛋白质以保证必需氨基酸的供应。在饮食中添加较多的发酵性碳水化合物更有利于 DM 肾病患者，因为发酵性碳水化合物可增加氮的肾外（经粪）排泄量，降低血浆尿素氮浓度。发酵性碳水化合物很多，如食用胶，阿拉伯纤维、菊粉和粗制马铃薯淀粉等在肠道的发酵作用均较明显。早期 DM 肾病患者应限制蛋白质的摄入量（每日每千克体重 0.6 g）。动物性蛋白因含丰富必需氨基酸，营养效值和利用率高，应占总蛋白量的 40%～50%。对于儿童患者，为满足其生长发育的需要，蛋白质可按每日 1.2～1.5 g/kg 体重给予。妊娠、哺乳、营养不良、合并感染、消耗性疾病的患者均应放宽对蛋白质的限制。

在脂肪的分配比例中，饱和脂肪酸含量与不饱和脂肪酸含量的比例应为 1∶1。动物性脂肪除鱼油外主要含饱和脂肪酸，植物油富含不饱和脂肪酸，目前认为多价不饱和脂肪酸的热量（P）与饱和脂肪酸热量（S）的比值（P/S）愈大，对降低胆固醇和预防动脉粥样硬化和神经病变等愈有效。在限制脂肪进量的前提下，应以植物油代替动物油。肥胖患者特别是伴有心血管病者，脂肪摄入应限制在总热量的 30% 以下，胆固醇每日摄入量应限制在 300 mg 以下。

食物纤维又称植物性多糖，分为可溶性和不溶性两类。食物纤维在人小肠不被消化，本身不能成为能源，但能促进唾液及胃液的分泌，带来饱腹感，从而达到减食减重的目的；食物纤维能推迟糖及脂肪吸收，制约餐后血糖的急剧上升及胰岛素分泌。美国 DM 协会（ADA）的食用纤维推荐量为 24 g（8 g 可溶性纤维加 16 g 非溶性纤维）。

3. 食物的选择与注意事项

DM 患者常向医生提出该吃什么与不应该吃什么的问题。回答这类问题时不应绝对化，也不能一成不变。一般应告诉患者不宜食用含葡萄糖的甜食（发生低血糖除外）。满足口感可使用糖的代用品（甜味剂），如木糖醇、甜叶菊、糖精等。碳水化合物主要有谷类、薯类、豆类、含糖多的蔬菜和水果等。以谷类为主食者要尽可能选择粗制品。选择脂类食品时，应尽量减少动物性脂肪的摄入量，适当摄入植物性脂肪。动物性脂肪主要来源于肥肉、猪油。畜肉、羊肉、牛肉的含脂量低，而猪肉的含脂量高。鱼及水产品含脂最低，其次为禽、肉和蛋。DM 患者烹调用油也应限制（植物油 2 ~ 3 汤匙），食用的花生、瓜子等零食需计算在总热量和脂肪用量内。动物性蛋白主要来源于动物的瘦肉类、畜肉、禽肉、鱼、虾、蛋类、乳品类等。植物性蛋白含量最高的是豆类。每日主食即可提供 25 ~ 50 g 蛋白质。DM 患者可适当进食一些新鲜水果，补充维生素，但应将水果的热量计算在总热量内。建议从少量开始，进食水果的时间最好在空腹和两餐之间。DM 患者饮食种类可参照原生活习惯，注意多样化，控制每日总热量。

4. 食谱和热量的设计与计算

（1）粗算法：适用于门诊患者。体重大致正常，身体状况较好者的主食可按劳动强度大致估计，休息者 200 ~ 250 g；轻体力劳动者 250 ~ 350 g，中体力劳动者 350 ~ 400 g，重体力劳动者 400 ~ 500 g。副食品中蔬菜不限制，蛋白质 30 ~ 40 g，脂肪 40 ~ 50 g。肥胖患者应严格限制总热量，选用低碳水化合物、低脂肪、高蛋白饮食。每日主食 200 ~ 250 g，副食中蛋白质 30 ~ 60 g，脂肪 25 g 左右。

（2）细算法：又称食物成分表计算法，其科学性强，但须经常查阅食物成分表。计算和设计主、副食较繁杂，适合于住院患者。其方法和步骤是：①根据患者性别、年龄、身高计算标准体重。②根据患者劳动强度确定每日所需总热量。③确定碳水化合物、脂肪和蛋白质的供给量。每克碳水化合物与每克蛋白质均产生 4 kcal（kcal ×4.184 = kJ）热量，每克脂肪产生 9 kcal 热量。设全日总热量 = X，全日碳水化合物（g）= X ×（50% ~ 60%）/4；全日蛋白（g）= X ×（12% ~ 20%）/4；全日脂肪（g）= X ×（20% ~ 35%）/9。例如，40 岁女性 T2DM 患者的身高为 165 cm，实际体重为 65 kg，患者住院休息每日每公斤体重需 30 kcal 热量，标准体重 = 165 − 105 = 60 kg，全日脂肪 = 1 800 × 20%/9 = 40 g。总热量三餐分配按 1/5、2/5、2/5 分配。

患者饮食治疗开始可能会不习惯，易产生饥饿感，可多吃蔬菜减轻饥饿感，但炒菜用油不能太多，切忌用多吃肥肉等油腻食物来减轻饥饿感。

合并 DM 肾病时，尤其是肾功能不全时，应限制蛋白质的摄入，必须选择优质动物蛋白，每日磷的摄入应少于 3 ~ 5 mg/kg 或每日少于 0.15 ~ 0.3 g。适当限制钠盐（高血压者要限制在 3 g/d 以内），根据血钠水平和水肿程度调整。一般每日钠盐应少于 6 g。

DM 合并妊娠时，为满足母体和胎儿营养的需求，保证胎儿的正常生长、发育，饮食的热量不宜过分限制，每日按 30 ~ 35 kcal/kg 体重，或每日 2 000 kcal 以上，蛋白质每日 1.5 ~ 2.0 g/kg 体重，脂肪每日约 50 g，碳水化合物不低于总热量的 50%，300 ~ 400 g。少食多餐（每日 5 ~ 6 餐）。防止出现低血糖和饥饿性酮症。妊娠期间，前 3 个月体重增加不应超过 1 ~ 2 kg，以后每周体重的增加控制在 350 g 左右。妊娠期还须注意补充适量的维生素、钙、铁和锌等。

非 DM 患者长期饮酒（伴酒精相关性慢性胰腺炎）可发生酒精性自主神经病变。T2DM 患者长期饮酒既易发生低血糖又可加重高血糖。饮酒的 DM 患者乙醛脱氢酶-2（ALDH-2）基因表现型可分为活化型与非活化型两种，不论是活化型还是非活化型 ALDH-2DM 患者以及一般 DM 患者，长期饮酒均可引起酒精性肝硬化、胰腺炎及多脏器损害。因此，糖尿病患者应尽量戒酒，某些患者禁止饮酒有一定难度，在下列情况可允许少量饮酒：①血糖控制良好。②无 DM 慢性并发症。③肝、肾功能正常。④非肥胖者。⑤无急性并发症时。⑥活化型 *ALDH-2* 基因表现型者。最高允许饮酒量为红酒 50 mL，啤酒 200 mL。

（三）运动疗法

运动治疗是指除了围绕生存、生活、工作的基本活动之外而特意设计的运动而言。DM 运动治疗主要适用于空腹血糖在16.7 mmol/L以下的T2DM患者，特别是超重或肥胖者。T2DM患者运动能增加胰岛素敏感性，增加糖的摄取和糖的无氧酵解并改善脂代谢。运动能使肌肉对糖的摄取增加2倍，并增加GLUT4的含量，增加糖原合成酶的活性，增加不饱和脂肪酸的摄取和氧化及脂蛋白脂酶活性。但是运动也有潜在性危险，特别是已有DM并发症的患者，则可能使冠心病加重，运动中血压升高，视网膜出血，尿蛋白增加，使神经病变进展，退行性关节病加重，以及发生低血糖等。对于T1DM患者，特别是伴有肾病、眼底病变以及合并高血压、缺血性心脏病者，不适于进行有风险的运动治疗。

运动治疗的原则是要注意运动方案的个体化。根据患者的性别、年龄、体型、体力、生活习惯、劳动、运动习惯、运动经验、运动爱好等选择恰当的运动方式和运动量。运动时要注意安全，运动量应从小量开始，逐步增加，长期坚持。

运动量是运动治疗的核心内容。原则上对体重正常的人运动所消耗的热量应与其摄入的热量保持平衡，但对肥胖和超重的人则要求其运动消耗热量大于摄入热量，才可达到减轻体重的目的。运动强度必须对肌肉达到合适的刺激强度（一般起码为60%的中等强度），即相当于最大运动能力（VO_2 max）的百分率（%），VO_2 max即最大氧摄取量。因检查比较困难，所以常用不同年龄组的脉搏表示这种强度（相对强度），将极限的强度定为100%。

1. 计算法

VO_2 max%脉搏 = 安静时脉搏 + （运动中最大脉搏 - 安静时脉搏） ×强度。运动中最大脉搏 = 210 - 年龄，如57岁的患者，安静时脉搏为75次/分，其60%中等强度运动时脉搏 = 75 + （210-57-75） × 60% = 122次/分。

2. 简易法

运动时脉搏（次/分） = 170 - 年龄（岁）。

3. 查表法

见表5-11和表5-12。

4. 人体能量平衡监测仪

计算不同年龄、体质指数的基础能量消耗与活动（包括运动）时的能量消耗，同时还能计算每日饮食摄入的热量，因此能科学地算出每日的能量是否平衡，并据此调节运动和饮食。

表5-11 运动强度的分级及判定

项目	最大强度	强度	中强度	轻强度	微强度
VO_2 max	100	80	60	40	20
自感强度	非常吃力，受不了	相当吃力，可坚持	有运动的感觉	轻微运动感觉	无运动感觉
强度选择	极限值	中老年健康者	持续此范围运动	刚开始运动	不能称运动

表5-12 不同年龄组不同运动强度 VO_2 max的脉搏（次/分）

年龄（岁）	100%	80%	60%	40%	20%
10 ~	193	166	140	113	87
20 ~	186	161	136	110	85
30 ~	179	155	131	108	84
40 ~	172	150	127	105	82
50 ~	165	144	123	102	81
60 ~	158	138	119	99	80
70 ~	151	133	115	96	78

运动项目要有利于全身肌肉运动，不受条件、时间、地点限制，符合自己爱好，可操作性强，便于长期坚持，能达到治疗目的（比如散步、体操、舞蹈、乒乓球、自行车、上下楼梯、羽毛球、游泳等）。运动项目可互相组合、交换，尽量不参与决定胜负的竞技性运动。

运动的时机应以进餐1小时后为好。但可灵活掌握。空腹运动易发生低血糖，餐后立即运动影响消化吸收，且此时所需热量尚未被吸收。运动频率也因人而异，有运动习惯者鼓励每天坚持运动，每天的安排以一日三餐后较好，也可集中在晚餐后一次进行，每次运动宜坚持30分钟，如再运动宜休息10分钟后再进行。每周运动时间不小于150分钟。

（四）口服降糖药

1. 促进胰岛素分泌药

该类药的优势是使用时间长，经验丰富，价格便宜，劣势是有低血糖风险和体重增加的不良反应。

（1）磺脲类药。

1）作用机制：主要有下列几种作用途径和方式：①磺脲类药物与胰岛B细胞膜上特异性受体结合后，关闭ATP敏感性K^+通道，提高间隙连接的通透性，抑制K^+从细胞内向细胞外流，细胞内K^+使B细胞浆膜去极化，导致电压依赖性Ca^{2+}通道的开放，触发细胞外Ca^{2+}流入细胞内，使B细胞内Ca^{2+}浓度升高，致含有胰岛素的小囊泡向B细胞表面移动，并释放胰岛素。②胰外作用，有些磺脲类能改善外周组织胰岛素的敏感性，加强胰岛素介导的外周组织对葡萄糖的摄取和利用，增加外周靶细胞胰岛素受体数量和胰岛素与受体的亲和力，增加肌细胞糖的转运和GLUT1、GLUT4的表达和增加肌细胞中糖原合成酶活性；增加脂肪细胞中的葡萄糖转运和脂肪合成；使肌糖原合成增加；增强肝细胞对胰岛素的反应性，减少胰岛素的代谢清除率，减少肝糖异生，降低血糖；降低血小板聚集与黏附作用，改善血黏度和微循环，减少血管并发症的发生与发展。

2）适应证：磺脲类主要适用于T2DM患者。体重在理想体重的110%～160%范围内，过去未用过胰岛素或每日用量小于40 U则能达到满意控制，空腹血糖<10 mmol/L（180 mg%）的DM患者用磺脲类药物后可能效果较好。

3）禁忌证：磺脲类药物不宜用于下列情况：①严重肝肾功能不全。②非酮症高渗性昏迷、酮症酸中毒。③严重急性感染、大手术及创伤时宜用胰岛素治疗。④DM妊娠和哺乳期。老年人要小心应用，以选用作用时间较短的药物为宜，剂量不宜过大。患者应该禁酒，因为乙醇可诱发或加重空腹时磺脲类的降糖作用而发生低血糖症。

4）常用药物：常用磺脲类药物药代动力学见表5-13。

表5-13　磺脲类药物作用一览表

通用名	英文名称	商品名称	作用时间（h）	峰值作用时间（h）	半衰期（h）	日剂量（mg）	日服次数	代谢或排泄	相对强度	活性代谢产物
格列本脲	glibenclamide，Glyburide glyburide micromized	优降糖	20～24	4	2～4	2.5～15	1～2	肝>肾 肝>肾	150	－/＋
格列齐特	gliclazide	达美康	10～15	3～6	6～15	40～240	1～2		15	－
格列美脲	glimepiride		24	3～5	4～7	1～6	1	肝>肾	180	－
格列吡嗪	glipizide glipizide GITS	美吡哒	12～14	1～2	1.5	2.5～30	1～2	肝>肾 肝>肾	100	－
格列喹酮	gliquidone	糖适平	4～6	2～3	1.5	15～120	2～3		<1	－
甲苯磺丁脲	tolbutamide	D860	6～10	3～4	3～12	500～3 000	2～3	肝>肾	1	－

磺脲类药物中格列喹酮仅5%从肾排泄，因此，早期DM肾病、肾功能正常者尚可选用，但应观测肾功能；格列本脲（优降糖）的降糖作用最强，持续时间长，易发生蓄积作用。因此，年龄大有心血管并发症者尽量不作为首选药物。药物剂量应从小剂量开始，每4～7天增减剂量一次，根据监测血、尿糖结果调整药量。餐前30分钟服用，每日剂量超过最大剂量50%的应分次服用或加用另一种不同降糖机制的口服药或加用胰岛素。

5）不良反应：常见的不良反应有低血糖、消化道反应，少见的不良反应有肝功能损害、过敏、骨髓抑制。不良反应通常与剂量大小及与双胍类药合用有关。与下列药物同用易发生低血糖：阿司匹林、保泰松、吲哚美辛、磺胺、丙磺舒、青霉素、环磷酰胺、乙醇、β受体阻滞剂、可乐定、利血平、麦角胺、氨茶碱、呋喃唑酮、甲硝唑、苯丙酸诺龙、甲巯咪唑等。

多数磺脲类药物，如甲苯磺丁脲、格列本脲及格列吡嗪对胃酸分泌和胃蛋白酶活性无明显作用，但格列喹酮对胃酸和胃蛋白酶分泌有显著刺激作用，故有消化性溃疡患者禁用格列喹酮。

6）磺脲类药物原发性失效：DM患者过去从未用过磺脲类药物，应用足量的磺脲类药物1个月后未见明显的降糖效应，称为原发失效，发生率为20%～30%，其原因可能有缺乏饮食控制，严重的胰岛B细胞功能损害等，治疗是在饮食控制基础上改用胰岛素或改用α-糖苷酶抑制剂治疗等。

7）磺脲类继发性失效：DM患者服用磺脲类药物治疗初期能有效地控制血糖，但长期服用后疗效逐渐下降，血糖不能控制，甚至无效。判定标准是每日应用大剂量（如格列本脲15 mg/d，疗程3个月）空腹血糖仍>10 mmol/L，HbA1c >9.5%，称为继发失效，其发生率为20%～30%，年增长率为5%～10%。其发生与胰岛B细胞功能下降和外周组织的胰岛素抵抗密切相关。其他因素有：①饮食控制不佳，活动量过少。②磺脲类药物剂量不够或吸收障碍。③同时服用了升高血糖的制剂如糖皮质激素等。④存在应激反应。⑤心理因素等。⑥病例选择不当。

8）磺脲类药物与其他药物的联合应用：①磺脲类药物与胰岛素合用。许多研究结果表明，磺脲药与胰岛素合用治疗T2DM可提高单独应用的疗效。可在口服药基础上睡前补充基础胰岛素（甘精胰岛素、地特胰岛素、中效胰岛素）。②磺脲药物与双胍类药物合用，此两种药物由于作用机制不同，合用时具有减轻胰岛素缺乏及胰岛素抵抗程度、减少不良反应、降低药物失效发生率和加强降血糖作用等优点。③磺脲药物与其他药物合用，磺脲类药物尚可与α-糖苷酶抑制剂、噻唑烷二酮、二酰肽基酶-4（DPP-4）抑制剂等合用，均可取得较好疗效。

（2）非磺脲类药：目前有瑞格列奈（诺和龙）和那格列奈（唐力）：那格列奈是苯丙氨酸衍生物，瑞格列奈是苯甲酸的衍生物。瑞格列奈为一种新的非磺脲类口服降糖药，其作用机制与磺脲类有相同之处，均为通过抑制ATP依赖性钾通道，关闭钾通道，而使B细胞去极化，从而使钙通道开放，使B细胞的Ca^{2+}内流增加，诱发胰岛素分泌。与磺脲类不同之处是，瑞格列奈对B细胞上的结合部位不同，对营养不良的胰岛细胞不能刺激胰岛素释放。对B细胞引发直接的胞吐无作用，并能抑制二硝基苯酚引起的代谢应激反应。口服经胃肠道迅速吸收，半衰期约为30分钟，4小时后几乎测不到药物。主要通过肝脏代谢成无降糖作用的代谢物由胆汁排泄，仅有<6%经肾脏排泄。与双胍类合用有协同作用。不良反应少，安全性大。适用于老年及有肾功能障碍的T2DM患者。这类药物一般于餐前服用，即使未进食或推迟进餐时间也极少发生低血糖症，故特别适用于餐后高血糖的控制，也适用于肥胖或非肥胖的T2DM患者。瑞格列奈可1 mg，每日3次，根据血糖调节剂量，每日最大量可用到16 mg。与二甲双胍或噻唑烷二酮合用均有良好疗效。

2. 双胍类降糖药

该类药的优势是使用时间长，经验丰富，无体重增加，单用一般不发生低血糖，价格便宜，劣势是有胃肠道反应、乳酸酸中毒和维生素B_{12}缺乏的风险。

（1）作用机制：改善胰岛素敏感性；抑制肠道葡萄糖吸收；抑制肝糖生成；增加周围组织对葡萄糖的转运、利用和氧化；增强外周组织糖的无氧酵解，降低细胞的耗氧量，抑制细胞呼吸；抑制糖原分解，改善受体后葡萄糖磷酸化、激酶活性、胰岛素对转录和翻译的关键酶的作用、受体信号系统等。研究报道二甲双胍有一些降糖以外的作用：降低VLDL、甘油三酯水平，抑制肠道羟甲基戊酯辅酶A还原酶和酰基一辅酶A-胆固醇酰基转移酶活性，抑制肠道胆固醇生物合成和贮存；抑制人动脉平滑肌细胞和成纤维细胞生长，降低缺氧引起的人上皮细胞增生，抑制血小板聚集，增加纤溶活性，降低血管通透性，增加动脉舒缩力和血流量。延缓血管并发症发生。同时可抑制糖化终末产物（AGE）的生成，有利于防治血管病变和高血压的控制。甲基乙二醛（丙酮醛，MC）为一种反应性α-二羧基物，与DM的慢性并发症发生有密切关系，MG可作为直接性毒物或糖化终末产物（ACE）的前身物质损害细胞。DM患者的MC升高，MC升高的程度与血糖水平呈正相关，二甲双胍可直接抑制MG生成，还可通过降低血糖而间接降低 MG 对组织的损害。用二甲双胍治疗多囊卵巢综合征，可改善高胰岛素血症、高雄激素血症（抑制 ACTH 依赖性雄激素生成），有助于月经紊乱的纠正，恢复排卵（有效率达 91%），但对血雄激素水平正常的多囊卵巢综合征患者似乎效果不明显。

（2）适应证：用于单纯饮食控制不满意的 2 型糖尿病患者，尤其是肥胖和伴高胰岛素血症者，用本药不但有降血糖作用，还可兼有减轻体重和高胰岛素血症的效果。对某些磺酰脲类疗效差的患者可奏效，如与磺酰脲类、小肠糖苷酶抑制剂或噻唑烷二酮类降糖药 DPP-4 合用，较分别单用的效果更好。亦可用于胰岛素治疗的患者，以减少胰岛素用量。

（3）禁忌证：下列情况应禁用：①2 型糖尿病伴有酮症酸中毒、肝及肾功能不全（血清肌酐超过 1.5 mg/dL）、肺功能不全、心力衰竭、急性心肌梗死、严重感染和外伤、重大手术以及临床有低血压和缺氧情况。②糖尿病合并严重的慢性并发症（如糖尿病肾病、糖尿病眼底病变）。③足静脉肾盂造影或动脉造影前。④酗酒者。⑤严重心、肺病患者。⑥维生素 B_{12}叶酸和铁缺乏的患者。⑦全身情况较差的患者（如营养不良、脱水）。

（4）用法：二甲双胍 0.25～0.5 g/次，每日 3 次，最大剂量 2 000 mg/d，部分患者服药后消化道反应明显，可从小剂量开始，0.25～0.5 g/d，饭后服用，可减轻消化道不良反应，提高患者的耐受性。

（5）不良反应：主要的不良反应有：①消化道反应，如恶心、呕吐、食欲缺乏、腹部不适、腹泻、口内有金属味，服用苯乙双胍（降糖灵）的发生率约 65%，二甲双胍约 20% 中有轻度暂时性胃肠道反应。部分消化道不良反应与双胍类药物可促进十二指肠黏膜 5-羟色胺及其他神经递质释放有关。故宜从小剂量开始，逐渐增加剂量，进餐时或餐后服用可减轻胃肠道不良反应。②乳酸酸中毒，苯乙双胍（降糖灵）增加血浆乳酸浓度，抑制乳酸氧化，损害氧化磷酸化，增加乳酸从肌肉中释放，因此使乳酸的产生和氧化不平衡，引起乳酸性酸中毒，目前已基本停止使用。二甲双胍不抑制电子传递链，增加乳酸的氧化，不改变乳酸从肌肉的释放。因此二甲双胍比苯乙双胍发生乳酸酸中毒少见，仅为苯乙双胍的 1/50。③长期服用可引起维生素 B_{12}缺乏。

3. 葡萄糖苷酶抑制剂

该类药优势是：无低血糖，非全身性作用药；劣势是有胃肠道反应，价格中等。

（1）作用机制和主要作用：主要在肠道起作用。目前在临床上应用的有阿卡波糖、伏格列波糖等。在小肠中竞争性地抑制小肠刷状缘的近腔上皮细胞内的葡萄糖苷酶，延缓碳水化合物的消化作用，延迟双糖、低聚糖、多糖的葡萄糖吸收，延迟并减低餐后血糖升高。长期应用可以降低空腹血糖水平。这种抑制作用是不完全的，而且是可逆的，不影响电解质、维生素 B_{12}的浓度，也不影响碳水化合物的吸收。拜糖平在脂肪组织中可降低脂肪组织的体积和重量，减少脂肪生成和脂肪酸代谢、降低体脂和血甘油三酯水平。由于持续抑制餐后高血糖而减少了胰岛素的需要量。因此，减轻了胰腺 B 细胞的负荷和胰岛病变（纤维化）的发生得到抑制。应用糖苷酶抑制剂后，由于胰岛素的早期分泌反应的改善，血糖降低，胰岛素的迟发性分泌过剩得到抑制。

米格列醇（KAD 1229），为琥珀酸衍生物，是假单聚糖 α-糖苷酶抑制剂。DM 患者对本药的耐受性更好，无体重增加和低血糖不良反应，吸收入血后不被代谢，从肾脏排泄。临床应用 50～100 mg，每日 3 次，治疗 T2DM 6～12 个月可改善糖代谢，降低餐后血糖、餐后血胰岛素和血 HbA1c 水平。

（2）适应证：①改善糖尿病餐后高血糖（本品适用于患者接受饮食疗法、运动疗法没有得到明显效果时，或者患者除饮食疗法、运动疗法外还用口服降血糖药物或胰岛素制剂而没有得到明显效果时）。②糖耐量异常（IGT）的干预治疗。几乎所有的 DM 患者在发病前期都要经过 ICT 阶段，因此对 IGT 进行干预治疗成了 DM Ⅰ级和Ⅱ级防治的一个重要环节。

（3）用法用量：阿卡波糖用餐前即刻整片吞服或与前几口食物一起咀嚼服用，剂量需个体化。一般推荐剂量为：起始剂量为一次 50 mg，每日 3 次；以后逐渐增加至一次 0.1 g，每日 3 次。个别情况下，可增加至一次 0.2 g，每日 3 次。伏格列波糖通常成人 1 次 0.2 mg，每日 3 次，餐前口服，服药后即刻进餐，疗效不明显时，经充分观察可以将每次用量增至 0.3 mg。

（4）不良反应：主要为消化道不良反应，表现为腹胀、腹泻、腹部痉挛性疼痛，肛门排气增多。

由于α糖苷酶抑制剂经肠道吸收少，仅为服用剂量的1%，因此全身不良反应少。阿卡波糖有报道服用后可引起肝损伤，因此在服药期间应监测血转氨酶及肝功能变化，避免与对乙酰氨基酚类退热药合用。α糖苷酶抑制剂偶可引起多形性红斑和血嗜酸性粒细胞增多症。下列情况下禁用：对α糖苷酶和（或）非活性成分过敏者禁用；有明显消化和吸收障碍的慢性胃肠功能紊乱患者禁用；患有由于肠胀气而可能恶化的疾病（如Roemheld综合征、严重的疝、肠梗阻和肠溃疡）的患者禁用；严重肾功能损害（肌酐清除率<25 mL/min）的患者禁用。

4. 噻唑烷二酮类衍生物

该类药物的优势是单用不发生低血糖，通过改善胰岛素敏感性保护胰岛B细胞功能，降糖持久性好，劣势是有体重增加、水肿/心力衰竭、骨折的风险，价格稍高。

此类药物可增强外周组织对胰岛素的反应性，降低胰岛素的抵抗，目前主要有下列几种：匹格列酮、罗格列酮。曲格列酮由于其严重的肝损害而被停用。研究认为这类药物可增加胰岛素在外周组织的作用，通过与核过氧化物增殖活化受体（PPARs）直接结合，并激活其活性，可增加多种基因编码蛋白的表达，从而控制糖和脂肪代谢。有胰岛素存在时，增加肌肉和脂肪细胞在基础状态下和胰岛素刺激下糖的摄取，增加GLUT1和GLUT4受体的表达，促进甘油三酯的清除，还能增加骨骼肌糖原合成酶的活性，通过抑制1，6二磷酸果糖酶和2，6二磷酸果糖酶的活性而降低肝糖输出。通过降低胰岛素水平，改善血管的收缩性，增加肾小球滤过率或抑制动脉平滑肌细胞增生而起降压作用。除了降血糖这类药物还可以改善血管内皮功能，降低炎症因子，保护β细胞功能和第一相胰岛素分泌，减少胰岛β细胞的凋亡，降低FFA浓度，使脂肪重分布，减少尿白蛋白排泄。罗格列酮一般每日4~8 mg，匹格列酮每日15~30 mg，每日1次，餐前餐后均可服用。

这类药物的主要不良反应有水钠潴留致水肿和体重增加，因此在有心功能不全的患者应慎用。与胰岛素合用有可能加重水钠潴留和体重增加。

5. 二肽基肽酶-4（DPP-4）抑制剂

目前在中国批准上市的有西格列汀、沙格列汀、维格列汀、阿格列汀、利格列汀，通过抑制二肽基肽酶活性而相对提高生理肠促胰岛素，包括胰高血糖素样肽-1（CLP-1）和葡萄糖依赖性促胰岛素分泌多肽（CIP）的水平，由此触发胰腺提高胰岛素生产并使肝脏停止葡萄糖生产，最终降低血糖浓度的临床效果。可用作单一治疗药物，也可与其他口服降糖药或胰岛素联合应用，但与胰岛素或磺脲类联用时要注意低血糖的发生及时调整药物剂量。五种DPP4抑制剂的特点和使用见表5-14。

表5-14　五种DPP-4抑制剂的特点和使用

通用名称	西格列汀	沙格列汀	维格列汀	阿格列汀	利格列汀
用法用量	100 mg，qd	5 mg，qd	50 mg，bid	25 mg，qd	5 mg，qd

临床试验中最常报道的不良反应有鼻塞或流涕、咽喉痛、头痛、腹泻和关节痛等，但似无体重增加效应，其低血糖症发生率也类似于安慰剂。

（五）胰岛素

1. 生理作用

胰岛素是由α、β两条多肽链构成的，共含有51个氨基酸的蛋白质激素，分子量约6 000 Da。正常人胰岛素由肝、肾降解。在人体内胰岛素的半衰期约5分钟。胰岛素通过与肝脏、脂肪组织、肌肉等靶组织的细胞膜受体结合后发挥效应。主要作用是增加葡萄糖的穿膜转运，促进葡萄糖的摄取，促进葡萄糖在细胞内的氧化或糖原合成，并为合成蛋白或脂肪提供能量，促进蛋白质及脂肪的合成，减少酮体生成。与GH有协同作用，促进生长，促进钾向细胞内转移，并有水钠潴留作用。

2. 适应证

传统的临床用胰岛素治疗的主要适应证有：①T1DM。②T2DM口服药无效。③妊娠期DM。④DM并发急性代谢紊乱：如酮症酸中毒、高渗性昏迷、乳酸酸中毒。⑤合并严重慢性并发症、肝肾功能不全。⑥应激情况下，如大中型手术、外伤、严重感染等。⑦营养不良，如显著消瘦、合并肺结核、肿瘤等消耗性疾病。⑧继发性 DM：胰源性（坏死性胰腺炎、胰腺切除术后等）、肝源性 DM 等。⑨迟发型自身免疫型 DM：临床上类似 T2DM，但血中胰岛细胞抗体（ICA）、谷氨酸脱羧酶抗体（抗-GAD）阳性者。随着糖尿病病理生理学研究的进展，目前认为 2 型糖尿病如果血糖过高早期应用胰岛素可使血糖得到有效控制，降低高血糖的毒性，保护胰岛 β 细胞功能，减少胰岛 β 细胞凋亡，当 2 型糖尿病用胰岛素使血糖得到有效控制后根据胰岛功能可改为口服降糖药控制血糖。2013 版《中国 2 型糖尿病防治指南》建议在下列情况下也可用胰岛素治疗：新诊断糖尿病患者与 1 型糖尿病鉴别困难时可首选胰岛素治疗，待血糖得到良好控制、症状得到显著缓解、确定分型后再根据分型和具体病情制定后续的治疗方案；2 型糖尿病患者在生活方式和口服降糖药联合治疗的基础上，若血糖仍未达到控制目标即可开始口服降糖药和胰岛素的联合治疗，一般经过较大剂量多种口服药物联合治疗后仍 HbAlc > 7.0% 时，即可考虑启动胰岛素治疗；在糖尿病病程中（包括新诊断的 2 型糖尿病），出现无明显诱因的体重显著下降时，应该尽早使用胰岛素治疗。根据患者具体情况，可选用基础胰岛素或预混胰岛素起始治疗。

3. 产品和制剂

根据胰岛素的来源可分为动物胰岛素和人胰岛素及胰岛素类似物，从动物胰腺（主要是猪、牛）提取的胰岛素经凝胶过滤处理，可得 3 个峰，a、b 峰共占 5%，含有胰高糖素、胰多肽、胰岛素聚合体，胰岛素原及其中间产物，是胰岛素制剂的致敏性和抗原性的主要来源；c 峰约占 95%，主要为胰岛素及微量分子量相近的物质。

根据胰岛素作用快慢和维持作用时间，胰岛素制剂可分为速（短）效、中效、长（慢）效胰岛素及根据不同的需要由短效胰岛素和中效胰岛素预混的制剂。

4. 使用方法

（1）剂量选择：胰岛素治疗剂量的个体差异很大。有的患者完全依赖于胰岛素治疗，但所需剂量极小；而另有一些患者胰岛素所用剂量很大，但改用口服降糖药治疗也能获得满意控制。即使是同一患者，在不同时期所需剂量可能也有很大差别。故确定治疗剂量及剂量的调整均应遵循个体化原则。初始剂量宜小，此后根据治疗反应逐渐加量。剂量调整的依据是多次血糖测定结果，尿糖可作为参考。一般每周调整胰岛素 1 ~2 次，每次增加或降低 2 ~6 U 胰岛素。T1DM 患者初始剂量可按 0.4 ~0.5 U/（kg · d）给予，T2DM 初始剂量可按 0.2 ~0.4 U/（kg · d）给予，老年或虚弱的患者初剂量应减至 0.2 ~0.3 U/（kg · d），每次增减以 2 U 为宜。如果每天胰岛素的注射剂量超过了 36 ~40 U，胰岛素应当分为一天两次或三次注射；以避免在每次注射时给予某种胰岛素的剂量过高而引起低血糖的发生。

（2）给药途径。

1）皮下途径：皮下给药途径是目前胰岛素应用的主要方式。常用的部位有臂部、大腿、腹部及臀部皮下脂肪较多部位。不同的部位吸收速度不一样，腹部区域吸收最快，臂部吸收速度中等，大腿和臀部的吸收最慢。在同一部位，注射不同的胰岛素制剂和执行各种不同的治疗方案时，血浆胰岛素的浓度变化也各不相同。这对选择不同的治疗方案和评价治疗方案的疗效时十分重要。用传统的注射器作皮下注射必须消毒，因携带不方便，逐渐被以下新的皮下给药方式所取代：①胰岛素笔，为笔型注射器，能随身携带，使用方便，注射剂量准确，尤其是 DM 合并视力下降者可通过听笔的转动响声来调整剂量，注射时疼痛轻。②高压无针注射仪：使用永久性材料制成的无针无痛注射仪，使用寿命可达 30 万次。注射仪采用高压原理，使胰岛素在压力驱动下通过微孔以微型雾化的喷射流进入皮肤，并在注射部位的皮下组织中扩散。消除了因针头注射造成的皮肤创伤和疼痛，患者更易接受；且经高压喷雾注射的胰岛素在皮下组织中呈弥漫状分布，药液吸收迅速而均匀，餐前注射的胰岛素（RI）吸收曲线更接近于进食诱发的胰岛素生理性曲线状态。另外的优点是体积小，携带方便，视力不佳者亦能使用。③持续性皮下胰岛素输注（CSII），目前应用的胰岛素泵大多采用 csn 技术。可根据患者血糖变化规律个体化地设定一个持续的基础输注量及餐前剂量，以模拟人体生理性胰岛素分泌。新近发展的胰岛素泵采用螺旋管泵技术，体积更小，携带方便，有多种基础输注程序选择和报警装置，安全性更高。在患者需要用大剂量胰岛素治疗时，这一方法更为适合。胰岛素泵几经改正，体积越来越小，糖感受器的敏感性也越来越高，发生泵衰竭的情况已十分罕见。但胰岛素泵治疗的最大缺点是引起营养性肥胖、伤口感染以及泵衰竭导致的低血糖昏迷。④人工胰腺，这是一种连接胰岛素泵和葡萄糖感受器的生物系统装置，可植入的葡萄糖感受器随时监测体内血糖变化，与之连接的胰岛素泵根据血糖变化按需要向皮下输注胰岛素。近年来，人们将胰岛细胞用生物半透膜包裹，形成人工屏障，以达到与宿主免疫系统隔离的目的。微囊胰岛细胞移植技术发展迅速，由于营养物、电解质、氧和生物活性分泌可自由透过微囊膜，而免疫球蛋白等生物大分子物质不能透过，因而其作用类同于生物人工内分泌胰腺（Bio-AEP）。初步的实验结果表明，BIO-AEP 对 DM 有良好治疗作用。

2）腹腔内途径：主要有 3 种方式：①携带型泵，胰岛素泵位于体外，储存有较多量的胰岛素，以避免频繁操作增加感染的危险性。输注胰岛素的导管在前腹壁皮下潜行一段距离后穿过腹壁进入腹腔。②植入型泵，此泵须外科手术植入于腹部皮下脂肪和腹直肌鞘之间，泵的导管穿过腹直肌鞘，悬在腹腔中。与皮下型泵比较，植入型泵释放的胰岛素吸收与生理途径相似。释放入腹腔的大部分胰岛素被吸收入门静脉，进入肝脏发挥效应，并有约 50% 被降解，可避免外周高胰岛素血症，也使血糖更易于控制而较少发生低血糖反应，但需通过手术植入，增加了患者痛苦和发生感染的机会。③腹膜透析中的应用：DM 合并终末期肾衰需持续性非卧床腹膜透析时，可在腹膜透析液中加入胰岛素或将胰岛素直接注入腹腔内。

腹腔内给药是因为腹膜表面积大，交换能力强，因而胰岛素注入腹腔后吸收较皮下迅速，注射后 15 分钟即可发挥作用，30～40 分钟出现血浆胰岛素高峰，随即迅速下降，这一变化规律与进餐后内源性胰岛素分泌相似。注入腹腔的胰岛素大部分由门脉系统吸收，较符合胰岛素生理性代谢过程，有助于减轻外周高胰岛素血症。其缺点是易造成腹腔内感染，需手术植入导管，导管开口处易被纤维蛋白凝块阻塞。

（3）静脉途径：目前主要在 DM 合并急性并发症或输注葡萄糖时应用。

（4）肌内注射：较皮下吸收快，反复长期肌内注射易引起肌肉深部感染。

（5）口服给药：可解除注射给患者带来的痛苦，研制成功则具有广泛的应用前景。但胰岛素通过口腔黏膜吸收极少，吞服后酶的消化作用难以克服，微包囊技术可减少酶的破坏，但目前尚在研制中。

（6）直肠途径：胰岛素吸收后可在门脉系统中形成较高浓度，用药后 30～45 分钟血浆中达高峰，但下降较缓慢，不如腹腔给药理想。

（7）口腔吸入给药：吸入式胰岛素 exubera 是重组人胰岛素粉剂，目前已被美国食品药品管理委员会（FDA）和欧洲食品药品管理委员会批准用于临床治疗成人 1 型和 2 型糖尿病，该药吸入后 30～90 分钟达峰，不良反应有低血糖，有些患者可出现咳嗽、呼吸急促、咽喉疼痛、口干。exubera 不能用于吸烟或虽然戒烟但在半年以内者，对有哮喘、支气管炎、肺气肿的患者不能应用。在应用过程中即使没有肺部症状也要求在治疗前和治疗开始的半年内监测肺功能，以后每年监测肺功能。

5. 胰岛素治疗方案的选择

1 型糖尿病或晚期 2 型糖尿病的胰岛素替代治疗见表 5-15。

表 5-15　1 型糖尿病或晚期 2 型糖尿病的胰岛素替代治疗

胰岛素注射时间	早餐前	午餐前	晚餐前	睡前（10 pm）
方案 1	RI 或 IA + NPH	RI 或 IA	RI 或 IA	NPH
方案 2	RI 或 IA + NPH		RI 或 IA + NPH	
方案 3	RI 或 IA + PZI	RI 或 IA	RI 或 IA	
方案 4	RI 或 IA	RI 或 IA	RI 或 IA	PZI

注：RI：普通（常规、短效）胰岛素；NPH：中效胰岛素；PZI：精蛋白锌胰岛素；IA：胰岛素类似物（超短效、速效胰岛素）。

T1DM 患者体内胰岛素绝对缺乏，因此需用胰岛素终身替代治疗，即使在“蜜月期”也不应终止胰岛素治疗，因此时外源性胰岛素可延缓自身免疫对 B 细胞的损害。2 型糖尿病随着病程的进展，胰岛功能逐渐衰退，也需要胰岛素替代治疗，其治疗方案见上表。

（1）一天两次混合的胰岛素注射：这是最简单也是最常用的胰岛素治疗方案。其目的是通常所使用的延缓作用的胰岛素（NPH 或 Lente 长效胰岛素），提供基础量的胰岛素及正常进餐时胰岛素需要，利用短效胰岛素覆盖一天中两次主餐（早餐及晚餐）的胰岛素需要量。这两种胰岛素在早餐前及晚餐前一次注射。一天总需要量的 2/3 可以在早上给予，其中短效胰岛素与缓效作用胰岛素的比率为 1 ∶ 2。乘 4 余的 1/3 可以在入睡前注射（短效与缓效作用胰岛素比率为 1 ∶ 1）。该方案虽方便易行，但尚有如下缺点：①相对欠灵活，而且大多数人的生活方式是每日三餐，这就经常使午餐时的血糖难以控制，对于严格控制目标来说此方案不合适。②晚餐前注射的中效胰岛素作用常不能覆盖整个夜间，以致出现早晨的空腹高血糖，加剧黎明现象，而增加中效胰岛素剂量则常导致夜间在其高峰作用时出现低血糖。

（2）一日多次胰岛素（MDI）方案：于三餐前皮下注射 RI，睡前注射中效胰岛素（NPH 或 Lente 胰岛素），使夜间体内维持一定的胰岛素浓度。其优点是较易达到严格控制的目标，能提供随进餐所需的理想胰岛素浓度；允许进食量有较大波动，即可根据即将进餐的饮食量事先调整餐前 RI 剂量。缺点是该方案需保持进餐时间的相对恒定，胰岛素注射次数较多。

（3）胰岛素泵治疗：目的是模拟自身胰岛素的生理性分泌，使血糖控制更理想。常用的有 CSII 泵和腹腔内植入型胰岛素输注泵（详见胰岛素使用途径）。

（4）胰岛素强化治疗：DCCT（DM 控制与并发症试验）证实强化胰岛素治疗，严格控制血糖可显著减少 T1DM 的慢性并发症。其视网膜病变、肾脏病变和神经病变的危险性较常规治疗组下降约 60%。强化治疗的目标是采用外源性胰岛素使全天血糖维持于（接近）正常水平：FBS 3.9 ~ 6.7 mmol/L（70 ~ 120 mg/dL），餐后血糖（PBS）<10 mmol/L（180 mg/dL），24 小时尿糖 <5 g。每周测一次凌晨 3 时血糖不低于 3.6 mmol/L（65 mg/dL），HbA1c 在正常人上限以内（<6.05%）。强化治疗方案多采用 MDI 方案或 CSII 治疗。适用于新诊断的无严重并发症的青少年 T1DM、脆性 DM 和妊娠 DM。在 DDCT 强化治疗初期，患者每日须检测 7 次以上血糖（三餐前后和睡前，必要时加测夜间血糖），在血糖趋于稳定后每日测 4 次血糖（三餐前和睡前），但每隔 1 ~ 2 周仍须测 1 天 7 次或 7 次以上血糖。强化治疗的缺点是低血糖发生率显著增多和体重增加。

对于 2 型糖尿病在病程的早期当血糖较高时采用胰岛素治疗可纠正葡萄糖毒性。随后，多数 2 型糖尿病患者仍可改用饮食控制和口服药物治疗。在 2 型糖尿病病程的晚期大多数的 2 型糖尿病患者需要补充胰岛素来使血糖得到良好的控制。在口服降糖药逐渐失去控制血糖能力的时候，可采用口服降糖药和中效或长效胰岛素的联合治疗，常用一种磺脲类药物与胰岛素联合应用，适用于患者体内尚有一定数量的正常 B 细胞。亦可选择双胍类或 α 糖苷酶抑制剂与胰岛素联合应用，可减少胰岛素用量及高胰岛素血症。日间口服降糖药，睡前加用胰岛素。睡前胰岛素可减少夜间糖异生，减少肝糖输出，控制次晨的空腹血糖。白天的口服降糖药有效控制日间的餐后血糖。通常先用 NPH 或甘精胰岛素，起始剂量为 6 ~ 10 U，逐渐加量，直至早晨空腹血糖得到控制为止。当联合治疗效果仍差时，可完全停用口服药，而采用每日多次胰岛素注射治疗或连续皮下胰岛素输注治疗（胰岛素泵治疗）。此时胰岛素的治疗方案同 1 型糖尿病。

胰岛素方案的调整：

1）从每天一次长效胰岛素类似物转换成每天两次预混胰岛素类似物将每天的胰岛素总量分为两份，早餐前和晚餐前各注射一份，预混胰岛素应在注射长效胰岛素后的 18 ~ 24 小时开始。监测血糖和饮食，调整胰岛素量到靶目标，如果患者常发生低血糖，则减少总剂量的 20%。

2）从每天一次预混胰岛素类似物转换成每天两次预混胰岛素类似物。

将每天的胰岛素总量分为两份，早餐前和晚餐前各注射一份。监测血糖和饮食，调整胰岛素量到靶目标，如果患者常发生低血糖，则减少总剂量的 20%。

3）一天一次长效胰岛素类似物需加用餐时胰岛素。

在进食量最多一餐时需加用速效胰岛素类似物降低餐后血糖时可将基础量减少 10%，将这 10% 的量作为餐前量用速效胰岛素类似物。

4）从每天两次预混胰岛素转换成基础胰岛素加餐时胰岛素注射（一次长效胰岛素类似物加餐前速效胰岛素类似物）。

初始基础胰岛素剂量 = 每日胰岛素总剂量/2 × 80%

初始餐时胰岛素剂量 = 每日胰岛素总剂量/2 × 每餐评估的碳水化合物的百分率

（六）影响胰岛素皮下注射的生物利用度和吸收率的因素

因素很多，主要有：①注射部位，身体不同区域之间，胰岛素的吸收有显著的不同，腹部区域吸收最快，臂部吸收速度中等，臀部和大腿吸收最慢。②注射深度，肌内注射较皮下注射吸收快。③注射局部因素，局部加温或推拿、按摩可加速吸收。④胰岛素浓度，U-40 比 U-100 吸收较快。⑤胰岛素剂量，大剂量的胰岛素作用时间较低剂量的胰岛素作用时间延长。⑥运动，注射局部肌肉群运动可加速胰岛素的吸收。⑦胰岛素的混合，将短效胰岛素掺入 NPH 胰岛素内形成的混合物中，短效胰岛素的吸收特性未发生显著变化，目前已有预混制剂供应。但是，在可溶性胰岛素与长效胰岛素相似的混合物中，短效胰岛素组成成分的利用度降低，这可能是由于短效胰岛素与长效胰岛素制剂中过剩的锌离子发生交换反应，使得血浆胰岛素整体曲线较缓慢上升所致。⑧胰岛素结构，单体胰岛素比一般胰岛素（多聚体）吸收率要快 2 ~ 3 倍，并且没有典型的常规短效胰岛素制剂所表现出来的吸收初始阶段的延迟。

（七）不良反应

1. 低血糖

是胰岛素应用过程中最常见的并发症。下列情况易发生低血糖：胰岛素使用不当，剂量过大或混合胰岛素治疗时胰岛素比例不当，或注射胰岛素后饮食减少或未按时进餐或活动量增加；脆性 DM，肝肾功能不全；饮酒等。低血糖发生时患者可表现为：饥饿、乏力、心悸、出冷汗、反应迟钝、意识模糊、嗜睡，甚至昏迷等。有些患者低血糖时可无明显上述症状或仅表现为神经系统症状，应引起重视，尤其是夜间熟睡后，低血糖后由于交感神经兴奋，肾上腺素等胰岛素抗体分泌增多，所以有些患者虽有低血糖反应，但却表现为高血糖（即 Somi Gy 现象），此时应减少胰岛素剂量，而不是盲目加大胰岛素剂量。为避免低血糖的发生，任何患者用胰岛素时均应告诫患者注意低血糖症状；注射胰岛素后按时进餐；胰岛素剂量要准确；肝肾功能不全，老人、婴幼儿在胰岛素应用时应从小剂量开始，逐渐增加；注射胰岛素后不应马上进行体育锻炼。一旦发生低血糖症状应立即进食，若家属发现患者神志改变或昏迷应立即处理后送医院急救。

2. 过敏反应

常在应用动物胰岛素后出现，表现为荨麻疹、紫癜、血清病样反应、血管神经性水肿，过敏性休克等，局部可表现为注射处红肿、灼热、瘙痒、皮疹、皮下硬结。使用外源性胰岛素多出现抗胰岛素抗体并导致胰岛素抵抗。患者对外源性胰岛素制剂过敏的情况较少见。Alvarez-Thull 等报道一例妊娠 DM 者对重组的人胰岛素（rDNA 胰岛素）和磺脲类药物均过敏，以致不能耐受任何药物治疗。血清中存在高滴度的抗胰岛素 IgE 抗体，患者需用糖皮质激素控制过敏症状和低血糖症。一般过敏反应轻者可换用纯度较高的胰岛素或人胰岛素，加用抗组胺药，重者可给予糖皮质激素或肾上腺素治疗。

3. 水肿

胰岛素有水钠潴留作用，因此在开始用胰岛素治疗 2 ~ 3 周可出现双下肢轻度凹陷性水肿，一般系暂时性的，无须特殊治疗。

4. 皮下脂肪萎缩或肥厚

应用纯度不高的动物胰岛素易发生注射部位皮下脂肪萎缩，反复同一部位注射易发生脂肪肥厚，主要可能与免疫反应介导的炎症后纤维化或刺激局部脂肪增生有关。处理要点是更换注射部位，改用高纯度胰岛素或人胰岛素。

5. 屈光不正

在开始用胰岛素时，因血糖下降迅速，致晶状体和玻璃体中渗透压下降，水分逸出，屈光率下降而致远视，一般无须特殊处理，3 周左右后可自行恢复。

6. 视网膜病变加重

有报道（包括 DCCT）在血糖快速控制时（强化治疗时），视网膜病变可加重，这种现象可能出现在用药开始时，一般为短暂的良性过程，以后与常规组比较并无明显加重。但也有报道有时这种变化并不是自限性的，即使在行胰腺移植后仍加重，并有可能进展为增殖性视网膜病变，甚至致盲。有报道治疗初期糖化血红蛋白越高，在强化治疗一年后致盲的危险性越大。但总的来说，不论是 DCCT、UKPDS 还是其他大型的多中心研究（DRS、ETDRS 等）都显示，在视网膜病变的早期，严格的 DM 控制是治疗视网膜病变的最根本措施。至于胰岛素强化治疗等可导致视网膜病变恶化的危险与糖代谢控制不良带来的慢性视力丧失比较，仍然是次要的和少见的，而且这种情况主要见于长期控制不良的患者在开始强化治疗的早期，而视网膜病变也处于早，中期时。最好的预防办法是密切观察视网膜病变的变化。如患者的视网膜病变已经发展到了高危期，则强化治疗要十分慎重，在权衡利弊与风险后仍决定作强化治疗，应先行光凝治疗后再施行胰岛素强化治疗，且控制血糖的速度宜慢。积极的光凝治疗可望改善增殖型视网膜病变的预后。

视网膜病变加重的机制尚不明确，认为可能与视网膜缺血或与 IGF-1 有关。慢性高血糖状态下的视网膜血流量是增加的。血糖快速降低可伴随血流量减少，结果导致视网膜缺氧及营养不良。有报道静脉注射 IGF-1 可诱发视网膜变化。

7. 高胰岛素血症与肥胖

体重增加与每日胰岛素剂量和胰岛素使用方法及剂型有关。每日剂量越大越易发生高胰岛素血症和肥胖，睡前用胰岛素、餐前用 Lispro 至少会引起体重增加。故在胰岛素治疗同时应强调积极的饮食控制和运动锻炼，使体重保持正常。加用双胍类药物或 α 糖苷酶抑制剂有助于减少胰岛素用量，减轻外周高胰岛素血症。

8. 胰岛素抵抗

日胰岛素需要量超过 200 U，且持续时间超过 1 周或日胰岛素需要量大于 2 U/kg 应考虑为胰岛素抵抗，产生的原因可能与体内产生胰岛素抗体有关。肥胖增加胰岛素抵抗，少数患者可由于胰岛素皮下注射吸收障碍所致。一般更换人胰岛素可使抗体滴度下降，必要时加用口服降糖药或糖皮质激素（泼尼松 60～100 mg/d）。

（八）其他降糖药

1. 胰高糖素样肽-1（GIP-1）

是一种降血糖肽，其作用机制是通过与一种位于 B 细胞表面的特异性受体结合，从而刺激胰岛素分泌。在高血糖时，降糖作用与剂量相关。缺点是必须注射，而注射的 CLP-1 又不能提供正常波动的 GLP-1 水平。Exenatide（BYETTA）注射剂是一种新的肠促胰岛素类似物，其氨基酸序列部分与人 GLP-1 重叠，但比自然 GLP-1 长一半，它增加糖依赖的胰岛素分泌，在口服二甲双胍和磺脲类药物时结合使用 Exenatide 可使 HbA1C 达到 7% 以下。该药用于 2 型糖尿病磺脲类和（或）二甲双胍治疗不能达标的患者，开始计量 5 μg，每天 2 次，早晚餐前 60 分钟，在治疗 1 个月后可增加到 10 μg，每日 2 次。

2. 胰脂酶抑制剂

奥利斯特（orlistat）为胰脂酶抑制剂，应用 120 mg/d 可明显降低血糖（加饮食控制），并可减少口服磺脲类药物的用量，使血总胆固醇、LDL-胆固醇、甘油三酯、载脂蛋白 B、LDL-胆固醇/HDL-胆固醇比值下降，但部分患者需要补充脂溶性维生素。对减轻体重，并维持减肥效果也有较好疗效。可作为糖尿病患者的减肥治疗。

3. 胰淀素类似物

Pramlintide 是合成人胰淀素类似物，具有抑制胰高血糖素分泌、抑制胃排空、降低食欲和体重的作用，与餐时胰岛素合用可降低 50% 的胰岛素剂量，防治胰岛素治疗后的体重增加，对于 1 型糖尿病开始 15 μg，逐渐增加到每日 30～60 μg，对于 2 型糖尿病开始每日 60 μg，可逐渐增加到 120 μg。

（九）胰腺移植与胰岛移植

1. 胰腺移植

胰腺移植已被广泛地应用于治疗 T1DM，随着外科技术和免疫抑制方法的改进以及对排斥反应的认识，使得胰腺移植的存活率有明显提高。目前，胰肾一期联合移植的一年成活率为75%，患者一年生存率已达91%。根据移植物的来源可分为自体胰腺移植、同种异体胰腺移植和异种胰腺移植。根据移植物的量可分为胰肾、胰十二指肠、全胰、胰大部、半胰和节段胰移植。同种异体胰腺的主要适应证是 T1DM。一般选择终末期 DM 肾衰竭并已施行了肾移植的病例作受体。目前倾向于 DM 并发症尚未发展到恶化阶段（无尿毒症）是胰腺移植的较好时机。年龄一般为 15 ~ 50 岁，ABO 血型相容重复交叉配合反应阴性，且无下肢坏疽、严重的胃肠道和冠状动脉疾病等全身并发症。有活动性感染、恶性肿瘤和精神疾患者不宜作胰腺移植术。术后为减少胰的分泌和保证移植物“休息”，采用胃肠减压和静脉高营养 10 日左右。血糖可控制在 7.15 mmol/L（150 mg/dL）左右。成功的胰腺移植不需要外源性胰岛素而空腹血糖能维持正常水平。一般在移植术后 10 小时左右，血糖逐渐恢复正常，可停止使用外源性胰岛素，即使输入葡萄糖及糖皮质激素，血糖也能维持正常。如果不能停用外源性胰岛素，说明移植物功能不佳。注意观察排斥反应，通常表现为空腹或餐后 2 小时血糖值突然升高，超过正常最高限，血清胰岛素量减少，血清和尿的 C 肽值降低，同时伴有乏力、食欲不振、恶心、呕吐等症状。胰腺移植术后免疫抑制剂的使用原则与其他器官移植相似，但用量较大。成功的胰腺移植治疗方案仍然是联合应用免疫抑制剂。由于激素能影响代谢，引起血糖升高，诱发类固醇性 DM。据国际胰腺移植登记处报道，环孢素与硫唑嘌呤联用效果最佳。此疗法若出现急性排斥反应，早期使用抗淋巴细胞球蛋白，可以逆转。移植后还可出现血栓形成、高钾血症、感染、胰漏、胰瘘、肠梗阻、肠穿孔、腹腔积液、出血、慢性排斥反应等。完全成功与有效的胰腺移植标准是：①停用外源性胰岛素。②空腹和餐后 2 小时血糖正常。③血清胰岛素水平正常。④糖耐量试验与胰岛素释放试验正常。若术后仍需外源性胰岛素的用量在术前 25% 以下，并能维持正常血糖和 C 肽水平，则属移植满意。胰岛素用量超过术前 25% 者被认为移植失败。

2. 胰岛移植

胰岛移植较胰腺移植简单，是符合生理的一种较为先进的治疗方法。不仅能治疗 T1DM，而且能防止 DM 性各种微血管病变的发生、发展和纠正糖代谢紊乱。供胰主要来源于成人或胎儿胰岛。胚胎胰腺内胰岛组织含量丰富，外分泌组织较少，且其免疫源性可能较成人胰腺组织低。选择胰岛移植的部位的原则是简单、安全和有效。目前有门静脉内、脾内、肾包膜内、腹腔内和肌内注射等方法。经门静脉移植入肝内是比较理想和方便的方法，比较接近生理状态下的胰岛素代谢途径，但操作相对较复杂。脾内移植的效果与肝内相似，但后者在移植后 1 天血糖即恢复正常，而前者约晚 1 周。一般肾包膜内移植效果差，血糖始终未达正常。腹腔网膜血管丰富，有利于移植物生长与发育，胰岛素吸收后进入门静脉系统，也较符合生理情况，且操作简便、安全。缺点是胰岛需要量大，为脾内移植的 2.5 倍。影响移植效果的因素主要有：①移植胰岛的数量。②移植胰岛的质量，包括分离、培养、提纯等的质量。③移植部位。④免疫排斥，预防免疫排斥的措施主要是应用免疫抑制剂、降低移植物的免疫原性、利用免疫隔离系统等。目前对排斥反应尚缺乏快速有效的诊断方法，下列情况提示有排斥反应：FBS > 11.1 mmol/L（200 mg/dL），血清胰岛素和 C 肽水平下降，临床症状复发等。移植效果的评估是指对移植物功能的评估：移植术后 1 个月 ~1 年以上，受者的基础 C 肽水平阳性（≥1 μg/mL）或不需胰岛素治疗。

3. 微囊胰岛移植

微囊胰岛移植利用免疫隔离技术，预防胰岛移植中的免疫排斥反应。基本原理是通过人工屏障将移植物与宿主的免疫系统隔离开来。胰岛组织被包裹在人工合成的具有选择通透性的膜（半透膜）囊中，此膜可以阻止宿主对移植物的免疫排斥。小分子量的物质如营养物质、电解质、氧和分泌的生物活性物质可以通过此膜交换，而免疫细胞和其他产生排斥作用的代谢物则被隔离或被清除。免疫隔离作用有以下三个方面：①对免疫活性细胞的屏障作用。②对细胞因子的隔离作用。③对自身抗体的作用。微囊的理想要求是体积小、光滑、圆形，膜具有一定强度。微囊移植后可出现移植后的囊周纤维化，其原因不明，可能与下列因素有关：①补体的活化，凋亡细胞因子释放和囊周细胞黏附。②微囊的长期稳定性、完整性及影响微囊膜的理化特性的海藻钠单体的异物刺激作用。

目前胰岛移植的难点是供体不足和移植后免疫排异，为了解决供体问题，组织细胞工程已研究发现骨髓、导管细胞、外分泌细胞、肝、胚胎等可分化为胰岛细胞，利用这些干细胞有望解决移植的难题。

（十）糖尿病并发症和合并其他代谢异常的控制

UKPDS 研究表明，控制血糖并不能减少大血管并发症的研究，在控制血糖的同时严格控制血脂、血压、肥胖，可使大血管并发症减少。

1. 糖尿病高血压的治疗

糖尿病高血压的治疗首选血管紧张素转换酶抑制剂（ACEI）和 AT-2 受体拮抗剂，钙通道阻断剂、α 受体拮抗剂、β 受体拮抗剂、利尿剂均可应用。

（1）ACEI：ACEI 除有效地降低血压外，对糖尿病肾病也有保护作用，尚有阻滞肾内 AT-2 的生成，相对优势地扩张肾小球出球小动脉，降低肾小球内高压，减低肾小球滤过膜孔径，减少血浆大分子物质滤出，防止毛细血管基底膜增厚的作用。在微量白蛋白尿阶段，控制血压可完全阻止部分患者糖尿病肾病的进展。即使是“正常血压”者，ACEI 也可能有效地延缓其进程。而在临床蛋白尿阶段，抗高血压治疗则不能减慢其恶化的进程。因此，有学者提倡，糖尿病肾病一旦确诊，就应给予一定量的 ACEI 保护肾脏。也有报道 ACEI 尚能改善胰岛素敏感性。常用的 ACEI 见表 5-16。

表 5-16 常用的 ACEI

药物名称	药物效应	药物代谢动力学	用量用法	不良反应	注意事项
卡托普利（captopril，开博通）	含巯基，特异性竞争性抑制血管紧张素转换酶（ACE），阻止 AT-2 生成，并能抑制醛固酮分泌，减少水钠潴留	口服吸收迅速，1 小时达血药峰浓度。24 小时内 95% 以上由尿排出，半衰期短于 3 小时，口服一定剂量后 60～90 分钟产生最大降压作用。约需数周后才能取得最大疗效	25～100 mg，每日 2～3 次，饭前 1 小时口服	干咳、蛋白尿、高血钾，中性粒细胞降低	肾功能严重减退、孕妇、哺乳期妇女、儿童慎用，慎与保钾利尿剂合用
依那普利（enalapril）	含羟基，口服在体内水解成依那普利，可强烈抑制 ACE	口服约 60% 被吸收，服后约 1 小时达峰值，半衰期 11 小时，严重肾功能不全可发生药物蓄积	开始剂量 5～10 mg/d，1～2 次/天，最大剂量为 40 mg/d，肾功能严重受损患者 2.5 mg/d	干咳、头昏、头痛、口干、蛋白尿等	孕妇、哺乳期妇女，肾功能严重受损者慎用
贝那普利（benazepril，洛汀新）	含羟基，水解成活性物质贝那普利抑制 ACE	口服吸收迅速，30 分钟达峰值，从血浆中迅速消除（4 小时内完全消除），无药物蓄积，经肾和胆汁双通道排泄，单剂量服药后约 1 小时开始出现降压作用，2～4 小时达高峰，至少持续 24 小时，重复用药 1 周后获最大降压效果	推荐量 10 mg/d，最大剂量 40 mg/d，肌酐清除率 > 30 mL/min 服常规量，< 30 mL/min，最初剂量 5 mg/d	干咳、头痛、头晕、恶心	妊娠、哺乳期妇女慎用
培哚普利（perindopril，雅施达）	含羟基，活性代谢产物培哚普利可抑制 ACE	口服吸收迅速完全，1 小时达到峰值浓度，血浆半衰期 1 小时，经尿液排出	2～4 mg/d，剂量可增至 8 mg/d，肾功能不全减量	干咳、疲乏、头痛、情绪紊乱	妊娠、哺乳期妇女，肾功能不全者慎用
福辛普利（fosinopril，蒙诺）	含磷酰基、ACE 抑制剂，也抑制激肽酶，该酶会对缓激肽产生降解作用	吸收率为平均口服剂量的 36%，吸收不受食物影响，约 3 小时达峰，达峰浓度的时间与剂量无关，可通过肝、肾两种途径排泄	成人和 > 12 岁儿童，10～40 mg/d 单次口服，初始剂量通常为 10 mg/d，4 周后可适当调整剂量	干咳、头晕、皮疹、瘙痒、疲乏、恶心、呕吐等	孕妇、哺乳期妇女禁用

ACEI较为常见的不良反应为持续干咳，停药可消失，偶可出现高血钾、粒细胞减少、皮肤红斑和味觉异常、直立性低血压等。当肾衰竭进入终末期时，ACEI易于积蓄于体内，使血钾和血肌酐升高，有时需要停药。但一般血肌酐增加不超过20%，如升高十分明显，往往提示有血容量不足、肾灌注减少或肾动脉狭窄等器质性病变存在。

(2) 钙通道阻滞剂：尽管理论上 Ca^{2+} 通道阻滞剂抑制 Ca^{2+} 通过细胞膜进入胰岛B细胞而影响胰岛素的分泌。但实际应用中，该药小剂量即能起降压作用，而不影响胰岛素分泌和糖代谢。与ACEI合用时，有更明显降压效果和减少蛋白尿。常用药物有：尼群地平、氨氯地平、硝苯地平等。

(3) AT-2受体拮抗剂：AT-2受体阻滞剂（ARB）对肾脏的影响更小，高血钾的发生率和程度均更低。ARB选择性阻滞AT-2受体的Ⅰ型受体，因此血浆中的AT-2增加。AT-2又刺激AT-2的Ⅱ型受体兴奋，其结果是使AT-2受体Ⅱ型受体调节的组织出现继发性血管扩张和抗增生作用，这一方面加强了ARB的降压作用，另一方面又获得了其他治疗作用。ARB除对糖尿病肾病的治疗有优势外，对充血性心力衰竭有特别疗效，但对糖尿病肾病的疗效是否比ACEI更佳，尚待进一步观察。目前的资料显示，与ACEI比较，ARB对心血管的血流动力学影响小于ACEI，达到与ACEI相同降压效应所引起的不良反应比ACEI少。如两药合用，可收到更好的疗效。现用的制剂有氯沙坦（科素亚）、厄贝沙坦（安博维）、替米沙坦（美卡素）和缬沙坦。科素亚成人通常起始和维持剂量为50 mg，每天1次，可与或不与食物同时服用，治疗3～6周后达到最大抗高血压效应。在部分患者中，每天剂量可增加到100 mg。血容量不足的患者（例如应用大量利尿剂）起始剂量应为25 mg，每天1次。老年人或有肾功能损害的患者，包括透析的患者不必调整起始剂量。不良反应轻微而短暂，不足1%的患者发生与剂量有关的体位性低血压，少数可出现胃肠道反应和过敏、头晕、偏头痛等。肝功能不全者慎用，孕妇、哺乳期妇女不用。缬沙坦每日用量80 mg，如果血压降低不理想，可将剂量增加至160 mg，或与其他抗高血压药合用；安博维150 mg/d，qd，最大量可用到每日900 mg；美卡素80 mg/d，qd。肾功能不全或无胆道梗阻及胆汁淤积性肝硬化的患者无须调节剂量。可与食物同服，亦可空腹时服用。突然停用不会出现血压反跳或其他临床不良反应。已知对该类产品各种成分过敏者、孕妇禁用。

由于部分糖尿病肾病患者存在肾动脉狭窄，因此在用ACEI或ARB的开始2～3个月应定期检查肾功能和血钾。

(4) β受体阻滞剂：可降低DM患者高血压，并降低心肌耗氧量，治疗心绞痛，但由于可抑制胰岛素分泌，使血糖升高；而且由于对交感神经有阻断作用，可掩盖低血糖的症状，延迟低血糖的恢复，因此，限制了在DM人群的使用。选择性β受体阻滞剂如倍他乐克不良反应远比普萘洛尔（心得安）少，可在DM者适当选用，它不掩盖低血糖症状，也在某种程度上推迟低血糖恢复且不利于脂代谢。但UKPDS报道ACEI与β受体阻滞剂的降压效果基本相同，对DM相关死亡、心肌梗死和所有微血管并发症的影响无优劣之分，两种药物对微蛋白尿和显性蛋白尿的影响亦无差别。

(5) 噻嗪类利尿剂：由于可使脂代谢恶化，影响糖代谢，使血尿酸增高等不良反应，限制了在DM患者中的使用，DM肾病合并水肿时可间断使用，可选用呋塞米（速尿），注意监测电解质。如患者确有水肿、尿少、血压高，也可少量、短期使用或选用吲达帕胺（寿比山）或保钾利尿剂。

(6) α受体阻滞剂：哌唑嗪、酚妥拉明对糖及脂类代谢无不利影响，可用于治疗重症高血压，但此类药有反射性心动过速及直立性低血压不良反应，而且DM常合并自主神经病变，易出现直立性低血压，因此应用此类药物时应注意。

2. 调脂治疗

Steno-2研究发现控制血糖、血压、血脂多种代谢紊乱后大量蛋白尿的发生减少了61%，视网膜病变的危险性减少了58%，自主神经病变减少63%。因此在糖尿病也应严格控制血脂紊乱，对于以胆固醇和低密度脂蛋白升高为主的血脂紊乱首选他汀类降脂药，辛伐他汀每日20～40 mg，睡前口服或阿托伐他汀每日10 mg睡前口服等，如果以甘油三酯升高为主（TG > 5.6 mmol/L）可首选贝特类降脂药，力平之200 mg每日口服。其他降脂药也可选用，如缓释烟酸，浓缩ω-3脂肪酸。

3. 抗血小板聚集

1 型、2 型糖尿病年龄 > 40 岁，有心血管危险因素或心血管疾病者（包括心血管疾病家族史、高血压、吸烟、血脂紊乱、蛋白尿）建议每日口服阿司匹林 75 ~ 162 mg，年龄在 30 ~ 40 岁有心血管危险因素存在时可考虑用阿司匹林，年龄小于 21 岁者由于有增加 Reye 综合征的危险所以不建议用阿司匹林，年龄在 21 ~ 30 岁者无研究结果。伴有严重、进展性心血管疾病者阿司匹林可与其他抗血小板聚集药如 clopidrogel 合用，有出血倾向、近期胃肠道出血、活动性肝病者不建议使用阿司匹林。

4. 糖尿病酮症酸中毒治疗

DM 酮症酸中毒（DKA）是 DM 最常见的急性并发症，T1DM 易发生，T2DM 在有诱因时可发生。临床以发病急、病情重、变化快为特点，是由胰岛素缺乏所引起的以高血糖、高酮血症和代谢性酸中毒为主要生化改变的临床综合征。血糖明显升高，多在 16.7 mmol/L（300 mg/dL）以上，血酮强阳性，定量 > 5 mmol/L 有诊断意义，尿糖强阳性，可伴酸碱平衡紊乱和电解质紊乱。

（1）治疗原则：DKA 一经确诊，即应立即进行治疗。治疗的目的在于加强肝、肌肉及脂肪组织对葡萄糖利用，逆转酮血症和酸中毒，纠正水和电解质失衡。治疗措施应根据病情严重程度不同而定。对于仅有酮症，无明显脱水及酸中毒，神志清楚，能进食的患者，可只皮下给予普通胰岛素治疗。对有脱水、酸中毒等危重患者应按下列措施紧急处理。

（2）治疗方法。

1）补液：DKA 常有严重脱水，血容量不足，组织微循环灌注不良，补液后胰岛素才能发挥正常的生理效应。最常用的液体是生理盐水，有休克可补给胶体液如右旋糖苷、血浆等。当血糖下降至 13.9 mmol/L（250 mg/dL），应给予 5% 葡萄糖水或糖盐水。补液速度应根据患者心功能及脱水情况而定，若心功能正常，补液速度应快，在 2 小时内输入 1 000 ~ 2 000 mL，尽快补充血容量，改善周围循环和肾功能。以后根据血压、心率、每小时尿量、末梢情况而定，必要时监测中心静脉压调节输液速度和量。第 2 ~ 6 小时输入 1 000 ~ 2 000 mL，第一天的总量为 4 000 ~ 6 000 mL，严重脱水者日输液量可达到 6 000 ~ 8 000 mL。

2）胰岛素治疗：DKA 是胰岛素治疗的绝对适应证。DKA 的治疗一律选用短效胰岛素，一般主张用小剂量静脉滴注法，每小时每千克体重 0.1 U 胰岛素。其优点为简单易行，不易发生低血糖和低血钾反应，脑水肿发生率低。具体的应用方案一般为开始每小时 0.1 U/kg 体重，加入生理盐水中持续滴注。一般每小时使血糖下降 5 ~ 6 mmol/L，如血糖下降的幅度小于滴注前的 30%，则胰岛素的用量应加倍。如血糖的下降幅度 > 30%，则按原剂量继续滴注到血糖下降为 ≤13.9 mmol/L（250 mg/dL）时改输 5% 葡萄糖水或糖盐水（视血 Na 水平而定）。如观察 β-OHB，则治疗后每小时 β-OHB 应下降 1 mmol/L。胰岛素的用量则按葡萄糖与胰岛素之比 2 ∶ 1 ~ 6 ∶ 1（即 2 ~ 6 g 糖给 1 U 胰岛素，如在 5% 葡萄糖 500 mL 中加入普通胰岛素 4 ~ 12 U）的浓度继续静滴，使血糖水平维持在 11.1 mmol/L 左右，酮体阴性。当患者饮食恢复，神志清醒，脱水、酸中毒及电解质紊乱纠正后，可改为皮下胰岛素治疗。如果胰岛素治疗有效，一般在 7 ~ 10 小时可纠正 DKA。对于极少数需大剂量胰岛素应用的患者要考虑胰岛素抵抗，可考虑使用浓缩胰岛素或肾上腺皮质激素治疗。由于个体对胰岛素的敏感性不同，胰岛素的应用剂量也应个体化。

CSII 能使病情平稳，最适应于 DKA 的抢救，并可避免严重的血糖波动，使严重高血糖控制在安全的范围内，也防止了黎明现象等并发症的发生。此外，CSII 治疗还可用于儿童 DM 合并生长迟滞，妊娠 DM 和高渗性非酮症性昏迷的治疗。但有发生泵衰竭、感染和低血糖等危险。可仅在夜间或反复发作性 DKA 时使用。新一代 CSII 装置的葡萄糖感受器部分有很大改正，在加强监护和对使用者教育的前提下，CSII 可明显提高 DKA 的抢救成功率。可植入性胰岛素泵将作为人工胰岛更普遍使用。

3）纠正电解质及酸碱失衡：对于轻症的 DKA，经胰岛素治疗及补液后，钠丧失和酸中毒可逐渐得到纠正，不必补碱。补碱的指征为：①血 pH < 7.0 或 HCO_3^- < 5.0 mmol/L。②血 K^+ > 6.5 mmol/L 的严重高血钾症。③对输液无反应的低血压。④治疗过程中出现严重高氯性酸中毒。补碱量：首次给 5% 碳酸氢钠 100 ~ 200 mL，用注射用水稀释成等渗（1.25%）。以后再根据 pH 及 HCO_3^- 决定用量，当 pH 恢复到7.1以上时，停止补碱。

4）补钾：DKA时体内总钾量明显减少，平均总失钾3～5 mmol/（L·kg）。开始由于脱水、酸中毒，血钾水平可升高，也可正常或降低，因此DKA初期的血钾水平不能真实地反映体内钾的情况。经过补液和胰岛素的应用等治疗，血钾可出现变化，一般为降低，因钾向细胞内转移，所以在治疗过程中，患者常在1～4小时后发生低血钾。因此在治疗过程中，应预防性补钾，尽可能使血钾维持在正常水平，至少应>3.5 mmol/L。如患者有尿（>40 mL/h），肾功能尚好，治疗前血钾降低或正常，则在输液和胰岛素治疗的同时即开始补钾；若治疗前血钾增高或每小时尿量少于30 mL，宜暂缓补钾，待尿量增加，血钾不高时再开始补钾。补钾量：开始2～4小时通过静脉输液，每小时补钾13～20 mmol/L（约1.0～1.5 g氯化钾），为防止高氯血症，可用氯化钾和枸橼酸钾等，病情稳定，患者能进食，则改为口服补钾，3～6 g/d。为补充细胞内缺钾，口服补钾需维持1周以上。

5）补磷、补镁：DKA时体内可缺磷，但补磷的指征一般不很明确，而且对磷的需要量小，6小时内约需元素磷2～5 mg/kg，每毫升磷酸钾中含元素磷3 mmol/L（90 mg）及钾4 mmol/L。使用时成人1 000 mL生理盐水中加磷酸钾不能超过2 mL，6小时内输完为合适剂量。有学者报道，DKA补磷期间可引起血钙降低应予注意。DM患者呈负镁平衡，并发DKA时更甚，要注意补充。

6）消除诱因、防止并发症：DKA最常见的诱因是感染，因此应注意抗生素的应用。补液过速过多，尤其是老人，心功能不全者易并发肺水肿，应注意防止。这些患者最好能在中心静脉压的监测下调整输液速度和输液量。由于脱水易并发急性肾衰竭，经补液脱水纠正后无尿，血尿素氮、肌酐继续升高，应注意急性肾衰竭发生，必要时需透析治疗。降糖过快，补碱过快过多可诱发脑水肿（死亡率、致残率达50%），应注意避免，必要时可用脱水剂治疗。

5. 高渗性非酮症高血糖性昏迷（HNKHC）

是一种较少见的、严重的糖尿病急性并发症，常见于老年患者，最早于1886年描述，其临床特点为严重的高血糖、脱水、血浆渗透压升高但无明显的酮症酸中毒，血糖明显升高，常常在33 mmol/L（600 mg/dL）以上，尿常规尿糖阳性，尿酮体阴性，可有蛋白尿和管型。血钠可正常、增高或降低，血钾多正常。血磷和镁可因尿中丢失增多而降低。由于肾功能减退，血中尿素氮和肌酐均升高，以尿素氮增高更明显。血浆渗透压可用渗透压计（根据冰点下降原理）直接测量，也可根据血浆渗透压计算公式计算。血浆总渗透压（mmoL/L）=2（$Na^+ + K^+$）+血浆糖+血浆尿素氮，如果式中渗透溶质所测结果有以mg/dL表示的，则式中血糖和尿素氮都应以各自的分子量除之才转为mmol/L。

$$\text{血浆总渗透压（mmol/L）}=2\left[Na^+\ (\text{mmol/L}) + K^+\ (\text{mmol/L})\right]+\frac{\text{血浆糖 mg/dL}}{18}+\frac{\text{血浆尿素氮 mg/dL}}{2.8}$$

血浆有效渗透压计算只要去掉血浆尿素氮就是，即：血浆总渗透压（mmol/L）=2（$Na^+ + K^+$）+血糖（mmol/L）。

（1）治疗原则：积极寻找并消除诱因，严密观察病情变化，并根据不同个体采用不同有效的治疗方法，治疗方法主要包括补液、小剂量胰岛素使用、纠正电解质紊乱和酸中毒等。

（2）治疗方案。

1）补液：HNKHC患者的失水程度多比酮症酸中毒严重，可达发病前体液的1/4或体重的1/8，但由于高血糖的扩容作用，其失水体征常不能充分反映失水的严重程度。本综合征威胁患者生命的病变是高渗透状态引起脑细胞脱水，因此补液在本综合征的治疗中至关重要。补液不仅可使血糖下降，而且使血渗透压下降，减轻脑细胞内脱水。

补液速度应先快后慢，一般在前2小时可每小时补1 000 mL，以后视病情变化而定，可每4～6小时补1 000 mL，失水应在24～48小时纠正。但需视患者的心功能状况决定补液速度。

补液种类首选生理盐水，其渗透压为308 mOsm/（kg·H_2O），相对患者血渗透压而言是低渗溶液，故可降低渗透压。如果血钠高于150 mmol/L以上，血压正常者可输半渗量盐水（0.45%），待血浆渗透压降至330 mOsm/（kg·H_2O）时，再改输生理盐水，但也有学者认为大量输入低渗溶液可使血浆渗透压过度降低，又不能有效维持血容量，还有引起溶血、脑水肿和延迟休克纠正的危险，因此应慎用；

如果血压低或有休克，则仍以输生理盐水为首选，或输血浆。在补充生理盐水过程中应密切监测血清钠和钾的变化，严防高钠和低钾血症的发生。

补液途径为静脉输注和口服。昏迷者主要采取静脉途径；神志清醒者则采取静脉途径与口服相结合，口服可以减少输液量及速度，特别对合并有心脏病患者有利。

2）胰岛素：现主张采用小剂量静脉胰岛素治疗方法，即经静脉滴入普通胰岛素 0.1 U/（kg·h），加入灭菌生理盐水中。对病情严重者有学者主张静脉滴注胰岛素之前，静脉推注 20 U 剂量的胰岛素。也可采用肌内注射，首次剂量为 20 U，以后每 2 小时注射 4～6 U。静脉滴注胰岛素比肌内注射胰岛素的优点为：①血浆胰岛素水平更为平稳。②消除每次肌内注射胰岛素剂量选择时的犹豫。③消除肌内注射时胰岛素吸收的变异。④减少低血糖发生危险。在静脉滴注胰岛素时最好采用滴注泵以控制滴速。当血糖降至 13.9 mmol/L（250 mg/dL），则将生理盐水换为 5% 葡萄糖注射液，同时将胰岛素剂量减为每小时 2～3 U。应当注意的是血糖不宜下降过快，以每小时下降不超过 5.6 mmol/L 为宜。血糖下降过快会导致脑细胞内液与细胞外液渗透压不平衡而引起脑水肿，因为脑细胞中糖下降慢。判断补液和胰岛素用量是否足够的指标为：①血糖低于 14 mmol/L（250 mg/dL）。②尿量至少为每小时 50 mL。③血浆渗透压低于 320 mOsm/（kg·H_2O）。如果治疗后头 4 小时内每小时血糖下降少于 2 mmol/L（36 mg/dL），则应将胰岛素剂量增加 50%～100%；相反，如果在前两小时内血糖下降超过 5.5 mmol/L，则将胰岛素剂量减半。患者高渗状态已经解除，患者又能进食，则可停止静脉输液，胰岛素改为餐前皮下注射，或改为病前所用的口服降糖药。

3）补钾，纠正酸中毒：见酮症酸中毒的处理。

4）其他治疗：包括去除诱因、输氧。尿少者可静注呋塞米（速尿），特别是有高钠血症者。对昏迷者应加强护理，无呕吐者可放置胃管抽吸胃液，通过胃管，可给患者口服补液和补钾；插留置导尿管以观察尿量变化，并选用适当抗生素以预防感染。密切观察病情变化。开始治疗的前 4 小时可每小时测血糖一次，以后可改为 2～4 小时检测一次或每次换液前检测一次，根据血糖结果决定输液的种类和胰岛素的剂量。如有渗透压计，可每 4 小时测血浆渗透压一次，否则每天应抽血查血清钠、钾、血糖两次，以便计算血浆渗透压。完善各项护理记录，包括体温、尿量等。HNKHC 有发生血栓形成的危险因素存在，但是否常规应用肝素抗凝治疗，尚有不同意见。

6. 糖尿病与妊娠

在妊娠妇女中，DM 的分类是：①在妊娠前已知有 T1DM 的妇女。②在妊娠前已知有 T2DM 的妇女；此二者称为糖尿病合并妊娠。③妊娠 DM（GDM），在妊娠期间发生或第一次发现有葡萄糖耐量减低或糖尿病。

（1）治疗原则：对于 GDM 和 DM 合并妊娠处理的目标需达到：①维持血糖正常。②预防并发症的发展。③稳定所存在的并发症。④保证足月妊娠（最少 38 周）。对于不同情况的 DM 可采取不同的治疗模式，T1DM 者可根据血糖监测结果调整胰岛素剂量，以继续强化胰岛素治疗。T2DM 者应终止口服降糖药物，开始胰岛素治疗。GDM 者可开始饮食治疗，如果饮食治疗失败，应改用胰岛素治疗。

（2）治疗方案。

1）一般治疗。

饮食治疗：见糖尿病的饮食治疗。

药物治疗：妊娠期间禁止使用一切口服降糖药。因为口服降糖药可能有致畸的作用。应选用胰岛素治疗，最好用人胰岛素，避免动物胰岛素结合抗体的产生，从而避免对胎儿的不良影响。胰岛素使用方法可采用：①一天两次注射。②一日多次注射（三餐前及睡前中效胰岛素治疗）。③胰岛素泵治疗。妊娠早期多数患者空腹血糖较妊娠前降低，妊娠期前 20 周胰岛素用量为非妊娠期的 70% 左右，妊娠后 20 周由于胎盘分泌抗胰岛素激素增多，胰岛素用量较非妊娠期增加 2/3。临产后由于子宫强烈收缩，能量需要增加，加上进食减少，极易引起低血糖。产后则因胎盘排出，绝大多数抗胰岛素因素迅速消失，而抑制尚未解除，因此对胰岛素较敏感，胰岛素的需要量减少 1/3～1/2。停用他汀类药物。严格将血压控制在 <130/80 mmHg。将控制高血压的 ACEI 替换为甲基多巴或钙通道阻滞剂。

2）产期处理。

定期产前检查：根据White分级选择不同的监测时间。A级者与一般孕妇相同，28周前每月一次，28～36周每2周一次，36周后每周一次。B级以上者，28周前每两周查一次，28周后每周一次。如需终止妊娠，应先一周入院观察。

监测内容主要包括：①FBS、PBS、HbA1c、尿糖、尿酮、血酮、血压、尿蛋白、眼底、心电图等。②胎动、胎心、子宫增长情况，妇科B超。③血、尿、雌三醇（E_3）。④36周后可经羊水检查卵磷脂/鞘磷脂以了解胎儿肺的成熟程度。⑤缩宫素（催产素）应激试验：可观察胎儿对宫缩的耐受力。

分娩期处理：DM合并妊娠者，在妊娠36周以前早产儿死亡率较高，36周以后逐渐下降。但36周以后死胎发生率明显增加，38周后急剧上升，故选择适宜的分娩时间较为重要。一般应在妊娠35周左右住院待产。如果尿E_3无下降，缩宫素应激试验阴性，即使鞘磷脂/卵磷脂达到2，仍可维持妊娠，尽可能延缓到36周后分娩。如果缩宫素试验阳性，E_3下降达50%左右，卵磷脂/鞘磷脂达到2则应立即引产。卵磷脂/鞘磷脂<2，除非缩宫素应激试验明显阳性，E_3迅速下降，否则不考虑终止妊娠。如果无条件监测上述指标，可根据White分级来决定分娩时间：A级不伴其他并发症者于39周开始引产，不宜妊娠过期，有并发症者适当提前引产。

B～D级者应于36～37周时引产，B级者不应在38周后分娩，D级者应于37周左右分娩，F级及R级者更应根据情况分别处理。

分娩前后注意事项：①在剖宫产前3小时应停止单独使用胰岛素，以免胎儿出生后发生低血糖。②血糖宜控制在接近正常水平，代谢紊乱基本纠正，尿酮体阴性，无低血钾，无失水征。③分娩时间过长，血糖波动较大，可静脉补充葡萄糖，按4～6 g糖加1 U胰岛素比例补液，勿使血糖低于5.5 mmol/L（100 mmol/dL）。④分娩后因胎盘激素下降，故产后24小时内胰岛素用量减为原用量的一半，第二天后为原用量的2/3。3～6周后应根据血糖值再调整胰岛素用量。⑤胎儿生出后不论体重大小都应按早产儿处理，应注意低血糖、呼吸窘迫综合征等。为防止低血糖，应在产后20分钟开始定期喂50%葡萄糖，多数在产后6小时内恢复正常，提倡母乳喂养，哺乳期母亲不应口服降糖药，而应用胰岛素控制血糖。

产后追踪：妊娠DM的妇女在以后发生DM的风险增加，所以至少在产后6周应进行诊断性试验。并按照“DM诊断和分类专家委员会的报告”，将患者重新分类。如果正常，每3年检查一次。对空腹血糖异常（IFG）和糖耐量异常（IGT）的患者应经常检查。如嫌OGT太麻烦，亦可用HbA1c和果糖胺代替，追踪病情或筛查高危人群。应对患者进行DM知识和计划生育的教育，告诉患者通过调整生活方式如饮食、锻炼，保持正常体重，从而减少胰岛素抵抗，尽量避免使用损害糖耐量的药物。

7. 糖尿病患者围术期管理

（1）术前管理。

1）手术时机的选择：术前尽量使血糖达到良好控制。术前检查发现HbA1c >9%，或空腹血糖 > 10.0 mmol/L（> 180 mg/dL），或餐后2小时血糖 > 13.0 mmol/L（>230 mg/dL）者的非急诊手术应予推迟。

2）并发症的筛查：了解有无心脏和肾脏损害、自主和外周神经损伤、增殖期视网膜病变。

（2）手术日的处理。

1）饮食或口服药物控制血糖良好的患者接受小手术治疗。①手术日早晨停止原有的口服降糖药。②术中避免静脉输入含葡萄糖的液体，必要时可使用葡萄糖加胰岛素治疗方案。③恢复进食后再恢复原治疗。

2）接受胰岛素治疗或血糖控制不满意或接受大手术治疗患者。①手术当日早晨停用皮下胰岛素。②手术当天早晨开始输液，可采用含葡萄糖—胰岛素—钾（GIK）的液体静脉输液。③输液可持续到恢复正常饮食和皮下胰岛素注射时，餐前皮下注射胰岛素1小时后可停用输液。④血糖及尿酮体的监测：大手术或血糖控制不好的患者术中应每小时测毛细血管葡萄糖一次，血糖应控制在110～180 mg/dL，应监测尿酮体。

3）术后管理：术后要尽早对心功能、肾功能状态和感染状况进行评估。

第十二节 代谢综合征

一、概述

代谢综合征（MS）是一类以高血糖、肥胖、血脂异常和高血压等集簇存在为标志的临床综合征。其临床重要性在于与之相关的高危心血管疾病和糖尿病等。中心性肥胖和胰岛素抵抗是被公认的重要致病因素。目前关于MS及其各个组分的发病机制复杂，尚没有被充分认识。可能的机制有糖脂代谢和胰岛素生物效应、作用途径及信号转导异常，以及下丘脑—垂体—肾上腺轴调控异常、神经体液调节异常、炎症反应或氧化应激等。代谢综合征目前包括1999年世界卫生组织指南、2001年美国胆固醇教育计划成人治疗专家组第三次报告指南、2004年中国糖尿病学会指南、2005年国际糖尿病联盟指南、2007年中国成人血脂异常防治指南及2007年欧洲心脏病学学术大会指南所制定的标准。

二、诊断

1. 临床表现

（1）症状：体胖腹满、食多、气短、容易疲劳，或胸胁闷胀、头晕目眩、头痛、烦躁易怒、口渴喜饮等。

早期：体型偏胖，偶感头晕、心悸、腹胀，伴有代谢综合征的多种危险因素。

中期：形体肥胖，倦怠乏力，脘腹胀满，胸闷，气短，伴有代谢综合征的多靶器官损害。

后期：形体肥胖，重度乏力，心慌，气促，动则喘甚，伴有严重的心、脑、肾病变。

（2）体征：中心性肥胖、体重超重、血压偏高等。

2. 辅助检查

甘油三酯（TG）偏高，和（或）低密度脂蛋白胆固醇偏高，和（或）需服用降血脂药物；高密度脂蛋白胆固醇偏低；和（或）血糖偏高，和（或）血尿酸偏高，和（或）血液聚集性和黏滞性指标升高。

3. 诊断标准

关于代谢综合征的诊断标准，目前包括1999年世界卫生组织指南、2001年美国胆固醇教育计划成人治疗专家组第三次报告（NCEP-ATPⅢ）指南、2004年中国糖尿病学会指南、2005年国际糖尿病联盟（IDF）指南、2007年中国成人血脂异常防治指南及2007年欧洲心脏病学会（ESC）年会指南。随着在代谢综合征人群中以干预心血管疾病为目标的各种降压、调脂或综合治疗临床试验结果的出现，代谢综合征人群中的血压和血脂的控制目标可能还会重新被确定。相信在今后相当长的时间内，代谢综合征的概念和定义都将处在变动和完善之中。

（1）国际糖尿病联盟2005年诊断标准：一个个体在具有必备指标的基础上至少还具有其他指标中的任何2项可被诊断为代谢综合征。目前多以此标准为准。

1）必备指标：中心性肥胖（不同种族腰围有各自的参考值，推荐中国人腰围切点：男性≥85 cm；女性≥80 cm）。值得一提的是，中国人群腹围的确定，主要基于中国上海市和香港的流行病学资料；而采纳空腹血糖作为高血糖的诊断标准，并非排除负荷后血糖的重要性，只是为了简化临床操作，更有利于标准的执行，因此在空腹血糖≥100 mg/dL（5.6 mmol/L）的人群强烈推荐进行OGTT。

2）其他指标。①TG水平升高＞1.7 mmol/L（150 mg/dL），或已接受针对性治疗。②高密度脂蛋白—胆固醇（HDL-C）水平降低：男性＜0.9 mmol/L（40 mg/dL），女性＜1.1 mmol/L（50 mg/dL），或已接受针对性治疗。③血压升高：收缩压≥130 mmHg或舒张压≥85 mmHg，或已接受降压治疗，或此前已被诊断为高血压。④空腹血糖（FPG）升高：FPG≥5.6 mmol/L（100 mg/dL），或此前已被诊断为2型糖尿病。如果FPG≥5.6 mmol/L（100 mg/dL），强烈推荐进行OGTT，但是OGTT在诊断代谢综合征时并非必要。

（2）中华医学会糖尿病学分会2004年诊断标准。具有以下4项中的3项或全部者即可确诊。

1）超重或BMI≥25 kg/m²。

2）FPG≥6.1 mmol/L（110 mg/dL）和（或）75 g葡萄糖负荷后2小时血糖（2小时PG）≥7.8 mmol/L（140 mg/dL）和（或）确诊为糖尿病并治疗者。

3）血压≥140/90 mmHg和（或）已确诊为高血压并治疗者。

4）TG≥1.7 mmol/L（150 mg/dL）和（或）HDL-C中男性<0.9 mmol/L（35 mg/dL）、女性<1.0 mmol/L（38.9 mg/dL）。

4. 鉴别诊断

皮质醇增多症患者的肥胖呈向心性分布，同时伴有满月脸、高血压、多血质外貌、痤疮等。单纯性肥胖与皮质醇增多症的实质区别是确定有无皮质醇分泌过多。实验室检查：24小时尿游离皮质醇测定、皮质醇昼夜节律测定、过夜1 mg地塞米松抑制试验。

三、治疗

1. 改善生活方式，整体改善代谢状况

改善生活方式（治疗性生活方式改变）应贯穿于MS治疗的全过程，是防治MS的基础。饮食和运动等非药物干预措施是防治MS的基本手段。

2. 增加运动量，控制体重

运动治疗的原则是适量、经常性和个体化，同时要注意其安全性。每天至少30分钟中等强度的活动，如慢跑、快走、骑自行车、游泳等，在运动中将心率维持在最高心率的60%~70%（最高心率=220-年龄）。要经常参加运动，切不可一劳永逸。中等强度的运动有加重潜在心血管疾病的危险性，在运动之前应做相应的检查以排除潜在的危险疾病。要选择自己喜欢的运动方式。可以结伴运动，以互相鼓励互相监督。对糖尿病患者，运动的时间应在餐后1小时开始。

3. 改变饮食结构

饮食治疗应尽可能做到个体化，达到平衡膳食。

（1）控制体重在正常范围内。

（2）饮食治疗应个体化：即在制定饮食计划时，除了要考虑到饮食治疗的一般原则外，还要考虑到生活方式、文化背景、社会经济地位、是否肥胖、治疗情况、并发症和个人饮食的喜好。

（3）膳食总热量的20%~30%应来自脂肪和油料，其中少于1/3的热量来自饱和脂肪，单不饱和脂肪酸与多不饱和脂肪酸之间要达到平衡。如患者的低密度脂蛋白胆固醇水平≥100 mg/dL（2.6 mmol/L），应使饱和脂肪酸的摄入量少于总热量的10%。食物中的胆固醇含量应<300 mg/d。如患者的低密度脂蛋白胆固醇水平≥100 mg/dL（2.6 mmol/L），食物中的胆固醇含量应减少至<200 mg/d。碳水化合物所提供的热量应占总热量的55%~65%，应鼓励患者多摄入复合碳水化合物及富含可溶性食物纤维素的碳水化合物和富含纤维的蔬菜。对碳水化合物总热量的控制比控制种类更重要。在碳水化合物总热量得到控制的前提下，没有必要严格限制蔗糖的摄入量。

（4）蛋白质不应超过需要量，即不多于总热量的15%。有微量白蛋白尿的患者，蛋白质的摄入量应限制在低于0.8~1.0 g/kg体重之内。有显性蛋白尿的患者，蛋白质的摄入量应限制在低于0.8 g/kg体重。

（5）限制饮酒，特别是肥胖、高血压和（或）高甘油三酯血症的患者。

（6）可用无热量非营养性甜味剂。

（7）食盐限量在6 g/d以内，尤其是高血压患者。

4. 控制代谢指标

包括降糖、降压、调脂等治疗。

（1）降压治疗：治疗高血压的药物种类很多，有的药物在降压的同时有其不利的一面，如利尿剂和β受体阻滞剂，可能会引起血脂、血糖、尿酸等代谢的异常。

（2）降糖治疗：研究发现曲格列酮能显著改善单纯性肥胖、糖耐量减低患者，以及2型糖尿病患者的胰岛素抵抗状态和IGT，并呈剂量依赖性降低空腹血糖和血浆胰岛素水平，但不引起体重增加和低血糖反应。该药对IRS患者中脂质代谢异常和动脉性高血压也有明显的改善作用，能降低血浆TG和FFA水平，提高HDL-C水平，并有降低血压和对抗脂质过氧化作用。

（3）纠正血脂紊乱：针对高胆固醇和高LDL-C血症首选他汀类药物，高甘油三酯血脂首选贝特类。

代谢综合征的治疗是一项长期的过程，降压、降糖等治疗均需终身服药，饮食控制及运动也需长期坚持方能见效。因此，加强对患者的教育，提高患者对疾病的认识，从而提高其依从性尤其重要。

参考文献

[1] 董为伟．神经系统与全身性疾病［M］．北京：科学出版社，2015.
[2] 赵文汝．临床神经训导康复治疗学［M］．北京：人民卫生出版社，2014.
[3] 刘鸣，谢鹏．神经内科学［M］．北京：人民卫生出版社，2014.
[4] 井霖源．内科学基础［M］．北京：中国中医出版社，2015.
[5] 吕坤聚．现代呼吸系统危重症学［M］．北京：世界图书出版公司，2015.
[6] 杨岚，沈华浩．呼吸系统疾病［M］．北京：人民卫生出版社，2015.
[7] 董卫国，魏云巍，富冀枫．消化系统［M］．北京：人民卫生出版社，2015.
[8] 陈楠．肾小管间质疾病诊疗新技术［M］．北京：人民军医出版社，2012.
[9] 王志敬．心内科诊疗精粹［M］．上海：复旦大学出版社，2015.
[10] 郭继鸿，胡大一．中国心律学2015［M］．北京：人民卫生出版社，2015.
[11] 戈文尚．心内科速查［M］．济南：山东科学技术出版社，2014.
[12] 李红，李映兰．临床护理实践手册［M］．北京：化学工业出版社，2010.
[13] 尤黎明，吴瑛．内科护理学［M］.5版．北京：人民卫生出版社，2012.
[14] 宁光．内分泌学高级教程［M］．北京：人民军医出版社，2014.
[15] 崔屹．消化系统疾病合理用药［M］．济南：山东科学技术出版社，2010.
[16] 王拥军．神经内科学高级教程［M］．北京：人民军医出版社，2014.
[17] 黄连军．先天性心脏病介入治疗［M］．北京：北京大学医学出版社，2016.
[18] 李青．中枢神经系统肿瘤病理学［M］．北京：人民卫生出版社，2011.
[19] 张润宁．常见脑血管疾病临床诊治［M］．石家庄：河北科学技术出版社，2013.
[20] 赵建平．呼吸疾病诊疗指南［M］．北京：科学出版社，2016.